常见病基础护理与护理常规

主编 何晓淋 李 慧 李 红 王肖丽
周慧慧 孙 诚 于阿荣 邱金英

U0256486

中国海洋大学出版社
·青岛·

图书在版编目（CIP）数据

常见病基础护理与护理常规 / 何晓淋等主编. —青岛：中国海洋大学出版社，2023.8

ISBN 978-7-5670-3678-9

Ⅰ．①常… Ⅱ．①何… Ⅲ．①常见病－护理 Ⅳ.①R47

中国国家版本馆CIP数据核字(2023)第203291号

出版发行	中国海洋大学出版社			
社　　址	青岛市香港东路23号		邮政编码	266071
出 版 人	刘文菁			
网　　址	http://pub.ouc.edu.cn			
电子信箱	369839221@qq.com			
订购电话	0532-82032573（传真）			
责任编辑	韩玉堂		电　　话	0532-85902349
印　　制	日照报业印刷有限公司			
版　　次	2023年8月第1版			
印　　次	2023年8月第1次印刷			
成品尺寸	185 mm×260 mm			
印　　张	22			
字　　数	557千			
印　　数	1～1000			
定　　价	198.00元			

发现印装质量问题，请致电0633-8221365，由印刷厂负责调换。

前言 FOREWORD

护理工作是医疗工作的重要组成部分,它的任务是促进健康、预防疾病、恢复健康和减轻痛苦。当今时代,随着社会经济的发展,人们越来越重视医疗服务质量,而在疾病诊治过程中,护理已经成为不可或缺的一部分。护理人员不仅是患者的照顾者,也是向个人、集体、社区进行健康教育的教育者,还是进行个案护理的管理者,更是不断探索与学习护理发展的科研者。因此,帮助护理人员规范护理操作并提高护理管理人员的实践能力显得尤为重要。为了更好地向患者提供高质量护理,缓解医患关系和护患关系,减轻患者经济负担,提高患者生活质量,促进社会和谐,我们特组织多位护理学专家和临床经验丰富的护理工作者编写了《常见病基础护理与护理常规》一书。

本书在力求内容覆盖面广、信息量大的同时,注重内容的实用性和先进性。在内容编写上,首先介绍了护理学基础知识,然后围绕各临床常见疾病的病因、临床表现、治疗与护理等,重点对护理评估、护理诊断和护理措施等进行了详细介绍,充分考虑了临床实践性。本书内容上力求推陈出新,文字上删繁就简,结合了现代护理学的特点,突出了新理论、新技术和新方法在临床护理上的应用,对临床护理工作和护理教学活动有着很强的指导意义,是一本对护理工作者大有裨益的专业书籍,适合广大临床护理工作者和医学院校护理专业师生阅读使用。

护理学涉及的医学知识体量巨大、专业性强,加之编者的学识水平有限,书中难免有不足之处。我们期待读者在阅读本书的过程中,能够提出宝贵的意见和建议,以便我们更好地完善和改进。

《常见病基础护理与护理常规》编委会

2023 年 6 月

目 录 CONTENTS

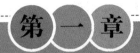

第一章

护理理论

第一节 系 统 理 论

系统论是研究系统的模式、性能、行为和规律的一门科学。它为人们认识各种系统的组成、结构、性能、行为和发展规律提供了一般方法论的指导。系统论的创始人是美籍奥地利理论生物学家和哲学家路德维格·贝塔朗菲。系统是由若干相互联系的基本要素构成的,它是具有确定的特性和功能的有机整体。世界上的具体系统是纷繁复杂的,必须按照一定的标准,将千差万别的系统分门别类,以便分析、研究和管理,如教育系统、医疗卫生系统、宇航系统、通信系统等。如果系统与外界或它所处的外部环境有物质、能量和信息的交流,那么这个系统就是一个开放系统,否则就是一个封闭系统。护理专业既是一个封闭的系统,又是一个开放的系统。

一、系统论概述

系统概念中常见的关键名词有开放系统与封闭系统;输入、输出及反馈;微观与宏观。所谓开放系统是指能与环境进行能量交换,可重建或破坏其原有组合,在过程中有输入和输出。在这种状态下,开放系统可以达到一种瞬间独立的状态,称之为稳定状态。因此人是一个开放系统,开放系统会对环境中的外来刺激做出反应,对于环境的侵入刺激,可产生组织上的改变。封闭系统的定义是一个与环境没有任何物质、信息和能量交换之系统。人有时在行为表现上也有封闭系统的倾向。封闭系统是相对的、暂时的,绝对的封闭系统是不存在的。开放系统具有自我调控能力。

人们研究和认识系统的目的之一,就在于有效地控制和管理系统。控制论则为人们对系统的管理和控制提供了一般方法论的指导,它是数学、自动控制、电子技术、数理逻辑、生物科学等学科和技术相互渗透而形成的综合性科学。根据系统论的观点,护理的服务对象是人,是一个系统,由生理、心理、社会、精神、文化等部分组成,同时人又是自然和社会环境中的一部分。人的内部各系统之间,以及人与外部环境中各种系统间都相互作用和影响。人的健康是内环境的稳定,及内环境与外环境间的适应和平衡。系统论为护理学提供了人、环境和健康为整体的理论基础。

系统论对护理实践具有重要的指导作用,促进了整体护理思想的形成,是护理程序的理论框架,作为护理理论或模式发展的框架,为护理管理者提供理论依据。许多护理理论家应用系统论的观点,发展了护理理论或模式,如纽曼的系统模式、罗伊的适应模式等,这些理论模式又为护理实践提供了科学的理论指导,也为护理科研提供了理论框架和假设的理论依据。

医院护理管理系统是医院整体系统的一个子系统,与其他子系统(如医疗、行政、后勤等)和医院整体系统相互联系、相互作用和相互制约。因此,护理管理者在实施管理过程中应运用系统方法,调整各部门关系,不断优化系统结构,得到医院行政领导、医疗和后勤等部门的支持和配合,使之协调发展,高效运行,为病患提供高质量的护理服务。

罗杰斯在 1970 年根据人类学、社会学、天文学、宗教学、哲学、历史学等知识,提出了一个护理概念结构。由于人是护理的中心,其概念结构也就着眼于人,并且以一般系统理论为基础。她把人描述为一个协调的整体,人的生命过程是一个动态的过程,并且是一个持续的、有创新的、进化的、具有高度差异的和不断变换形态的过程,所以罗杰斯护理理论被称为生命过程模式。

护理程序是一个开放系统,构成系统的要素有患者、护士、其他医务人员及医疗设备、药物等。这些要素通过相互作用和与环境的相互作用,给予护理对象计划性、系统、全面整体的护理,使其恢复或增进健康。护理程序系统运行过程包括评估、诊断、计划、实施、评价 5 个步骤。其中护理评估是护理程序的首要环节,而且贯穿在护理活动的全过程。护理评估的科学性直接影响护士对病情的正确判断和护理措施的制订,全面正确的评估是保证高质量护理的先决条件,所以护理评估在护理工作中起到了灵魂的作用。在护理程序中的评估部分,应收集所有个人和环境的有关情况,由于我们的测量手段和收集资料的工具有限,因此所收集的资料常是孤立或局限的,但分析资料应能反映全面情况,所以需要补提问题和从收集的资料中寻求反应。在用生命过程模式理论评估患者时,可使用动态原则做指导、以预测个体发展的性质与方向。这样可使护理工作促进人与环境间的融洽结合,加强人能量场的力量及整体性,以及改进人和环境场的型式、以实现最佳健康状态。

罗杰斯生命过程模式的主要内容如下。

(一)4 个主要概念

1.人

人是一个有组织、有独特形态的能量场,在与环境能量场不断地进行物质和能量的交换中,导致人与环境不断更换形态,因而增加了人的复杂性和创新性。人的行为包括生理、心理、社会、文化和精神等属性,并按不可分割的整体性反映整个人。

2.环境

环境包括个体外界存在的全部形态,是四维能量场,与人能量场一样具有各种形态和整体性,并且是一个开放系统。

3.健康

健康不是一种静止的状态,健康是形态的不断创新和复杂性的增加。健康和疾病都是有价值的,而且是不可分离的,是生命过程的连续表达方式。

4.护理

护理是一种艺术和科学,它直接服务于整体的人。帮助个体利用各种条件加强人与环境的关系,使人的整体性得到提高。维持健康、促进健康、预防与干预疾病以及康复都属护理的范畴。

(二)生命过程的4个基本特征

1.能量场

能量场是生命体和非生命体的基本单位,是对有生命的和无生命的环境因素的统一概念,具有变化的动态的内在能力,能量场是无界限的,又是不可分割的,并可延伸至无穷大。它分为人场和环境场。

(1)人场是统一整体的人,是由整体所特有的形态和表现特征确定,具备部分知识不能对人场这个整体做出预测。

(2)环境场由形态确定,且与人场进行整合,每个环境场对于每个人场来说都是特定的。

人场和环境场都在不断地、创新地变化,两者没有明确的界限。

2.开放性

人场和环境场之间处于持续的相互作用过程,两者之间有能量流动,没有界限,没有障碍能阻碍能量的流动。

3.形态

形态是一个能量场的突出特征,能量场之间的交换有一定的形态,是以"单波"的形式传播。这些形态不是固定的,而是随情景需要而变化。具体来说,形态通过能量场的行为、品质和特征来表现,不断形成新的形态的动态过程称为塑型,即不断创新的过程,使能量场持续表现出各种新的形态。在护理领域,护士的主要任务是进行健康塑型,即帮助患者在知情的情况下参与治疗和护理,促进统一体向健康的方向发展。

4.全方位性

能量场的交换是一个非线性范畴,不具备空间的或时间的属性,体现了能量场的统一性和无限性。

(三)生命过程的体内动态原则

1.整体性

整体性是指人场和环境场之间的持续的、共有的、同时进行的互动过程。由于人类与其环境的不可分离性,因此在生命过程中的系列变化就是他们互动中出现的持续修正。在两个统一体之间长期进行的相互作用和相互变化中,双方也同时进行着塑造。

2.共振性

共振性是对人场与环境场之间出现的变化性质而言,而人场与环境场的形态变化则是通过波动来传播。人的生命过程可以比作各种不同频率、有节奏的波组成的交响乐,人类对环境的体验是他们在和世界进行结合时的一种共振波。共振性是人场和环境场的特征,其波动形态表现为低频长波至高频短波的持续变化。

3.螺旋性

螺旋性指的是人场与环境场之间所发生变化的方向。该原则是说明人与环境变化的性质和方向是以不断创新和必然性为特征,是沿着时间-空间连续体呈螺旋式纵轴前进的。在人场与环境场之间进行互动时,人与环境的形态差别不断增加。但其节奏不会重复,如人的形态不会重复,而是以更复杂的形式再现。因而在生命过程中出现的系列变化就成为不断进行重新定型、逐渐趋向复杂化的一个单向性现象,并对达到目的有一定必然性的过程。总之,体内动态原则是从整体来看人的一种方法。整体性体现了人场和环境场发生相互作用的可能性;共振性是指它们发生了相互作用;而螺旋性是相互作用的结果和表现形式。

二、系统论在护理实践中的应用

罗杰斯认为,个体与环境不断地互相交换物质、信息和能量,环境是指个体以外的所有因素,两者之间经常交换使双方都具有开放系统的特点。在应用生命过程模式理论对患者进行护理评估时,所收集的资料应体现体内动态原则,主要是了解在不同实践阶段,环境是如何影响人的行为形态。护理评估是对整体的人,而不是对某一部分情况的评估,是对个人的健康与潜在健康问题的评估,而不是对疾病过程的评估。

(李 慧)

第二节 自 理 理 论

奥瑞姆是美国著名的护理理论学家之一。她在长期的临床护理、教育和护理管理以及研究中,形成和完善了自理模式。强调护理的最终目标是恢复和增强人的自护能力,对护理实践有着重要的指导作用。

一、自理理论概述

奥瑞姆的自理模式主要包括自理理论、自理缺陷理论和护理系统理论。

(一)自理理论

每个人都有自理需要,而且因不同的健康状况和生长发育的阶段而不同。自理理论包括自我护理、自理能力、自理的主体、治疗性自理需要和自理需要。

1.自我护理

自我护理是个体为维持自身的结构完整和功能正常,维持正常的生长发育过程,所采取的一系列自发的调节行为。人的自我护理活动是连续的、有意义的。完成自我护理活动需要智慧、经验和他人的指导与帮助。正常成人一般可以进行自我护理活动,但是婴幼儿和那些不能完全自我护理的成人则需要不同程度的帮助。

2.自理能力

自理能力是指人进行自我护理活动的能力,也就是从事自我照顾的能力。自理能力是人为了维护和促进健康及身心发展进行自理的能力,是一个趋于成熟或已成熟的人的综合能力。人为了维持其整体功能正常,根据生长发育的特点和健康状况,确定并详细叙述自理需要,进行相应的自理行为,满足其特殊需要,比如人有预防疾病和避免损伤的需要,在患病或受损伤后,有减轻疾病或损伤对身心损害的需要。

奥瑞姆认为自理能力包括10个主要方面。

(1)重视和警惕危害因素的能力:关注身心健康,有能力对危害健康的因素引起重视,建立自理的生活方式。

(2)控制和利用体能的能力:人往往有足够的能量进行工作和日常生活,但疾病会不同程度地降低此能力,患病时人会感到乏力,无足够的能量进行肢体活动。

(3)控制体位的能力:当感到不适时,有改变体位或减轻不适的能力。

（4）认识疾病和预防复发的能力：患者知道引发疾病的原因、过程、治疗方法以及预后，有能力采取与疾病康复和预防复发相关的自理行为，如改善或调整原有的生活方式，避免诱发因素、遵医嘱服药等。

（5）动机：指对疾病的态度。若积极对待疾病，患者有避免各种危险因素的意向或对恢复工作回归社会有信心等。

（6）对健康问题的判断能力：当身体健康出现问题时，能做出决定，及时就医。

（7）学习和运用与疾病治疗和康复相关的知识和技能的能力。

（8）与医护人员有效沟通，配合各项治疗和护理的能力。

（9）安排自我照顾行为的能力，能解释自理活动的内容和益处，并合理安排自理活动。

（10）从个人、家庭和社会各方面，寻求支持和帮助的能力。

3.自理的主体

自理的主体是指完成自我护理活动的人。在正常情况下，成人的自理主体是本身，但是儿童、患者或残疾人等的自理主体部分是自己、部分为健康服务者或是健康照顾者如护士等。

4.治疗性自理需要

治疗性自理需要指在特定时间内，以有效的方式进行一系列相关行为以满足自理需要，包括一般生长发育的和健康不佳时的自理需要。

5.自理需要

为了满足自理需要而采取的所有活动，包括一般的自理需要，成长发展的自理需要和健康不佳的自理需要。

（1）一般的自理需求：与生命过程和维持人体结构和功能的整体性相关联的需求。①摄取足够的空气、水和食物；②提供与排泄有关的照料；③维持活动与休息的平衡；④维持孤独及社会交往的平衡；⑤避免对生命和健康有害因素；⑥按正常规律发展。

（2）发展的自理需求：与人的成长发展相关的需求。不同的发展时期有不同的需求；有预防和处理在成长过程中遇到不利情况的需求。

（3）健康不佳时的自理需求：个体在身体结构和功能、行为和日常生活习惯发生变化时出现的自理需求。健康不佳时的自理需求包括：①及时得到治疗；②发现和照顾疾病造成的影响；③有效地执行诊断、治疗和康复方法；④发现和照顾因医护措施引起的不适和不良反应；⑤接受并适应患病的事实；⑥学习新的生活方式。

6.基本条件因素

反映个体特征及生活状况的一些因素，包括年龄、健康状况、发展水平、社会文化背景、健康照顾系统、家庭、生活方式、环境和资源等。

（二）自理缺陷理论

自理缺陷是奥瑞姆理论的核心，是指人在满足其自理需要方面，在质或量上出现不足。当自理需要小于或等于自理主体的自理能力时，人就能进行自理活动。当自理主体的自理能力小于自理需要时，就会出现自理缺陷。这种现象可以是现存的，也可以是潜在的。自理缺陷包括两种情况：一种是当自理能力无法全部满足治疗性自理需求时，即出现自理缺陷；另一种是照顾者的自理能力无法满足被照顾者的自理需要。自理缺陷是护理工作的重心，护理人员应与患者及其家属进行有效沟通，保持良好的护患关系，以确定如何帮助患者，与其他医疗保健专业人士和社会教育性服务机构配合，形成一个帮助性整体，为患者及其家属提供直接帮助。

(三)护理系统理论

护理系统是在人出现自理缺陷时护理活动的体现,是依据患者的自理需要和自理主体的自理能力制订的。

护理力量是受过专业教育或培训的护士所具有的护理能力。既了解患者的自理需求及自理力量,并做出行动、帮助患者,通过执行或提高患者的自理力量来满足治疗性自理需求。

护理系统也是护士在护理实践中产生的动态的行为系统,奥瑞姆将其分为3个系统:全补偿护理系统、部分补偿系统、辅助-教育系统。各护理系统的适用范围、护士和患者在各系统中所承担的职责如下所述。

1.全补偿护理系统

患者没有能力进行自理活动;患者神志和体力上均没有能力;神志清楚,知道自己的自理需求,但体力上不能完成;体力上具备,但存在精神障碍无法对自己的自理需求做出判断和决定,对于这些患者需要护理给予全面的帮助。

2.部分补偿护理系统

部分补偿护理系统是满足治疗性自理需求,既需要护士提供护理照顾,也需要患者采取自理行动。

3.辅助-教育系统

患者能够完成自理活动,同时也要求其完成;需要学习才能完成自理,没有帮助就不能完成。护士通过对患者提供教育、支持、指导,提高患者的自理能力。

这3个系统类似于我国临床护理中一直沿用至今的分级护理制度,即特级和一级护理、二级护理和三级护理。

奥瑞姆理论的特征:其理论结构比较完善而有新意;相对简单而且易于推广;奥瑞姆的理论与其他已被证实的理论、法律和原则也是一致的;奥瑞姆还强调了护理的艺术性以及护士应具有的素质和技术。

二、自理理论在护理实践中的应用

奥瑞姆的自理理论被广泛应用在护理实践中,她将自理理论与护理程序有机地联系在一起,通过设计好的评估方法和工具评估患者的自理能力及自理缺陷,以帮助患者更好地达到自理。她将护理程序分为以下三步。

(一)评估患者的自理能力和自理需要

在这一步中,护士可以通过收集资料来确定病种存在哪些自理缺陷以及引起自理缺陷的原因,评估患者的自理能力与自理需要,从而确定患者是否需要护理帮助。

1.收集资料

护士收集的资料包括患者的健康状况,患者对自身健康的认识,医师对患者健康的意见,患者的自理能力,患者的自理需要等。

2.分析与判断

在收集自理能力资料的基础上,确定以下问题:①患者的治疗性自理需要是什么;②为满足患者的治疗性自理需求,其在自理方面存在的缺陷有哪些;③如果有缺陷,是由什么原因引起的;④患者在完成自理活动时具备的能力有哪些;⑤在未来一段时间内,患者参与自理时具备哪些潜在能力,如何制订护理目标。

（二）设计合适的护理系统

根据患者的自理需要和能力,在完全补偿系统、部分补偿系统和支持-教育系统中选择一个合适的护理系统,并依据患者智力性自理需求的内容制订出详细的护理计划,给患者提供生理和心理支持及适合于个人发展的环境,明确护士和患者的角色功能,以达到促进健康、恢复健康、提高自理能力的目的。

（三）实施护理措施

根据护理计划提供适当的护理措施,帮助和协调患者恢复和提高自理能力,满足患者的自理需求。

（李 红）

第三节 适 应 理 论

卡利斯塔·罗伊是美国护理理论家,她提出了适应模式。罗伊对适应模式的研究始于1964年,她分析并创造性地运用了一般系统理论、行为系统模式、适应理论、压力与应激理论、压力与应对模式以及人类基本需要理论的有关理论观点,从而构建了罗伊适应模式。

一、适应理论概述

（一）罗伊适应模式的假设

该理论主要源于系统论、整体论、人性论和 Helson 适应理论的哲学观点:人是具有生物、心理和社会属性的有机整体,是一个适应系统。在系统与环境间存在着持续的信息、物质与能量的交换;人与环境间的互动可以引起自身内在或者外部的变化,而人在这种变化环境中必须保持完整性,因此每个人都需要适应。

（二）罗伊适应模式的主要概念

1.刺激

来自外界环境或人体内部的、可以引起反应的一个信息、物质或能量单位。

(1)主要刺激:指当时面对的需要立即适应的刺激,通常是影响人的一些最大的变化。

(2)相关刺激:所有内在的或外部的、对当时情境有影响的刺激,这些刺激是可观察到的、可测量的,或是由本人主动诉说的。

(3)固有刺激:原有的、构成本人特征的刺激,这些刺激与当时的情境有一定关联,但不易观察到及客观测量到。如某患者因在室外高温下工作引起心肌缺氧,出现胸疼。其中主要刺激:心肌缺氧;相关刺激:高温、疼痛感、患者的年龄、体重、血糖水平和冠状动脉的耐受程度等;固有刺激:吸烟史和与其职业有关的刺激。

2.适应水平

人对刺激以正常的努力进行适应性反应的范围。每个人的反应范围都是不同的;受各人应对机制的影响而不断变化。

（三）罗伊的适应模式

罗伊的适应模式是以人是一个整体性适应系统的理论观点为理论构架的。应用应对机制来说明人作为一个适应系统面临刺激时的内在控制过程。适应系统的内在控制过程,也就是应对机制,包括生理调节和心理调节。①生理调节是遗传的,机体通过神经－化学物质－内分泌途径进行应答。②心理调节则是后天习得的,机体通过感觉、加工、学习、判断和情感等复杂的过程进行应答。

生理调节和心理调节作用于效应器即生理功能、自我概念、角色功能以及相互依赖,形成4种相应的适应方式。①生理功能:氧合功能、营养、排泄、活动与休息、皮肤完整性、感觉、体液、电解质与酸碱平衡、神经与内分泌功能等。②自我概念:个人在特定时间内对自己的看法与感觉,包括躯体自我与个人自我两部分。③角色功能方面:描述个人在社会中所承担角色的履行情况,分为三级,一级角色与机体的生长发育有关;二级角色来源于一级角色;三级角色由二级角色衍生出来。④相互依赖:陈述个人与其重要关系人及社会支持系统间的相互关系。

罗伊认为护理是一门应用性学科,她通过促进人与环境的互动来增进个体或人群的整体性适应。强调护理的目标是:①促进适应性反应,即应用护理程序促进人在生理功能、自我概念、角色功能及相互依赖这4个方面对健康有利的反应。②减少无效性反应:护理活动是以健康为目标,对作用于人的各种刺激加以控制以促进适应反应;扩展个体的适应范围,使个人能耐受较大范围的刺激。罗伊对健康的认识为处于和成为一个完整的和全面的人的状态和过程。人的完整性则表现为有能力达到生存、成长、繁衍、主宰和自我实现;健康也是人的功能处于对刺激的持续适应状态,健康是适应的一种反映。罗伊认为环境是围绕着和作用于人的和群体的发展和行为的所有情况、事实和影响。环境主要是来自人内部和环绕于人周围的一些刺激;环境中包含主要刺激、相关刺激和固有刺激。

二、罗伊适应模式在护理实践中的应用

罗伊的适应模式是目前各国护理工作者广泛运用的护理学说。它从整体观点出发,着重探讨了人作为一个适应系统面对环境中各种刺激的适应层面与适应过程。为增进有效适应护理应不失时机地对个体的适应问题以及引起问题产生的刺激因素加以判断和干预,从而促进人在生理功能、自我概念、角色功能与社会关系方面的整体性适应,提高健康水平。

适应模式一经提出,便博得护理界的广为关注和引起极大兴趣,被广泛应用于护理教育、研究和临床护理中。在护理教育中,先后被多个国家用作护理本科课程,高级文凭课程的课程设置理论框架。应用该模式为框架课程设置模式有3个优点:①使学生明确护理的目的就是要促进和改善不同健康或疾病状态下的,人在生理功能、自我概念、角色功能和相互依赖4个方面的适应能力与适应方法;②体现了有别于医学的护理学课程特色,便于分析护理学课程与医学课程的区别与联系;③有利于学生验证理论和发展对理论价值的分析和洞悉能力。

在科研方面,适应模式被用于多个护理定性和定量研究的理论框架。例如,患者及其家属对急、慢性疾病适应水平及适应方式的描述性研究,吸毒妇女在寻求帮助方面的适应性反应,手术患者家属的需求,丧偶的适应过程研究等。

在临床护理实践中,适应模式在国外已用于多种急、慢性患者的护理,包括哮喘、慢性阻塞性肺疾病、心肌梗死、肝病、肾病、癌症等,同时此模式也用于指导康复护理,家庭和社区护理。近年来,在我国也有相关的文献报道,应用适应模式对乳腺癌患者进行护理等。

根据适应模式,罗伊将护理的工作方法分为6个步骤:一级评估、二级评估、护理诊断、制定目标、护理干预和护理评价。

(一)一级评估

一级评估是指收集与生理功能、自我概念、角色功能和相互依赖4个方面有关的行为,又称为评估。通过一级评估,护士可以确定患者的行为是适应性反应还是无效性反应。

(二)二级评估

二级评估是对影响患者行为的3种刺激因素的评估,具体内容包括以下3点。

1.主要刺激

主要刺激是对当时引起反应的主要原因的评估。

2.相关刺激

相关刺激包括吸烟、药物、饮酒、生理功能、自我概念、角色功能、相互依赖、应对机制及方式、生理及心理压力、社交方式、文化背景及种族、信仰、社会文化经济环境、物理环境、家庭结构及功能等。

3.固有刺激

固有刺激包括遗传、性别、信仰、态度、生长发育的阶段、特性及社会文化方面的其他因素。通过二级评估,可以帮助护士明确引发患者无效性反应的原因。

(三)护理诊断

护理诊断是对个体适应状态的陈述或诊断,护士通过一级和二级评估,可明确患者的无效反应及其原因,进而推断出护理问题或护理诊断。

(四)制定目标

目标是对患者经过护理干预后达到的行为结果的陈述,包括短期目标和长期目标,制定目标时护士应注意一定以患者的行为反应为中心,尽可能与患者及其家属共同制订并尊重患者的选择,且制订可观察、可测量和可达到的目标。

(五)护理干预

干预是护理措施的制订和落实,罗伊认为护理干预可以通过控制或改变各种作用与适应系统的刺激,使其全部作用于个体适应范围内,控制刺激的方式有消除刺激,增强刺激,减弱刺激或改变刺激,干预也可着重于提高个体的应对能力,扩大适应的范围,尽量使全部刺激作用于适应范围以内,以促进适应性反应。

(六)护理评价

在此过程中,护士应将干预后患者的行为改变与目标行为相比较,既定的护理目标是否达到,衡量其中差异,找出未达到的原因,根据评价结果再调整,并进一步计划和采取措施。

(顾丽娟)

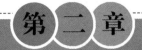

护 理 程 序

第一节 护 理 评 估

护理评估是有目的、有计划、有步骤地收集有关护理对象的生理、心理、社会文化和经济等方面的资料,对此进行整理与分析,以判断服务对象的健康问题,为护理活动提供可靠的依据。它具体包括收集资料、整理资料和分析资料三部分。

一、收集资料

(一)资料的来源

1.直接来源

护理对象本人,既是第一资料来源,也是主要来源。

2.间接来源

(1)护理对象的重要关系人,也就是社会支持性群体,包括其亲属、关系亲密的朋友、同事等。

(2)医疗活动资料,如既往实验室报告、出院小结等健康记录。

(3)其他医护人员、放射医师、化验师、药剂师、营养师、康复师等。

(4)护理学及其他相关学科的文献等。

(二)资料的内容

在收集资料的过程中,各个医院均有自己设计的收集资料表,无论依据何种框架,基本内容主要包括一般资料、生活状况及自理程度、健康检查及心理社会状况等。

1.一般资料

一般资料包括患者的姓名、性别、出生日期、出生地、职业、民族、婚姻、文化程度、住址等。

2.现在的健康状况

现在的健康状况包括主诉、现病史、入院方式、医疗诊断及目前用药情况。目前的饮食、睡眠、排泄、活动、健康管理等日常生活形态。

3.既往健康状况

既往健康状况包括既往史、创伤史、手术史、家族史、有无过敏史、有无传染病。既往的日常生活形态、烟酒嗜好、女性还包括月经史和婚育史。

4.护理体检

护理体检包括体温、脉搏、呼吸、血压、身高、体重、生命体征、各系统的生理功能及有无疼痛、眩晕、麻木、瘙痒等，有无感觉（视觉、听觉、嗅觉、味觉、触觉）异常，有无思维活动、记忆能力等障碍等认知感受形态。

5.实验室及其他辅助检查结果

实验室及其他辅助检查结果包括最近进行的辅助检查的客观资料，如实验室检查、X线、病理检查等。

6.心理方面的资料

心理方面的资料包括对疾病的认知和态度、康复的信心，病后情绪、心理感受、应对能力等变化。

7.社会方面的资料

社会方面的资料包括就业状态、角色问题和社交状况；有无重大生活事件，支持系统状况等；有无宗教信仰；享受的医疗保健待遇等。

（三）资料的分类

1.按照资料的来源划分

按照资料的来源划分包括主观资料和客观资料。主观资料指患者对自己健康问题的体验和认识，包括患者的知觉、情感、价值、信念、态度、对个人健康状态和生活状况的感知。主观资料的来源可以是患者本人，也可以是患者家属或对患者健康有重要影响的人。客观资料指检查者通过观察、会谈、体格检查和实验等方法得到或被检测出的有关患者健康状态的资料。客观资料获取是否全面和准确主要取决于检查者是否具有敏锐的观察能力及丰富的临床经验。

当护士收集到主观资料和客观资料后，应将两方面的资料加以比较和分析，可互相证实资料的准确性。

2.按照资料的时间划分

按照资料的时间划分包括既往资料和现时资料。既往资料是指与服务对象过去健康状况有关的资料，包括既往病史、治疗史、过敏史等。现时资料是指与服务对象现在发生疾病有关的状况，如现在的体温、脉搏、呼吸、血压、睡眠状况等。

护士在收集资料时，需要将既往资料和现时资料结合起来分析。

（四）收集资料的方法

1.观察

观察是指护理人员运用视、触、叩、听、嗅等感官获得患者、家属及患者所处环境的信息并进行分析判断，是收集有关服务对象护理资料的重要方法之一。观察贯穿在整个评估过程中，可以与交谈同时进行。护士应及时、敏锐、连续地对服务对象进行观察，如患者出现面容痛苦、呈强迫体位，就提示患者是否有疼痛，由此进一步询问持续时间、部位、性质等。观察作为一种技能，护理人员在实践中需要不断培养和锻炼，以期得到发展和提高。

2.交谈

护患之间的交谈是一种有目的的医疗活动，使护理人员获得有关患者的资料和信息。一般可分为以下两种。

（1）正式交谈：指事先通知患者，有目的、有计划的交谈，如入院后的采集病史。

(2)非正式交谈:指护士在日常护理工作中与患者随意自然的交谈,不明确目的,不规定主题、时间,是一种"开放式交流",以便及时了解到服务对象的真实想法和心理反应。

交谈时护士应注意沟通技巧的运用,对一些敏感性话题应注意保护患者的隐私。

3.护理体检

护理人员运用体检技能,为护理对象进行系统的身体评估,获取与护理有关的生命体征、身高、体重等,以便收集与护理诊断、护理计划有关的患者方面的资料,及时了解病情变化和发现护理对象的健康问题。

4.阅读

包括查阅护理对象的医疗病历(门诊和住院)、各种护理记录及实验室和辅助检查结果,以及有关文献等。也可以用心理测量及评定量表对服务对象进行心理社会评估。

二、整理资料

为了避免遗漏和疏忽相关和有价值的资料,得到完整全面的资料,常依据某个护理理论模式设计评估表格,护理人员依据表格全面评估,整理资料。

(一)按戈登的功能性健康形态整理分类

1.健康感知-健康管理形态

健康感知-健康管理形态指服务对象对自己健康状态的认识和维持健康的方法。

2.营养代谢形态

营养代谢形态包括食物的利用和摄入情况。如营养、液体、组织完整性、体温调节以及生长发育等的需求。

3.排泄形态

排泄形态指肠道、膀胱的排泄状况。

4.活动-运动形态

活动-运动形态包括运动、活动、休闲与娱乐状况。

5.睡眠-休息形态

睡眠-休息形态指睡眠、休息以及精神放松的状况。

6.认知-感受形态

认知-感受形态包括与认知有关的记忆、思维、解决问题和决策以及与感知有关的视、听、触、嗅等功能。

7.角色-关系形态

角色-关系形态指家庭关系、社会中角色任务及人际关系的互动情况。

8.自我感受-自我概念形态

自我感受-自我概念形态指服务对象对于自我价值与情绪状态的信念与评价。

9.性-生殖形态

性-生殖形态指性发育、生殖器官功能及对性的认识。

10.应对-压力耐受形态

应对-压力耐受形态指服务对象压力程度、应对与调节压力的状况。

11.价值-信念形态

价值-信念形态指服务对象的思考与行为的价值取向和信念。

（二）按马斯洛需要层次进行整理分类

1.生理的需要

体温 39 ℃，心率 120 次/分钟，呼吸 32 次/分钟，腹痛等。

2.安全的需要

对医院环境不熟悉，夜间睡眠需开灯，手术前精神紧张，走路易摔倒等。

3.爱与归属的需要

患者害怕孤独，希望有亲友来探望等。

4.尊重与被尊重的需要

如患者说"我现在什么事都不能干了""你们应该征求我的意见"等。

5.自我实现的需要

担心住院会影响工作、学习，有病不能实现自己的理想等。

（三）按北美护理诊断协会的人类反应形态分类

1.交换

交换包括营养、排泄、呼吸、循环、体温、组织的完整性等。

2.沟通

沟通指与人沟通交往的能力。

3.关系

关系指社交活动、角色作用和性生活形态。

4.价值

价值包括个人的价值观、信念、宗教信仰、人生观及精神状况。

5.选择

选择包括应对能力、判断能力及寻求健康所表现的行为。

6.移动

移动包括活动能力、休息、睡眠、娱乐及休闲状况，日常生活自理能力等。

7.知识

知识包括自我概念、感知和意念；包括对健康的认知能力、学习状况及思考过程。

8.感觉

感觉包括个人的舒适、情感和情绪状况。

三、分析资料

（一）检查有无遗漏

将资料进行整理分类之后，应仔细检查有无遗漏并及时补充，以保证资料的完整性及准确性。

（二）与正常值比较

收集资料的目的在于发现护理对象的健康问题。因此护士应掌握常用的正常值，将所收集到的资料与正常值进行比较，并在此基础上进行综合分析，以发现异常情况。

（三）评估危险因素

虽然有些资料中显示患者的各项指标目前还在正常范围，但是，由于存在危险因素，若不及时采取预防措施，以后很可能会出现异常，损害服务对象的健康。因此，护士应及时收集资料评估这些危险因素。

护理评估通过收集服务对象的健康资料,对资料进行组织、核实和分析,确认服务对象对现存的或潜在的健康问题或生命过程的反应,为做出护理诊断和进一步制订护理计划奠定了基础。

四、资料的记录

(一)原则

书写全面、整洁、简练、流畅,客观资料运用医学术语,避免使用笼统、模糊的词,主观资料尽量引用护理对象的原话。

(二)记录格式

根据资料的分类方法,根据各医院、甚至各病区的特点自行设计,多采用表格式记录。与患者第一次见面收集到的资料记录称入院评估,要求详细、全面,是制订护理计划的依据,一般要求入院后 24 h 内完成。住院期间根据患者病情天数,每天或每班记录,反映了患者的动态变化,用以指导护理计划的制订、实施、评价和修订。

(张廷娥)

第二节　护理诊断

护理诊断是护理程序的第二个步骤,是在评估的基础上对所收集的健康资料进行分析,从而确定服务对象的健康问题及引起健康问题的原因。护理诊断是一个人生命过程中的生理、心理、社会文化发展及精神方面健康状况或问题的一个简洁、明确的说明,这些问题都是属于护理职责范围之内,能够用护理的方法解决的问题。

一、护理诊断的概念

1990 年,北美护理诊断协会(NANDA)提出并通过了护理诊断的定义:护理诊断是关于个人、家庭、社区对现存或潜在的健康问题及生命过程反应的一种临床判断,是护士为达到预期的结果选择护理措施的基础,这些预期结果应能通过护理职能达到。

二、护理诊断的组成部分

护理诊断有 4 个组成部分:名称、定义、诊断依据和相关因素。

(一)名称

名称是对服务对象健康状况的概括性的描述。应尽量使用 NANDA 认可的护理诊断名称,以有利于护士之间的交流和护理教学的规范。常用改变、受损、缺陷、无效或低效等特定描述语。例如,排便异常:便秘;有皮肤完整性受损的危险。

(二)定义

定义是对名称的一种清晰的、正确的表达,并以此与其他诊断相鉴别。一个诊断的成立必须符合其定义特征。有些护理诊断的名称虽然十分相似,但仍可从定义中发现彼此的差异。例如,"压力性尿失禁"的定义是"个人在腹内压增加时立即无意识地排尿的一种状态","反射性尿失禁"的定义是"个体在没有要排泄或膀胱满胀的感觉下可以预见的不自觉地排尿的一种状态"。虽然两者都是尿失禁,但前者的原因是腹内压增高,后者的原因是无法抑制的膀胱收缩。因此,确定诊断时必须认真区别。

(三)诊断依据

诊断依据是做出护理诊断的临床判断标准。诊断依据常常是患者所具有的一组症状和体征,以及有关病史,也可以是危险因素。对于潜在的护理诊断,其诊断依据则是原因本身(危险因素)。

诊断依据依其在特定诊断中的重要程度分为主要依据和次要依据。

1.主要依据

主要依据是指形成某一特定诊断所应具有的一组症状和体征及有关病史,是诊断成立的必要条件。

2.次要依据

次要依据是指在形成诊断时,多数情况下会出现的症状、体征及病史,对诊断的形成起支持作用,是诊断成立的辅助条件。

例如,便秘的主要依据是"粪便干硬,每周排大便不到 3 次",次要依据是"肠鸣音减少,自述肛门部有压力和胀满感,排大便时极度费力并感到疼痛,可触到肠内嵌塞粪块,并感觉不能排空"。

(四)相关因素

相关因素是指造成服务对象健康状况改变或引起问题产生的情况。常见的相关因素包括以下 5 个方面。

1.病理生理方面的因素

病理生理方面的因素是指与病理生理改变有关的因素。例如,"体液过多"的相关因素可能是右心衰竭。

2.心理方面的因素

心理方面的因素是指与服务对象的心理状况有关的因素。例如,"活动无耐力"可能是由疾病后服务对象处于较严重的抑郁状态引起。

3.治疗方面的因素

治疗方面的因素是指与治疗措施有关的因素(用药、手术创伤等)。例如,"语言沟通障碍"的相关因素可能是使用呼吸机时行气管插管。

4.情景方面的因素

情景方面的因素是指环境、情景等方面的因素(陌生环境、压力刺激等)。例如,"睡眠形态紊乱"可能与住院后环境改变有关。

5.年龄因素

年龄因素是指在生长发育或成熟过程中与年龄有关的因素。例如,婴儿、青少年、中年、老年各有不同的生理、心理特征。

三、护理诊断与合作性问题及医疗诊断的区别

(一)合作性问题——潜在并发症

在临床护理实践中,护士常遇到一些无法完全包含在 NANDA 制订的护理诊断中的问题,而这些问题也确实需要护士提供护理措施,因此,1983 年有学者提出了合作性问题的概念。她

把护士需要解决的问题分为两类：一类经护士直接采取措施可以解决，属于护理诊断；另一类需要护士与其他健康保健人员尤其是医师共同合作解决，属于合作性问题。

合作性问题需要护士承担监测职责，以及时发现服务对象身体并发症的发生和情况的变化，但并非所有并发症都是合作性问题。有些可通过护理措施预防和处理，属于护理诊断；只有护士不能预防和独立处理的并发症才是合作性问题。合作性问题的陈述方式是"潜在并发症：××××"。如"潜在并发症：脑出血"。

(二)护理诊断与合作性问题及医疗诊断的区别

1.护理诊断与合作性问题的区别

护理诊断是护士独立采取措施能够解决的问题；合作性问题需要医师、护士共同干预处理，处理决定来自医护双方。对合作性问题，护理措施的重点是监测。

2.护理诊断与医疗诊断的区别

明确护理诊断和医疗诊断的区别对区分护理和医疗两个专业、确定各自的工作范畴和应负的法律责任非常重要。两者的主要区别见表 2-1。

表 2-1　护理诊断与医疗诊断的区别

项目	护理诊断	医疗诊断
临床判断的对象	对个体、家庭、社会的健康问题/生命过程反应的一种临床判断	对个体病理生理变化的一种临床判断
描述的内容	描述的是个体对健康问题的反应	描述的是一种疾病
决策者	护士	医疗人员
职责范围	在护理职责范围内进行	在医疗职责范围内进行
适应范围	适用于个体、家庭、社会的健康问题	适用于个体的疾病
数量	往往有多个	一般情况下只有一个
是否变化	随病情的变化	一旦确诊不会改变

（王训文）

第三节　护理计划

制订护理计划是如何解决护理问题的一个决策过程，计划是对患者进行护理活动的指南，是针对护理诊断制订具体护理措施来预防、减轻或解决有关问题。其目的是为了确认护理对象的护理目标以及护士将要实施的护理措施，使患者得到合适的护理，保持护理工作的连续性，促进医护人员的交流和利于评价。制订计划包括 4 个步骤。

一、排列护理诊断的优先顺序

一般情况下，患者可以存在多个护理诊断，为了确定解决问题的优先顺序，根据问题的轻重缓急合理安排护理工作，需要对这些护理诊断包括合作性问题进行排序。

（一）排列护理诊断

一个患者可同时有多个护理问题，制订计划时应按其重要性和紧迫性排出主次，一般把威胁最大的问题放在首位，其他的依次排列，这样护士就可根据轻、重、缓、急有计划地进行工作，通常可按如下顺序排列。

1.首优问题

首优问题是指会威胁患者生命，需立即行动去解决的问题，如清理呼吸道无效、气体交换受阻等。

2.中优问题

中优问题是指虽不会威胁患者生命，但能导致身体上的不健康或情绪上变化的问题，如活动无耐力、皮肤完整性受损、便秘等。

3.次优问题

次优问题指人们在应对发展和生活中变化时所产生的问题。这些问题往往不是很紧急，如营养失调、知识缺乏等。

（二）排序时应该遵循的原则

（1）按马斯洛的人类基本需要层次论进行排列，优先解决生理需要。这是最常用的一种方法。生理需要是最低层次的需要，也是人类最重要的需要，一般来说，影响了生理需要满足的护理问题，对生理功能的平衡状态威胁最大的护理问题是需要优先解决的护理诊断。如与空气有关的"气体交换障碍""清理呼吸道无效"、与水有关的"体液不足"、与排泄有关的"尿失禁""潴留"等。

具体的实施步骤可以按以下方法进行：首先列出患者的所有护理诊断，将每一诊断归入5个需要层次，然后由低到高排列出护理诊断的先后顺序。

（2）考虑患者的需求。马斯洛的理论为护理诊断的排列提供了一个普遍的原则，但由于护理对象的复杂性、个体性，相同的需求对不同的人，其重要性可能不同。因此，在无原则冲突的情况下，可与患者协商，尊重患者的意愿，考虑患者认为最重要的问题予以优先解决。

（3）现存的问题优先处理，但不要忽视潜在的和有危险的问题。有时它们常常也被列为首优问题而需立即采取措施或严密监测。

二、制订预期目标

预期目标是指通过护理干预，护士期望患者达到的健康状态或在行为上的改变。其目的是指导护理措施的制订。预期目标不是护理行为，但能指导护理行为，并作为对护理效果进行评价的标准。每一个护理诊断都要有相应的目标。

（一）预期目标的制订

1.目标的陈述公式

时间状语＋主语＋（条件状语）＋谓语＋行为标准。

（1）主语：指患者或患者身体的任何一部分，如体温、体重、皮肤等，有时在句子中省略了主语，但句子的逻辑主语一定是患者。

（2）谓语：指患者将要完成的行动，必须用行为动词来说明。

（3）行为标准：主语进行该行动所达到的程度。

（4）条件状语：指患者完成该行为时所处的特定条件。如"拄着拐杖"行走50 m。

（5）时间状语:指主语应在何时达到目标中陈述的结果,即何时对目标进行评价,这一部分的重要性在于限定了评价时间,可以督促护士尽心尽力地帮助患者尽快达到目标,评价时间的确定,往往需要根据临床经验和患者的情况来确定。

2.预期目标的种类

根据实现目标所需时间的长短可将护理目标分为短期目标和长期目标两大类。

（1）短期目标:指在相对较短的时间内要达到的目标(一般是指1周内),适合于病情变化快、住院时间短的患者。

（2）长期目标:指需要相对较长时间才能实现的目标(一般是指1周以上甚至数月)。

长期目标是需要较长时间才能实现的,范围广泛;短期目标则是具体达到长期目标的台阶或需要解决的主要矛盾。如下肢骨折患者,其长期目标是"3个月内恢复行走功能",短期目标分别为:"第1个月借助双拐行走""第2个月借助手杖行走""第3个月逐渐独立行走"。短期目标与长期目标互相配合、呼应。

（二）制订预期目标的注意事项

（1）目标的主语一定是患者或患者的一部分,而不能是护士。目标是期望患者接受护理后发生的改变和达到的结果,而不是护理行动本身或护理措施。

（2）一个目标中只能有一个行为动词。否则在评价时,如果患者只完成了一个行为动词的行为标准就无法判断目标是否实现。另外行为动词应可观察和测量,避免使用含糊的不明确的词语;可运用下列动词:描述、解释、执行、能、会、增加、减少等,不可使用含糊不清、不明确的词,如了解、掌握、好、坏、尚可等。

（3）目标陈述的行为标准应具体,以便于评价。有具体的检测标准;有时间限度;由护患双方共同制订。

（4）目标必须具有现实性和可行性,要在患者的能力范围之内,要考虑其身体心理状况、智力水平、既往经历及经济条件。目标完成期限的可行性,目标结果设定的可行性。患者认可,乐意接受。

（5）目标应在护理工作所能解决范围之内,并要注意医护协作,即与医嘱一致。

（6）目标陈述要针对护理诊断,一个护理诊断可有多个目标,但一个目标不能针对多个护理诊断。

（7）应让患者参与目标的制订,这样可使患者认识到对自己的健康负责不仅是医护人员的责任,也是患者的责任,护患双方应共同努力以保证目标的实现。

（8）关于潜在并发症的目标,潜在并发症是合作性问题,护理措施往往无法阻止其发生,护士的主要任务在于监测并发症的发生或发展。潜在并发症的目标陈述为护士能及时发现并发症的发生并积极配合处理。如"潜在并发症:心律失常"的目标是"护士能及时发现心律失常的发生并积极配合抢救"。

三、制订护理措施

护理措施是护士为帮助患者达到预定目标而制订的具体方法和内容。规定了解决健康问题的护理活动方式与步骤。护理措施是一份书面形式的护理计划,也可称为"护嘱"。

（一）护理措施的类型

护理措施可分为依赖性护理措施、协作性护理措施和独立性护理措施三类。

1.依赖性的护理措施

即来自医嘱的护理措施,它描述了贯彻医疗措施的行为。如医嘱"每晨测血压1次"每"小时巡视患者1次"。

2.协作性护理措施

协作性护理措施是护士与其他健康保健人员相互合作采取的行动。如患者出现"营养失调:高于机体的需要量"的问题时,为帮助患者达到理想体重的目标,需要和营养师一起协商、讨论,制订护理措施。

3.独立性护理措施

独立性护理措施是护士根据所收集的资料,凭借自己的知识、经验、能力,独立思考、判断后做出的决策,是在护理职责范围内。这类护理措施完全由护士设计并实施,不需要医嘱。如长期卧床患者存在的"有皮肤破损的危险",护士每天定时给患者翻身、按摩受压部位皮肤,温水擦拭等措施都是独立性护理措施。

(二)护理措施的构成

完整的护理措施计划应包括护理观察措施、行动措施、教育措施三部分。

例如,护理诊断:胸痛,与心肌缺血、缺氧致心肌坏死有关。

护理目标:24 h内患者主诉胸痛程度减轻。

制订护理措施如下。

1.观察措施

(1)观察疼痛的程度和缓解情况。

(2)观察患者的心律、心率、血压的变化。

2.行动措施

(1)给予持续吸氧,2～4 L/min。(依赖性护理措施)

(2)遵医嘱持续静脉点滴硝酸甘油,每分钟15滴。(依赖性护理措施)

(3)协助患者床上进食、洗漱、大小便。(独立性护理措施)

3.教育措施

(1)教育患者绝对卧床休息。

(2)保持情绪稳定。

(三)制订护理措施应注意的注意事项

1.针对性

护理措施针对护理目标制订,一般一个护理目标可通过几项措施来实现,措施应针对目标制订,否则即使护理措施没有错误,也无法促使目标实现。

2.可行性

护理措施要切实可行,措施制订时要考虑:①患者的身心问题,是整体护理中所强调的要为患者制订个体化的方案。措施要符合患者的年龄、体力、病情、认知情况以及患者自己对改变目前状况的愿望等。如对老年患者进行知识缺乏的健康教育时,让患者短时间内记忆很多教育内容是困难的。护理措施必须是患者乐于接受的。②护理人员的情况,即护理人员的配备及专业技术、理论知识水平和应用能力等是否能胜任所制订的护理措施。③适当的医院设施、设备。

3.科学性

护理措施应基于科学的基础上,每项护理措施都应有措施依据,措施依据来自护理科学及相关学科的理论知识。禁止将没有科学依据的措施用于患者。护理措施的前提是一定要保证患者的安全。

4.一致性

护理措施不应与其他医务人员的措施相矛盾,否则容易使患者不知所措,并造成不信任感,甚至可能威胁患者安全。制订护理措施时应参阅其他医务人员的病历记录、医嘱,意见不一致时应共同协商,达成一致。

5.指导性

护理措施应具体,有指导性,不仅使护理同一患者的其他护士很容易地执行措施,也有利于患者。如对于体液过多需进食低盐饮食的患者,正确的护理措施是:①观察患者的饮食是否符合低盐要求。②告诉患者和家属每天摄盐<5 g。含钠多的食物除咸味食品外,还包括发面食品、碳酸饮料、罐头食品等。③教育患者及家属理解低盐饮食的重要性等。

不具有指导性护理措施如:①嘱患者每天摄盐量<5 g。②嘱患者不要进食含钠多的食物。

四、护理计划成文

护理计划成文是将护理诊断、目标、护理措施等以一定的格式记录下来而形成的护理文件。不仅为护理程序的下一步实施提供了指导,也有利于护士之间以及护士与其他医务人员之间的交流。护理计划的书写格式,因不同的医院有各自具体的条件和要求,所以书写格式也是多种多样的。大致包括日期、护理诊断、目标、措施、效果评价几项内容,见表 2-2。

表 2-2　护理计划

日期	护理诊断	护理目标	护理措施	评价	停止日期	签名
2006-02-19	气体交换受阻	1. 2.	1. 2. 3.			
2006-02-22	焦虑	1. 2.	1. 2. 3.			

护理计划应体现个体差异性,一份护理计划只对一个患者的护理活动起作用。护理计划还应具有动态发展性,即随着患者病情的变化、护理的效果而调整。

（李　霞）

第四节　护理实施

实施是为达到护理目标而将计划中各项措施付诸行动的过程。实施的质量如何与护士的专业知识、操作技能和人际沟通能力 3 个方面的水平有关。实施过程中的情况应随时用文字记录下来。

实施过程包括实施前准备、实施和实施后记录 3 个部分。一般来讲,实施应发生于护理计划完成之后,但在某些特殊情况下,如遇到急诊患者或病情突变的住院患者,护士只能先在头脑中迅速形成一个初步的护理计划并立即采取紧急救护措施,事后再补上完整的护理计划。

一、实施前的准备

护士在执行护理计划之前,为了保证护理效果,应思考安排以下几个问题,即"5 个 W"。

(一)谁去做

对需要执行的护理措施进行分类和分工,确定护理措施是由护士做,还是辅助护士做;由哪一级别或水平的护士做;是一个护士做,还是多个护士做。

(二)做什么

进一步熟悉和理解计划,执行者对计划中每一项措施的目的、要求、方法和时间安排应了如指掌,以确保措施的落实,并使护理行为与计划一致。此外,护士还应理解各项措施的理论基础,保证科学施护。

(三)怎样做

(1)分析所需要的护理知识和技术:护士必须分析实施这些措施所需要的护理知识和技术,如操作程序或仪器设备使用的方法,若有不足,则应复习有关书籍或资料,或向其他有关人员求教。

(2)明确可能会发生的并发症及其预防:某些护理措施的实施有可能对患者产生一定程度的损伤。护士必须充分预想可能发生的并发症,避免或减少对患者的损伤,保证患者的安全。

(3)如患者情绪不佳,合作性差,那么需要考虑如何使措施得以顺利进行。

(四)何时做

实施护理措施的时间选择和安排要恰当,护士应该根据患者的具体情况、要求等方面因素来选择执行护理措施的时机。例如,健康教育的时间,应该选择在患者身体状况良好、情绪稳定的情况下进行以达到预期的效果。

(五)何地做

确定实施护理措施的场所,以保证措施的顺利实施。在健康教育时应选择相对安静的场所;对涉及患者隐私的操作,更应该注意选择环境。

二、实施

实施是护士运用操作技术、沟通技巧、观察能力、合作能力和应变能力去执行护理措施的过程。在实施阶段,护理的重点是落实已制订的措施,执行医嘱、护嘱,帮助患者达到护理目标,解决问题。在实施中必须注意既要按护理操作常规规范化地实施每一项措施,又要注意根据每个患者的生理、心理特征个性化地实施护理。

实施是评估、诊断和计划阶段的延续,需随时注意评估患者的病情及患者对护理措施的反应及效果,努力使护理措施满足患者的生理、心理需要,促进疾病的康复。

三、实施后的记录

实施后,护士要对其所执行的各种护理措施及患者的反应进行完整、准确的文字记录,即护理病历中的护理病程记录,以反映护理效果,为评价做好准备。

记录可采用文字描述或填表,在相应项目上打"√"的方式。常见的记录格式有 PIO 记录方式,PIO 即由问题(problem,P)、措施(intervention,I)、结果(outcome,O)组成。"P"的序号要与护理诊断的序号一致并写明相关因素,可分别采用 PES、PE、SE 三种记录方式。"I"是指与 P 相对应的、已实施的护理措施。即做了什么,但记录并非护理计划中所提出的全部护理措施的罗列。"O"是指实施护理措施后的结果。可出现两种情况:一种结果是当班问题已解决;另一种结果是当班问题部分解决或未解决。若措施适当,由下一班负责护士继续观察并记录;若措施不适宜,则由下一班负责护士重新修订并制订新的护理措施。

记录是一项很重要的工作。其意义在于:①可以记录患者住院期间接受护理照顾的全部经过;②有利于其他医护人员了解情况;③可作为护理质量评价的一项内容;④可为以后的护理工作提供资料;⑤是护士辛勤工作的最好证明。

(李珊珊)

第五节 护理评价

评价是有计划地、系统地将患者的健康现状与确定的预期目标进行比较的过程。评价是护理程序的第五步,但实际上它贯穿于整个护理程序的各个步骤。例如:评估阶段,需评估资料收集是否完全,收集方法是否正确;诊断阶段,需评价诊断是否正确,有无遗漏,是否是以收集到的资料为依据;计划阶段,需评价护理诊断的顺序是否合适,目标是否可行,措施是否得当;实施阶段,需评价措施是否得到准确执行,执行效果如何等。虽然评价位于程序的最后一步,但并不意味着护理程序的结束,相反,通过评价发现新问题,重新修订计划,而使护理程序循环往复地进行下去。

评价包括以下几个步骤。

一、搜集资料

搜集有关患者目前健康状态的资料,资料涉及的内容与方法同第一节评估部分的相应内容。

二、评价目标是否实现

评价的方法是将患者目前健康状态的资料与计划阶段的预期目标相比较,以判断目标是否实现。经分析可得出三种结果:①目标已达到;②部分达到目标;③未能达到目标。

例:预定的目标为"一个月后患者拄着拐杖行走 50 m",一个月后评价结果如下。

患者能行走 50 m——目标达到。

患者能行走 30 m——目标部分达到。

患者不能行走——目标未达到。

三、重审护理计划

对护理计划的调整包括以下几种方式。

(一)停止

重审护理计划时,对目标已经达到,问题已经解决的,停止采取措施,但应进一步评估患者可能存在的其他问题。

（二）继续

问题依然存在，计划的措施适宜，则继续执行原计划。

（三）修订

对目标部分实现或目标未实现的原因要进行探讨和分析，并重审护理计划。对诊断、目标和措施中不适当的内容加以修改，应考虑下述问题：收集的资料是否准确和全面；护理问题是否确切；所定目标是否现实；护理措施设计是否得当以及执行是否有效，患者是否配合等。

护理程序作为一个开放系统，患者的健康状况是一个输入信息，通过评估、计划和实施，输出患者健康状况的信息，经过护理评价结果来证实计划是否正确。如果患者尚未达到健康目标，则需要重新收集资料、修改计划，直到患者达到预期的目标，护理程序才告停止。因此，护理程序是一个周而复始、无限循环的系统工程（图 2-1）。

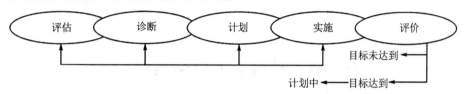

图 2-1 护理程序的循环过程

护理程序是一种系统解决问题的程序，是护士为患者提供护理照顾的方法，应用护理程序可以保证护士给患者提供有计划、有目的、高质量、以患者为中心的整体护理。因此，它不仅适用于医院临床护理、护理管理，同时还适用于其他护理实践，如社区护理、家庭护理、大众健康教育等，是护理专业化的标志之一。

（张永君）

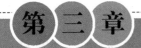

护理管理

第一节 护理人力资源管理

在护理管理中,护理人力资源管理是护理管理工作的重点,是完成护理目标的关键。因此人力资源管理的一个重要任务是根据医院发展总体目标,对护理人员的现状进行分析评估,有计划地对护理人力资源进行有效开发、合理配置、充分利用和科学管理,培养一支具有现代化护理专业水平及管理能力的专业队伍,使其发挥最大的专业价值,以满足日益提高的患者健康需求。

一、护理人员编配

(一)人员编制

1.护理人员编制的原则

(1)功能需要的原则:护理人员的编配应根据医疗改革的相关要求以及医院的性质、规模、功能、任务和发展趋势,科学地、合理地设置护理岗位,明确岗位职责和任职条件,以保证各项护理任务的顺利完成及护理质量的持续提高。护理人员配置应以满足医院功能及服务效率需要为原则,根据实际护理工作量、患者的危重程度和疾病种类、护士能力等因素配备护理人员总数及不同层次人员的数量。如综合医院与专科医院因其功能不同,需要人员的编制也各异,ICU、急诊护理任务繁重,需要护理人员的数量也相对增加。

(2)以人为本的原则:医学模式的转变及优质护理的实施,要求护理工作应为患者提供责任制整体护理,因此配置护理人员数量、结构等应以满足患者的护理需要为原则,体现"以患者为中心"的服务宗旨,结合医院的情况和护理工作的发展需要,科学地配置护理人员。

(3)能级对应的原则:指在护理人力资源管理中,要根据科室实际情况,依据护士临床护理服务能力、专业水平,结合工作年限、职称和学历等科学设置护理岗位。充分发挥不同层次护理人员作用,优化人力资源配置,体现对临床护士进行合理分工、分层管理、能级对应,以使不同岗位的护士数量和能力素质满足工作需要,如危重患者护理由年资高、专业能力强的高级责任护士负责,病情稳定的患者可由低年资护士负责。

(4)结构合理的原则:护理人员的编配不仅要根据工作性质、专业特点、教学及科研任务的需求考虑人员数量,还需考虑人员群体的结构比例。在编制结构中应体现不同资历(老、中、青)、不同职称(初级、中级、高级)、不同层级(N0、N1、N2、N3、N4)及学历结构符合要求的护士的合理编配,优化人才组合、充分发挥个人潜能,以达到提高工作效率的目的。

(5)动态调整的原则:责任制整体护理的实施、护理专业的发展、服务对象的变化以及医院功能的拓展,对护理人员编制、动态管理提出了新的要求,同时员工的继续医学教育、培训、生育及退休等都涉及人员的调整。医院应当制定护士人力紧急调配预案,建立机动护士人力资源库,及时补充临床护理岗位护士的缺失,确保突发事件以及特殊情况下临床护理人力的应急调配。

2.护理人员编配

(1)《全国护理事业发展规划(2016－2020年)》将"增加医院护士配置、充实基层护理力量、优化护士队伍结构"等作为重点任务。2016－2020年相关要求如下:①全国三级综合医院、部分三级专科医院(肿瘤、儿童、妇产、心血管病专科医院)全院护士与实际开放床位比为0.8:1,病区护士与实际开放床位比为0.6:1。②全国二级综合医院、部分二级专科医院(肿瘤、儿童、妇产、心血管病专科医院)全院护士与实际开放床位比为0.7:1,病区护士与实际开放床位比为0.5:1。③护士队伍学历结构:三级医院中大专以上学历护士应当不低于80%,二级医院中大专以上学历护士应当不低于50%。

(2)《卫生部关于实施医院护士岗位管理指导意见》《医院评审标准实施细则(2011年版)》等均从不同角度、不同层面对医院护理人员配置提出要求。①临床护理人员(临床护理岗、护理管理岗)占护理人员总数≥95%。②护理管理岗位人数占全院护理岗位的百分比不应超过10%。③ICU护士与实际床位之比为≥3:1。④新生儿病房护士与床位比≥0.6:1。⑤母婴同室病房护士与床位比≥0.6:1。⑥CCU、新生儿监护室护士与床位比为(1.5～1.8):1。⑦手术部护士与手术间之比为3:1。⑧血液透析室1名护士负责4～5台透析机的操作。⑨急诊观察室护士与床位比应当≥0.4:1,急诊抢救室护士与床位比≥1.5:1。⑩医院应当依据服务规模、床位数量和床位使用率等因素,动态调整护士配置数量并落实护士编制,保证医疗护理质量。如床位使用率≥93%时,病房护士总数与实际床位比应达到0.5:1;床位使用率≥96%,平均住院日<10 d时,病房护士总数与实际床位比应达到0.6:1。

(3)各级护理管理部门应建立紧急护理人力资源调配的规定及执行方案。护理部应根据护理工作需要对全院护士进行合理配置和调配,掌握全院护理岗位护士分布的情况。科护士长、病房护士长可以在科室、病房层面根据工作量合理调配护士。

3.按实际工作需要配置人员数量

根据相关的人力配置要求,各级医院护理人力都应根据医院规模、专科特点、工作量等实际需要和发展要求,合理配置护理人员数量。近年来,护理管理者分别进行了计数法、工时测量法、负荷权重法、护理科研项目法、患者分类系统法、护理活动评分法等相关研究,为临床护理人力资源配置提供测量方法。

以总工作量为依据计算编制方法,即工时测定法,是目前医院最常用的一种测量方法。该方法是以医院各科室的实际工作量、护士工作效率、工作班次、出勤率为依据,在准确测量完成护理工作全过程所消耗的时间的基础上,考虑床位数量及床位使用率因素,运用公式计算,合理配置护理人力资源的方法,适用于住院部护理人员的配置测算。

(二)护理人员排班

1.排班原则

(1)护理排班应根据不同专科特点、以患者的护理需要为依据,合理安排人力;需要24 h持续性工作的临床护理岗位应当科学安排人员班次,保证护理工作的连续性,以利于医疗护理教学科研工作的顺利进行。

(2)护士排班兼顾临床需要和护士意愿,体现对患者的连续、全程、人性化护理。

(3)根据患者的病情、护理难度及技术要求,对责任护士进行合理分工和搭配,护理工作量较大、危重患者较多时,应当增加护士的数量,体现能级对应,各尽其责,提高团队的工作效率。

(4)实施弹性排班,根据单位时间段内的护理工作量合理的安排人力,保证患者及时正确的治疗及护理,并能充分发挥个人效能。

(5)遇有突发事件和紧急情况,应随时对人员进行调整。医院应有护理人员的储备,以供紧急状态或特殊状态下调配使用。有条件的医院可以建立机动护士人力资源库,保证应急需要和调配。

(6)应常备机动人员供随机调整,以保证护理人员的健康、学习和休息,充分体现以人为本的管理原则,以利于调动护理人员的工作积极性。

(7)排班必须依据劳动法、医院及护理部的政策和规定实施。通过合理的排班可保证人力配备适当,班次相对稳定并有一定弹性,有利于随时调整,保证工作质量并达到公平、公正人力运作的最佳效果。

2.排班方法

根据医院的类型和科室的不同任务,排班方法可有不同,只要符合上述原则并得到本单位护理管理者及护理人员的认可即可执行,在此仅举例说明。

(1)集中式排班方法,有三班制和两班制。①三班制:将24 h分为3个时段,即早、中、晚三个班次,三个班次做到相互衔接,保证护理工作的连续性。白班可按各岗位(如办公室护士、责任护士等)分工。②两班制:将24 h分为2个时段即白班和夜班,便于护理人员集中工作时间,减少路途往返。一般适用于病种单一、患者病情较轻的病房。

(2)弹性值班排班方法,即根据病房单位时间工作量的不同合理安排人力。如晨、晚间护理内容较多,可增添人员,以保证各班任务的完成,利于提高效率及质量。

(3)特殊科室(如急诊、采血室、ICU、手术部、产房等)均可根据其工作特点合理安排班次。

二、护士岗位管理

医院应当实行护理岗位管理,按照科学管理、按需设岗、保障患者安全和临床护理质量的原则,合理设置护理岗位,明确岗位职责、任职条件,健全管理制度,提高管理效率。

(一)护理岗位设置

《卫生部关于实施医院护士岗位管理的指导意见》中对改革护士管理方式、护理岗位设置等方面提出了明确的要求。

1.护理岗位设置的原则

(1)以改革护理服务模式为基础:实行"以患者为中心"的责任制整体护理工作模式,在责任护士全面履行专业照顾、病情观察、治疗处置、心理护理、健康教育和康复指导等职责的基础上,开展岗位管理相关工作。

（2）以建立岗位管理制度为核心：医院根据功能任务、规模和服务量，将护士从按身份管理逐步转变为按岗位管理，科学设置护理岗位，实行按需设岗、按岗聘用、竞聘上岗，逐步建立激励性的用人机制。通过实施岗位管理，实现同工同酬、多劳多得、优绩优酬。

（3）以促进护士队伍健康发展为目标：遵循公平、公正、公开的原则，建立和完善护理岗位管理制度，稳定临床一线护士队伍，使医院护士得到充分的待遇保障、晋升空间、培训支持和职业发展，促进护士队伍健康发展。

（4）建立合理的岗位系列框架：运用科学的方法，收集、分析、整合工作岗位相关信息，对岗位的职责、权力、隶属关系、任职资质等作出书面规定并形成正式文件，制订出合格的岗位说明书。

2.护理岗位的设置

医院护理岗位设置分为护理管理岗位、临床护理岗位和其他护理岗位。

（1）护理管理岗位：护理管理岗位是从事医院护理管理工作的岗位，包括护理部主任、副主任、科护士长、护士长和护理部干事。护理管理岗位的人员配置应当具有临床护理岗位的工作经验，具备护理管理的知识和能力。医院应当通过公开竞聘，选拔符合条件的护理人员从事护理管理岗位工作。

（2）临床护理岗位：是护士为患者提供直接护理服务的岗位，主要包括病房（含重症监护病房）、门诊、急诊科、手术部、产房、血液透析室、导管室、腔镜检查室、放射检查室、放射治疗室、医院体检中心等岗位。临床护理岗位含专科护士岗位和护理教学岗位。重症监护、急诊急救、手术部、血液净化等对专科护理技能要求较高的临床护理岗位宜设专科护理岗位。承担临床护理教学任务的医院，应设置临床护理教学岗位。教学老师应具备本科及以上学历、本专科 5 年及以上护理经验、主管护师及以上职称，经过教学岗位培训。

（3）其他护理岗位：是护士为患者提供非直接护理服务的岗位，主要包括消毒供应中心、医院感染管理部门、病案室等间接服务于患者的岗位。

3.护士分层级管理

医院应当根据护士的临床护理服务能力和专业技术水平为主要指标，结合工作年限、职称和学历等，对护士进行合理分层。临床护理岗位的分级包括 N0～N4，各层级护士按相应职责实施临床护理工作，并体现能级对应。

（1）医院层面依据护士的学历、年资、岗位分类、工作职责、任职条件、技术职称和专业能力等综合因素，确定层级划分标准及准入条件。

（2）科室层面根据患者病情、护理难度和技术要求等要素，对责任护士进行合理分工、科学配置及分层级管理。N1～N4 级护士比例原则为 4：3：2：1，在临床工作中可根据医院及科室的实际情况酌情调整。

（3）护理部建立考核指标，对各层级护士进行综合考评及评定，以日常工作情况及临床护理实践能力为主要考评因素，并与考核结果相结合，真正做到多劳多得、优绩优酬，护士薪酬向临床一线风险高、工作量大、技术性强的岗位倾斜，实现绩效考核的公开、公平、公正。

（二）岗位职责

1.护理管理岗位职责

（1）护理部主任职责：①在院长及主管副院长的领导下，负责医院护理行政、护理质量及安全、护理教学、护理科研等管理工作。②严格执行有关医疗护理的法律、法规及安全防范等制度。③制订护理部的远期规划和近期计划并组织实施，定期检查总结。④负责全院护理人员的调配，向主管副院长及人事部门提出聘用、奖惩、任免、晋升意见。⑤教育各级护理人员培养良好的职业道德和业务素质,树立明确的服务理念,敬业爱岗,无私奉献。⑥加强护理科学管理。以目标为导向,以循证为支持,以数据为依据。建立护理质量评价指标,不断完善结构-过程-结果质量评价体系。⑦建立护士培训机制,提升专业素质能力。建立"以需求为导向,以岗位胜任力为核心"的护士培训制度。制定各级护理人员的培训目标和培训计划,采取多渠道、多种形式的业务技术培训及定期进行业务技术考核。⑧负责护生、进修护士的教学工作,创造良好的教学条件和实习环境,督促教学计划的落实,确保护理持续质量改进。⑨组织制订护理常规、技术操作规程、护理质量考核标准及各级护理人员的岗位职责。积极开展护理科研和技术革新,引进新业务、新技术。⑩主持护理质量管理组的工作,使用现代质量管理工具、按照 PDCA 程序,做好日常质量监管。⑪深入临床,督导护理工作,完善追踪管理机制,做到持续监测、持续分析、持续改进。⑫定期召开护士长会议,部署全院护理工作。定期总结分析护理不良事件,提出改进措施,确保护理持续质量改进。⑬定期进行护理查房,组织护理会诊及疑难疾病讨论,不断提高护理业务水平及护理管理质量。⑭制定护理突发事件的应急预案并组织实施。

(2)护理部副主任职责:①在护理部主任的领导下,负责所分管的工作,定期向主任汇报。②主任外出期间代理主任主持日常护理工作。

(3)科护士长职责:①在护理部、科主任领导下全面负责所属科室的临床护理、教学、科研及在职教育的管理工作。②根据护理部工作计划制定本科室的护理工作计划,按期督促检查、组织实施并总结。③负责督促本科各病房认真执行各项规章制度、护理技术操作规程。④负责督促检查本科各病房护理工作质量,加强护理质量评价指标监测,利用管理工具对问题进行根本原因分析,制定对策,达到持续质量改善的效果。⑤有计划地组织科内护理查房,疑难病例讨论、会诊等。解决本科护理业务上的疑难问题,指导临床护理工作。⑥有计划地组织安排全科业务学习。负责全科护士培训和在职教育工作。⑦负责组织并指导本科护士护理科研、护理改革等工作。⑧对科内发生的护理不良事件按要求及时上报护理部,并进行根本原因分析、制定改进对策,做好记录。

(4)护士长职责。

门诊部护士长职责:①在护理部、门诊部或科护士长领导下,负责门诊部及其管辖各科室的护理行政及业务管理。督促检查护理人员及保洁人员的岗位责任制完成情况。②负责制订门诊护理质量控制标准,督促检查护理人员严格执行各项规章制度和操作技术标准规程,认真执行各项护理常规。③根据医院和护理部总体目标,制定本部门的护理工作目标、工作计划并组织落实,定期总结。④负责护理人员的分工、排班及调配工作。负责组织护士做好候诊服务。⑤组织专科业务培训和新技术的学习,不断提高门诊护理人员的业务技术水平。⑥负责对新上岗医师、护士和实习生,进修人员介绍门诊工作情况及各项规章制度,负责实习、进修护士的教学工作。⑦落实优质护理措施,持续改进服务质量。⑧负责督促检查抢救用物、麻精药品和仪器管理工作。⑨负责计划、组织候诊患者健康教育和季节性疾病预防宣传。⑩严格执行传染病的预检分诊和报告制度,可疑传染病患者应及时采取隔离措施,防止医院感染。⑪制定门诊突发事件的应急预案,定期组织急救技能的培训及演练,保证安全救治。⑫加强医护、后勤及辅助科室的沟通,不断改进工作。⑬建立不良事件应急预案,加强不良事件的上报管理,并落实改进对策。

急诊科护士长职责:①在护理部主任和科主任领导下,负责急诊科护理行政管理及护理部业务技术管理工作。②制定和修订急诊护理质量控制标准,督促检查护理人员严格执行各项规章制度和操作技术标准规程,认真执行各项护理常规。组织实施计划,定期评价效果,持续改进急诊科护理工作质量。③根据医院和护理部总体目标,制定本部门的护理工作目标、工作计划并组织落实,定期总结。④负责急诊科护理人员的分工和排班工作。⑤督促护理人员严格执行各项规章制度和操作技术规范,加强业务训练,提高护士急救的基本理论和基本技能水平。复杂的技术要亲自执行或指导护士操作,防止发生不良事件。⑥负责急诊科护士的业务训练和绩效考核,提出考核、晋升奖惩和培养使用意见。组织开展新业务、新技术及护理科研。⑦负责护生的临床见习、实习和护士进修的教学工作,并指定有经验、有教学能力的护师或护师职称以上的人员担任带教工作。⑧负责各类物资的管理。如药品、仪器、设备、医疗器材、被服和办公用品等,分别指定专人负责请领、保管、保养和定期检查。⑨组织护士准备各种急救药品、器械,定量、定点、定位放置,并定期检查及时补充,保持急救器材物品完好率在100%。⑩加强护理质量评价指标监测及数据的分析、评价,建立反馈机制,达到持续改善的效果。⑪建立、完善和落实急诊"绿色通道"的各项规定和就诊流程,组织安排、督促检查护理人员配合医师完成急诊抢救任务。巡视观察患者,按医嘱进行治疗护理,并做好各种记录和交接班工作。⑫加强护理质量管理,及时完成疫情统计报告,检查监督消毒隔离,保证室内清洁、整齐、安静,防止医院感染。⑬建立不良事件应急预案,加强不良事件的上报管理,并落实改进对策。

病房护士长职责:①在护理部主任及科主任的领导下,负责病房的护理行政及业务管理。②根据医院和护理部的工作目标,确定本部门的护理工作目标、计划并组织实施,定期总结。③科学分工,合理安排人力,督促检查各岗位工作完成情况。④随同科主任查房,参加科内会诊、大手术和新开展手术的术前讨论及疑难病例的讨论。⑤认真落实各项规章制度和技术操作规程,加强医护合作,严防不良事件的发生。⑥参加并指导危重、大手术患者的抢救工作,组织护理查房、护理会诊及疑难护理病例讨论。⑦组织护理人员的业务学习及技术训练,引进新业务、新技术,开展护理科研。组织并督促护士完成继续医学教育计划。⑧加强护理质量评价指标监测及数据的分析、评价,建立反馈机制,达到持续改善的效果。⑨经常对护理人员进行职业道德教育,不断提高护理人员的职业素质和服务质量。⑩组织安排护生和进修护士的临床实习,督促教学老师按照教学大纲制定教学计划并定期检查落实。⑪负责各类物品、药品的管理,做到计划领取。在保证抢救工作的前提下,做到合理使用,避免浪费。⑫各种仪器、抢救设备做到定期测试和维修,保证性能良好,便于应急使用。⑬保持病室环境,落实消毒隔离制度,防止医院感染。⑭制定病房突发事件的应急预案并组织实施。⑮协调沟通医护患、后勤及辅助科室的关系,经常听取意见,不断改进工作。⑯建立不良事件应急预案,加强不良事件的上报管理,并落实改进对策。

夜班总护士长职责:①在护理部领导下,负责夜间全院护理工作的组织指导。②掌握全院危重、新入院、手术患者的病情、治疗及护理情况,解决夜间护理工作中的疑难问题。③检查夜间各病房护理工作,如环境的安静、安全,抢救物品及药品的准备,陪伴及作息制度的执行情况,值班护士的仪表、服务态度。④协助领导组织并参加夜间院内抢救工作。⑤负责解决临时缺勤的护理人员调配工作,协调科室间的关系。⑥督促检查护理人员岗位责任制落实情况。⑦督促检查护理人员认真执行操作规程。⑧书写交班报告,并上交护理部,重点问题还应做口头交班。

2.护理人员技术职称及职责

(1)主任/副主任护师职责:①在护理部主任或护士长的领导下,负责本专科护理、教学、科研等工作。②指导制定本科疑难患者的护理计划,参加疑难病例讨论、护理会诊及危重患者抢救。

③经常了解国内、外护理发展新动态,及时传授新知识、新理论,引进新技术,以提高专科护理水平。④组织护理查房,运用循证护理解决临床护理中的疑难问题。⑤承担高等院校的护理授课及临床教学任务。⑥参与编写教材,组织主管护师拟定教学计划。⑦协助护理部主任培养教学、科研高级护理人才,组织开展新业务,参与护理查房。⑧协助护理部主任对各级护理人员进行业务培训及考核。⑨参与护理严重事故鉴定会,并提出鉴定意见。⑩制定科研计划并组织实施,带领本科护理人员不断总结临床护理工作经验,撰写科研论文和译文。⑪参与护理人员的业务、技术考核,审核、评审科研论文及科研课题,参与科研成果鉴定。⑫参与护理技术职称的评定工作。

(2)主管护师职责:①在本科护士长的领导及主任(副主任)护师的指导下,参与临床护理、教学、科研工作。②完成护士长安排的各岗及各项工作。③参与复杂、较新的技术操作及危重患者抢救。④指导护师(护士)实施整体护理,制订危重、疑难患者的护理计划及正确书写护理记录。⑤参加科主任查房,及时沟通治疗、护理情况。⑥协助组织护理查房、护理会诊及疑难病例讨论,解决临床护理中的疑难问题。⑦承担护生、进修护士的临床教学任务,制订教学计划,组织教学查房。⑧承担护生的授课任务,指导护士及护生运用护理程序实施整体护理,做好健康教育。⑨参与临床护理科研,不断总结临床护理经验,撰写护理论文。⑩协助护士长对护师及护士进行业务培训和考核。⑪学习新知识及先进护理技术,不断提高护理技术及专科水平。

(3)护师职责:①在病房护士长的领导及主任护师、主管护师的指导下,进行临床护理及护理带教工作。②参加病房临床护理实践,完成本岗任务,指导护士按照操作规程进行护理技术操作。③运用护理程序实施整体护理,制订护理计划,做好健康教育。④参与危重患者的抢救与护理,参加护理查房,协助解决临床护理问题。⑤指导护生及进修护士的临床实践,参与临床讲课及教学查房。⑥学习新知识及先进护理技术,不断提高护理业务技术水平。⑦参加护理科研,总结临床护理经验,撰写护理论文。

(4)护士职责:①在护士长的领导和上级护师的指导下进行工作。②认真履行各岗职责,准确、及时地完成各项护理工作。③严格遵守各项规章制度,认真执行各项护理常规及技术操作规程。④在护师指导下运用护理程序实施整体护理及健康教育并写好护理记录。⑤参与部分临床带教工作。⑥学习新知识及先进护理技术,不断提高护理技术水平。

(三)绩效考核

绩效考核是人力资源管理中的重要环节,是指按照一定标准,采用科学方法评定各级护理人员对其岗位职责履行的情况,以确定其工作业绩的一种有效管理方法,其考核结果可作为续聘、晋升、分配、奖惩的主要依据。建立科学的绩效评价体系是开展绩效管理的前提与基础,根据不同护理岗位的特点,使绩效考核结合护士护理患者的数量、质量、技术难度和患者满意度等要素,以充分调动广大护士提高工作水平的主动性和积极性。

1.绩效考核重点环节

绩效考核的目的不是考核护士,而是通过"评估"与"反馈"提升护士工作表现,拓宽职业生涯发展空间。绩效考核包括以下三个重点环节。

(1)工作内容和目标设定:护士长与护士就工作职责、岗位描述、工作标准等达成一致。

(2)绩效评估:护士的实际绩效与设定标准(目标)比较、评分过程。

(3)提供反馈信息:需要一个或多个信息反馈,与护士共同讨论工作表现,必要时共同制订改进计划。

2.绩效考核步骤

绩效考核是一个动态循环的过程,是绩效管理中的一个环节。绩效考核的步骤如下。①绩效制度规划:包括明确绩效评估目标、构建具体评估指标、制定绩效评估标准、决定绩效评估方式。②绩效的执行:资料的收集与分析。③绩效考核与评价。④建立绩效检讨奖惩制度。⑤绩效更新修订与完善。

3.绩效考核内容

绩效考核的内容包括德、能、勤、绩四个方面。

(1)德:即政治素质、思想品德、工作作风、职业道德等。①事业心:具有强烈的事业心及进取精神,爱岗敬业、为人师表,模范地遵守各项规章制度,认真履行职责。②职业道德:具有良好的职业道德,热心为患者服务,能认真履行医德、医风等各项规定。③团结协作:能团结同志并能协调科室间、部门间、医护间的工作关系。

(2)能:即具备本职工作要求的知识技能和处理实际工作的能力。①专业水平:精通本专业的护理理论,了解本专业国内护理现状和发展动态,有较强的解决实际问题能力和组织管理能力。②专业技能:熟练掌握本岗技能,具有解决疑难问题的能力,并能指导护士的技术操作。③科研能力:科研意识强,能独立承担科研课题的立项任务,开展或引进护理新技术、新业务。④教学能力:具有带教或授课能力能胜任院内、外授课任务,及指导培养下级护士的能力。

(3)勤:工作态度、岗位职责完成情况、出勤及劳动纪律等。

(4)绩:工作效率、效益以及成果、奖励及贡献等。绩能综合体现德、能、勤三方面,应以考绩为主。

4.绩效考核类型

绩效考核不仅局限于管理者对下属绩效的评价,还应采取多种考核方式,以取得良好的评价效果。

(1)按层次分类,有以下五种。①上级考核:较理想的上级考核方式是每位护理人员由上一级管理人员来考核其表现,即逐级考核。这种方式便于评价护理人员的整体表现,反映评价的真实性和准确性。②同级评价:同级的评价是最可靠的评价资料来源之一,因为同级间工作接触密切,对每个人的绩效彼此间能全面地了解。通过同级评价可以增加护理人员之间的信任,提高交流技能,增加责任感。这种方式考评结果比较可信。③下级评价:对管理者的评价可以直接由下级提供管理者的行为信息。为避免护理人员在评议上级时所产生的顾虑,可采取不记名的形式进行"民意测验",其结果比较客观、准确。④自我评价:自我评价法是护理人员及管理人员根据医院或科室的要求定期对自己工作的各方面进行评价。这种方式有利于他们自觉提高自己的品德素质、临床业务水平和管理能力、增强工作的责任感。其结果还可用来作为上级对下级评价的参考,从而减少被考评者的不信任感。⑤全方位评价:全方位评价是目前较常采用的一种评价方法,这种方法提供的绩效反馈资料比较全面。评价者可以是护理人员在日常工作中接触的所有人,如上级、下级、同事、患者、家属等,但实施起来比较困难。

(2)按时间分类法,有以下两种。①日常考核:护理人员个人和所在部门或科室均应建立日常考核手册。个人手册应随时记录个人业绩,包括业务活动、护理缺陷等情况。科室或部门应建立护理人员绩效考核手册,随时对员工的表现、护理质量、护理缺陷、突出的业绩予以记录。②定期考核:定期考核为阶段性考核,可以按周、月、半年、年终等阶段进行考核,便于全面了解员工情况,激励员工的积极性。

5.绩效考核方法

(1)表格评定法:表格评定法是绩效考核中最常见的一种方法。该方法是把一系列的绩效因素罗列出来,如工作质量、业务能力、团结协作、出勤率、护理不良事件等制成表格,最后可用优、良、中、差来表示。该方法利于操作,便于分析和比较。

(2)评分法:将考核内容按德、能、勤、绩的具体标准规定分值,以分值的多少计算考核结果。

(3)评语法:评语法是一种传统的考绩方法。指管理者对护理人员的工作效绩用文字表达出来,其内容、形式不拘一格,便捷易行。但由于纯定性的评语难免带有评价者的主观印象,因此难以做到准确评价和对比分析。

(4)专家评定法:专家评定法即外请专家与本单位的护理管理者共同考评,采用此方法护理专家既能检查、指导工作,又可交流工作经验且比较公正、专业。

6.绩效考评反馈

绩效考评反馈是绩效考评的一种非常重要的环节,它的主要任务是让被考评者了解、认可考评结果,客观地认识自己的不足,以改进工作,提高护理质量。

(1)书面反馈:即对考核结果归纳、分析,以书面报告或表格的形式反馈给科室或当事人。

(2)沟通反馈:即当面反馈,开始先对被评考人的工作成绩进行肯定,然后提出一些不足、改进意见及必要的鼓励。

三、护理人员职业素质

随着医学科学的迅速发展,护理工作内容和范畴的不断更新和扩大。护士在工作中必须具有良好的职业道德素养、全面的医学理论知识、娴熟的护理技术和良好的沟通协调能力,并在职业过程中不断提升自身综合素质,才能为患者提供高效、优质的护理服务,保证护理工作的健康可持续发展。

(一)护士应具备的素质及能力

1.职业道德素质

护理工作高尚而平凡,护士职业道德的核心是"利他"和"助人",护理人员要端正从业动机,具有高尚道德和高度责任心,严守工作岗位,自觉自愿竭尽全力地去为患者解除痛苦。在这种情感的支配下,护士才能够设身处地为患者着想,急患者之所急,想患者之所想,使热爱护理工作的愿望更具有稳定性、专一性和持久性。

2.严谨的慎独精神

"慎独"精神是指护士在无人监督的情况下,仍能坚持医德理念,自觉地履行职责,严格执行操作规程,严格要求自己,对患者尽职尽责,杜绝医疗差错事故的发生。"慎独"精神主要取决于护士自身的修养,严谨的慎独精神是保障护士执业安全的基础,也是护士执业必须具备的条件。

3.文化仪表素质

护士应当学习礼仪常识,使自己的言行举止、着装更得体、更有气质,提升自身形象。在工作中除了精通护理专业知识外,还要多学习一些语言学、哲学、社会公共关系学、人文医学等知识,丰富自己的知识内涵,提高自身文化修养,以应对各种问题和挑战。

4.良好的心理素质

基于护理服务对象的特殊性和职业生活的特殊性,护士必须具备良好的心理素质。首先要有一个良好的精神面貌和健康的心理素质,有坚强的意志,坚持正确的行为准则,以高尚的人格忠实地维护患者的利益。其次是在工作中还要不断优化自己的性格,给患者以温馨和信任。例如在抢救工作中,常常会遇到危重患者,这时候护士必须沉着冷静,保持头脑清醒,才能快速准确地实施抢救方案和护理措施。

5.专业技术素质

专业技术素质包括扎实的专业理论知识和娴熟的护理操作技能。理论知识包括掌握各种常见病的症状、体征和护理要点,能及时准确地制定护理计划,实施护理措施。熟练的护理操作技术除了常见的医疗护理技术外,还要求护士精通现岗的专科护理技术,能稳、快、准、好地完成各项护理工作。另外,护士还应掌握急救技术和设备的使用,熟悉急救药品的应用,能熟练地配合医师完成急危重症患者的抢救。

6.较强的法律意识

《医疗事故处理条例》实施、《护士条例》颁布,对医疗护理工作提出了更高的标准。在临床工作中,护士应掌握行业相关法律法规、规章制度,做到依法执业,规范自身的行为,降低职业风险,保障自身权益。因护理文书具有一定的法律效力,护理工作者应具有良好的书写和表达能力,规范书写,做到真实、及时、完整、准确、客观记录。

7.批判性思维能力

由于长期生物医学模式的影响,护士在传统的护理模式中,更多的是"照顾者"和"医师助手"的角色,主动发现问题、分析问题、解决问题能力不足。在护理实践中,护士必须具备独立思考与解决问题的能力,运用批判性思维,把身心护理与健康教育运用于整个护理过程中,为患者提供高质量的护理。管理人员可以通过反思日记法、实践反思讨论法、护理程序、开展个案病例讨论和以问题为中心的学习,锻炼护士的批判性思维能力。

8.敏锐的观察力和快速应急能力

护士要具备敏锐的观察力,在观察病情时,要做到目的明确,边观察边思考,透过现象抓住本质,及时总结不断提高。护士对患者可能出现的问题要有预见性,并做出快速准确的反应。尤其遇到危重患者抢救时,要做到沉着冷静、有条不紊、忙而不乱,为患者赢得最佳的抢救时机。

9.良好的沟通协调能力

护士只有与患者良好交流沟通,才能获得更多有关患者病情的信息,了解患者的需要,及时解决患者的问题。护理工作涉及面广,繁杂多样,连续性、服务性强。因此,学会周密计划、疏通协调的工作方法是保证工作质量、提高工作效率的必要条件。

10.创新科研和循证能力

科学研究对护理事业的发展至关重要,护士要在自己的工作岗位上不断积累经验,形成科研思路,进而将科研成果转化为临床实践。近年来,随着循证医学的发展,用循证依据支持临床、指导临床并带动临床证据转换的理念越来越被临床所接受,护士也需要不断学习和跟进,充实自己所在学科的循证知识,推动循证护理在临床工作的实践与应用。

(二)新护士从接受教育到临床实践的角色转换

护理教育和护理实践是护理学科的两个重要组成部分,也是每一个护士成长历程中必须经历的两个阶段。新护士由学生到护士的角色转换,在其一生经历中占有十分重要的位置。新护士角色转换的成功与否直接影响着事业的成功与失败,如不能及时进行角色转换,在工作中会遇到诸多困难,甚至会影响自己的成长与发展。

1.从教育到实践承担的不同角色

在护理教育中,护生是接受教育的对象,更多的是处于被关心的地位。而在护理实践中,护士变成了患者的保护者,担当着促进患者健康、减轻痛苦、预防疾病的重任,由一个被关心者变成了关心者。角色发生了转变,对护士提出了不同的要求。面对不同的社会文化背景和素质,不同生理、心理、社会、文化等各方面的健康需求的患者,新护士若不能尽快从一个学生角色转变到一个健康保护者,则很难完成临床护理工作。护理院校毕业生只有正确认识自己,才能把握自己,才能找准发挥自己才能的最佳位置。

2.从接受教育到实践须经历的过程

新护士从毕业生到完全进入护士角色不是一蹴而就的,通常需要经历4个阶段。

(1)幻想期:刚从院校毕业的学生往往把未来生活理想化,对角色的期望值过高。他们满怀理想和抱负,渴望在实际工作中一展所学。表现出工作热情高,喜欢表现自己,希望得到患者与同行的赞扬,自我感觉良好。

(2)冲突期:这是角色转变的关键时期。由于大学毕业生角色转换过程中自身的知识储备与社会需求之间的不同程度错位等原因,现实生活中的许多社会现象,很容易引起新护士的困惑,容易产生一种失落感,在工作中受到挫折后,主要表现为情绪不稳定,厌倦工作,有时会怀疑自己的职业选择是否正确。

(3)恢复期:在经历了冲突期以后,新护士通过自身的努力、调节,心理状态得到平衡,逐渐地对护士角色有了比较清晰的认识,对自己的职业和工作有所体会,逐步恢复自信心,对工作上的压力和困难有了一定的思想准备,获得承担护士角色的认可,表现出护士必需的社会品质和才能。

(4)解决期:通过一定临床工作经验的积累、社会经验的丰富和业务水平的提高,护士对护理工作兴趣逐渐增加,本能地或积极地从精神上和行为上完全地投入护士角色。

(三)新护士快速进入角色的有效途径

1.积极参与岗前培训,尽快融入角色

有目标、有计划、有针对性的入职教育和岗前培训不仅有利于新护士尽快适应医院环境、熟悉工作流程及岗位职责,规范巩固基础知识及操作技能,还能增强其法律意识及护理安全的认知水平。医院护理管理部门应当结合新护士特点及医院发展要求,执行详细的培训计划。新护士应高度重视医院为其设计的岗前培训,并最大限度地掌握所培训的知识和技能,才能在初入临床,面对繁杂的工作及病情复杂多变的患者时应对自如,避免护理不良事件的发生,尽快融入角色。

2.制定利于个人成长的职业规划

职业规划是指通过对职业的价值观、动手能力、社交能力、语言能力、个性、组织管理能力、个人职业兴趣等认真仔细了解后,用详细的文案对个体所适应的工作环境、单位和职业类别进行确认的职业指导方式。职业生涯规划使自己能更清楚地认识到自身的缺陷和优点,从而有针对性地充实自己,是许多个人就业、发展、再就业必不可少的步骤。新护士在做职业规划以前,首先要充分认识和审视自己,并进行准确的自我评估,准确评估内外环境的限制和优势,规划出符合自身条件的可行、合理的发展方向。其次要明确目标,职业生涯规划的确定包含短期目标、中期目标、长期目标的制定。短期目标一定要可行、明确,中期目标应富有激情,同时应具备可实现性,长期目标要具备持续性。最后要结合目标规划职业路线并去努力实现。一般情况下,需从以下三个问题考虑职业生涯方向的选择:①自己哪个方面可以发展;②自己能向哪方面发展;③自己想向哪个方面发展。不同的发展路线,要求也不同。职业生涯路线的选择对日后职业发展至关重要。

3.学会换位思考,建立良好的护患关系

面对不同患者的不同需求,新护士应多从患者的角度做角色互换。多对自己或同伴提出"假如你是患者,你最希望得到什么样的护士和怎样的护理?""假如你的亲人生病了,你会有什么反应? 你该如何应对?""你最希望护士什么样的表情、语言、行动?"等问题。通过这些问题的思考或小组讨论后,每个人都要做深刻的角色互换体会,并把自己的感想、感受记录下来,这样才会有深刻的认识和体会。这样的角色互换不但能培养新护士的独立思考能力,也能增强其主动服务的意识,真正做到想患者所想,服务于患者未开口之前。新护士的工作也会因此得到患者的肯定与理解,为建立良好的护患关系奠定基础,同时会极大地提高新护士的自信心和工作积极性。

4.正视压力,学会情绪调节与自控

新护士入职会面临很大的职业压力,在正视压力的过程中,护士不但要了解压力与人的主观意识的关系,还应保持积极主动、自信坚持、自我控制的良好心态。护士必须具备良好的心理素质、良好的情绪调节与自控能力才能帮助患者。作为新护士应在遇到困难时不抱怨,取得成绩时也戒骄戒躁,尽可能用平和的心态对待工作,展现健康的精神风貌,维护职业形象。

总之,新护士对角色认识得越清晰,才能越顺利地实现角色的转换。新护士在刚刚步入临床时,除了要尽快适应环境,融入职业角色以外,还应最大限度地发挥自己的创新思维,用新的眼光、从新的角度为护士角色注入更多、更新的内容,为新时期的护理事业发展贡献出自己的力量。

(孙　诚)

第二节　护理服务管理

一、优质护理服务管理

优质护理服务即深化"以患者为中心"的服务理念,紧紧围绕"改革护理模式、实施岗位管理、履行护理职责、提供优质护理服务、提高护理水平"的工作宗旨,充分调动临床广大护理工作者的积极性,以贴近患者、贴近临床、贴近社会为重点,进一步加强护理专业内涵建设,为人民群众提供全程、全面、优质的护理服务,保证医疗安全,改善患者就医体验,促进医患和谐,达到患者满意、社会满意、护士满意、政府满意。

(一)加强护理工作领导,加大支持保障力度

(1)医院要充分认识改善护理服务对于提高医疗服务质量和医院运行效率、促进医院健康可持续发展的重要意义。

(2)要切实加强对护理工作的领导,实行在护理副院长领导下的护理部主任—科护士长—护士长三级垂直管理体系,建立并落实岗位责任制。

(3)要建立人事、财务、医务、护理、后勤、药学等多部门联动机制,采取有效措施提高护士福利待遇,改善护士工作条件。建立医护合作机制,规范临床用药行为。

(二)加强护理人力配备,满足临床护理服务需求

(1)医院要高度重视护士人力资源的配备,优先保证临床护理岗位护士数量,并根据科室疾病特点和护理工作量,合理配置护士。

(2)医院可以聘用并合理配备一定数量、经过规范培训并取得相应资质的护理员,在责任护士的指导和监督下,对患者提供简单生活护理等。要求医院对护理员实施规范管理,严禁护理员代替护士从事治疗性护理专业技术工作,保证护理质量和医疗安全。

(三)加强护士规范培训,提升护理服务能力

医院要加强护士岗位规范化培训,完善以岗位需求为导向、以岗位胜任力为核心的护士规范培训机制,结合责任制整体护理要求,制订有针对性的培训内容,提高护士对患者的评估、病情观察、康复指导和护患沟通等能力。

(四)加强护理科学管理,充分调动护士工作积极性

(1)医院要按照开展护士岗位管理的有关要求,结合实际情况,科学设置护理岗位,明确护理岗位任职条件和工作职责。

(2)责任护士分管患者的原则:①在实施责任制整体护理的基础上,根据患者病情、护理难度和技术要求等要素,对责任护士进行合理分工,分层管理,体现能级对应、分层不分等。危重患者护理由年资高、专业能力强的高级责任护士担任,病情稳定的患者可由低年资护士负责。②责任护士分管患者应相对固定,每名责任护士分管患者数量平均为6~8人,在此基础上可根据患者病情及护士能力做适当调整。③责任护士在全面评估分管患者病情及自理能力基础上,侧重危重及自理能力缺陷患者的护理,兼顾其他患者,保证按需服务及患者安全。④兼顾临床需要和护士的意愿实施合理排班,减少交接班次数,以利于责任护士对患者提供全程、连续的护理服务。

(3)护理部应根据护理人员的工作数量、质量、患者满意度,结合护理岗位的护理难度、技术要求等要素,建立绩效考核制度及考核方案,并将考核结果与护理人员评优、晋升、奖金分配等结合,实现优劳优酬、多劳多得,调动护理人员的积极性。

(五)深化优质护理、改善护理服务

1.明确门(急)诊护理服务职责,创新服务形式

(1)医院要建立门(急)诊护理岗位责任制,明确并落实护理服务职责。

(2)优先安排临床护理经验丰富、专业能力强的护士承担分诊工作,做好分诊、咨询、解释和答疑。

(3)对急、危重症患者要实行优先诊治及护送入院。

(4)对候诊、就诊患者要加强巡视,密切观察患者病情变化,给予及时、有效处置。

(5)要采取各种措施加强候诊、输液、换药、留观等期间的患者健康教育。

2.规范病房患者入、出院护理流程,改善服务面貌

(1)医院要健全并严格落实患者入、出院护理服务工作制度和服务流程

(2)责任护士应当按照要求为患者提供入、出院护理服务,不得交由进修护士和实习护生代替完成。

(3)有条件的医院,应当明确专(兼)职人员为出院患者提供有针对性的延续性护理服务,保证护理服务连续性,满足患者需求。

3.落实病房责任制整体护理,规范护理行为

(1)强化病房落实责任制整体护理,根据患者的疾病特点,生理、心理和社会需求,规范提供

身心整体护理。责任护士全面履行护理职责,为患者提供医学照顾。协助医师实施诊疗计划,密切观察患者病情,及时与医师沟通。对患者开展健康教育、康复指导,提供心理支持。采用评判性的思维方法提高护理质量及水平。责任护士根据重症患者需求制定护理计划或护理重点,护理措施落实到位。

(2)要严格落实护理分级制度,按照病情对患者实施全面评估,并予以必要的专业照护。

(3)根据患者病情及护理级别要求定时巡视患者,及时观察病情变化、用药及治疗后反应,发现问题及时与医师沟通,并采取有效措施。

(4)临床护理服务充分体现专科特色,丰富服务内涵,将基础护理与专科护理有机结合,保障患者安全,体现人文关怀。

(5)要求责任护士在具有专业能力的基础上,对患者实施科学、有效的个性化健康教育,注重用药、检查、手术前后注意事项及疾病相关知识等指导。

(6)中医类医院要广泛应用中医特色护理技术,优化中医护理方案,创新中医护理服务模式,增强中医护理服务能力,充分体现中医护理特色优势。

4.强化人文关怀意识,加强护患沟通

(1)护士要增强主动服务和人文关怀意识,深化“以患者为中心”的理念,尊重和保护患者隐私,给予患者悉心照护、关爱、心理支持和人文关怀。

(2)要加强与患者的沟通交流,关注患者的不适和诉求,并及时帮助解决。

(3)树立良好的护理服务形象,持续改善护理服务态度,杜绝态度不热情、解释没耐心、服务不到位等现象,防止护理纠纷的发生。

5.不断丰富护理服务内涵

在各部门广泛开展优质护理服务,手术室、门急诊等各部门结合实际开展优质护理服务,充分体现岗位特色,注重人性化关怀。优化服务流程,加强与患者的沟通,为患者提供整体护理服务,保障患者的安全。

6.提高患者的满意度

提高患者的满意度,患者知晓自己的责任护士,对护理服务满意。定期开展第三方患者满意度评价,了解患者对护理工作的反映,根据反馈意见采取可持续性的护理措施,不断提高患者满意度。

二、基础护理及危重护理质量管理

(一)基础护理质量管理要求

基础护理是指满足患者的生理、心理和治疗需要的基本护理技能,是护理工作中最常用的,也是提高护理质量的重要保证。基础护理包括对床单位、皮肤、口腔、头发、各种导管、出入院等护理内容,其标准是患者达到清洁、整齐、舒适、安全。

(1)患者在住院期间,医护人员根据患者病情和生活自理能力进行综合评定,确定并实施不同级别的护理。分级护理与医嘱、病情、患者生活自理能力相符,标识明确。护理人员根据患者病情,正确实施基础护理和专科护理,如口腔护理、压疮护理、气道护理及管路护理等,操作过程注意保护患者隐私。

(2)病室环境:保持病室环境清洁、整齐、安静、舒适、安全。室内温度保持在 18 ℃～22 ℃,相对湿度保持在 50%～60% 为宜。病室定时通风,保证室内空气新鲜。保持床单位清洁、干燥、平整、美观、舒适,患者均穿患者服装。病室物品摆放整齐,床旁桌清洁,床上床下无杂物,患者通行安全。

(3)患者清洁与皮肤护理:做好患者生活护理,晨晚间护理质量合格,保证患者"三短",即患者指(趾)甲、头发、胡须短,甲端光洁;"四无",即床上无臭味、褥垫无潮湿、床单位无皱褶,皮肤无压疮;"六洁",即患者面部、口腔、皮肤、手、足、会阴清洁。长期卧床患者,根据病情适时温水擦浴,头发每周清洗,如有异味或不适随时清洗,并梳理整齐。对于压疮高危患者采用定时翻身、垫软枕、体位垫、减压床垫、减压贴等方法做好压疮预防。

(4)卧位护理:根据病情取舒适体位,协助患者翻身、坐起或床上移动,进行有效咳嗽,有伤口时注意伤口保护,特殊患者根据病情需要保持功能位。

(5)管路护理:管路标识清晰,妥善固定,防止滑脱、扭曲、打折和受压,保持引流通畅,严密观察引流液颜色、性质及量,预防管路滑脱的发生。

(6)饮食护理:指导患者合理饮食,切实落实治疗饮食。保持进餐环境清洁,根据患者的需要协助患者进食、进水。

(7)排泄护理:协助卧床患者床上使用便器,注意会阴部皮肤清洁,有失禁的患者采取相应措施,如留置尿管或男患者采用尿套。尿管及尿袋妥善固定,定期更换,及时观察尿液颜色、性状及量,及时倾倒尿液。

(8)睡眠护理:夜间拉好窗帘,定时熄灯,为患者创造良好的睡眠环境。

(9)巡视病房:护士根据护理级别巡视病房,严密观察患者病情、输液情况、有无输液反应等,了解患者需求,如有特殊情况及时给予相应处理。

(二)危重患者护理质量管理

危重患者是指病情严重,随时可能发生生命危险的患者。危重患者的护理是指用现代监测、护理手段解决危及患者生命和健康的各种问题。面对病情复杂的危重患者,高质量的护理是保证患者生命和健康的前提,也是反映医院护理水平的重要指标。危重患者护理质量在达到基础护理质量标准的同时,还应达到以下要求。

1.保证患者安全

(1)危重患者应进行各项高危评估,包括压疮、跌倒坠床、管道滑脱等评估并实施相应预防措施。

(2)危重或昏迷患者加床栏,防止坠床。

(3)抽搐患者使用牙垫。

(4)双眼不能闭合的患者,应采用生理盐水潮湿纱布遮盖。

(5)危重患者避免佩戴首饰,贵重物品应交与家属保存。

2.病情观察

(1)护士掌握患者姓名、诊断、病情、治疗、护理、饮食、职业、心理状态、家庭情况、社会关系等,汇报病例应层次清楚、简洁、重点突出。

(2)能运用护理程序密切观察患者病情变化,护理措施具体。准确记录生命体征,详细记录病情变化,即症状、与疾病相关的阴性及阳性体征、特殊检查、治疗性医嘱、出入量等。

(3)静脉输液通畅,根据患者病情、年龄及药物性质合理调整滴速,密切观察用药后反应,及时准确做好记录。

(4)管路标识清晰,妥善固定,防止滑脱、扭曲、打折和受压,保持引流通畅,严密观察引流液颜色、性质及量,预防管路滑脱的发生。

(5)保证患者呼吸道通畅,协助患者排痰,吸痰方法正确,符合操作规程。

(6)严格执行交接班制度和查对制度,对病情变化、抢救经过、用药情况等要做好详细交班并及时、准确记录危重症患者护理记录。

(孙　诚)

第三节　护理安全管理

随着国家医疗法律法规的逐渐健全和完善,护理科学技术的迅速发展和护理专业范畴的不断拓展,公众对护理服务的需求不断提高,法制观念和自我保护意识不断增强,医疗护理承担的风险也越来越大,医疗安全问题已成为医疗卫生保健体系和社会大众关注的焦点问题。因此,风险管理在护理管理中的作用越显重要。护理安全已成为衡量护理工作质量的重要工作指标,护理管理也应当从保证患者安全着手,加强护理安全管理,促进护理质量不断提升。

一、护理风险管理与护理安全管理

医疗护理风险是一种职业风险。即从事医疗护理服务职业,具有一定的发生频率并由该职业者承受的风险。风险包括经济风险、政治风险、法律风险、人身风险。因此,现代医院管理者必须对风险因素进行安全管理及有效控制。

(一)护理风险管理与护理安全管理

1.护理风险与护理安全的概念

护理风险指患者在医疗护理过程中,由于风险因素直接或间接影响导致可能发生的一切不安全事件。除具有一般风险的特征外,尚具有风险水平高、风险客观性、不确定性、复杂性及风险后果严重等特征。

护理安全是服务质量的首要特征,是指在医疗服务过程中,既要保证患者的人身安全不因医疗护理失误或过失而受到危害,又要避免因发生事故和医源性纠纷而造成医院及当事人承受风险。

护理风险是与护理安全相并存的概念,二者是因果关系,即在医疗护理风险较低的情况下,医疗护理安全就会得到有效的保障。因此护理管理者首先要提高护理人员护理风险意识,才能确保护理安全。

2.护理风险管理与护理安全管理的概念

(1)护理风险管理是指对患者、医务人员、医疗护理技术、药物、环境、设备、制度、程序等不安全因素进行管理的活动。即采用护理风险管理程序的方法,有组织、有系统地消除或减少护理风险事件的发生及风险对患者和医院的危害及经济损失,以保障患者和医务人员的安全。

(2)护理安全管理是指为保证患者身心健康,对各种不安全因素进行有效控制。通过护理安全管理可以提高护理人员安全保护意识,最大限度降低不良事件的发生率,是护理质量管理中的重要组成部分。

因此,安全管理强调的是减少事故及消除事故,而风险管理是为了最大限度地减少由于各种风险因素而造成的风险损失,其管理理念是提高护理风险防范意识,预防风险的发生。风险管理不仅包含了预测和预防不安全事件的发生,而且还延伸到保险、投资甚至政治风险等领域,以此达到保证患者及医务人员的人身安全。由于护理风险管理与安全管理的着重点不同,也就决定了它们控制方法的差异。

3.护理风险管理的理念

护理风险管理的理念即将发生不良事件后的消极管理变为事件发生前的前馈控制。瑞士奶酪模式已经用于临床风险的管控,其理论也被称为"累积行为效应"。该理论认为在一个组织中,事件的发生有四个层面(四片奶酪)的因素,包括组织的影响、不安全监管、不安全行为先兆、不安全的操作行为。每一片奶酪代表一层防御体系,每片奶酪上的孔洞代表防御体系中存在的漏洞和缺陷。这些孔的位置和大小都在不断变化,当每片奶酪上的孔排列在一条直线上时,风险就会穿过所有防御屏障上的孔,导致风险事件的发生。如果每个层面的防御屏障对其漏洞互相拦截,系统就不会因为单一的不安全行为导致风险事件的发生。因此,加强护理风险防范和管理则需要不断强化护理人员的风险防范意识,加强过程质量中各环节质量监管,人人强化质量第一、预防为主、及时发现安全问题,通过事前控制将可能发生的风险事件进行预警,防止不良事件的发生,保证患者安全。

(二)护理风险管理程序

护理风险管理程序是指对患者、工作人员、探视者等可能产生伤害的潜在风险进行识别、评估,采取正确行动的过程。

1.护理风险的识别

护理风险的识别是对潜在的和客观存在的各种护理风险进行系统地、连续地识别和归类,并分析产生护理风险事件原因的过程。常用的护理风险识别方法有以下几种。

(1)鼓励护理人员、护士长及时上报风险事件,掌握可能发生风险事件的信息,以利于进一步监控全院风险事件的动态,制定回避风险的措施,以杜绝类似事件的发生。

(2)通过常年积累的资料及数据分析掌握控制风险的规律,使管理者能抓住管理重点,如各类风险事件过程质量中的高发部门、高发时间、高发人群等,针对薄弱环节加强质量控制,规避风险事件。

(3)应用工作流程图,包括综合流程图及高风险部分的详细流程图,了解总体的医疗护理风险分布情况,全面综合地分析各个环节的风险,以预测临床风险。

(4)采用调查法,通过设计专用调查表调查重点人员,以掌握可能发生风险事件的信息。

2.护理风险的评估

护理风险的评估是在风险识别的基础上进行的。评估的重点是识别可能导致不良事件的潜在危险因素。即在明确可能出现的风险后,对风险发生的可能性及造成损失的严重性进行评估,对护理风险进行定量、定性地分析和描述并对风险危险程度进行排序,确定危险等级,为采取相应风险预防管理对策提供依据。风险评估方法可参照第四章第三节"护理质量管理方法"的内容。

3.护理风险的控制

护理风险控制是护理风险管理的核心,是针对经过风险的识别衡量和评估之后的风险问题所应采取的相应措施,主要包括风险预防及风险处置两方面内容。

(1)风险预防:在风险识别和评估基础上,对风险事件出现前采取的防范措施,如长期进行风险教育、加强新护士规范化培训、举办医疗纠纷及医疗事故防范专题讲座等，强化护理人员的职业道德、风险意识及法律意识，进一步增强护理人员的责任感，加强护理风险监控。

（2）风险处置：包括风险滞留和风险转移两种方式。①风险滞留是将风险损伤的承担责任保留在医院内部，由医院自身承担风险。②风险转移是将风险责任转移给其他机构，最常见的风险控制方式如购买医疗风险保险，将风险转移至保险公司，达到对医护人员自身利益的保护。

4.护理风险的监测

护理风险的监测是对风险管理手段的效益性和适用性进行分析、检查、评估和修正。如通过调查问卷、护理质控检查、理论考试等方法获得的数据进行分析和总结，评价风险控制方案是否最佳，所达效果如何，以完善内控建设，进一步提高风险处理的能力并为下一个风险循环管理周期提供依据。

二、护理安全文化与护理行为风险管理

在护理活动中，存在诸多影响安全的因素，其中人的护理行为是最重要的因素之一。因此，安全文化建设是护理人员安全意识和行为的导向，只有在医院中建立一种积极的安全文化，才能营造以人为本的安全氛围，不断提高护理安全文化素质，促使安全护理成为自觉的行为，以将护理风险降到最低限度。

（一）安全文化概念

1.安全文化

早在 1986 年，国际原子能机构的国际和安全咨询组在前苏联切尔诺贝利核电站核泄漏事故报道中，首次提出"安全文化"，即实现安全的目标必须将安全文化渗透到所要进行的一切活动中，进一步树立了安全管理的新理念。

安全文化即借助一种文化氛围，将"以人为本"的理念渗透在安全管理的过程中，通过潜移默化的教育、影响塑造良好的安全素质，营造一种充满人性，互为尊重、关爱的人文氛围，使之形成一种安全高效的工作环境，以建立起安全可靠的保障体系。

2.护理安全文化

护理人员在护理实践中通过长期的安全文化教育和培养，进一步强化其质量意识、责任意识、法规意识、风险意识，并通过潜移默化的渗透使外在教育与影响，自觉渗透到内心之中，变为内在信念，形成能够约束个人思想和行为，凝聚其道德规范、价值观念为准则的精神因素的总和，以此激发护士内在的潜能，将安全第一、预防为主的理念转化为自觉的行为，使其从"要我做"变为"我要做"的自律行为，保障护理安全。

（二）安全文化和安全法规在规范护理行为中的作用

2003 年，由 Singer 等提出：安全文化可以理解为将希波格拉底的格言"无损于患者为先"整合到组织的每一个单元，注入每一个操作规程之中，就是将安全提升到最优先地位的一种行为。

安全行为的建立可受多种因素影响，包括内因及外因的作用，其中安全文化和安全法规、规章对安全行为的影响最为重要。

1.安全文化对安全行为的影响

安全文化是无形的制度，它是依赖于内在的约束机制，发挥作用的自律制度。因此，安全文化有助于员工建立并形成自觉的安全行为准则、安全目标及安全价值观，使护理人员在护理实践中，逐步认识到自己对社会所承担的责任，并将个人的价值观和维护生命与健康重任统一起来，

建立关爱患者、关爱生命的情感及良好的慎独修养,以高度的敬业精神不断完善自我行为,更好地履行安全法规、规范、操作规程,规避风险的发生。

2.安全法规规章对安全行为的影响

安全法规规章均为由国家制定并强制实施的行为规范,护理制度、护理常规均是在长期的护理实践中总结的客观规律,是指导护理行为的准则。两者均为有型的、并依赖外在约束发挥作用的他律制度,使其逐步形成护理人员所遵循的工作规范,因此具有强制性的管理作用。

安全行为的产生既要依赖于安全、法规、规章、制度,又要依赖于安全文化,两者之间是互补的关系。因为任何有形的安全制度都无法深入到护理过程的细枝末节中,也无法完全调动护理人员的安全创造力,因此安全文化只有与安全法规相结合,才能达到规范安全护理行为的效果。

3.营造非惩罚的安全文化

构建安全文化首先需要护理管理者更新观念,积极倡导安全文化,建立不良事件自愿报告系统。安全文化的重要标志之一是针对"系统+无惩罚环境",调动护理人员积极性,主动报告不良事件,并不受惩罚,畅通护理缺陷的上报系统,使被动的事后分析模式转变为主动汇报潜在隐患,有利于尽早发现不安全因素,调动护理人员主动参与护理安全管理,从根源上分析原因,并对系统加以改进,使护理人员从发生事件中得到启示,以有效预防护理风险的发生。

(三)护理行为风险的防范措施

(1)建立健全风险管理组织,使其风险管理活动有系统、有计划、有目的、有程序,以此形成长效、稳固的风险管理体系,保证临床护理工作的有效监管及控制护理风险的发生。

(2)护理管理者应根据行业标准要求,制定并及时修订相关的工作制度、操作规范、操作流程及各项护理风险预案,抓好安全管理的环节,并在其预案制定的基础上,进一步完善事件发生后的应急处理措施,使护理风险降至最低水平。

(3)各级护理管理人员应加强质量改进意识,在牢固树立"预防为主、强化一线、持续改进"等原则的基础上,充分运用现代护理安全管理工具和方法,针对临床质量问题建立院内护理质量评价体系,以此发现问题,聚焦重点,把握要因,落实对策,促进临床护理质量的持续改进。

(4)合理配置护理人力资源,使护理人员数量与临床实际工作相匹配,并根据护士资质、专业水平、工作经历等,合理构建人员梯队,使护理人员最大限度地发挥专长,进一步增强责任心和竞争意识,减少和避免护理行为不安全因素的发生。

(5)加强护理专业技术培训和继续医学教育,护理管理者需要有计划、有日的的结合专业需求,组织护士业务学习,选送护理骨干参加专科护士培训或外出进修,不断更新知识,以适应护理学科的发展。

(6)护理人员在工作中,要建立良好的护患关系,加强与患者的沟通,及时将可能发生的风险因素告知患者及家属,并在进行特殊治疗、检查、高风险的护理操作时,要认真履行告知义务,征得患者及家属的同意,并执行知情同意的签字手续,以将职业风险化解到最低限度。

(7)构建安全文化,将安全文化视为一种管理思路,运用到护理管理工作中,使安全文化的理念不断渗透在护理行为中,培养和影响护理人员的安全管理的态度及信念,并使护理人员能够从法规的高度认识职业的责任、权利和义务,规范安全护理行为,以建立安全的保障体系。

三、患者安全目标管理规范

随着医疗领域高科技设备在临床的广泛应用和药品更新的不断加快,医疗过程中的不安全因素日益凸显出来。患者安全和医疗护理过程中潜在的风险已成为世界各国医院质量管理关注的焦点。因此患者安全目标的制定对于进一步加强医疗安全管理、强化患者安全意识是至关重要的。

(一)严格执行查对制度,正确识别患者身份

患者身份确认是指医务人员在医疗护理活动中,通过严格执行查对制度对患者的身份进行核实,使所执行的诊疗活动过程准确无误,保证每一位患者的安全。

(1)对门诊就诊和住院患者执行唯一标识(医保卡、新型农村合作医疗卡编号、身份证、病案号等)管理,制定准确确认患者身份的制度和规程,并在全院范围内统一实施。

(2)建立使用腕带作为识别标识的制度,作为操作前、用药前、输血前等诊疗活动时识别患者的一种有效手段。①住院患者应佩戴腕带,特别是对手术部、重症监护病房(ICU、CCU、SICU、RICU)、急诊抢救室、新生儿科/室、意识不清、抢救、输血、不同语言、交流障碍及无自主能力的重症患者使用腕带识别患者身份。②腕带标识清楚,须注明患者姓名、性别、出生年月日、病案号等信息,有条件的医院建议使用带有可扫描自动识别的条码腕带识别患者身份。对于传染病、药物过敏、精神病等特殊患者,应有明显的识别标识(腕带、床头卡等)。③腕带佩戴前护士应根据病历填写腕带信息,双人核对后逐一与患者或其家属进行再次核对,确认无误后方可佩戴。若腕带损坏或丢失时,仍需要双人按以上方法核对后立即补戴。④患者佩戴腕带应松紧适宜,保持皮肤完整、无损伤,手部血供良好。⑤患者出院时,须将腕带取下。

(3)在诊疗活动中,严格执行查对制度,确保对正确的患者实施正确操作。①在标本采集、给药或输液、输血或血制品、发放特殊饮食等各类诊疗活动前,必须严格执行查对制度,应至少同时使用两种患者身份识别方法(如姓名、年龄等患者信息,禁止仅以房间或床号作为识别的唯一依据)。如确认床号后,操作者持执行单核对床头卡/腕带相关患者信息并核对患者姓名,特别是在采血、药物治疗或输血操作时,操作者采用询问患者姓名方式,经核对无误后方可执行。②实施任何介入或有创诊疗活动前,操作者应亲自向患者或家属进行告知,作为最后确认手段,以确保对正确的患者实施正确的操作。③完善各转科关键流程的患者识别措施,健全转科交接登记制度。患者转科交接时执行身份识别制度和流程,尤其急诊、病房、手术部、ICU、产房、新生儿室之间转接的关键流程中,应建立并执行对患者身份确认的具体措施、交接程序及双方交接项目的记录文书,由双方签字。对新生儿、意识不清、语言交流障碍等原因无法向医务人员陈述自己姓名的患者,由患者陪同人员陈述患者姓名。

(4)职能部门应落实其督导职能并有记录。

(二)强化手术安全核查、手术风险评估制度及工作流程

强化手术安全核查、手术风险评估制度及工作流程,防止手术患者、手术部位及术式发生错误。

(1)多部门共同合作制定与执行"手术部位识别标识制度""手术安全核查"与"手术风险评估制度"以及其工作流程。

(2)择期手术患者在完成各项术前检查、病情和风险评估以及履行知情同意手续后方可下达手术医嘱。

(3)手术医师应在术前对患者手术部位进行体表标识,并主动请患者参与认定,避免错误手术的发生。

(4)接患者时将手术患者确认单与病历核对,确认后,手术室工作人员、病房护士与手术患者或家属共同核对患者信息、手术部位及标识三方核对无误并签字,确认手术所需物品及药品均已备妥,方可接患者。

（5）认真执行安全核查制度,手术医师、麻醉医师、手术室护士应共同合作实施三步安全核查流程,并进行三方确认签字。①第一步:麻醉实施前,由麻醉医师主持,三方根据手术安全核查单的内容,依次核对患者身份(姓名、性别、年龄、病案号)、手术方式、知情同意情况、手术部位与标识、麻醉安全检查、皮肤是否完整、术野皮肤准备、静脉通道建立情况、患者过敏史、抗菌药物皮试结果、术前备血情况、假体、体内置入物、影像学资料等内容。局部麻醉患者由手术医师、巡回护士和手术患者共同核对。②第二步:手术开始前,由手术医师主持,三方共同核查患者身份(姓名、性别、年龄)、手术方式、手术部位与标识,并确认风险预警等内容。手术物品准备情况的核查由手术室护士执行并向手术医师和麻醉医师报告。准备切开皮肤前,手术医师、麻醉医师、巡回护士共同遵照"手术风险评估"制度规定的流程,实施再次核对患者身份、手术部位、手术名称等内容,并根据手术切口清洁程度、麻醉分级(ASA 分级)、手术持续时间判定手术风险分级(NNIS)并正确记录。③第三步:患者离开手术室前,由巡回护士主持,三方共同核查患者身份(姓名、性别、年龄)、实际手术方式,术中用药、输血的核查,清点手术用物,确认手术标本,检查皮肤完整性、动静脉通路、引流管,确认患者去向等内容。

（6）手术安全核查项目填写完整。

(三)加强医务人员之间有效沟通程序

加强医务人员之间有效沟通程序,完善医疗环节交接制度,正确、及时传递关键信息。

（1）建立规范化信息沟通程序,加强医疗环节交接制度,包括医疗护理交接班、患者转诊转运交接、跨专业团队协作等。

（2）规范医嘱开具、审核、执行与监管程序及处理流程。①正确执行医嘱:在通常诊疗活动中医务人员之间应进行有效沟通,做到正确执行医嘱。对有疑问的医嘱护士应及时向医师查询,严防盲目执行,除抢救外不得使用口头或电话通知医嘱。只有在对危重症患者紧急抢救的特殊情况下,对医师下达的口头医嘱护士应复诵,经医师确认后方可执行,并在执行时实施双人核对,操作后保留安瓿,经二人核对后方可弃去。抢救结束后督促医师即刻据实补记医嘱。开具医嘱后,护士必须分别将医嘱打印或转抄至各类长期医嘱治疗单或执行单上,并由两人核对无误后在医嘱执行单上双人签名。医嘱执行后,执行护士在医嘱执行单上的执行栏内注明执行时间并签名。②患者"危急值"处理:护士在接获信息系统、电话或口头通知的患者"危急值"或其他重要的检验/检查结果时,必须规范、完整、准确地记录患者识别信息、检验结果/检查结果和报告者的信息(如姓名与电话),进行复述确认无误后及时向主管医师或值班医师报告,并做好记录。

（3）严格执行护理查对制度。①严格执行服药、注射、输液查对制度:执行药物治疗医嘱时要进行三查七对,即操作前、中、后分别核对床号、姓名、药名、剂量、浓度、时间、用法。清点药品时和使用药品前,要检查药品质量、标签、有效期和批号,如不符合要求不得使用。给药前注意询问有无过敏史;使用麻、精、限、剧药时要经过反复核对;静脉给药要注意有无变质,瓶口有无松动、裂缝,给予多种药物时,要注意配伍禁忌。摆药后必须经二人分次核对无误方可执行。②严格执行输血查对制度:要求在取血时、输血前、输血时必须经双人核对无误,方可输入。输血时须注意观察,保证安全。③严格执行医嘱查对制度:开医嘱、处方或进行治疗时,应查对患者姓名、性别、床号、病案号。医嘱下达后,办公室护士按要求处理并做到班班查对和签字。对有疑问的医嘱必须与医师进行核实,确认无误后方可执行。在紧急抢救的情况下,对医师下达的口头医嘱护士应清晰复诵,经医师确认后方可执行,并在执行时实施双人核对,操作后保留安瓿,经二人核对后方可弃去。抢救结束后督促医师即刻据实补记医嘱。整理医嘱单后,须经第二人查对。办公室护士及夜班护士每天各查对1次医嘱。护士长每天查对,每周组织大查对。建立医嘱查对登记本,办公室护士、夜班护士每天查对医嘱、护士长每周查对医嘱后应在登记本上记录医嘱核实情况并注明查对时间及查对者双签名。

(4)建立跨专业有效沟通的培训机制,减少医务人员之间沟通方式的差异,提供多种沟通方式,确保沟通准确、通畅、便捷。

(四)减少医院感染的风险

(1)严格执行手卫生规范,落实医院感染控制的基本要求。①按照手卫生规范正确配置有效、便捷的手卫生设备和设施,为执行手部卫生提供必需的保障与有效的监管措施。②医务人员在临床诊疗活动中,应严格遵循手卫生相关要求,尽可能降低医院内医疗相关感染的风险。③对医务人员提供手卫生培训,要求医务人员严格掌握手卫生指征,提高手卫生的依从性,正确执行六步洗手法,确保临床操作的安全性。

(2)医务人员在无菌操作过程中,应严格遵循无菌操作规范,确保临床操作的安全性。

(3)各临床科室应使用在有效期内的、合格的无菌医疗器械(器具、耗材)。

(4)有创操作的环境消毒,应当遵循医院感染控制的基本要求。

(5)各部门的医疗废物处理应当遵循医院感染控制的基本要求。

(五)提高用药安全

1.严格执行药品管理制度

(1)认真执行诊疗区药品管理规范。

(2)认真执行特殊药品管理制度/规范。①高浓度电解质(如超过0.9%的氯化钠溶液)、氯化钾溶液、磷化钾溶液、肌肉松弛药、细胞毒化疗药等特殊药品必须单独存放,禁止与其他药品混合存放,且有醒目标识。②有麻醉药品、精神药品、放射性药品、医疗用毒性药品及药品类易制毒化学品等特殊药品的存放区域、标识和贮存方法的相关规定。③对包装相似、听似、看似药品,一品多规或多剂型药物的存放有明晰的"警示标识",并且临床人员应具备识别能力。④药学部门应定期提供药物识别技能的培训与警示信息,规范药品名称与缩写标准。

2.严格执行服药、注射、输液安全用药原则

(1)转抄和执行医嘱均应严格执行核对程序,由转抄者或执行者签名。

(2)严格执行三查七对制度,保证患者身份识别的准确性。

(3)执行医嘱给药前认真评估患者病情,如发现患者不宜使用该药物时,应告知医师停止医嘱,保证患者安全。

(4)用药前仔细阅读药品说明书,开具与执行注射剂的医嘱时要注意药物的配伍禁忌,熟悉常用药物的用量、给药途径、不良反应、处理方法等。

3.严格执行输液操作规程与安全管理制度

(1)医院应设有集中配置或病区配置的专用设施。

(2)护士应掌握配制药物的相关知识:静脉输液用药要合理按照输液加药顺序,分组摆药,双人核对;静脉输液时不可将两瓶以上液体以串联形式同时输入;评估患者并根据药物作用机制调节静脉输液速度,密切观察用药过程中输液反应,并制定其应急预案。

(3)药师应为医护人员、患者提供合理用药方法及用药不良反应的咨询。

(六)建立临床实验室"危急值"报告制度

危急值即某项危急值检验结果出现时,说明患者可能处于危险状态,此时临床医师如能及时得到检验信息,迅速给予患者有效的治疗措施,即可能抢救患者生命,否则失去最佳的抢救时机。

(1)医院应制定出适合本单位的"危急值"报告制度、流程及项目表。

(2)"危急值"报告应有可靠途径且医技部门(含临床实验室、病理、医学影像部门、电生理检查与内镜、血药浓度监测等)能为临床提供咨询服务。"危急值"报告重点对象是急诊科、手术室、重症监护病房及普通病房等部门的急危重症患者。

(3)对"危急值"报告的项目实行严格的质量控制,尤其是分析前对标本的质量控制措施,如建立标本采集、储存、运送、交接、处理的规定并认真落实。

(4)"危急值"项目可根据医院实际情况认定,至少应包括有血钙、血钾、血糖、血气、白细胞计数、血小板计数、凝血酶原时间、活化部分凝血活酶时间等,是表示危及生命的检验结果。

(七)防范与减少患者跌倒、坠床、压疮等事件发生

1.防范与减少患者跌倒、坠床等意外事件的发生

(1)有防范患者跌倒、坠床的相关制度,并体现多部门协作。

(2)对住院患者跌倒、坠床风险评估及根据病情、用药变化再评估,并在病历中记录。

(3)主动告知患者跌倒、坠床风险及防范措施并有记录。

(4)医院环境有防止跌倒安全措施,如走廊扶手、卫生间及地面防滑。

(5)对特殊患者,如儿童、老年人、孕妇、行动不便和残疾等患者,主动告知跌倒、坠床危险,采取适当措施防止跌倒、坠床等意外,如警示标识、语言提醒、搀扶或请人帮助、床栏等。

(6)建立并执行患者跌倒/坠床报告与伤情认定制度和程序。

2.防范与减少患者压疮发生

(1)建立压疮风险评估与报告制度和程序。

(2)认真实施有效的压疮防范制度与措施。

(3)制定压疮诊疗与护理规范实施措施,并对发生压疮案例有分析及改进措施。

(4)护理部建立对上报压疮的追踪、评估及评价系统。

(八)加强全员急救培训,保障安全救治

(1)建立全员急救技能培训机制,确定必备急救技能项目,并有相关组织培训机构。

(2)对过敏性休克、火灾、地震、溺水、中暑、电梯事故、气管异物、中毒等进行应急培训和演练,对相关人员进行高级生命支持的培训。

(3)医院建立院内抢救车及药品规范管理制度,在规定的地点部署并实施统一的管理。

(4)定期对员工急救技能及应急能力进行考评,建立考评标准及反馈机制。

(5)加强员工急救时自身防护意识及自身救护能力评估,保障员工安全。

(九)鼓励主动报告医疗安全(不良)事件,构建患者安全文化

(1)建立主动报告医疗安全(不良)事件与隐患缺陷的制度与工作流程。

(2)建立多种上报途径,鼓励护理人员主动向上级部门(护理部、护理质控中心等)报告不良事件,提高不良事件上报率。

(3)进行不良事件上报相关制度和流程的全员培训,确保员工明确上报范畴、上报途径和上报流程。

(4)有医疗安全(不良)事件反馈机制,对重大不安全事件有根本原因分析,从医院管理体系、

运行机制与规章制度等方面有针对性地制定持续改进对策,及时反馈并有记录。

(5)营造患者安全文化氛围,包括领导重视、组织承诺、管理参与、医务人员授权。

(十)鼓励患者参与医疗安全

(1)针对患者的疾病诊疗信息,为患者(家属)提供相关的健康知识的教育,协助患方对诊疗方案的理解与支持。①医院有为患者(家属)提供有关的健康知识教育及保护患者隐私的制度。②护理部对护理人员进行健康知识教育的技能培训。

(2)邀请患者主动参与医疗安全管理,尤其是患者在接受介入或手术等有创诊疗前,或使用药物治疗前,或输液输血前,有具体措施与流程。①患者在接受手术前告知患者手术目的与风险,邀请患者参与手术部位的确认。②患者在接受介入诊疗或有创性操作前告知患者诊疗目的与风险,邀请患者参与诊疗或操作部位的确认。③患者在接受药物治疗时,告知患者用药目的与可能发生的不良反应,邀请患者参与用药时的查对。④针对患者病情,向患者及其近亲属提供相应的健康教育,提出供其选择的诊疗方案。⑤患者在接受辅助检查时,要告知患者如何配合检查,邀请患者参与检查部位的确认。

(3)教育患者在就诊时应提供真实病情和真实信息,并告知其诊疗服务质量与安全的重要性。护士应及时与患者进行有效沟通,告知患者如何配合治疗的重要性。

(十一)加强医学装备及信息系统安全管理

(1)建立医学装备安全管理及监管制度,遵从安全操作使用流程,加强对装备警报的管理。完善医学装备维护和故障的及时上报、维修流程。

(2)建立医学装备安全使用的培训制度,为医务人员提供相关培训,确保设备仪器操作的正确性和安全性。

(3)规范临床实验室的安全管理制度,完善标本采集、检测、报告的安全操作流程,建立相关监管制度,确保临床实验室及标本的安全。

(4)落实医院信息系统安全管理与监管制度。

四、医疗事故的管理

自2002年9月1日起新的《医疗事故处理条例》(以下简称《条例》)开始实施,并对医疗事故作了明确界定,对规范护理行为起到了督促的作用。护理人员的法律意识不断增强,使从业人员知法、懂法并用法律规范个人行为,以保证护理工作安全有序地进行。

(一)医疗事故分级

医疗事故是指医疗机构及其医务人员在医疗活动中,违反医疗卫生管理法律、行政法规、部门规章制度和诊疗护理规范、常规或发生过失造成患者人身损害的事故。

根据对患者人身造成的损害程度,医疗事故分为四级。

一级医疗事故:造成患者死亡、重度残疾者。

二级医疗事故:造成患者中度残疾,器官组织损伤导致严重功能障碍者。

三级医疗事故:造成患者轻度残疾,器官组织损伤导致一般功能障碍者。

四级医疗事故:造成患者明显人身损害的其他后果者。

(二)医疗事故中医疗过失行为责任程度的标准

由专家鉴定组综合分析医疗过失行为在导致医疗事故损害后果中的作用,患者原有疾病状况等因素,判定医疗过失行为的责任程度。医疗事故中医疗过失行为责任程度分为以下几种。

1.完全责任

完全责任是指医疗事故损害后果完全由医疗过失行为造成。

2.主要责任

主要责任是指医疗事故损害后果主要由医疗过失行为造成,其他因素起次要作用。

3.次要责任

次要责任是指医疗事故损害后果绝大部分由其他因素造成,医疗过失行为起次要作用。

4.轻微责任

轻微责任是指医疗事故损害后果绝大部分由其他因素造成,医疗过失行为起轻微作用。

(三)医疗纠纷

患者或其他家属亲友对医疗服务的过程、内容、结果、收费或服务态度不满而发生的争执,或对同一医疗事件医患双方对其原因及后果、处理方式或轻重程度产生分歧发生争议,称为医疗纠纷。

(四)医疗护理事故或纠纷上报及处理规定

随着《条例》的颁布与实施,对医疗事故、纠纷处理已逐渐向法制化、规范化发展,对维护医患双方合法权益,保持社会稳定起到积极的作用。

1.医疗护理事故与纠纷上报程序

(1)在医疗护理活动中,一旦发生或发现医疗事故及可能引起医疗事故或纠纷的医疗过失行为时,当事人或知情人应立即向科室负责人报告;科室负责人应当及时向本院负责医疗服务质量监控部门及护理部报告;护理部接到报告后应立即协同院内主管部门进行调查核实,迅速将有关情况如实向主管院领导汇报。

(2)一旦发生或发现医疗过失行为,医疗机构及医务人员应当立即采取有效抢救措施,避免或减轻对患者身体健康的损害,防止不良后果。

(3)如果发现下列重大医疗护理过失行为,导致患者死亡或可能二级以上医疗事故者、导致3人以上人身损害后果者,医院应将调查及处理情况报告上一级卫生行政部门。

2.医疗护理事故或纠纷处理途径

(1)处理医疗事故与纠纷首要途径是立足于化解矛盾,即经过医患双方交涉,多方联系沟通,进行院内协商解决,避免矛盾激化。

(2)院内协调无效时,可申请由上级机构,即医学会医疗事故技术鉴定专家组进行医疗鉴定或医疗纠纷人民调解机构解决医疗纠纷。

(3)通过法律诉讼程序解决。

3.纠纷病历的管理规定

(1)病历资料的复印或者复制:医院应当由负责医疗服务质量监控的部门负责受理复印或者复制病历资料的申请。应当要求申请人按照下列要求提供有关证明:①申请人为患者本人时,应提供其有效身份证明。②申请人为患者代理人时,应提供患者及其代理人的有效身份证明、申请人与患者代理人关系的法定证明材料。③申请人为死亡患者近亲属时,应当提供患者死亡证明、申请人是死亡患者近亲属的法定证明材料。④申请人为死亡患者近亲属代理人时,应提供患者死亡证明、死亡患者近亲属及其代理人的有效身份证明、死亡患者与其近亲属关系的法定证明材料、申请人与其死亡患者近亲属代理关系的法定证明材料。⑤申请人为保险机构时,应当提供保险合同复印件、承办人员的有效身份证明、患者本人或者其代理人同意的法定证明材料。

(2)紧急封存病历程序:①患者家属提出申请后护理人员应及时向科主任、护士长汇报,同时向医务部门或专职人员汇报。若发生在节假日或夜间应直接通知医院行政值班人员。②在各种证件齐全的情况下,由医院管理人员或科室医护人员、患者家属双方在场的情况下封存病历(可封存复印件)。③封闭的病历由医院负责医疗服务质量监控部门保管,护理人员不可直接将病历交给患者或家属。

(3)封存病历前护士应完善的工作:①完善护理记录,要求护理记录要完整、准确、及时,护理记录内容与医疗记录一致,如患者死亡时间、病情变化时间、疾病诊断等。②检查体温单、医嘱单记录是否完整,医师的口头医嘱是否及时记录。

(4)可复印的病历资料:门(急)诊病历和住院病历中的住院志(入院记录)、体温单、医嘱单、化验单、医学影像检查资料、特殊检查同意书、手术同意书、手术及麻醉记录单、病理报告、护理记录、出院记录。

4.纠纷实物的管理

(1)疑似输液、输血、注射、药物等引起不良后果的,医患双方应共同对现场实物进行封存和启封,封存的现场实物由医院保管;需要检验的,应当由双方共同指定的、依法具有检验资质的机构进行检验;双方无法共同指定时,由卫生行政部门决定。

(2)疑似输血引起不良后果,需要对血液进行封存保管的医院应当通知提供该血液的采供血机构派专人到场。

五、护理不良事件的管理

不良事件是指在诊疗护理活动中,因违反医疗卫生法律、规章和护理规范、常规等造成的,任何可能影响患者的诊疗结果、增加患者痛苦和负担并可能引发护理纠纷或事故的事件。医院应积极倡导、鼓励医护人员主动报告不良事件,通过对"错误"的识别能力和防范能力,使医院在质量管理与持续改进活动过程中,提升保障患者安全的能力。

(一)护理不良事件的分级

护理不良事件按照事件的严重程度分为四个等级。

Ⅰ级(警讯事件):非预期的死亡,或是非疾病自然进展过程中造成永久性功能丧失。

Ⅱ级(不良后果事件):在疾病医疗过程中因诊疗活动而非疾病本身造成的患者机体与功能损害。

Ⅲ级(未造成后果事件):虽然发生了错误事件,但未给患者机体与功能造成任何损害,或虽有轻微后果但不需任何处理可完全康复。

Ⅳ级(临界错误事件):由于及时发现,错误事件在对患者实施之前被发现并得到纠正。

(二)护理不良事件的分类

1.药物事件

药物事件即给药过程相关的不良事件,如医嘱开立、配液、输液过程相关的不良事件。

2.输血事件

与输血过程相关的不良事件,如自医嘱开立、备血、输血过程相关的不良事件。

3.手术事件

在手术前、手术中、手术后过程中的不良事件。

4.医疗处置事件

与医疗护理措施及治疗处置相关的不良事件。

5.院内非预期心跳、呼吸骤停事件

即发生在院内,非原疾病病程可预期的心脏呼吸骤停事件。

6.管路事件

任何管路滑脱、自拔、错接、阻塞、未正常开启等事件。

7.跌倒/坠床事件

因意外跌倒/坠床而造成不良事件。

8.组织损伤事件

因手术、卧床等因素而致压疮、烫伤、静脉注射因药物外渗而致组织损伤等不良事件。

9.检查、检验病理标本事件

与检查、检验等病理标本等过程相关的不良事件。

10.其他事件

除上述类型以外的导致患者损伤的事件。

(三)护理不良事件报告系统

1.报告护理不良事件的原则

根据所报告事件的种类可分为强制性报告系统和自愿报告系统两种。

(1)强制性报告系统:针对Ⅰ级警讯事件、Ⅱ级不良后果事件,即因不良事件造成患者严重伤害或死亡事件,要求必须遵循主动、及时上报原则,有助于分析事件原因。

(2)自愿报告系统:针对Ⅲ级未造成后果事件、Ⅳ级临界错误事件鼓励自愿报告不良事件,遵循保密、非惩罚、自愿上报原则,充分体现了护理安全质量管理的人性化特点。

2.不良事件自愿报告系统的特点

(1)非惩罚性:报告者不用担心因为报告而受到责备和处罚。

(2)保密性:为患者、报告者和报告科室保密,不将有关上报信息泄露。

(3)独立性:报告系统应独立于任何有权处理报告者和组织的报告部门。

(4)时效性:上报事件应由临床专家及时分析,从而迅速提出改进建议,以为临床反馈准确而有指导价值的信息,有助于借鉴和防范相关事件的发生。

(5)系统性:能够针对系统将上报的不良事件进行深入分析,如对工作流程、管理体系、仪器、人、环境等问题提出改进建议,以避免事件再次发生。

3.不良事件报告系统途径

(1)匿名报告:发生事件的个人或他人通过电话、书面报告等形式报告至相关部门。

(2)建立不良信息网络上报系统:通过网络上报系统使不良事件上报更为规范化、系统化,同时简化了上报流程。目前系统上报护理不良事件主要包括给药事件、管路滑脱、跌倒、坠床、压疮、药物外渗、组织损伤、输血错误、手术核查等,报告内容主要包括事件名称、性质、发生时间、发生部门、涉及人员、事件结果、原因分析、采取对策等,内容应简洁,便于上报及汇总分析。

4.SHEL模式在不良事件分析中的应用

国外学者认为个体犯错误的背后大多存在某种产生错误的条件和环境,并主要由系统缺陷所造成,并非仅由个人的因素所致。个人仅是一系列环节中最后一道关口,因此采用多角度的临床事件系统分析有助于安全体系的完善。本节仅介绍SHEL模式事故分析法。

S(Soft)为软件部分:包括医疗、护理人员的业务素质和能力,具体包括医德素质、专业素质、技术素质、身体素质等。

H(Hard)为硬件部分:指医疗护理人员工作相关的设备、材料、工具等硬件。

E(Environment)为临床环境:是指医疗护理人员工作的环境。

L(Litigant)为当事人及他人:从管理者及他人的因素(患者的违医行为等)分析,找出管理者存在的问题。

应用 SHEL 模式对临床护理不良事件分析发现,不良事件容易发生在以人为中心的与硬件、软件、环境等相关作用的界面上。因此,从系统观分析其事件的发生,是由上述因素相互作用的结果,很少由单一因素形成。对于所发生的不良事件,应从管理者及他人因素中进行分析,从而发现管理环节存在的问题及护理质量管理体系的缺陷并加以改善。

(孙 诚)

第四节 护理质量管理

一、护理质量管理原则

护理质量管理是指按照护理质量形成的过程和规律,对构成护理质量的各要素进行计划、组织、协调和控制,以保证护理服务达到规定的标准,满足和超越服务对象需要的活动过程。护理质量管理就是要管理好护理质量的每一个环节,并遵循 PDCA 持续改进原则,最终形成一套质量管理体系和技术方法,推动临床护理向着更加科学、规范、专业的方向发展。

(一)护理质量管理的理论基础

追溯美国医疗机构质量管理,历经"质量控制""质量保证""质量促进"三个阶段。美国学者 Donabedian 1969 年提出以"结构-过程-结果"模式为理论框架的三维质量结构模式,该模式也在 20 世纪 80 年代和 90 年代初期成为各国建立护理质量标准与评价的主要理论基础。

1.护理结构

护理结构包括护理部门的组织结构、管理层级、管理制度、护理人力配置、护理人员素质、护理培训、护理作业标准、护理技术手册及仪器设备等是否符合标准。

2.护理过程

护理过程指护理人员执行护理工作时是否依标准执行、护理过程中有无监测机制,以确保护理措施的执行是否达到可接受的水平、对于未达理想的护理过程是否进行分析,找出与标准不一致的问题,依持续改进的步骤进行改善。

3.护理结果

护理的最终目标是促进患者恢复健康状态或减轻痛苦、降低焦虑,包括患者现存或潜在的健康问题。护理结果的评价也包括患者疼痛减轻、健康护理知识提升、自我护理技能提升、减轻焦虑状态、患者对护理的满意度以及对与健康有关的行为改变。

(二)护理质量管理的原则

1.以患者为中心原则

患者是医院赖以生存和发展的基础,是医院存在的前提和决策的基础。因此,临床护理工作必须以患者为中心,为其提供基础和专业的护理服务,正确实施各项治疗和护理措施,为患者提供健康指导,并保证患者安全,把满足患者需求甚至超越患者期望作为质量管理的出发点。

2.预防为主的原则

预防为主就是质量管理要从根本抓起。首先,必须从护理质量的基础条件也就是结构层面进行控制,把好质量输入关,不合质量要求的人员不聘用,不合质量要求的仪器设备、药品材料不使用,未经质量教育培训的人员不上岗。其次是在过程层面把好每一个环节质量关,预见可能会出现的问题,防患于未然。

3.系统管理原则

医院是一个系统,由不同的部门和诸多过程组成,它们是相互关联、相互影响的。理解医院体系内各过程和诸要素之间的相互关系以及在实现组织目标过程中各自的作用和责任,并尽力关注关键过程,可以提高组织的协调性和有效性。只有将护理质量管理体系作为一个大系统,对组成管理体系中的各个要素加以识别、理解和管理,才能实现护理质量管理的目标要求。

4.标准化原则

质量标准化是护理质量管理的基础工作,只有建立健全质量管理制度才能使各级护理人员有章可循。护理质量标准化包括建立各项规章制度、各级人员岗位职责、各种操作规程以及各类工作质量标准等。在质量活动中,只有遵循各项标准,才能使管理科学化、规范化,这也是结构面管理的范畴。

5.数据化管理原则

一切让数据说话是现代质量管理的要求。通过完善的数据统计的数据分析体系,进行明确计量、科学分析并记录。管理者做决策时要求"以数据说话",因为这样可以避免主观臆断。护理结构、过程、结果质量均可量化为护理质量指标,再用具体数据来表达,用于反映真正的护理质量。从指标的特征来看,构建和应用指标开展管理工作,给管理者提供了一个落实数据化管理的切入点。

6.全员参与原则

组织内的各级人员都是组织之本,只有所有成员都充分参与到目标的实现过程中,才能充分发挥他们的价值,为组织带来效益。各级护理人员都是组织的一分子,只有他们积极参与并充分发挥其潜能,才能为组织带来收益。为了有效激发全体护理人员参与质量管理的积极性,护理管理者必须重视人的作用,应重视培训,增强质量意识,引导他们自觉参与护理质量管理,充分发挥其主观能动性和创造性,不断提高护理质量。

7.持续改进原则

持续改进是指在现有水平不断提高服务质量、过程及管理体系有效性和效率的循环活动,是全面质量管理的精髓和核心。持续改进没有终点,只有不断进取、不断创新,在原有质量基础上不断定位更高标准,才能使护理质量始终处在一个良好的循环轨道。

8.实事求是原则

质量管理应从客观实际出发,确保数据和信息的精确性和可靠性,并使用正确的方法分析数据,使作出的决策是在基于充分的数据和事实分析的基础上,减少决策不当和避免决策失误。因此,护理质量管理要求管理者对护理服务过程进行监控和测量,从得到的数据和信息中分析患者要求的符合性以及护理服务过程的进展情况和变化趋势,增强对各种意见、决定的评审和改变的能力。

9.双赢原则

以企业管理为例,一个组织难以做到从原材料开始加工直至形成最终产品,而往往是由好几个组织一起协作完成。同理,护理只有与医疗、医技、后勤等部门在"双赢"的基础上共同合作,才能为患者提供更好的服务。另外还要考虑成本效益,在满足患者需求的前提下,不应盲目追求高质量,而应根据患者的需求为其提供适度质量的医疗服务。在对医疗质量进行评价时,不仅要求其技术上具备科学性和先进性,而且要求其经济上也是合理的。

二、护理质量管理内容

科学质量管理须以目标为导向,以数据为依据。护理部应强化质量改进意识,建立护理质量管理组织,制定护理质量目标、完善护理质量标准、进行相关人员培训、落实过程质量监管并及时评价效果进行持续改进。在质量管理过程中还应充分调动临床护士积极性,主动参与质量管理过程,使全员参与、持续改进。

(一)建立护理质量管理组织

护理部应下设护理持续质量改进委员会(质量管理组),人员构成合理,由护理院长、护理部主任、科护士长、病房护士长及护理骨干等组成,形成持续质量改进网络结构,对全院护理质量进行全员、全过程监控。委员会组长必须由护理部主任担任并参加护理质量检查,以便掌握全院护理质量动态、改进工作。护理质量持续改进委员会可根据实际情况下设护理质量监控委员会、护理质量标准修订委员会、护理质量保证委员会,并从病房管理、护理文件书写、护理安全、护理技术操作等方面设立相应的小组。

(二)制订护理质量目标

护理质量目标是护理质量管理工作的核心,应以书面形式体现。护理质量目标应与医院质量方针、目标一致。质量目标必须满足以下要求:①切实可行;②在规定时间内可以达到;③可测量或可定性;④目标之间按优先次序排列,不可以相互矛盾;⑤护理管理者应该随时根据政策、法规和竞争环境等方面的变化修订其质量目标。各管理部门可对总体目标进行分解,并且量化成具体的指标进行衡量,让各个组织成员的工作能够有的放矢。

(三)完善护理质量标准

护理质量标准包括与护理工作相关的执行标准、流程、制度、规范等。护理质量标准是进行质量管理和规范护理人员行为的依据,是保证护理工作正常运行和提高护理质量水平的重要手段。护理活动过程的各个环节若没有科学的质量标准,没有标准化的质量管理,护理工作将不能连续而有秩序地进行。

1.制订护理质量标准的原则

(1)可衡量性原则:没有数据就没有质量的概念,因此在制定护理质量标准时,要尽量用数据来表达,对一些定性标准也尽量将其转化为可计量的指标。

(2)科学性原则:制订护理质量标准不仅要符合法律法规和规章制度要求,而且要能够满足患者的需要,有利于规范护士行为、提高护理质量和医院管理水平,有利于护理人才队伍的培养,促进护理学科的发展。

(3)先进性原则:因为护理工作对象是患者,任何疏忽、失误或处理不当,都会给患者造成不良影响或严重后果。因此,要总结国内外护理工作正反两方面经验和教训,在充分循证的基础上,按照质量标准形成的规律制定标准。

(4)实用性原则:从客观实际出发,掌握医院目前护理质量水平与国内外护理质量水平的差距,根据现有人员、技术、设备、物资、时间、任务等条件,定出质量标准和具体指标,制定标准时应基于事实,略高于事实,即标准应是经过努力才能达到的。

(5)严肃性和相对稳定性原则:在制定各项质量标准时要有科学的依据和群众基础,一经审定,必须严肃认真地执行,凡强制性、指令性标准应真正成为质量管理法规,其他规范性标准,也应发挥其规范指导作用。因此,需要保持各项标准的相对稳定性,不可随意更改。

2.制订护理质量标准的方法和过程

制定护理标准的方法和过程可以分为三个步骤。

(1)调查研究,收集资料:调查内容包括国内外有关标准资料、标准化对象的历史和现状、相关方面的研究成果,实践经验和技术数据的统计资料和有关方面的意见和要求等。调查方法要实行收集资料与现场考查相结合,典型调查与普查相结合,本单位与外单位相结合。调查工作完成后,要认真地分析、归纳和总结。

(2)拟定标准并进行验证:在调查研究的基础上,对各种资料、数据进行统计分析和全面综合研究,编写关于标准的初稿。初稿完成后发给有关单位、个人征求意见,组织讨论、修改形成文件,再通过试验验证,以保证标准的质量。

(3)审定、公布、实行:对拟定的标准进行审批,须根据不同标准的类别经有关机构审查通过后公布,在一定范围内实行。

在明确的目标指引下,有了完善的质量标准做基础,质量管理组应围绕目标,以标准为依据建立质量管理相关指标,也就是将目标"具体化"的过程,不仅可以帮助管理者确定哪些是核心的行动步骤,还可以在管理者评估行动有效性时,让指标成为管理者判断的标尺。管理者通过指标值的优劣可以直观判断行动有没有偏离目标。

(四)进行护理质量培训

质量培训是质量管理一项重要工作,是为提高护理人员的质量意识,传授质量管理的思想、理论、方法和手段等科学知识,获得保证服务质量的技能,而对不同年资、不同专业背景的护士进行专业能力的培训,对护理质量管理组成员进行质量管理方法和技术的培训等。通过培训可以提高全体护理人员的质量参与意识,使护理人员认识到自身在提高护理质量中的责任和价值,唤起他们自觉参与质量管理的积极性、主动性和创造性,从而提高整体护理质量,满足患者对护理服务的要求。质量培训的方法可依据培训对象、培训内容而定,可采用集中理论培训、远程视频会议、观摩交流、现场指导等多种形式增强培训效果。

(五)实施全面质量管理

全面质量管理即把单位质量管理看成一个完整系统,对影响护理质量的各要素、各过程进行全面的监控,保证护理工作按标准的流程和规范进行,及时发现可能存在的隐患,并采取纠正措施。涉及范围包括护理人员素质、护理技术管理、专科护理质量、护理服务质量、环境质量、各项护理指标的管理、设备管理、护理信息管理等。

(六)进行护理质量评价

护理质量评价是验证护理质量管理效果的必要手段。护理质量管理组应设专人负责质量评价。根据评价时间和内容分为定期评价和不定期评价,定期评价又分为综合性全面评价和专题对口评价两种,前者按月、季度或半年、一年进行,由护理部统计组织全面检查评价,但要注意掌握重点单位、重点问题。后者则根据每个时期的薄弱环节,组织对某个专题项目进行检查评价,时间根据任务内容而定,由质量管理人员按质量标准定期检查。不定期评价主要是各级护理管理人员、质量管理人员深入实际随时按护理质量标准要求进行检查。根据评价主体不同分为医院外部评价、上级评价、同级评价、自我评价和服务对象评价,多维度的评价更能客观、全面衡量质量管理的效果。

随着护理专业和循证医学快速发展,在落实质量管理的过程中,应充分使用现代质量管理工具,依托循证证据支持,推动证据向实践转化,用更多证据、更多改善、更多实践推动护理质量向更高水平发展。

三、护理质量管理方法

随着护理专业的不断发展,护理质量管理也逐步引入一些现代化、企业化管理模式,形成了很多成熟、规范、实用的管理方法。科学、适宜的管理方法不仅可以提高管理效率,还可以为质量管理积累经验和数据,为未来管理向信息化发展提供支持,现列举几种常用质量管理方法。

(一)PDCA 循环管理

PDCA 循环又称戴明环,是美国质量管理专家戴明博士提出来的,由计划(Plan)、实施(Do)、检查(Check)、处理(Action)四个阶段组成。它是全面质量管理所应遵循的科学管理工作程序,反映质量管理的客观规律,可以使管理人员的思想方法和工作步骤更加条理化、系统化、科学化。PDCA 包括的阶段和步骤如下。

1.计划阶段

计划阶段包括制定质量方针、目标、措施和管理项目等计划活动。这一阶段包括四个步骤:①分析质量现状,找出存在的质量问题,并对问题进行归类、整理;②分析产生质量问题的原因或影响因素,对上一个步骤列出的问题,进行详细分析,找出各种问题存在的原因以及影响护理质量的主要因素和次要因素;③找出影响质量的主要因素,根据工作任务,结合具体实际情况,对各种资料及问题进行分类,确定本次循环的质量管理目标;④针对影响质量的主要原因研究对策,制定相应的管理或技术措施,提出改进行动计划,并预测实际效果。计划要详尽、指标要具体、责任要明确、奖惩要分明。

2.实施阶段

按照预定的质量计划、目标、措施及分工要求付诸实际行动。按照要求将工作落实到各个部门和人员,按时、按量、按质地完成任务。

3.检查阶段

根据计划要求把执行结果与预定的目标对比,检查拟定计划目标的执行情况。在检查阶段,应对每一项阶段性实施结果进行全面检查、衡量和考查所取得的效果,注意发现新的问题,总结成功的经验,找出失败的教训,并分析原因,以指导下一阶段的工作。

4.处置阶段

对检查结果进行分析、评价和总结。具体分为两个步骤进行:首先要把成果和经验纳入有关标准和规范之中,巩固已取得的成绩,进行总结和记录,失败的教训也要总结,防止不良结果再次发生;然后把没有解决的质量问题或新发现的质量问题转入下一个 PDCA 循环,为制订下一轮计划提供资料。

PDCA 是一个不断循环、螺旋式上升、周而复始的运转过程,也是不断发现质量问题,不断改进质量,不断提高质量的过程。每转动一周就实现一个具体目标,使质量水平上一个新台阶,以实现质量持续的不断改进。

(二)品管圈

品管圈(quality control circle,QCC)是由同一现场工作人员或工作性质相近的人员,自下而上发起,利用团队成员主动自发的精神,并运用简单有效的品管方法与理念,对临床工作存在的问题进行持续改善。

1.品管圈主要步骤

品管圈活动步骤分为组圈、选定主题、现状分析、目标设定、对策拟定、对策实施、效果确认、标准化等步骤。

(1)组圈:品管圈一般由同部门、同场所的人员组成圈,一个圈以 5~10 人为宜。除圈长、圈员以外,还应有专业人员或管理人员做辅导员,指导小组解决困惑的问题。圈长除组织会议、开展活动以外,还应总体把控活动进度,使活动按照计划有序进行。

(2)选定主题:选择主题时应从迫切性、可行性、重要性、效益性几方面考虑,并依据医院目标管理的方向、方针或指引等综合而定,目标值应有客观数据做考量,包含动词、名词、衡量指标三个元素,通过活动效果评价能够判断问题是否改善。

(3)现状分析:应组织圈员到现场对现物做现实观察,充分掌握现行工作内容,并对问题发生的相关原因进行解析,即对产生原因进行充分讨论、解析透彻,深入追查真因,找出关键所在。

(4)目标设定:目标必须要数据化,目标的设定与现况值、改善重点与圈能力有关。一般计算公式为:目标值=现况值-(现况值×改善重点×圈能力)。如目标值未达到时,也要在本次活动结束时说明原因,也可作为下一周期圈活动的改善依据。

(5)对策拟定与实施:结合真因提出可能的解决方案,全体圈员依据可行性、经济性、圈能力对所有对策进行评分,确定最终采纳的对策。对策拟定后,须获得上级领导核准后方可执行。

(6)效果确认:对策实施后,应进行效果确认。效果分为有形效果和无形效果。有形效果包括目标达成情况、直观的经济效益、流程改造等,无形效果包括团队的协作能力、圈员的个人能力提升,科室文化氛围形成等,最终形成的标准流程、作业规范等可以标准化推行。

2.品管圈注意事项

(1)品管圈提倡团队全员参与和自由发言,圈长应该以轻松愉快的管理方式,使护理人员主动自发地参与管理活动,开会时尊重不同意见,通过指名发言或反问等方式引导全体圈员发表自己的见解。

(2)开展品管圈时应正确、合理使用查检表、柏拉图、甘特图等质量管理工具,提高工作效率,并使改善过程更加科学、可信。此过程可充分使用品管工具,如现况分析时使用流程图列出与主题相关的作业流程,用查检表进行现场观察记录,用柏拉图归纳本次主题的重点,用鱼骨图分析问题相关的原因等。

(3)品管圈是以数据为基础的临床质量改善活动,因此收集的数据要充分、客观,能反映变化的程度,在数据整理、收集、分析过程中,也要采用正确的数据处理方法,保证数据的准确性。

(4)品管圈需要改进的问题往往不是护理一个专业能够独立完成的,应结合不同主题活动,与相关科室工作人员共同协作,通过专业合作共同推进临床质量改进。

3.失效模式与效应分析

失效模式与效应分析法(failure mode and effect analysis,FMEA)是系统性、前瞻性的分析法。用来评估系统和流程中容易发生失效的原因和将造成的后果,找出系统和流程中最需要改变的环节,以预防失效的发生,而不是等到失效发生造成不良后果才行动的方法。

将 FMEA 运用在护理管理工作时,可通过 FMEA 小组成员的集体讨论研究,分析护理工作流程中每一个环节或步骤,所有可能产生的不良后果及其对整个流程造成的可能影响,找出护理过程中的高危、高风险环节,着重预防,做到在不良事件发生之前采取相应护理措施,从而有效降低风险,确保护理质量。

FMEA 一般分为订立主题、组成团队、画出流程、执行分析、计算 RPN 值、评估结果、拟定改善计划 7 个步骤。

(1)订立主题:可以选择一个没有太多流程的主题来分析,如果流程太多,可以选择其中一个子流程来做 FMEA。

(2)组成团队:团队成员应包括流程中牵涉到的每一个人,如果是跨科流程,就需要组成一个跨部门的团队。

(3)画出流程:团队成员一起将流程的所有步骤用流程图的方式列出来,并将每个步骤编号。值得注意的是,团队对所有列出的步骤要达成共识,确认这些步骤可以正确地描述整个流程。

(4)执行分析:团队对流程中的每一个步骤都要列出所有可能的失效模式,然后针对每个列出的失效模式,找出所有可能原因。

(5)计算危机值(risk priority number,RPN):即计算问题的风险顺序数。包括发生可能性、被发现的可能性和严重性 3 个维度。每个维度在 1~10 分间选择一个数字代表其程度,如发生的可能性:1 表示"不可能发生",10 表示"发生的可能性很大",以此类推。3 个数值相乘即为该失效模式的 RPN 值。RPN 值最低分是 1 分,最高分数是 1 000 分。计算 RPN 值不但可以帮助团队找出需要优先注意的问题,而且通过比较可改善前后 RPN,能够帮助评估改善的程度。

(6)评估结果:找出 RPN 值中排在前几位的失效模式,团队应该优先考虑改善这些失效模式。因为高 RPN 值的失效模式是最需要改善的部分,低 RPN 值的失效模式对流程的影响最小,应该把它们列在最后考虑。

(7)拟定改善计划:包括重新设计流程,以预防失效模式的发生;分析及测试新流程以及监测和追踪流程改善的效果。

4.根本原因分析

根本原因分析法(root cause analysis,RCA)是一种回顾性不良事件分析工具,是一个系统化的问题处理过程。采用 RCA 的方法分析护理质量,能够了解造成不良事件的过程及原因,找出系统和流程中的风险和缺点并加以改善。

1997 年美国首先引用 RCA 的方法在医院调查不良事件,目前国内许多医院护理部门用此方法分析护理不良事件,从人员、机器(设备)、材料、方法、环境 5 个方面,确定近端原因,逐步找出问题的根本原因并加以解决。RCA 的主要步骤包括确定和分析问题原因,找出问题解决办法,并制定预防措施。

RCA 常用于分析与医疗护理相关的不良事件,目标是发掘 5"W"1"H"。What:发生了什么不良事件,造成了什么样的结果。Who:在哪个患者身上发生的,当事人是谁。When:发生的时间是什么时候。Where:在哪里发生。Why:为什么会发生。How:怎么样才能杜绝此类事情再发生。

在 RCA 的分析过程中,分析者着眼于整个护理质量体系及过程层面,而非护士个人执行行为的咎责。为了避免同类事件的发生,找出事件根本原因,产出可行的"行动计划",为护士创造安全的工作环境。RCA 步骤包括以下四个阶段。

第一阶段:进行 RCA 前的准备。主要包括组成团队、情境简述、收集事件相关信息。事件相关信息包括与事件当事人的谈话记录、病历记录、检验报告、与患者护理及病情相关的文件等。此外,相关使用器材的状况或物品、物证也应一并收集。

第二阶段:找出近端原因。以更细节具体的方式叙述事情的发生始末(包括人、时、地、如何发生)。画出时间线及流程图,确认事件发生的先后顺序,并列出可能造成事件的护理程序及执行过程是否符合规范,医院也许有制定与此事件有关的护理流程和指引,列出事件近端原因,收集测量资料以分析近端原因,针对近端原因及时采取干预措施。即使分析过程未完成,若已先找出近端原因,便可针对近端原因快速或马上做一些处理,以减少事件造成的进一步影响。

第三阶段:确定根本原因。列出与事件相关的组织及系统分类,从系统因子中筛选出根本原因。确定根本原因时可询问:①当此原因不存在时,问题还会存在吗?②原因被矫正或排除后,此问题还会因相同因子而再发生吗?③原因矫正或排除后还会导致类似事件发生吗?答"不会"者为根本原因,答"会"者为近端(促成)原因。确认根本原因之间的关系,避免只排除其中一个根本原因,而其他原因仍相互作用造成不同类型、但程度相当的事件发生。

第四阶段:制订改善计划和措施。首先找出降低风险的策略制定整改措施。制定整改措施的成员包括原小组成员,也可纳入相关方面的专家;拟定的解决方案经常是需要跨部门且是多学科的。从可能性、风险性、护士接受程度、成本等角度评估所拟定的整改措施。然后设计整改行动,遵循 PDCA 循环原则执行,并适时评价改善措施的成果。

(孙 诚)

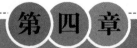

第四章
呼吸内科护理

第一节　急性上呼吸道感染

一、概述

(一)疾病概述

急性上呼吸道感染为外鼻孔至环状软骨下缘包括鼻腔、咽或喉部急性炎症的概称。主要病原体是病毒,少数是细菌,免疫功能低下者易感。通常病情较轻、病程短、可自愈,预后良好。但由于发病率高,不仅影响工作和生活,有时还可伴有严重并发症,并具有一定的传染性,应积极防治。

多发于冬、春季节,多为散发,且可在气候突变时小规模流行。主要通过患者的喷嚏和含有病毒的飞沫经空气传播,或经污染的手和用具接触传播。可引起急性上呼吸道感染的病原体大多为自然界中广泛存在的多种类型病毒,同时健康人群亦可携带,且人体对其感染后产生的免疫力较弱、短暂,病毒间也无交叉免疫,故可反复发病。

(二)相关病理生理

组织学上可无明显病理改变,亦可出现上皮细胞的破坏。可有炎症因子参与发病,使上呼吸道黏膜血管充血和分泌物增多,伴单核细胞浸润,浆液性及黏液性炎性渗出。继发细菌感染者可有中性粒细胞浸润及脓性分泌物。

(三)急性上呼吸道感染的病因与诱因

1.基本病因

急性上呼吸道感染有70％～80％由病毒引起,包括鼻病毒、冠状病毒、腺病毒、流感和副流感病毒以及呼吸道合胞病毒、埃可病毒和柯萨奇病毒等。另有20％～30％的急性上呼吸道感染为细菌引起,可单纯发生或继发于病毒感染之后发生,以口腔定植菌溶血性链球菌为多见;其次为流感嗜血杆菌、肺炎链球菌和葡萄球菌等,偶见革兰阴性杆菌。

2.常见诱因

淋雨、受凉、气候突变、过度劳累等可降低呼吸道局部防御功能,致使原存的病毒或细菌迅速繁殖,或者直接接触含有病原体的患者喷嚏、空气以及污染的手和用具诱发本病。老幼体弱,免疫功能低下或有慢性呼吸道疾病如鼻窦炎、扁桃体炎者更易发病。

(四)临床表现

临床表现有以下几种类型。

1.普通感冒

普通感冒俗称"伤风",又称急性鼻炎或上呼吸道卡他,为病毒感染引起。起病较急,主要表现为鼻部症状,如喷嚏、鼻塞、流清水样鼻涕,也可表现为咳嗽、咽干、咽痒或烧灼感甚至鼻后滴漏感。咽干、咳嗽和鼻后滴漏与病毒诱发的炎症介质导致的上呼吸道传入神经高敏状态有关。2～3 d后鼻涕变稠,可伴咽痛、头痛、流泪、味觉迟钝、呼吸不畅、声嘶等,有时由于咽鼓管炎致听力减退。严重者有发热、轻度畏寒和头痛等。体检可见鼻腔黏膜充血、水肿、有分泌物,咽部可为轻度充血。一般经5～7 d痊愈,伴并发症者可致病程迁延。

2.急性病毒性咽炎和喉炎

由鼻病毒、腺病毒、流感病毒、副流感病毒以及肠病毒、呼吸道合胞病毒等引起。临床表现为咽痒和灼热感,咽痛不明显。咳嗽少见。急性喉炎多为流感病毒、副流感病毒及腺病毒等引起,临床表现为明显声嘶、讲话困难、可有发热、咽痛或咳嗽,咳嗽时咽喉疼痛加重。体检可见喉部充血、水肿,局部淋巴结轻度肿大和触痛,有时可闻及喉部的喘息声。

3.急性疱疹性咽峡炎

多由柯萨奇病毒A引起,表现为明显咽痛、发热,病程约为1周。查体可见咽部充血,软腭、腭垂、咽及扁桃体表面有灰白色疱疹及浅表溃疡,周围伴红晕。多发于夏季,多见于儿童,偶见于成人。

4.急性咽结膜炎

主要由腺病毒、柯萨奇病毒等引起。表现为发热、咽痛、畏光、流泪、咽及结膜明显充血。病程为4～6 d,多发于夏季,由游泳传播,儿童多见。

5.急性咽扁桃体炎

病原体多为溶血性链球菌,其次为流感嗜血杆菌、肺炎链球菌、葡萄球菌等。起病急,咽痛明显、伴发热、畏寒,体温可达39 ℃以上。查体可发现咽部明显充血,扁桃体肿大、充血,表面有黄色脓性分泌物。有时伴有颌下淋巴结肿大、压痛,而肺部查体无异常体征。

(五)辅助检查

1.血液学检查

因多为病毒性感染,白细胞计数常正常或偏低,伴淋巴细胞比例升高。细菌感染者可有白细胞计数与中性粒细胞增多和核左移现象。

2.病原学检查

因病毒类型繁多,且明确类型对治疗无明显帮助,一般无须明确病原学检查。需要时可用免疫荧光法、酶联免疫吸附法、血清学诊断或病毒分离鉴定等方法确定病毒的类型。细菌培养可判断细菌类型并做药物敏感试验以指导临床用药。

(六)主要治疗原则

由于目前尚无特效抗病毒药物,以对症处理为主,同时戒烟、注意休息、多饮水、保持室内空气流通和防治继发细菌感染。对有急性咳嗽、鼻后滴漏和咽干的患者应给予伪麻黄碱治疗以减轻鼻部充血,亦可局部滴鼻应用。必要时适当加用解热镇痛类药物。

（七）药物治疗

1.抗菌药物治疗

目前已明确普通感冒无须使用抗菌药物。除非有白细胞计数升高、咽部脓苔、咯黄痰和流鼻涕等细菌感染证据，可根据当地流行病学史和经验用药，可选口服青霉素、第一代头孢菌素、大环内酯类或喹诺酮类。

2.抗病毒药物治疗

由于目前有滥用造成流感病毒耐药现象，所以如无发热，免疫功能正常，发病超过 2 d 一般无须应用。对于免疫缺陷患者，可早期常规使用。利巴韦林和奥司他韦有较广的抗病毒谱，对流感病毒、副流感病毒和呼吸道合胞病毒等有较强的抑制作用，可缩短病程。

二、护理评估

（一）病因评估

主要评估患者的健康史和发病史，是否有受凉感冒史。对流行性感冒者，应详细询问患者及家属的流行病史，以有效控制疾病进展。

（二）一般评估

1.生命体征

患者体温可正常或发热；有无呼吸频率加快或节律异常。

2.患者主诉

有无鼻塞、流涕、咽干、咽痒、咽痛、畏寒、发热、咳嗽、咳痰、声嘶、畏光、流泪、眼痛等症状。

3.相关记录

体温、痰液颜色、性状和量等记录结果。

（三）身体评估

1.视诊

咽喉部有无充血；鼻腔黏膜有无充血、水肿及分泌物情况；扁桃体有无充血、肿大（肿大扁桃体的分度），有无黄色脓性分泌物；眼结膜有无充血等情况。

2.触诊

有无颌下、耳后等头颈部部位浅表淋巴结肿大，肿大淋巴结有无触痛。

3.听诊

有无异常呼吸音；双肺有无干、湿啰音。

（四）心理-社会评估

患者在疾病治疗过程中的心理反应与需求，家庭及社会支持情况，引导患者正确配合疾病的治疗与护理。

（五）辅助检查结果评估

1.血常规检查

有无白细胞计数降低或升高、有无淋巴细胞比值升高、有无中性粒细胞升高及核左移等。

2.胸部 X 线检查

有无肺纹理增粗、炎性浸润影等。

3.痰培养

有无细菌生长,药敏试验结果如何。

(六)治疗常用药效果的评估

对于呼吸道病毒感染,尚无特异的治疗药物。一般是以对症处理为主,辅以中医治疗,并防治继发细菌感染。

三、主要护理诊断/问题

(一)舒适受损

鼻塞、流涕、咽痛、头痛与病毒、细菌感染有关。

(二)体温过高

与病毒、细菌感染有关。

四、护理措施

(一)病情观察

观察生命体征及主要症状,尤其是体温、咽痛、咳嗽等的变化。高热者联合使用物理降温与药物降温,并及时更换汗湿衣物。

(二)环境与休息

保持室内温、湿度适宜和空气流通,症状轻者应适当休息,病情重者或年老者卧床休息为主。

(三)饮食

选择清淡、富含维生素、易消化的食物,并保证足够热量。发热者应适当增加饮水量。

(四)口腔护理

进食后漱口或按时给予口腔护理,防止口腔感染。

(五)防止交叉感染

注意隔离患者,减少探视,以避免交叉感染。指导患者咳嗽时应避免对着他人。患者使用过的餐具、痰盂等用品应按规定及时消毒。

(六)用药护理

遵医嘱用药且注意观察药物的不良反应。为减轻马来酸氯苯那敏或苯海拉明等抗过敏药的头晕、嗜睡等不良反应,宜指导患者在临睡前服用,并告知驾驶员和高空作业者应避免使用。

(七)健康教育

1.疾病预防指导

生活规律、劳逸结合、坚持规律且适当的体育运动,以增强体质,提高抗寒能力和机体的抵抗力。保持室内空气流通,避免受凉、过度疲劳等感染的诱发因素。在高发季节少去人群密集的公共场所。

2.疾病知识指导

指导患者采取适当的措施避免疾病传播,防止交叉感染。患病期间注意休息,多饮水并遵医嘱用药。出现下列情况应及时应诊。

3.预防感染的措施

注意保暖,防止受凉,尤其是要避免呼吸道感染。

4.就诊的指标

告诉患者如果出现下列情况应及时到医院就诊。

(1)经药物治疗症状不缓解。

(2)出现耳鸣、耳痛、外耳道流脓等中耳炎症状。

(3)恢复期出现胸闷、心悸、眼睑水肿、腰酸或关节疼痛。

五、护理效果评估

(1)患者自觉症状好转(鼻塞、流涕、咽部不适感、发热、咳嗽咳痰等症状减轻)。

(2)患者体温恢复正常。

(3)身体评估。①视诊:患者咽喉部充血减轻;鼻腔黏膜充血、水肿减轻情况;扁桃体无充血、肿大程度减轻,无脓性分泌物;眼结膜无充血等情况。②听诊:患者无异常呼吸音;双肺无干、湿啰音。

(何晓淋)

第二节 急性气管-支气管炎

一、概述

(一)疾病概述

急性气管-支气管炎是由生物、物理、化学刺激或过敏等因素引起的急性气管-支气管黏膜炎症。多为散发,无流行倾向,年老体弱者易感。临床症状主要为咳嗽和咳痰。常发生于寒冷季节或气候突变时。也可由急性上呼吸道感染迁延不愈所致。

(二)相关病理生理

由病原体、吸入冷空气、粉尘、刺激性气体或因吸入致敏原引起气管-支气管急性炎症反应。其共同的病理表现为气管、支气管黏膜充血水肿,淋巴细胞和中性粒细胞浸润;同时可伴纤毛上皮细胞损伤,脱落;黏液腺体肥大增生。合并细菌感染时,分泌物呈脓性。

(三)急性气管-支气管炎的病因与诱因

病原体导致的感染是最主要病因,过度劳累、受凉、年老体弱是常见诱因。

1.病原体

病原体与上呼吸道感染类似。常见病毒为腺病毒、流感病毒(甲、乙)、冠状病毒、鼻病毒、单纯疱疹病毒、呼吸道合胞病毒和副流感病毒。常见细菌为流感嗜血杆菌、肺炎链球菌、卡他莫拉菌等。近年来衣原体和支原体感染明显增加,在病毒感染的基础上继发细菌感染亦较多见。

2.物理、化学因素

冷空气、粉尘、刺激性气体或烟雾(如二氧化硫、二氧化氮、氨气、氯气等)的吸入,均可刺激气管-支气管黏膜引起急性损伤和炎症反应。

3.变态反应

常见的吸入致敏原包括花粉、有机粉尘、真菌孢子、动物毛皮排泄物;或对细菌蛋白质的过敏,钩虫、蛔虫的幼虫在肺内的移行均可引起气管-支气管急性炎症反应。

(四)临床表现

临床主要表现为咳嗽咳痰。一般起病较急,通常全身症状较轻,可有发热。初为干咳或少量黏液痰,随后痰量增多,咳嗽加剧,偶伴血痰。咳嗽、咳痰可延续 2~3 周,如迁延不愈,可演变成慢性支气管炎。伴支气管痉挛时,可出现程度不等的胸闷气促。

(五)辅助检查

1.血液检查

病毒感染时,血常规检查白细胞计数多正常;细菌感染较重时,白细胞计数和中性粒细胞计数增高。血沉检查可有血沉快。

2.胸部 X 线检查

多无异常,或仅有肺纹理的增粗。

3.痰培养

细菌或支原体衣原体感染时,可明确病原体;药物敏感试验可指导临床用药。

(六)治疗要点

1.对症治疗

咳嗽无痰或少痰,可用右美沙芬、喷托维林镇咳。咳嗽有痰而不易咳出,可选用盐酸氨溴索、溴己新,桃金娘油提取物化痰,也可雾化帮助祛痰。较为常用的为兼顾止咳和化痰的棕色合剂,也可选用中成药止咳祛痰。发生支气管痉挛时,可用平喘药如茶碱类、β_2 受体激动剂等。发热可用解热镇痛药对症处理。

2.抗菌药物治疗

有细菌感染证据时应及时使用。可以首选新大环内酯类、青霉素类,亦可选用头孢菌素类或喹诺酮类等药物。多数患者口服抗菌药物即可,症状较重者可经肌内注射或静脉滴注给药,少数患者需要根据病原体培养结果指导用药。

3.一般治疗

多休息,多饮水,避免劳累。

二、护理评估

(一)病因评估

主要评估患者的健康史和发病史,近期是否有受凉、劳累、是否有粉尘过敏史、是否有吸入冷空气或刺激性气体史。

(二)一般评估

1.生命体征

患者体温可正常或发热;有无呼吸频率加快或节律异常。

2.患者主诉

有无发热、咳嗽、咳痰、喘息等症状。

3.相关记录

体温、痰液颜色、性状和量等情况。

(三)身体评估

听诊有无异常呼吸音;有无双肺呼吸音变粗,两肺可否闻及散在的干、湿啰音,湿啰音部位是否固定,咳嗽后湿啰音是否减少或消失。有无闻及哮鸣音。

(四)心理-社会评估

患者在疾病治疗过程中的心理反应与需求,家庭及社会支持情况,引导患者正确配合疾病的治疗与护理。

(五)辅助检查结果评估

1.血液检查

有无白细胞总数和中性粒细胞百分比升高,有无血沉加快。

2.胸部 X 线检查

有无肺纹理增粗。

3.痰培养

有无致病菌生长,药敏试验结果如何。

(六)治疗常用药效果的评估

1.应用抗生素的评估要点

(1)记录每次给药的时间与次数,评估有无按时,按量给药,是否足疗程。

(2)评估用药后患者发热、咳嗽、咳痰等症状有否缓解。

(3)评估用药后患者是否出现皮疹、呼吸困难等变态反应。

(4)评估用药后患者有无较明显的恶心、呕吐、腹泻等不良反应。

2.应用止咳祛痰剂效果的评估

(1)记录每次给药的时间与次量。

(2)评估用祛痰剂后患者痰液是否变稀,是否较易咳出。

(3)评估用止咳药后,患者咳嗽频繁是否减轻,夜间睡眠是否改善。

3.应用平喘药后效果的评估

(1)记录每次给药的时间与量。

(2)评估用药后,患者呼吸困难是否减轻,听诊哮鸣音有否消失。

(3)如应用氨茶碱时间较长,需评估有无茶碱中毒表现。

三、主要护理诊断/问题

(一)清理呼吸道无效

与呼吸道感染、痰液黏稠有关。

(二)气体交换受损

与过敏、炎症引起支气管痉挛有关。

四、护理措施

(一)病情观察

观察患者生命体征及主要症状,尤其是咳嗽,痰液的颜色、性质、量等的变化;有无呼吸困难与喘息等表现;监测体温情况。

(二)休息与保暖

急性期应减少活动,增加休息时间,室内空气新鲜,保持适宜的温度和湿度。

(三)保证充足的水分及营养

鼓励患者多饮水,必要时由静脉补充。给予易消化营养丰富的饮食,发热期间进食流质或半流质食物为宜。

(四)保持口腔清洁

由于患者发热、咳嗽、痰多且黏稠,咳嗽剧烈时可引起呕吐,故要保持口腔卫生,以增加舒适感,增进食欲,促进毒素的排泄。

(五)发热护理

热度不高不需特殊处理,高热时要采取物理降温或药物降温措施。

(六)保持呼吸道通畅

观察呼吸道分泌物的性质及能否有效地咳出痰液,指导并鼓励患者有效咳嗽;若为细菌感染所致,按医嘱使用敏感的抗生素。若痰液黏稠,可采用超声雾化吸入或蒸气吸入稀释分泌物;对于咳嗽无力的患者,宜经常更换体位,拍背,使呼吸道分泌物易于排出,促进炎症消散。

(七)给氧与解痉平喘

有咳喘症状者可给予氧气吸入或按医嘱采用雾化吸入平喘解痉剂,严重者可口服。

(八)健康教育

1.疾病预防指导

预防急性上呼吸道感染的诱发因素。增强体质,可选择合适的体育活动,如健康操、太极拳、跑步等,可进行耐寒训练,如冷水洗脸、冬泳等。

2.疾病知识指导

患病期间增加休息时间,避免劳累;饮食宜清淡、富含营养;按医嘱用药。

3.就诊指标

如 2 周后症状仍持续应及时就诊。

五、护理效果评估

(1)患者自觉症状好转(咳嗽咳痰、喘息、发热等症状减轻)。
(2)患者体温恢复正常。
(3)患者听诊时双肺有无闻及干、湿啰音。

(何晓淋)

第三节　慢性支气管炎

慢性支气管炎是由于感染或非感染因素引起气管、支气管黏膜及其周围组织的慢性非特异性炎症。临床以咳嗽、咳痰或伴有喘息反复发作为特征,每年持续 3 个月以上,且连续 2 年以上。

一、病因和发病机制

慢性支气管炎的病因极为复杂,迄今尚有许多因素还不够明确,往往是多种因素长期相互作用的综合结果。

(一)感染

病毒、支原体和细菌感染是本病急性发作的主要原因。病毒感染以流感病毒、鼻病毒、腺病毒和呼吸道合胞病毒常见;细菌感染以肺炎链球菌、流感嗜血杆菌和卡他莫拉菌及葡萄球菌常见。

(二)大气污染

化学气体如氯气、二氧化氮、二氧化硫等刺激性烟雾,空气中的粉尘等均可刺激支气管黏膜,使呼吸道清除功能受损,为细菌入侵创造条件。

(三)吸烟

吸烟为本病发病的主要因素。吸烟时间的长短与吸烟量决定发病率的高低,吸烟者的患病率较不吸烟者高 2～8 倍。

(四)过敏因素

喘息型支气管炎患者,多有过敏史。患者痰中嗜酸性粒细胞和组胺的含量及血中 IgE 明显高于正常值。此类患者实际上应属慢性支气管炎合并哮喘。

(五)其他因素

气候变化,特别是寒冷空气对慢支的病情加重有密切关系。自主神经功能失调,副交感神经功能亢进,老年人肾上腺皮质功能减退,慢性支气管炎的发病率增加。维生素 C 缺乏,维生素 A 缺乏,易患慢性支气管炎。

二、临床表现

(一)症状

患者常在寒冷季节发病,出现咳嗽、咳痰,尤以晨起显著,白天多于夜间。病毒感染痰液为白色黏液泡沫状,继发细菌感染,痰液转为黄色或黄绿色黏液脓性,偶可带血。慢性支气管炎反复发作后,支气管黏膜的迷走神经感受器反应性增高,副交感神经功能亢进,可出现过敏现象而发生喘息。

(二)体征

早期多无体征。急性发作期可有肺底部闻及干、湿性啰音。喘息型支气管炎在咳嗽或深吸气后可闻及哮鸣音,发作时,有广泛哮鸣音。

(三)并发症

(1)阻塞性肺气肿:为慢性支气管炎最常见的并发症。

(2)支气管肺炎:慢性支气管炎蔓延至支气管周围肺组织中,患者表现寒战、发热、咳嗽加剧、痰量增多且呈脓性;白细胞总数及中性粒细胞增多;X 线胸片显示双下肺野有斑点状或小片阴影。

(3)支气管扩张症。

三、诊断

(一)辅助检查

1.血常规

白细胞总数及中性粒细胞数可升高。

2.胸部 X 线

单纯型慢性支气管炎,X 线片检查阴性或仅见双下肺纹理增多、增粗、模糊、呈条索状或网状。继发感染时为支气管周围炎症改变,表现为不规则斑点状阴影,重叠于肺纹理之上。

3.肺功能检查

早期病变多在小气道,常规肺功能检查多无异常。

(二)诊断要点

凡咳嗽、咳痰或伴有喘息,每年发作持续 3 个月,连续 2 年或 2 年以上者,并排除其他心、肺疾病(如肺结核、肺尘埃沉着病、支气管哮喘、支气管扩张症、肺癌、肺脓肿、心脏病、心功能不全等)、慢性鼻咽疾病后,即可诊断。如每年发病不足 3 个月,但有明确的客观检查依据(如胸部 X 线片、肺功能等)亦可诊断。

(三)鉴别诊断

1.支气管扩张

多于儿童或青年期发病,常继发于麻疹、肺炎或百日咳后,并有咳嗽、咳痰反复发作的病史,合并感染时痰量增多,并呈脓性或伴有发热,病程中常反复咯血。在肺下部周围可闻及不易消散的湿性啰音。晚期重症患者可出现杵状指(趾)。胸部 X 线上可见双肺下野纹理粗乱或呈卷发状。薄层高分辨率 CT 检查有助于确诊。

2.肺结核

活动性肺结核患者多有午后低热、消瘦、乏力、盗汗等中毒症状。咳嗽痰量不多,常有咯血。老年肺结核的中毒症状多不明显,常被慢性支气管炎的症状所掩盖而误诊。胸部 X 线上可发现结核病灶,部分患者痰结核菌检查可获阳性。

3.支气管哮喘

支气管哮喘常为特质性患者或有过敏性疾病家族史,多于幼年发病。一般无慢性咳嗽、咳痰史。哮喘多突然发作且有季节性,血和痰中嗜酸性粒细胞常增多,治疗后可迅速缓解。发作时双肺布满哮鸣音,呼气延长,缓解后可消失且无症状,但气道反应性仍增高。慢性支气管炎合并哮喘的患者,病史中咳嗽、咳痰多发生在喘息之前,迁延不愈较长时间后伴有喘息,且咳嗽、咳痰的症状多较喘息更为突出,平喘药物疗效不如哮喘等可资鉴别。

4.肺癌

肺癌多发生于 40 岁以上男性,并有多年吸烟史的患者,刺激性咳嗽常伴痰中带血和胸痛。X 线胸片检查肺部常有块影或反复发作的阻塞性肺炎。痰脱落细胞及支气管镜等检查,可明确诊断。

5.慢性肺间质纤维化

慢性咳嗽,咳少量黏液性非脓性痰,进行性呼吸困难,双肺底可闻及爆裂音(Velcro 啰音),严重者发绀并有杵状指。X 线胸片见中下肺野及肺周边部纹理增多紊乱呈网状结构,其间见弥漫性细小斑点阴影。肺功能检查呈限制性通气功能障碍,弥散功能减低,PaO_2 下降。肺活检是确诊的手段。

四、治疗

(一)急性发作期及慢性迁延期的治疗

以控制感染、祛痰、镇咳为主,同时解痉平喘。

1.抗感染药物

及时、有效、足量,感染控制后及时停用,以免产生细菌耐药或二重感染。一般患者可按常见致病菌用药。可选用青霉素 G 80 万 U 肌内注射;复方磺胺甲噁唑,每次 2 片,2 次/天;阿莫西林 2~4 g/d,3~4 次口服;氨苄西林 2~4 g/d,分 4 次口服;头孢氨苄 2~4 g/d 或头孢拉定 1~2 g/d,分 4 次口服;头孢呋辛 2 g/d 或头孢克洛 0.5~1 g/d,分 2~3 次口服。亦可选择新一代大环内酯类抗生素,如罗红霉素,0.3 g/d,2 次口服。抗菌治疗疗程一般为 7~10 d,反复感染病例可适当延长。严重感染时,可选用氨苄西林、环丙沙星、氧氟沙星、阿米卡星、奈替米星或头孢菌素类联合静脉滴注给药。

2.祛痰镇咳药

刺激性干咳者不宜单用镇咳药物,否则痰液不易咳出。可给盐酸溴环己胺醇 30 mg 或羧甲基半胱氨酸 500 mg,3 次/天,口服。乙酰半胱氨酸(富露施)及氯化铵甘草合剂均有一定的疗效。α-糜蛋白酶雾化吸入亦有消炎祛痰的作用。

3.解痉平喘

解痉平喘主要为解除支气管痉挛,利于痰液排出。常用药物为氨茶碱 0.1~0.2 g,8 次/小时口服;丙卡特罗 50 mg,2 次/天;特布他林 2.5 mg,2~3 次/天。慢性支气管炎有可逆性气道阻塞者应常规应用支气管舒张剂,如异丙托溴铵气雾剂、特布他林等吸入治疗。阵发性咳嗽常伴不同程度的支气管痉挛,应用支气管扩张药后可改善症状,并有利于痰液的排出。

(二)缓解期的治疗

应以增强体质,提高机体抗病能力和预防发作为主。

(三)中药治疗

采取扶正固本原则,按肺、脾、肾的虚实辨证施治。

五、护理措施

(一)常规护理

1.环境

保持室内空气新鲜,流通,安静,舒适,温、湿度适宜。

2.休息

急性发作期应卧床休息,取半卧位。

3.给氧

持续低流量吸氧。

4.饮食

给予高热量、高蛋白、高维生素易消化饮食。

(二)专科护理

1.解除气道阻塞,改善肺泡通气

及时清除痰液,神志清醒患者应鼓励其咳嗽,痰稠不易咳出时,给予雾化吸入或雾化泵药物喷入,减少局部淤血水肿,以利痰液排出。危重体弱患者,定时更换体位,叩击背部,使痰易于咳出,餐前应给予胸部叩击或胸壁震荡。方法:患者取侧卧位,护士两手手指并拢,手背隆起,指关节微屈,自肺底由下向上,由外向内叩拍胸壁,震动气管,边拍边鼓励患者咳嗽,以促进痰液的排出,每侧肺叶叩击 3～5 min。对神志不清者,可进行机械吸痰,需注意无菌操作,抽吸压力要适当,动作轻柔,每次抽吸时间不超过 15 s,以免加重缺氧。

2.合理用氧减轻呼吸困难

根据缺氧和二氧化碳潴留的程度不同,合理用氧,一般给予低流量、低浓度、持续吸氧,如病情需要提高氧浓度,应辅以呼吸兴奋剂刺激通气或使用呼吸机改善通气,吸氧后如呼吸困难缓解、呼吸频率减慢、节律正常、血压上升、心率减慢、心律正常、发绀减轻、皮肤转暖、神志转清、尿量增加等,表示氧疗有效。若呼吸过缓,意识障碍加深,需考虑二氧化碳潴留加重,必要时采取增加通气量措施。

(何晓淋)

第四节　支气管哮喘

支气管哮喘是由多种细胞(如嗜酸性粒细胞、肥大细胞、T 细胞、中性粒细胞等)和细胞组分参与的气道慢性炎症性疾病,这种慢性炎症与气道高反应性相关,通常出现广泛而多变的可逆性气流受限,并引起反复发作的喘息、气急、胸闷或咳嗽等症状,多数患者可自行缓解或经治疗缓解。

典型表现为发作性呼气性呼吸困难或发作性胸闷和咳嗽,伴哮鸣音,症状可在数分钟内发生,并持续数小时至数天,夜间及凌晨发作或加重是哮喘的重要临床特征。目前尚无特效的根治办法,糖皮质激素可以有效控制气道炎症,β_2肾上腺素受体激动剂是控制哮喘急性发作的首选药物。经过长期规范化治疗和管理,80% 以上的患者可以达到哮喘的临床控制。

一、一般护理

(1)执行内科一般护理常规。

(2)室内环境舒适、安静、冷暖适宜。保持室内空气流通,避免患者接触变应原,如花草、尘螨、花露水、香水等,扫地和整理床单位时可请患者室外等候,或采取湿式清洁方法,避免尘埃飞扬。病室避免使用皮毛、羽绒或蚕丝织物等。

(3)卧位与休息:急性发作时协助患者取坐位或半卧位,以增加舒适度,利于膈肌的运动,缓解呼气性呼吸困难。端坐呼吸的患者为其提供床旁桌支撑,以减少体力消耗。

二、饮食护理

约有 20% 的成年患者和 50% 的患儿是因不适当饮食而诱发或加重哮喘,因此应给予患者营养丰富、清淡、易消化、无刺激的食物。若能找出与哮喘发作有关的食物,如鱼、虾、蟹、蛋类、牛奶等应避免食用。某些食物添加剂如酒石黄和亚硝酸盐可诱发哮喘发作,应引起注意。

三、用药护理

治疗哮喘的药物分为控制性药物和缓解性药物。控制性药物是指需要长期每天规律使用,主要用于治疗气道慢性炎症,达到哮喘临床控制目的;缓解性药物指按需使用的药物,能迅速解除支气管痉挛,从而缓解哮喘症状。哮喘发作时禁用吗啡和大量镇静药,以免抑制呼吸。

(一)糖皮质激素

糖皮质激素简称激素,是目前控制哮喘最有效的药物。激素给药途径包括吸入、口服、静脉应用等。吸入性糖皮质激素由于其局部抗感染作用强、起效快、全身不良反应少(黏膜吸收、少量进入血液),是目前哮喘长期治疗的首选药物。常用药物有布地奈德、倍氯米松等。通常需规律吸入 1~2 周方能控制。吸药后嘱患者清水含漱口咽部,可减少不良反应的发生。长期吸入较大剂量激素者,应注意预防全身性不良反应。布地奈德雾化用混悬液制剂,经压缩空气泵雾化吸入,起效快,适用于轻、中度哮喘急性发作的治疗。吸入激素无效或需要短期加强治疗的患者可采用泼尼松和泼尼松龙等口服制剂,症状缓解后逐渐减量,然后停用或改用吸入剂。不主张长期口服激素用于维持哮喘控制的治疗。口服用药宜在饭后服用,以减少对胃肠道黏膜的刺激。重度或严重哮喘发作时应及早静脉给予激素,可选择琥珀酸氢化可的松或甲泼尼龙。无激素依赖倾向者,可在 3~5 d 间停药;有激素依赖倾向者应适当延长给药时间,症状缓解后逐渐减量,然后改口服或吸入剂维持。

(二)β_2肾上腺素受体激动剂

短效 β_2 肾上腺素受体激动剂为治疗哮喘急性发作的首选药物。有吸入、口服和静脉三种制剂,首选吸入给药。常用药物有沙丁胺醇和特布他林。吸入剂包括定量气雾剂、干粉剂和雾化溶液。短效 β_2 肾上腺素受体激动剂应按需间歇使用,不宜长期、单一大剂量使用,因为长期应用可引起 β_2 受体功能下降和气道反应性增高,出现耐药性。主要不良反应有心悸、骨骼肌震颤、低钾血症等。长效 β_2 肾上腺素受体激动剂与吸入性糖皮质激素联合是目前最常用的哮喘控制性药物。常用的有普米克都保(布地奈德/福莫特罗干粉吸入剂)、舒利迭(氟替卡松/沙美特罗干粉吸入剂)。

(三)茶碱类

具有增强呼吸肌的力量以及增强气道纤毛清除功能等,从而起到舒张支气管和气道抗感染作用,并具有强心、利尿、扩张冠状动脉、兴奋呼吸中枢等作用,是目前治疗哮喘的有效药物之一。氨茶碱和缓释茶碱是常用的口服制剂,尤其是后者适用于夜间哮喘症状的控制。静脉给药主要用于重症和危重症哮喘。注射茶碱类药物应限制注射浓度,速度不超过 0.25 mg/(kg·min),以防不良反应发生。其主要不良反应包括恶心、呕吐、心律失常、血压下降及尿多,偶可兴奋呼吸中枢,严重者可引起抽搐乃至死亡。由于茶碱的"治疗窗"窄以及茶碱代谢存在较大个体差异,有条件的应在用药期间监测其血药浓度。发热、妊娠、小儿或老年,患有肝、心、肾功能障碍及甲状腺功能亢进者尤须慎用。合用西咪替丁、喹诺酮类、大环内脂类药物等可影响茶碱代谢而使其排泄减慢,尤应观察其不良反应的发生。

(四)胆碱 M 受体拮抗剂

胆碱 M 受体拮抗剂分为短效(维持 4~6 h)和长效(维持 24 h)两种制剂。异丙托溴铵是常用的短效制剂,常与 β_2 受体激动剂联合雾化应用,代表药可比特(异丙托溴铵/沙丁胺醇)。少数患者可有口苦或口干等不良反应。噻托溴铵是长效选择性 M_1、M_2 受体拮抗剂,目前主要用于哮喘合并慢性阻塞性肺疾病以及慢性阻塞性肺疾病患者的长期治疗。

(五)白三烯拮抗剂

通过调节白三烯的生物活性而发挥抗感染作用,同时舒张支气管平滑肌,是目前除吸入性糖皮质激素外唯一可单独应用的哮喘控制性药物,尤其适用于阿司匹林哮喘、运动性哮喘和伴有过敏性鼻炎哮喘患者的治疗。常用药物为孟鲁司特和扎鲁司特。不良反应通常较轻微,主要是胃肠道症状,少数有皮疹、血管性水肿、转氨酶升高,停药后可恢复正常。

四、病情观察

(1)哮喘发作时,协助取舒适卧位,监测生命体征、呼吸频率、血氧饱和度等指标,观察患者喘息、气急、胸闷或咳嗽等症状,是否出现三凹征,辅助呼吸肌参与呼吸运动,语言沟通困难,大汗淋漓等中重度哮喘的表现。当患者不能讲话,嗜睡或意识模糊,胸腹矛盾运动,哮鸣音减弱甚至消失,脉率变慢或不规则,严重低氧血症和高碳酸血症时,需转入重症加强护理病房(重症监护室,ICU)行机械通气治疗。

(2)注意患者有无鼻咽痒、咳嗽、打喷嚏、流涕、胸闷等哮喘早期发作症状,对于夜间或凌晨反复发作的哮喘患者,应注意是否存在睡眠低氧表现,睡眠低氧可以诱发喘息、胸闷等症状。

五、健康指导

(1)对哮喘患者进行哮喘知识教育,寻找变应原,有效改变环境,避免诱发因素,要贯穿整个哮喘治疗全过程。

(2)指导患者定期复诊、检测肺功能,做好病情自我监测,掌握峰流速仪的使用方法,记哮喘日记。与医师、护士共同制定防止复发、保持长期稳定的方案。

(3)掌握正确吸入技术,如沙丁胺醇气雾剂、信必可都保、舒利迭的使用方法。知晓药物的作用和不良反应的预防。

(4)帮助患者养成规律生活习惯,保持乐观情绪,避免精神紧张、剧烈运动、持续的喊叫等过度换气动作。

(5)熟悉哮喘发作的先兆表现,如打喷嚏、咳嗽、胸闷、喉结发痒等,学会在家中自行监测病情变化并进行评定。以及哮喘急性发作时进行简单的紧急自我处理方法,如吸入沙丁胺醇气雾剂 1~2 喷、布地奈德 1~2 吸,缓解喘憋症状,尽快到医院就诊。

(何晓淋)

第五节　支气管扩张

一、疾病概述

(一)概念和特点

支气管扩张是由于急、慢性呼吸道感染和支气管阻塞后,反复发生支气管炎症、致使支气管组织结构病理性破坏,引起的支气管异常和持久性扩张。临床上以慢性咳嗽,大量脓痰和/或反复咯血为特征,患者多有童年麻疹、百日咳或支气管肺炎等病史。

(二)相关病理生理

支气管扩张的主要病因是支气管-肺组织感染和支气管阻塞,两者相互影响,促使支气管扩张的发生和发展。支气管扩张发生于有软骨的支气管近端分支,主要分为柱状、囊状和不规则扩张3种类型,腔内含有多量分泌物并容易积存。呼吸道相关疾病损伤气道清除机制和防御功能,使其清除分泌物的能力下降,易发生感染和炎症;细菌反复感染使气道内因充满包含炎性介质和病原菌的黏稠液体而逐渐扩大、形成瘢痕和扭曲;炎症可导致支气管壁血管增生,并伴有支气管动脉和肺动脉终末支的扩张和吻合,形成小血管瘤而易导致咯血。病变支气管反复炎症,使周围结缔组织和肺组织纤维化,最终引起肺的通气和换气功能障碍。继发于支气管肺组织感染病变的支气管扩张多见于下肺,尤以左下肺多见。继发于肺结核则多见于上肺叶。

(三)病因与诱因

1.支气管-肺组织感染

支气管扩张与扁桃体炎、鼻窦炎、百日咳、麻疹、支气管肺炎、肺结核等呼吸道感染密切相关,引起感染的常见病原体为铜绿假单胞菌、流感嗜血杆菌、卡他莫拉菌、肺炎克雷伯杆菌、金黄色葡萄球菌、非结核分枝杆菌、腺病毒和流感病毒等。婴幼儿期支气管-肺组织感染是支气管扩张最常见的病因。

2.支气管阻塞

异物、肿瘤、外源性压迫等可使支气管阻塞导致肺不张,胸腔负压直接牵拉支气管管壁导致支气管扩张。

3.支气管先天性发育缺损与遗传因素

支气管先天性发育缺损与遗传因素也可形成支气管扩张,可能与软骨发育不全或弹性纤维不足导致局部管壁薄弱或弹性较差有关。部分遗传性 α-抗胰蛋白酶缺乏者也可伴有等支气管扩张。

4.其他全身性疾病

支气管扩张可能与机体免疫功能失调有关,目前已发现类风湿关节炎、溃疡性结肠炎、克罗恩病、系统性红斑狼疮等疾病同时伴有支气管扩张。

(四)临床表现

1.症状

(1)慢性咳嗽、大量脓痰:咳嗽多为阵发性,与体位改变有关,晨起及晚上临睡时咳嗽和咳痰尤多。严重程度可用痰量估计:轻度每天少于 10 mL,中度每天 10~150 mL,重度每天多于 150 mL。感染急性发作时,黄绿色脓痰量每天可达数百毫升,将痰液放置后可出现分层的特征,即上层为泡沫,下悬脓性成分;中层为混浊黏液;下层为坏死组织沉淀物。合并厌氧菌感染时,痰和呼气具有臭味。

(2)咯血:反复咯血为本病的特点,可为痰中带血或大量咯血。少量咯血每天少于 100 mL,中量咯血每天 100~500 mL,大量咯血每天多于 500 mL 或 1 次咯血量>300 mL。咯血量有时与病情严重程度、病变范围不一致。部分病变发生在上叶的"干性支气管扩张"患者以反复咯血为唯一症状。

(3)反复肺部感染:由于扩张的支气管清除分泌物的功能丧失,引流差,易反复发生感染,其特点是同一肺段反复发生肺炎并迁延不愈。

(4)慢性感染中毒症状:可出现发热、乏力、食欲减退、消瘦、贫血等,儿童可影响发育。

2.体征

早期或病变轻者无异常肺部体征,病变严重或继发感染时,可在病变部位尤其下肺部闻及固定而持久的局限性粗湿啰音,有时可闻及哮鸣音,部分患者伴有杵状指(趾)。

(五)辅助检查

1.影像学检查

胸部 X 线检查:囊状支气管扩张的气道表现为显著的囊腔,腔内可存在气液平面,纵切面可显示"双轨征",横切面显示"环形阴影",并可见气道壁增厚。胸部 CT 检查:可在横断面上清楚地显示扩张的支气管。高分辨 CT 进一步提高了诊断敏感性,成为支气管扩张症的主要诊断方法。

2.纤维支气管镜检查

有助于发现患者的出血部位或阻塞原因。还可局部灌洗,取灌洗液做细菌学和细胞学检查。

(六)治疗原则

保持引流通畅,处理咯血,控制感染,必要时手术治疗。

1.保持引流通畅、改善气流受限

清除气道分泌物保持气道通畅能减少继发感染和减轻全身中毒症状,如应用祛痰药物(盐酸氨溴索、溴己新、α-糜蛋白酶)等稀释痰液,痰液黏稠时可加用雾化吸入。应用振动、拍背、体位引流等方法促进气道分泌物的清除。应用支气管舒张剂可改善气流受限,伴有气道高反应及可逆性气流受限的患者疗效明显。如体位引流排痰效果不理想,可用纤维支气管镜吸痰法以保持呼吸道通畅。

2.控制感染

急性感染期的主要治疗措施。应根据症状、体征、痰液性状,必要时根据痰培养及药物敏感试验选择有效的抗生素。常用阿莫西林、头孢类抗生素、氨基糖苷类等药物,重症患者,尤其是铜绿假单胞菌感染者,常需第三代头孢菌素加氨基糖苷类药联合静脉用药。如有厌氧菌混合感染,加用甲硝唑或替硝唑等。

3.外科治疗

保守治疗不能缓解的反复大咯血且病变局限者,可考虑手术治疗。经充分的内科治疗后仍反复发作且病变为局限性支气管扩张,可通过外科手术切除病变组织。

二、护理评估

(一)一般评估

1.患者的主诉

有无胸闷、气促、心悸、疲倦、乏力等症状。

2.生命体征

严密观察呼吸的频率、节律、深浅和音响,患者呼吸可正常或增快,感染严重时或合并咯血可伴随不同程度的呼吸困难和发绀。患者体温正常或偏高,感染严重时可为高热。

3.咳嗽咳痰情况

观察咳嗽咳痰的发作时间、频率、持续时间、伴随的症状和影响因素等,患者反复继发肺部感染,支气管引流不畅,痰不易咳出时可导致咳嗽加剧,大量脓痰咳出后,患者感觉轻松,体温下降,精神改善。重点观察痰液的量、颜色、性质、气味和与体位的关系,痰液静置后的分层现象,记录24 h痰液排出量。注意患者是否出现面色苍白、出冷汗、烦躁不安等出血的症状,观察咯血的颜色、性质及量。

4.其他

血气分析、血氧饱和度、体重、体位等记录结果。

(二)身体评估

1.头颈部

患者的意识状态,面部颜色(贫血),皮肤黏膜有无脱水、是否粗糙干燥;呼吸困难和缺氧的程度(有无气促、口唇有无发绀、血氧饱和度数值等)。

2.胸部

检查胸廓的弹性,有无胸廓的挤压痛,两肺呼吸运动是否一致。病变部位可闻及固定而持久的局限性粗湿啰音或哮鸣音。

3.其他

患者有无杵状指(趾)。

(三)心理-社会评估

询问健康史,发病原因、病程进展时间及以往所患疾病对支气管扩张的影响,评估患者对支气管扩张的认识。另外,患者常因慢性咳嗽、咳痰或痰量多、有异味等症状产生恐惧或焦虑的心理,并对疾病治疗缺乏治愈的自信。

(四)辅助检查阳性结果评估

血氧饱和度的数值;血气分析结果报告;胸部CT检查明确的病变部位。

(五)常用药物治疗效果的评估

抗生素使用后咳嗽咳痰症状有无减轻,原有增高的血白细胞计数有无回降至正常范围,核左移情况有无得到纠正。

三、主要护理诊断/问题

(一)清理呼吸道无效

与大量脓痰滞留呼吸道有关。

（二）有窒息的危险

与大咯血有关。

（三）营养失调

低于机体需要量与慢性感染导致机体消耗有关。

（四）焦虑

与疾病迁延、个体健康受到威胁有关。

（五）活动无耐力

与营养不良、贫血等有关。

四、护理措施

（一）环境

保持室内空气新鲜、无臭味,定期开窗换气使空气流通,维持适宜的温湿度,注意保暖。

（二）休息和活动

休息能减少肺活动度,避免因活动诱发咯血。小量咯血者以静卧休息为主,大量咯血患者应绝对卧床休息,尽量避免搬动。取患侧卧位,可减少患侧胸部的活动度,既防止病灶向健侧扩散,同时有利于健侧肺的通气功能。缓解期患者可适当进行户外活动,但要避免过度劳累。

（三）饮食护理

提供高热量、高蛋白质、富含维生素易消化的饮食,多进食含铁食物有利于纠正贫血,饮食中富含维生素 A、维生素 C、维生素 E 等(如新鲜蔬菜、水果),以提高支气管黏膜的抗病能力。大量咯血者应禁食,小量咯血者宜进少量温、凉流质饮食,避免冰冷食物诱发咳嗽或加重咯血,少食多餐。为痰液稀释利于排痰,鼓励患者多饮水,每天饮水 1 500～2 000 mL。指导患者在咳痰后及进食前后漱口,以祛除口臭,促进食欲。

（四）病情观察

严密观察病情,正确记录每天痰量及痰的性质,留好痰标本。有咯血者备好吸痰和吸氧设备。

（五）用药护理

遵医嘱使用抗生素、祛痰剂和支气管舒张剂,指导患者进行有效咳嗽,辅以叩背及时排出痰液。指导患者掌握药物的疗效、剂量、用法和不良反应。

（六）体位引流的护理

体位引流是利用重力作用促使呼吸道分泌物流入气管、支气管排出体外的方法,其效果与需引流部位所对应的体位有关。体位引流的护理措施如下。

(1)体位引流由康复科医师执行,引流前向患者说明体位引流的目的、操作过程和注意事项,消除顾虑取得合作。

(2)操作前测量生命体征,听诊肺部明确病变部位。引流前 15 min 遵医嘱给予支气管舒张剂(有条件可使用雾化器或手按定量吸入器)。备好排痰用纸巾或一次性容器。

(3)根据病变部位、病情和患者经验选择合适体位(自觉有利于咳痰的体位)。引流体位的选择取决于分泌物潴留的部位和患者的耐受程度,原则上抬高病灶部位的位置,使引流支气管开口向下,有利于潴留的分泌物随重力作用流入支气管和气管排出。首先引流上叶,然后引流下叶后基底段。如果患者不能耐受,应及时调整姿势。头部外伤、胸部创伤、咯血、严重心血管疾病和病情状况不稳定者,不宜采用头低位进行体位引流。

(4)引流时鼓励患者做腹式深呼吸,辅以胸部叩击或震荡,指导患者进行有效咳嗽等措施,以提高引流效果。

(5)引流时间视病变部位、病情和患者身体状况而定,一般每天 1～3 次,每次 15～20 min。在空腹或饭前一个半小时前进行,早晨清醒后立即进行效果最好。咯血时不宜进行体位引流。

(6)引流过程应有护士或家人协助,注意观察患者反应,如出现咯血、面色苍白出冷汗、头晕、发绀、脉搏细弱、呼吸困难等情况,应立即停止引流。

(7)体位引流结束后,协助患者采取舒适体位休息,给予清水或漱口液漱口。记录痰液的性质、量及颜色,复查生命体征和肺部呼吸音及啰音的变化,评价体位引流的效果。

(七)窒息的抢救配合

(1)对大咯血及意识不清的患者,应在病床旁备好急救器械。

(2)一旦患者出现窒息征象,应立即取头低脚高 45°俯卧位,面向一侧,轻拍背部,迅速排出在气道和口咽部的血块,或直接刺激咽部以咳出血块。嘱患者不要屏气,以免诱发喉头痉挛。必要时用吸痰管进行负压吸引,以解除呼吸道阻塞。

(3)给予高浓度吸氧,做好气管插管或气管切开的准备与配合工作。

(4)咯血后为患者漱口,擦净血迹,防止因口咽部异物刺激引起剧烈咳嗽而诱发咯血,及时清理患者咯出的血块及污染的衣物、被褥,安慰患者,以助于稳定情绪,增加安全感,避免因精神过度紧张而加重病情。对精神极度紧张、咳嗽剧烈的患者,可按医嘱给予小剂量镇静药或镇咳剂。

(5)密切观察咯血的量、颜色、性质及出血的速度,观察生命体征及意识状态的变化,有无胸闷、气促、呼吸困难、发绀、面色苍白、出冷汗、烦躁不安等窒息征象;有无阻塞性肺不张、肺部感染及休克等并发症的表现。

(6)用药护理:①垂体后叶素可收缩小动脉,减少肺血流量,从而减轻咯血。但也能引起子宫、肠道平滑肌收缩和冠状动脉收缩,故冠心病、高血压患者及孕妇忌用。静脉点滴时速度勿过快,以免引起恶心、便意、心悸、面色苍白等不良反应。②年老体弱、肺功能不全者在应用镇静药和镇咳药后,应注意观察呼吸中枢和咳嗽反射受抑制情况,以早期发现因呼吸抑制导致的呼吸衰竭和不能咯出血块而发生窒息。

(八)心理护理

护士应以亲切的态度多与患者交谈,讲明支气管扩张反复发作的原因和治疗进展,帮助患者树立战胜疾病的信心,解除焦虑不安心理。呼吸困难患者应根据其病情采用恰当的沟通方式,及时了解病情,安慰患者。

(九)健康教育

(1)预防感冒等呼吸道感染,吸烟患者戒烟。不要滥用抗生素和止咳药。

(2)疾病知识指导:帮助患者和家属正确认识和对待疾病,了解疾病的发生、发展与治疗、护理过程,与患者及家属共同制订长期防治计划。

(3)保健知识的宣教:学会自我监测病情,一旦发现症状加重,应及时就诊。指导掌握有效咳嗽、胸部叩击、雾化吸入及体位引流的排痰方法,长期坚持,以控制病情的发展。

(4)生活指导:讲明加强营养对机体康复的作用,使患者能主动摄取必需的营养素,以增加机体抗病能力。鼓励患者参加体育锻炼,建立良好的生活习惯,劳逸结合,消除紧张心理,防止病情进一步恶化。

(5)及时到医院就诊的指标:体温过高,痰量明显增加;出现胸闷、气促、呼吸困难、发绀、面色苍白、出冷汗、烦躁不安等症状;咯血。

五、护理效果评估

(1)呼吸道保持通畅,痰易咳出,痰量减少或消失,血氧饱和度、动脉血气分析值在正常范围。

(2)肺部湿啰音或哮鸣音减轻或消失。

(3)患者体重增加,无并发症(咯血等)发生。

(何晓淋)

第六节　肺　炎

一、概述

(一)疾病概述

肺炎是指终末气道、肺泡和肺间质的炎症,可由病原微生物、理化因素、免疫损伤、过敏及药物所致。细菌性肺炎是最常见的肺炎,也是最常见的感染性疾病之一。在抗菌药物应用以前,细菌性肺炎对儿童及老年人的健康威胁极大,抗菌药物的出现及发展曾一度使肺炎病死率明显下降。但近年来,尽管应用强力的抗菌药物和有效的疫苗,肺炎总的病死率却不再降低,甚至有所上升。

(二)肺炎分类

肺炎可按解剖、病因或患病环境加以分类。

1.解剖分类

(1)大叶性(肺泡性):肺炎病原体先在肺泡引起炎症,经肺泡间孔(Cohn孔)向其他肺泡扩散,致使部分肺段或整个肺段、肺叶发生炎症改变。典型者表现为肺实质炎症,通常并不累及支气管。致病菌多为肺炎链球菌。X线胸片显示肺叶或肺段的实变阴影。

(2)小叶性(支气管性):肺炎病原体经支气管入侵,引起细支气管、终末细支气管及肺泡的炎症,常继发于其他疾病,如支气管炎、支气管扩张、上呼吸道病毒感染以及长期卧床的危重患者。其病原体有肺炎链球菌、葡萄球菌、病毒、肺炎支原体以及军团菌等。支气管腔内有分泌物,故常可闻及湿啰音,无实变的体征。X线显示为沿肺纹理分布的不规则斑片状阴影,边缘密度浅而模糊,无实变征象,肺下叶常受累。

(3)间质性肺炎:以肺间质为主的炎症,可由细菌、支原体、衣原体、病毒或肺孢子菌等引起。累及支气管壁以及支气管周围,有肺泡壁增生及间质水肿,因病变仅在肺间质,故呼吸道症状较轻,异常体征较少。X线通常表现为一侧或双侧肺下部的不规则条索状阴影,从肺门向外伸展,可呈网状,其间可有小片肺不张阴影。

2.病因分类

(1)细菌性肺炎:如肺炎链球菌、金黄色葡萄球菌、甲型溶血性链球菌、肺炎克雷伯杆菌、流感嗜血杆菌、铜绿假单胞菌肺炎等。

(2)非典型病原体所致肺炎:如军团菌、支原体和衣原体等。

(3)病毒性肺炎:如冠状病毒、腺病毒、呼吸道合胞病毒、流感病毒、麻疹病毒、巨细胞病毒、单纯疱疹病毒等。

(4)肺真菌病:如白念珠菌、曲霉菌、隐球菌、肺孢子菌等。

(5)其他病原体所致肺炎:如立克次体(如Q热立克次体)、弓形虫(如鼠弓形虫)、寄生虫(如肺包虫、肺吸虫、肺血吸虫)等。

(6)理化因素所致的肺炎:如放射性损伤引起的放射性肺炎,胃酸吸入引起的化学性肺炎,或对吸入或内源性脂类物质产生炎症反应的类脂性肺炎等。

3.患病环境分类

由于细菌学检查阳性率低,培养结果滞后,病因分类在临床上应用较为困难,目前多按肺炎的获得环境分成两类,有利于指导经验治疗。

(1)社区获得性肺炎(community-acquired pneumonia,CAP)是指在医院外罹患的感染性肺实质炎症,包括具有明确潜伏期的病原体感染而在入院后平均潜伏期内发病的肺炎。其临床诊断依据是:①新近出现的咳嗽、咳痰或原有呼吸道疾病症状加重,并出现脓性痰,伴或不伴胸痛。②发热。③肺实变体征和/或闻及湿啰音。④白细胞>$10×10^9$/L 或<$4×10^9$/L,伴或不伴中性粒细胞核左移。⑤胸部X线检查显示片状、斑片状浸润性阴影或间质性改变,伴或不伴胸腔积液。以上(1)～(4)项中任何1项加第(5)项,除外非感染性疾病可作出诊断。CAP常见病原体为肺炎链球菌、支原体、衣原体、流感嗜血杆菌和呼吸道病毒(甲、乙型流感病毒,腺病毒、呼吸合胞病毒和副流感病毒)等。

(2)医院获得性肺炎(hospital-acquired pneumonia,HAP)亦称医院内肺炎,是指患者入院时不存在,也不处于潜伏期,而于入院48 h后在医院(包括老年护理院、康复院等)内发生的肺炎。HAP还包括呼吸机相关性肺炎(ventilator associated pneumonia,VAP)和卫生保健相关性肺炎。其临床诊断依据是X线检查出现新的或进展的肺部浸润影加上下列三个临床征候中的两个或以上即可诊断为肺炎:①发热超过38 ℃。②血白细胞计数增多或减少。③脓性气道分泌物。但HAP的临床表现、实验室和影像学检查特异性低,应注意与肺不张、心力衰竭和肺水肿、基础疾病肺侵犯、药物性肺损伤、肺栓塞和急性呼吸窘迫综合征等相鉴别。无感染高危因素患者的常见病原体依次为肺炎链球菌、流感嗜血杆菌、金黄色葡萄球菌、大肠埃希菌、肺炎克雷伯杆菌、不动杆菌属等;有感染高危因素患者为铜绿假单胞菌、肠杆菌属、肺炎克雷伯杆菌等,金黄色葡萄球菌的感染有明显增加的趋势。

(三)肺炎发病机制

正常的呼吸道免疫防御机制(支气管内黏液-纤毛运载系统、肺泡巨噬细胞等细胞防御的完整性等)使气管隆凸以下的呼吸道保持无菌。是否发生肺炎取决于两个因素:病原体和宿主因素。如果病原体数量多,毒力强和/或宿主呼吸道局部和全身免疫防御系统损害,即可发生肺炎。病原体可通过下列途径引起肺炎:①空气吸入;②血行播散;③邻近感染部位蔓延;④上呼吸道定植菌的误吸。肺炎还可通过误吸胃肠道的定植菌(胃食管反流)和通过人工气道吸入环境中的致病菌引起。病原体直接抵达下呼吸道后滋生繁殖,引起肺泡毛细血管充血、水肿,肺泡内纤维蛋白渗出及细胞浸润。除了金黄色葡萄球菌、铜绿假单胞菌和肺炎克雷伯杆菌等可引起肺组织的坏死性病变易形成空洞外,肺炎治愈后多不遗留瘢痕,肺的结构与功能均可恢复。

二、几种常见病原体所致肺炎

不同病原体所致肺炎在临床表现、辅助检查及治疗要点等方面均有差异。

(一)肺炎链球菌肺炎

肺炎链球菌肺炎是由肺炎链球菌或称肺炎球菌所引起的肺炎,约占社区获得性肺炎的半数。

1.临床表现

(1)症状:发病前常有受凉、淋雨、疲劳、醉酒、病毒感染史,多有上呼吸道感染的前驱症状。起病多急骤,高热、寒战,全身肌肉酸痛,体温通常在数小时内升至 39 ℃～40 ℃,高峰在下午或傍晚,或呈稽留热,脉率随之增速。可有患侧胸部疼痛,放射到肩部或腹部,咳嗽或深呼吸时加剧。痰少,可带血或呈铁锈色,胃纳锐减,偶有恶心、呕吐、腹痛或腹泻,易被误诊为急腹症。

(2)体征:患者呈急性热病容,面颊绯红,鼻翼翕动,皮肤灼热、干燥,口角及鼻周有单纯疱疹;病变广泛时可出现发绀。有败血症者,可出现皮肤、黏膜出血点,巩膜黄染。早期肺部体征无明显异常,仅有胸廓呼吸运动幅度减小,叩诊稍浊,听诊可有呼吸音减低及胸膜摩擦音。肺实变时叩诊浊音、触觉语颤增强并可闻及支气管呼吸音。消散期可闻及湿啰音。心率增快,有时心律不齐。重症患者有肠胀气,上腹部压痛多与炎症累及隔胸膜有关。重症感染时可伴休克、急性呼吸窘迫综合征及神经精神症状,表现为神志模糊、烦躁、呼吸困难、嗜睡、谵妄、昏迷等。累及脑膜时有颈抵抗及出现病理性反射。

本病自然病程大致为1～2周。发病5～10 d,体温可自行骤降或逐渐消退;使用有效的抗菌药物后可使体温在1～3 d内恢复正常。患者的其他症状与体征亦随之逐渐消失。

(3)并发症:肺炎链球菌肺炎的并发症近年来已很少见。严重败血症或毒血症患者易发生感染性休克,尤其是老年人。表现为血压降低、四肢厥冷、多汗、发热、心动过速、心律失常等,而高热、胸痛、咳嗽等症状并不突出。其他并发症有胸膜炎、脓胸、心包炎、脑膜炎和关节炎等。

2.辅助检查

(1)血液检查:血白细胞计数(10～20)×10^9/L,中性粒细胞多在80%以上,并有核左移,细胞内可见中毒颗粒。年老体弱、酗酒、免疫功能低下者的白细胞计数可不增高,但中性粒细胞的百分比仍增高。

(2)细菌学检查:痰直接涂片做革兰染色及荚膜染色镜检,如发现典型的革兰染色阳性、带荚膜的双球菌或链球菌,即可初步作出病原诊断。痰培养24～48 h可以确定病原体。聚合酶链反应(PCR)检测及荧光标记抗体检测可提高病原学诊断率。痰标本送检应注意器皿洁净无菌,在抗菌药物应用之前漱口后采集,取深部咳出的脓性或铁锈色痰。10%～20%患者合并菌血症,故重症肺炎应做血培养。

(3)X线检查:早期仅见肺纹理增粗,或受累的肺段、肺叶稍模糊。随着病情进展,肺泡内充满炎性渗出物,表现为大片炎症浸润阴影或实变影,在实变阴影中可见支气管充气征,肋膈角可有少量胸腔积液。在消散期,X线显示炎性浸润逐渐吸收,可有片状区域吸收较快,呈现"假空洞"征,多数病例在起病经3～4周才完全消散。老年患者肺炎病灶消散较慢,容易出现吸收不完全而成为机化性肺炎。

3.治疗要点

(1)抗菌药物治疗:一经诊断即应给予抗菌药物治疗,不必等待细菌培养结果。首选青霉素 G,用药途径及剂量视病情轻重及有无并发症而定:对于成年轻症患者,可用 240 万 U/d,分 3 次肌内注射,或用普鲁卡因青霉素每 12 h 肌内注射 60 万 U。病情稍重者,宜用青霉素 G 240 万~480 万 U/d,分次静脉滴注,每 6~8 h 1 次;重症及并发脑膜炎者,可增至 1 000 万~3 000 万 U/d,分 4 次静脉滴注。对青霉素过敏者,或耐青霉素或多重耐药菌株感染者,可用呼吸氟喹诺酮类、头孢噻肟或头孢曲松等药物,多重耐药菌株感染者可用万古霉素、替考拉宁等。

(2)支持疗法:患者应卧床休息,注意补充足够蛋白质、热量及维生素。密切监测病情变化,注意防止休克。剧烈胸痛者,可酌用少量镇痛药,如可待因 15 mg。不用阿司匹林或其他解热药,以免过度出汗、脱水及干扰真实热型,导致临床判断错误。鼓励饮水每天 1~2 L,轻症患者不需常规静脉输液,确有失水者可输液,保持尿比重在 1.020 以下,血清钠保持在 145 mmol/L 以下。中等或重症患者[PaO$_2$<8.0 kPa(60 mmHg)或有发绀]应给氧。若有明显麻痹性肠梗阻或胃扩张,应暂时禁食、禁饮和胃肠减压,直至肠蠕动恢复。烦躁不安、谵妄、失眠者酌用地西泮 5 mg 或水合氯醛 1~1.5 g,禁用抑制呼吸的镇静药。

(3)并发症的处理:经抗菌药物治疗后,高热常在 24 h 内消退,或数天内逐渐下降。若体温降而复升或 3 d 后仍不降者,应考虑肺炎链球菌的肺外感染,如脓胸、心包炎或关节炎等。持续发热的其他原因尚有耐青霉素的肺炎链球菌或混合细菌感染、药物热或并存其他疾病。肿瘤或异物阻塞支气管时,经治疗后肺炎虽可消散,但阻塞因素未除,肺炎可再次出现。10%~20%肺炎链球菌肺炎伴发胸腔积液者,应酌情取胸液检查及培养以确定其性质。若治疗不当,约有 5%并发脓胸,应积极排脓引流。

(二)葡萄球菌肺炎

葡萄球菌肺炎是由葡萄球菌引起的急性肺化脓性炎症。常发生于有基础疾病如糖尿病、血液病、艾滋病、肝病、营养不良、酒精中毒、静脉吸毒或原有支气管肺疾病者。儿童患流感或麻疹时也易罹患。多急骤起病,高热、寒战、胸痛,痰脓性,可早期出现循环衰竭。X 线表现为坏死性肺炎,如肺脓肿、肺气囊肿和脓胸。若治疗不及时或不当,病死率甚高。

1.临床表现

(1)症状:本病起病多急骤,寒战、高热,体温多高达 39 ℃~40 ℃,胸痛,痰脓性,量多,带血丝或呈脓血状。毒血症状明显,全身肌肉、关节酸痛,体质衰弱,精神萎靡,病情严重者可早期出现周围循环衰竭。院内感染者通常起病较隐袭,体温逐渐上升。老年人症状可不典型。血源性葡萄球菌炎常有皮肤伤口、疖痈和中心静脉导管置入等,或静脉吸毒史,咳脓性痰较少见。

(2)体征:早期可无体征,常与严重的中毒症状和呼吸道症状不平行,其后可出现两肺散在性湿啰音。病变较大或融合时可有肺实变体征,气胸或脓气胸则有相应体征。血源性葡萄球菌肺炎应注意肺外病灶,静脉吸毒者多有皮肤针口和三尖瓣赘生物,可闻及心脏杂音。

2.辅助检查

(1)血液检查:外周血白细胞计数明显升高,中性粒细胞比例增加,核左移。

(2)X 线检查:胸部 X 线显示肺段或肺叶实变,可形成空洞,或呈小叶状浸润,其中有单个或多发的液气囊腔。另一特征是 X 线阴影的易变性,表现为一处炎性浸润消失而在另一处出现新的病灶,或很小的单一病灶发展为大片阴影。治疗有效时,病变消散,阴影密度逐渐减低,经 2~

4 周病变完全消失,偶可遗留少许条索状阴影或肺纹理增多等。

3.治疗要点

强调应早期清除引流原发病灶,选用敏感的抗菌药物。近年来,金黄色葡萄球菌对青霉素 G 的耐药率已高达 90%左右,因此可选用耐青霉素酶的半合成青霉素或头孢菌素,如苯唑西林钠、氯唑西林、头孢呋辛钠等,联合氨基糖苷类如阿米卡星等,亦有较好疗效。阿莫西林、氨苄西林与酶抑制剂组成的复方制剂对产酶金黄色葡萄球菌有效,亦可选用。对于耐甲氧西林金黄色葡萄球菌,则应选用万古霉素、替考拉宁等,近年国外还应用链阳霉素和噁唑烷酮类药物(如利奈唑胺)。万古霉素 1~2 g/d 静脉点滴,或替考拉宁首日 0.8 g 静脉点滴,以后 0.4 g/d,偶有药物热、皮疹、静脉炎等不良反应。临床选择抗菌药物时可参考细菌培养的药物敏感试验。

(三)肺炎支原体肺炎

肺炎支原体肺炎是由肺炎支原体引起的呼吸道和肺部的急性炎症改变,常同时有咽炎、支气管炎和肺炎。支原体肺炎约占非细菌性肺炎的 1/3 以上,或各种原因引起的肺炎的 10%。秋冬季节发病较多,但季节性差异并不显著。

1.临床表现

潜伏期为 2~3 周,通常起病较缓慢。症状主要为乏力、咽痛、头痛、咳嗽、发热、食欲缺乏、腹泻、肌痛、耳痛等。咳嗽多为阵发性刺激性呛咳,咳少量黏液。发热可持续 2~3 周,体温恢复正常后可能仍有咳嗽。偶伴有胸骨后疼痛。肺外表现更为常见,如皮炎(斑丘疹和多形红斑)等。体格检查可见咽部充血,儿童偶可并发鼓膜炎或中耳炎,颈淋巴结肿大。胸部体格检查与肺部病变程度常不相称,可无明显体征。

2.辅助检查

(1)X 线检查:X 线显示肺部多种形态的浸润影,呈节段性分布,以肺下野多见,有的从肺门附近向外伸展。病变常经 3~4 周自行消散。部分患者出现少量胸腔积液。

(2)血常规检查:血白细胞总数正常或略增高,以中性粒细胞为主。

(3)病原体检查:起病 2 周后,约有 2/3 的患者冷凝集试验阳性,滴度>1:32,如果滴度逐步升高,更有诊断价值。约半数患者对链球菌 MG 凝集试验阳性。凝集试验为诊断肺炎支原体感染的传统实验方法,但其敏感性与特异性均不理想。血清支原体 IgM 抗体的测定(酶联免疫吸附试验最敏感,免疫荧光法特异性强,间接血凝法较实用)可进一步确诊。直接检测标本中肺炎支原体抗原,可用于临床早期快速诊断。单克隆抗体免疫印迹法、核酸杂交技术及 PCR 技术等具有高效、特异而敏感等优点,易于推广,对诊断肺炎支原体感染有重要价值。

3.治疗要点

早期使用适当抗菌药物可减轻症状及缩短病程。本病有自限性,多数病例不经治疗可自愈。大环内酯类抗菌药物为首选,如红霉素、罗红霉素和阿奇霉素。氟喹诺酮类如左氧氟沙星、加替沙星和莫西沙星等,四环素类也用于肺炎支原体肺炎的治疗。疗程一般为 2~3 周。因肺炎支原体无细胞壁,青霉素或头孢菌素类等抗菌药物无效。对剧烈呛咳者,应适当给予镇咳药。若继发细菌感染,可根据痰病原学检查,选用针对性的抗菌药物治疗。

(四)肺炎衣原体肺炎

肺炎衣原体肺炎是由肺炎衣原体引起的急性肺部炎症,常累及上下呼吸道,可引起咽炎、喉炎、扁桃体炎、鼻窦炎、支气管炎和肺炎。常在聚居场所的人群中流行,如军队、学校、家庭,通常感染所有的家庭成员,但 3 岁以下的儿童患病较少。

1.临床表现

起病多隐袭,早期表现为上呼吸道感染症状。临床上与支原体肺炎颇为相似。通常症状较轻,发热、寒战、肌痛、干咳,非胸膜炎性胸痛,头痛、不适和乏力。少有咯血。发生咽喉炎者表现为咽喉痛、声音嘶哑,有些患者可表现为双阶段病程:开始表现为咽炎,经对症处理好转,1~3周后又发生肺炎或支气管炎,咳嗽加重。少数患者可无症状。肺炎衣原体感染时也可伴有肺外表现,如中耳炎、关节炎、甲状腺炎、脑炎、吉兰-巴雷综合征等。体格检查肺部偶闻湿啰音,随肺炎病变加重湿啰音可变得明显。

2.辅助检查

(1)血常规检查:血白细胞计数正常或稍高,血沉加快。

(2)病原体检查:可从痰、咽拭子、咽喉分泌物、支气管肺泡灌洗液中直接分离肺炎衣原体。也可用 PCR 方法对呼吸道标本进行 DNA 扩增。原发感染者,早期可检测血清 IgM,急性期血清标本如 IgM 抗体滴度多 1:16 或急性期和恢复期的双份血清 IgM 或 IgG 抗体有 4 倍以上的升高。再感染者 IgG 滴度)1:512 或 4 倍增高,或恢复期 IgM 有较大的升高。咽拭子分离出肺炎衣原体是诊断的金标准。

(3)X 线检查:X 线胸片表现以单侧、下叶肺泡渗出为主。可有少到中量的胸腔积液,多在疾病的早期出现。肺炎衣原体肺炎常可发展成双侧,表现为肺间质和肺泡渗出混合存在,病变可持续几周。原发感染的患者胸片表现多为肺泡渗出,再感染者则为肺泡渗出和间质病变混合型。

3.治疗要点

肺炎衣原体肺炎首选红霉素,亦可选用多西环素或克拉霉素,疗程均为 14~21 d。阿奇霉素 0.5 g/d,连用 5 d。氟喹诺酮类也可选用。对发热、干咳、头痛等可对症治疗。

(五)病毒性肺炎

病毒性肺炎是由上呼吸道病毒感染,向下蔓延所致的肺部炎症。可发生在免疫功能正常或抑制的儿童和成人。本病大多发生于冬春季节,暴发或散发流行。密切接触的人群或有心肺疾病者容易罹患。社区获得性肺炎住院患者约 8% 为病毒性肺炎。婴幼儿、老人、原有慢性心肺疾病者或妊娠妇女,病情较重,甚至导致死亡。

1.临床表现

好发于病毒疾病流行季节,临床症状通常较轻,与支原体肺炎的症状相似,但起病较急,发热、头痛、全身酸痛、倦怠等较突出,常在急性流感症状尚未消退时,即出现咳嗽、少痰、或白色黏液痰、咽痛等呼吸道症状。小儿或老年人易发生重症病毒性肺炎,表现为呼吸困难、发绀、嗜睡、精神萎靡,甚至发生休克、心力衰竭和呼吸衰竭等并发症,也可发生急性呼吸窘迫综合征。本病常无显著的胸部体征,病情严重者有呼吸浅速、心率增快、发绀、肺部干、湿啰音。

2.辅助检查

(1)血常规检查:白细胞计数正常、稍高或偏低,血沉通常在正常范围。

(2)病原体检查:痰涂片所见的白细胞以单核细胞居多,痰培养常无致病细菌生长。

(3)X 线检查:胸部 X 线检查可见肺纹理增多,小片状浸润或广泛浸润,病情严重者显示双肺弥漫性结节性浸润,但大叶实变及胸腔积液者均不多见。病毒性肺炎的致病源不同,其 X 线征象亦有不同的特征。

3.治疗要点

以对症为主,卧床休息,居室保持空气流通,注意隔离消毒,预防交叉感染。给予足量维生素及蛋白质,多饮水及少量多次进软食,酌情静脉输液及吸氧。保持呼吸道通畅,及时消除上呼吸道分泌物等。

原则上不宜应用抗菌药物预防继发性细菌感染,一旦明确已合并细菌感染,应及时选用敏感的抗菌药物。

目前已证实较有效的病毒抑制药物有:①利巴韦林具有广谱抗病毒活性,包括呼吸道合胞病毒、腺病毒、副流感病毒和流感病毒。$0.8\sim1.0$ g/d,分 3 或 4 次服用;静脉滴注或肌内注射每天 $10\sim15$ mg/kg,分 2 次。亦可用雾化吸入,每次 $10\sim30$ mg,加蒸馏水 30 mL,每天 2 次,连续 $5\sim7$ d。②阿昔洛韦具有广谱、强效和起效快的特点。临床用于疱疹病毒、水痘病毒感染。尤其对免疫缺陷或应用免疫抑制剂者应尽早应用。每次 5 mg/kg,静脉滴注,1 天 3 次,连续给药 7 d。③更昔洛韦可抑制 DNA 合成。主要用于巨细胞病毒感染,$7.5\sim15$ mg/(kg·d),连用 $10\sim15$ d。④奥司他韦为神经氨酸酶抑制剂,对甲、乙型流感病毒均有很好作用,耐药发生率低,75 mg,每天 2 次,连用 5 d。⑤阿糖腺苷具有广泛的抗病毒作用。多用于治疗免疫缺陷患者的疱疹病毒与水痘病毒感染,$5\sim15$ mg/(kg·d),静脉滴注,每 $10\sim14$ d 为 1 个疗程。⑥金刚烷胺有阻止某些病毒进入人体细胞及退热作用。临床用于流感病毒等感染。成人量每次100 mg,晨晚各 1 次,连用 $3\sim5$ d。

(六)肺真菌病

肺真菌病是最常见的深部真菌病。近年来由于广谱抗菌药物、糖皮质激素、细胞毒药物及免疫抑制剂的广泛使用,器官移植的开展,以及免疫缺陷病如艾滋病增多,肺真菌病有增多的趋势。真菌多在土壤中生长,孢子飞扬于空气中,被吸入到肺部引起肺真菌病(外源性)。有些真菌为寄生菌,当机体免疫力下降时可引起感染。体内其他部位真菌感染亦可循淋巴或血液到肺部,为继发性肺真菌病。

1.临床表现

临床上表现为持续发热、咳嗽、咳痰(黏液痰或乳白色、棕黄色痰,也可有血痰)、胸痛、消瘦、乏力等症状。肺部体征无特异性改变。

2.辅助检查

肺真菌病的病理改变可有过敏、化脓性炎症反应或形成慢性肉芽肿。X 线表现无特征性可为支气管肺炎、大叶性肺炎、单发或多发结节,乃至肿块状阴影和空洞。病理学诊断仍是肺真菌病的金标准。

3.治疗要点

轻症患者经去除诱因后病情常能逐渐好转,念珠菌感染常使用氟康唑、氟胞嘧啶治疗,肺曲霉菌病首选两性霉素 B。肺真菌病重在预防,合理使用抗生素、糖皮质激素,改善营养状况加强口鼻腔的清洁护理,是减少肺真菌病的主要措施。

三、护理评估

(一)病因评估

主要评估患者的发病史与健康史,询问与本病发生相关的因素,如有无受凉、淋雨、劳累等诱因;有无上呼吸道感染史;有无性阻塞性肺疾病、糖尿病等慢性基础疾病;是否吸烟及吸烟量;是否长期使用激素、免疫抑制剂等。

（二）一般评估

1.生命体征

有无心率加快、脉搏细速、血压下降、脉压变小、体温不升、高热、呼吸困难等。

2.患者主诉

有无畏寒、发热、咳嗽、咳痰、胸痛、呼吸困难等症状。

3.精神和意识状态

有无精神萎靡、表情淡漠、烦躁不安、神志模糊等。

4.皮肤黏膜

有无发绀、肢端湿冷。

5.尿量

疑有休克者，测每小时尿量。

6.相关记录

体温、呼吸、血压、心率、意识、尿量（必要时记录出入量）痰液颜色、性状和量等情况。

（三）身体评估

1.视诊

观察患者有无急性面容和鼻翼翕动等表现；有无面颊绯红、口唇发绀、有无唇周疱疹、有无皮肤黏膜出血判断患者意识是否清楚，有无烦躁、嗜睡、惊厥和表情淡漠等意识障碍；患者呼吸时双侧呼吸运动是否对称，有无一侧胸式呼吸运动的增强或减弱；有无三凹征，有无呼吸频率加快或节律异常。

2.触诊

有无头颈部浅表淋巴结肿大与压痛，气管是否居中，双肺触觉语颤是否对称；有无胸膜摩擦感。

3.听诊

有无闻及肺泡呼吸音减弱或消失、异常支气管呼吸音；胸膜摩擦音和干、湿啰音等。

（四）心理-社会评估

患者在疾病治疗过程中的心理反应与需求，家庭及社会支持情况，引导患者正确配合疾病的治疗与护理。

（五）辅助检查结果评估

1.血常规检查

有无白细胞计数和中性粒细胞增高及核左移、淋巴细胞升高。

2.胸部 X 线检查

有无肺纹理增粗、炎性浸润影等。

3.痰培养

有无致病菌生长，药敏试验结果如何。

4.血气分析

是否有 PaO_2 减低和/或 $PaCO_2$ 升高。

(六)治疗常用药效果的评估

(1)应用抗生素的评估要点:①记录每次给药的时间与次数,评估有无按时,按量给药,是否足疗程。②评估用药后患者症状有否缓解。③评估用药后患者是否出现皮疹、呼吸困难等变态反应。④评估用药后患者有无胃肠道不适,使用氨基糖苷类抗生素注意有无肾、耳等不良反应。老年人或肾功能减退者应特别注意有无耳鸣、头晕、唇舌发麻不良反应。⑤使用抗真菌药后,评估患者有无肝功能受损。

(2)使用血管活性药时,需密切监测与评估患者血压、心率情况及外周循环改善情况。评估药液有无外渗等。

四、主要护理诊断/问题

(一)体温过高

与肺部感染有关。

(二)清理呼吸道无效

与气道分泌物多、痰液黏稠、胸痛、咳嗽无力等有关。

(三)潜在并发症

感染性休克。

五、护理措施

(一)体温过高

1.休息和环境

患者应卧床休息。环境应保持安静、阳光充足、空气清新,室温为18 ℃～20 ℃,湿度为55％～60％。

2.饮食

提供足够热量、蛋白质和维生素的流质或半流质,以补充高热引起的营养物质消耗。鼓励患者足量饮水(2～3 L/d)。

3.口腔护理

做好口腔护理,鼓励患者经常漱口;口唇疱疹者局部涂液体石蜡或抗病毒软膏。

4.病情观察

监测患者神志、体温、呼吸、脉搏、血压和尿量,做好记录,观察热型。重症肺炎不一定有高热,应重点观察儿童、老年人、久病体弱者的病情变化。

5.高热护理

寒战时注意保暖,及时添加被褥,给予热水袋时防止烫伤。高热时采用温水擦浴、冰袋、冰帽等物理降温措施,以逐渐降温为宜,防止虚脱。患者大汗时,及时协助擦汗和更换衣物,避免受凉。必要时遵医嘱使用退烧药。必要时遵医嘱静脉补液,补充因发热丢失的水分和盐,加快毒素排泄的热量散发。心脏病或老年人应注意补液速度,避免过快导致急性肺水肿。

6.用药护理

遵医嘱及时使用抗生素,观察疗效和不良反应。如头孢唑啉钠(先锋 V)可有发热、皮疹、胃肠道不适,偶见白细胞减少和丙氨酸氨基转移酶增高。喹诺酮类药(氧氟沙星、环丙沙星)偶见皮疹、恶心等。注意氨基糖苷类抗生素有肾、耳毒性的不良反应,老年人或肾功能减退者应慎用或适当减量。

(二)清理呼吸道无效

1.痰液观察

观察痰液颜色、性质、气味和量,如肺炎球菌肺炎呈铁锈色痰,克雷伯杆菌肺炎典型痰液为砖红色胶冻状,厌氧菌感染者痰液多有恶臭味等。最好是在用抗生素前留取痰标本,痰液采集后应在 10 min 内接种培养。

2.鼓励患者有效咳嗽,清除呼吸道分泌物

痰液黏稠不易咳出、年老体弱者,可给予翻身、拍背、雾化吸入、机械吸痰等协助排痰。

(三)潜在并发症(感染性休克)

1.密切观察病情

一旦出现休克先兆,应及时通知医师,准备药品,配合抢救。

2.体位

将患者安置在监护室,仰卧中凹位,抬高头胸部 20°、抬高下肢约 30°,有利于呼吸和静脉血回流,尽量减少搬动。

3.吸氧

迅速给予高流量吸氧。

4.尽快建立两条静脉通道

遵医嘱补液,以维持有效血容量,输液速度个体化,以中心静脉压作为调整补液速度的指标,中心静脉压<0.5 kPa(5 cmH$_2$O)可适当加快输液速度,中心静脉压≥1.0 kPa(10 cmH$_2$O)时,输液速度则不宜过快,以免诱发急性左心衰竭。

5.纠正水、电解质和酸碱失衡

监测和纠正钾、钠、氯和酸碱失衡。纠正酸中毒常用 5% 的碳酸氢钠静脉点滴,但输液不宜过多过快。

6.血管活性药物

在输入多巴胺、间羟胺等血管活性药物时,应根据血压随时调整滴速,维持收缩压在 12.0～13.3 kPa(90～100 mmHg),保证重要器官的血液供应,改善微循环。注意防止液体溢出血管外引起局部组织坏死。

7.糖皮质激素应用

激素有抗炎抗休克,增强人体对有害刺激的耐受力的作用,有利于缓解症状,改善病情,及回升血压,可在有效抗生素使用的情况下短期应用,如氢化可的松 100～200 mg 或地塞米松 5～10 mg 静脉滴注,重症休克可加大剂量。

8.控制感染

联合使用广谱抗生素时,注意观察药物疗效和不良反应。

9.健康指导

(1)疾病预防指导:避免上呼吸道感染、受凉、淋雨、吸烟、酗酒,防止过疲劳。尤其是免疫功能低下者(糖尿病、血液病、艾滋病、肝病、营养不良等)和慢支、支气管扩张者。易感染人群如年老体弱者,慢性病患者可接种流感染疫苗、肺炎疫苗等,以预防发病。

（2）疾病知识指导：对患者与家属进行有关肺炎知识的教育，使其了解肺炎的病因和诱因。指导患者遵医嘱按疗程用药，出院后定期随访。慢性病、长期卧床、年老体弱者，应注意经常改变体位、翻身、拍背，咳出气道痰液。

（3）就诊指标：出现高热、心率增快、咳嗽、咳痰、胸痛等症状及时就诊。

（何晓淋）

第七节　肺　栓　塞

一、概述

肺栓塞（pulmonary embolism，PE）是由内源性或外源性栓子堵塞肺动脉或其分支引起肺循环和右心功能障碍的一组临床和病理生理综合征，包括肺血栓栓塞症（pulmonary thromboembolism，PTE）、脂肪栓塞综合征、羊水栓塞、空气栓塞、肿瘤栓塞等。

来自静脉系统或右心的血栓堵塞肺动脉或其分支引起肺循环和呼吸功能障碍的临床和病理综合征称为 PTE，临床上 95％以上的 PE 是由于 PTE 所致，是最常见的 PE 类型，因此，临床上所说的 PE 通常指的是 PTE。PE 中 80％～90％的栓子来源于下肢或骨盆深静脉血栓，临床上又把 PE 和深静脉血栓形成（deep venous thrombosis，DVT）划归于静脉血栓栓塞症（venous thromboembolism，VTE），并认为 PE 和 DVT 具有相同的易患因素，大多数情况下二者伴随发生，为 VTE 的两种不同临床表现形式。PE 可单发或多发，但常发生于右肺和下叶。当栓子堵塞肺动脉，如果其支配区的肺组织因血流受阻或中断而发生坏死，称之为肺梗死（pulmonary infarction，PI）。由于肺组织同时接受肺动脉、支气管动脉和肺泡内气体三重供氧，因此肺动脉阻塞时临床上较少发生肺梗死。如存在基础心肺疾病或病情严重，影响到肺组织的多重氧供，才有可能导致 PI。

经济舱综合征（economy class syndrome，ECS）是指由于长时间空中飞行，静坐在狭窄而活动受限的空间内，双下肢静脉回流减慢，血液淤滞，从而发生 DVT 和/或 PTE，又称为机舱性血栓形成。长时间坐车（火车、汽车、马车等）旅行也可以引起 DVT 和/或 PTE，故广义的 ECS 又称为旅行者血栓形成。

"e 栓塞"是指上网时间比较长而导致的下肢静脉血栓形成并栓塞的事件，与现代工作中电脑普及以及相应工作习惯有关。

二、病因与发病机制

PE 的栓子 99％是属血栓性质的，因此，导致血栓形成的危险因素均为 PE 的病因。这些危险因素包括自身因素（多为永久性因素）和获得性因素（多为暂时性因素）。自身因素一般指的是血液中一些抗凝物质及纤溶物质先天性缺损，如蛋白 C 缺乏、蛋白 S 缺乏、抗凝血酶Ⅲ（ATⅢ）缺乏，以及凝血因子 V Leiden 突变和凝血酶原（PTG）20210A 突变等，为明确的 VTE 危险因素，常以反复静脉血栓形成和栓塞为主要临床表现，称为遗传性血栓形成倾向，或遗传性易栓症。若 40 岁以下的年轻患者无明显诱因反复发生 DVT 和 PTE，或发病呈家族聚集倾向，应注意检测这些患者的遗传缺陷。获得性因素临床常见有：高龄、长期卧床、长时间旅行、动脉疾病（含颈动脉及冠状动脉病变）、近期手术史、创伤或活动受限如卒中、肥胖、真性红细胞增多症、管状石膏固定患肢、VTE 病史、急性感染、抗磷脂抗体综合征、恶性肿瘤、妊娠、口服避孕药或激素替代治疗等。另外随着医学科学技术的发展，心导管、有创性检查及治疗技术（如 ICD 植入和中心静脉置管等）的广泛开展，也大大增加了 DVT-PE 的发生，因此，充分重视上述危险因素将有助于对PE 的早期识别。

引起 PTE 的血栓可以来源于下腔静脉径路、上腔静脉径路或右心腔，其中大部分来源于下肢深静脉，尤其是从腘静脉上端到髂静脉段的下肢近端深静脉（占 50%～90%）。盆腔静脉丛亦是血栓的重要来源。

由于 PE 致肺动脉管腔阻塞，栓塞部位肺血流量减少或中断，机械性肺毛细血管前动脉高压，加之肺动脉、冠状动脉反射性痉挛，使肺毛细血管床减少，肺循环阻力增加，肺动脉压力上升，使右心负荷加重，心排血量下降。由于右心负荷加重致右心压力升高，右心室扩张致室间隔左移，导致左心室舒张末期容积减少和充盈减少，使主动脉与右心室压力阶差缩小及左心室功能下降，进而心排血量减少，体循环血压下降，冠状动脉供血减少及心肌缺血，致脑动脉及冠状动脉供血不足，患者可发生脑供血不足、脑梗死、心绞痛、急性冠状动脉综合征、心功能不全等。肺动脉压力升高程度与血管阻塞程度有关。由于肺血管床具备强大的储备能力，对于原无心肺异常的患者，肺血管床面积减少 25%～30%时，肺动脉平均压轻度升高；肺血管床面积减少 30%～40%时，肺动脉平均压可达 4.0 kPa（30 mmHg）以上，右心室平均压可升高；肺血管床面积减少 40%～50%时，肺动脉平均压可达 5.3 kPa（40 mmHg），右心室充盈压升高，心排血指数下降；肺血管床面积减少50%～70%时，可出现持续性肺动脉高压；肺血管床面积减少达 85%以上时，则可发生猝死。PE 时由于低氧血症及肺血管内皮功能损伤，释放内皮素、血管紧张素Ⅱ，加之血栓中的血小板活化脱颗粒释放 5 羟色胺、缓激肽、血栓素 A、二磷酸腺苷、血小板活化因子等大量血管活性物质，均进一步使肺动脉血管收缩，致肺动脉高压等病理生理改变。PE 后堵塞部位肺仍保持通气，但无血流，肺泡不能充分地进行气体交换，致肺泡无效腔增大，导致肺通气/血流比例失调，低氧血症发生。由于右心房与左心房之间压差倒转，约有 1/3 的患者超声可检测到经卵圆孔的右向左分流，加重低氧血症，同时也增加反常栓塞和卒中的风险。较小的和远端的栓子虽不影响血流动力学，但可使肺泡出血致咯血、胸膜炎和轻度的胸膜渗出，临床表现为"肺梗死"。

若急性 PE 后肺动脉内血栓未完全溶解，或反复发生 PTE，则可能形成慢性血栓栓塞性肺动脉高压，继而出现慢性肺心病，右心代偿性肥厚和右心衰竭。

三、临床表现

PE 发生后临床表现多种多样，可涉及呼吸、循环及神经系统等多个系统，但是缺乏特异性。其表现主要取决于栓子的大小、数量、与肺动脉堵塞的部位、程度、范围，也取决于过去有无心肺疾病、血流动力学状态、基础心肺功能状态、患者的年龄及全身健康状况等。较小栓子可能无任何临床症状。小范围的 PE（面积小于肺循环 50%的 PE）一般没有症状或仅有气促，以活动后尤为明显。当肺循环＞50%突然发生栓塞时，就会出现严重的呼吸功能和心功能障碍。

多数患者因呼吸困难、胸痛、先兆晕厥、晕厥和/或咯血而疑诊为急性肺栓塞。常见症状有：①不明原因的呼吸困难及气促，尤以活动后明显，为 PE 最重要、最常见症状，发生率为 80%～90%。②胸痛：为 PE 常见的症状，发生率为 40%～70%，可分为胸膜炎性胸痛（40%～70%）及心绞痛样胸痛（4％～12％）。胸膜炎性胸痛常为较小栓子栓塞周边的肺小动脉,局部肺组织中的血管活性物质及炎性介质释放累及胸膜所致。胸痛多与呼吸有关,吸气时加重,并随炎症反应消退或胸腔积液量的增加而消失。心绞痛样胸痛常为较大栓子栓塞大的肺动脉所致,是梗死面积较大致血流动力学变化,引起冠状动脉血流减少,患者发生典型心绞痛样发作,发生时间较早,往往在栓塞后迅速出现。③晕厥:发生率为11％～20％,为大面积PE所致心排血量降低致脑缺血,值得重视的是临床上晕厥可见于PE首发或唯一临床症状。出现晕厥往往提示预后不良,有晕厥症状的PTE病死率高达40％,其中部分患者可猝死。④咯血占10％～30％,多于梗死后24 h内发生,常为少量咯血,大咯血少见,多示肺梗死发生。⑤烦躁不安、惊恐甚至濒死感:多提示梗死面积较大,与严重呼吸困难或胸痛有关。⑥咳嗽、心悸等。各病例可出现以上症状的不同组合。临床上有时出现所谓"三联征",即同时出现呼吸困难、胸痛及咯血,但仅见于20％的患者,常常提示肺梗死患者。急性肺栓塞也可完全无症状,仅在诊断其他疾病或尸检时意外发现。

(一)症状

常见体征如下。①呼吸系统:呼吸频率增加（>20 次/分钟）最常见;发绀;肺部有时可闻及哮鸣音和/或细湿啰音;合并肺不张和胸腔积液时出现相应的体征。②循环系统:心率加快（>90 次/分钟）,主要表现为窦性心动过速,也可发生房性心动过速、心房颤动、心房扑动或室性心律失常;多数患者血压可无明显变化,低血压和休克罕见,但一旦发生常提示中央型急性肺栓塞和/或血流动力学受损;颈静脉充盈、曲张,或搏动增强;肺动脉瓣区第二心音亢进或分裂,三尖瓣可闻收缩期杂音。③其他:可伴发热,多为低热,提示肺梗死。

(二)体征

下肢DVT的主要表现为患肢肿胀、周径增大、疼痛或压痛、皮肤色素沉着,行走后患肢易疲劳或肿胀加重。但半数以上的下肢DVT患者无自觉症状和明显体征。应测量双侧下肢的周径来评价其差别。

(三)DVT的症状与体征

周径的测量点分别为髌骨上缘以上15 cm处,髌骨下缘以下10 cm处。双侧相差>1 cm即考虑有临床意义。

四、辅助检查

尽管血气分析的检测指标不具有特异性,但有助于对PE的筛选。为提高血气分析对PE诊断的准确率,应以患者就诊时卧位、未吸氧、首次动脉血气分析的测量值为准。由于动脉血氧分压随年龄的增长而下降,所以血氧分压的正常预计值应按照公式$PaO_2 (mmHg) = 106 - 0.14 \times$年龄（岁）进行计算。有70％～86％的患者示低氧血症及呼吸性碱中毒,93％的患者有低碳酸血症,86％～95％的患者肺泡-动脉血氧分压差$P_{(A-a)}O_2$增加[>2.0 kPa(15 mmHg)]。

(一)动脉血气分析

为目前诊断PE及DVT的常规实验室检查方法。急性血栓形成时,凝血和纤溶系统同时激活,引起血浆D-二聚体水平升高,如>500 μg/L对诊断PE有指导意义。D-二聚体水平与血栓大小、堵塞范围无明显关系。由于血浆中有2％～3％的血浆纤维蛋白原转变为血浆蛋白,故正带人血浆中可检测到微量D-二聚体,正常时D-二聚体<250 μg/L。D-二聚体测定敏感性高而特异性差,阴性预测价值很高,水平正常多可以排除急性PE和DVT。在某些病理情况下也可以出现D-二聚体水平升高,如肿瘤、炎症、出血、创伤、外科手术以及急性心肌梗死和主动脉夹

层,所以D-二聚体水平升高的阳性预测价值很低。本项检查的主要价值在于急诊室排除急性肺栓塞,尤其是低度可疑的患者,而对确诊无益。中度急性肺栓塞可疑的患者,即使检测D-二聚体水平正常,仍需要进一步检查。高度急性肺栓塞可疑的患者,不主张检测D-二聚体水平,此类患者不论检测的结果如何,均不能排除急性肺栓塞,需行超声或 CT 肺动脉造影进行评价。

(二)血浆D-二聚体测定

心电图改变是非特异性的,常为一过性和多变性,需动态比较观察有助于诊断。窦性心动过速是最常见的心电图改变,其他包括电轴右偏,右心前导联及 Ⅱ、Ⅲ、aVF 导联 T 波倒置(此时应注意与非 ST 段抬高性急性冠脉综合征进行鉴别),完全性或不完全性右束支传导阻滞等;最典型的心电图表现是$S_IQ_{III}T_{III}$(Ⅰ导联 S 波变深,S 波>1.5 mm,Ⅲ导联有 Q 波和 T 波倒置),但比较少见。房性心律失常,尤其是心房颤动也比较多见。

(三)心电图

在提示诊断、预后评估及除外其他心血管疾病方面有重要价值。超声心动图具有快捷、方便和适合床旁检查等优点,尤其适用于急诊,可提供急性肺栓塞的直接和间接征象,直接征象为发现肺动脉近端或右心腔(包括右心房和右心室)的血栓,如同时患者临床表现符合 PTE,可明确诊断。间接征象多是右心负荷过重的表现,如右心室壁局部运动幅度降低;右心室和/或右心房扩大;室间隔左移和运动异常;近端肺动脉扩张;三尖瓣反流速度增快等。既往无心肺疾病的患者发生急性肺栓塞,右心室壁一般无增厚,肺动脉收缩压很少超过 4.7～5.3 kPa(35～40 mmHg)。因此在临床表现的基础上,结合超声心动图的特点,有助于鉴别急、慢性肺栓塞。

(四)超声心动图

PE 时 X 线检查可有以下征象:①肺动脉阻塞征。区域性肺血管纹理纤细、稀疏或消失,肺野透亮度增加。②肺动脉高压征及右心扩大征:右下肺动脉干增宽或伴截断征,肺动脉段膨隆以及右心室扩大。③肺组织继发改变:肺野局部片段阴影,尖端指向肺门的楔形阴影,肺不张

(五)胸部 X 线检查

胸部 X 线检查或膨胀不全,肺不张侧可见膈肌抬高,有时合并胸腔积液。CT 肺动脉造影具有无创、快捷、图像清晰和较高的性价比等特点,同时由于可以直观的判断肺动脉阻塞的程度和形态,以及累及的部位和范围,因此是目前急诊确诊 PE 最主要确诊手段之一。CT 肺动脉造影可显示主肺动脉、左右肺动脉及其分支的血栓或栓子,不仅能够发现段以上肺动脉内的栓子,对亚段或以上的 PE 的诊断价值较高,其诊断敏感度为 83%,特异度为 78%～100%,但对亚段以下的肺动脉内血栓的诊断敏感性较差。PE 的直接征象为肺动脉内的低密度充盈缺损,部分或完全包围在不透光的血流之间(轨道征),或者呈完全充盈缺损,远端血管不显影。间接征象包括肺野楔形密度增高影,条带状的高密度区或盘状肺不张,中心肺动脉扩张及远端血管分支减少或消失等。同时也可以对右心室的形态和室壁厚度等右心室改变的征象进行分析。

(六)CT 肺动脉造影

本项检查是二线诊断手段,在急诊的应用价值有限,通常禁用于肾功能不全、造影剂过敏或者妊娠妇女。严重肺动脉高压,中度以上心脏内右向左分流及肺内分流者禁用此诊断方法。典型征象是与通气显像不匹配的肺段分布灌注缺损。其诊断肺栓塞的敏感性为 92%,特异性为 87%,且不受肺动脉直径的影响,尤其在诊断亚段以下肺动脉血栓栓塞中具有特殊意义。

(七)放射性核素肺通气灌注扫描

放射性核素肺通气灌注扫描是公认诊断 PE 的金指标,属有创性检查,不作为 PTE 诊断的

常规检查方法。肺动脉造影可显示直径 1.5 mm 的血管栓塞,其敏感性为 98%,特异性为 95%~98%。肺动脉造影影像特点为:直接征象为血管腔内造影剂充盈缺损,伴或不伴轨道征的血流阻断;间接征象为栓塞区域血流减少及肺动脉分支充盈及排空延迟。多在患者需要介入治疗如导管抽吸栓子、直接肺动脉内溶栓时应用。

(八)肺动脉造影

单次屏气 20 s 内完成肺动脉造影扫描,可直接显示肺动脉内栓子及肺栓塞所致的低灌注区。与 CT 肺动脉造影相比,肺动脉造影的一个重要优势在于可同时评价患者的右心功能,对于无法进行造影的碘过敏患者也适用,缺点在于不能作为独立排除急性肺栓塞的检查。

(九)磁共振肺动脉造影

对于 PE 来讲这项检查十分重要,可寻找 PE 栓子的来源。血管超声多普勒检查为首选方法,可对血管腔大小、管壁厚度及管腔内异常回声均可直接显示。除下肢静脉超声外,对可疑的患者应推荐加压静脉超声成像检查,即通过探头压迫静脉等技术诊断 DVT,静脉不能被压陷或静脉腔内无血流信号为 DVT 的特定征象。加压静脉超声成像诊断近端血栓的敏感度为 90%,特异度为 95%。

五、病情观察与评估

(1)监测生命体征,观察患者有无呼吸、脉搏增快,血压下降。

(2)观察有无剧烈胸痛、晕厥、咯血"肺梗死三联征"。

(3)观察有无口唇及肢端发绀、鼻翼翕动、三凹征、辅助呼吸肌参与呼吸等呼吸困难的表现。

(4)观察患者有无下肢肿胀、疼痛或压痛,皮肤发红或色素沉着等深静脉血栓的表现。

(5)评估辅助检查结果 D-二聚体在 PTE 急性期升高;动脉血气分析表现为低氧血症、低碳酸血症、肺泡-动脉血氧分压差增大;深静脉超声检查发现血栓。

(6)评估有无活动性出血、近期自发颅内出血等溶栓禁忌证。

六、护理措施

(一)体位与活动

抬高床头,绝对卧床休息。

(二)氧疗

根据缺氧严重程度选择鼻导管或面罩给氧。如患者有意识改变,氧分压(PaO$_2$)<8.0 kPa(60 mmHg),二氧化碳分压(PaCO$_2$)>6.7 kPa(50 mmHg)时行机械通气。

(三)用药护理

1.溶栓药

常用尿激酶、链激酶、重组纤溶酶原激活物静脉输注。

2.抗凝药物

常用普通肝素输注、低分子肝素皮下注射、华法林口服。

3.镇静止痛药物

常用吗啡或哌替啶止痛。

4.用药注意事项

溶栓、抗凝治疗期间观察大小便颜色,有无皮下、口腔黏膜、牙龈、鼻腔、穿刺点出血等。观察患者神志,警惕颅内出血征象。使用吗啡者观察有无呼吸抑制。定时测定国际标准化比值、部分凝血活酶时间、凝血酶原时间及血小板。

七、健康指导

(1)告知患者避免挖鼻、剔牙及肌内注射,禁用硬毛牙刷,以免引起出血。

(2)禁食辛辣、坚硬、多渣饮食,服用华法林期间,避免食用萝卜、菠菜、咖啡等食物。

(3)告知患者戒烟,控制体重、血压、血脂、血糖。

(4)告知下肢静脉血栓患者患肢禁止按摩及冷热敷。

(5)定期随访,定时复查国际标准化比值、部分凝血活酶时间、凝血酶原时间及血小板。

(何晓淋)

第八节 间质性肺疾病

间质性肺疾病是一组肺间质的炎症性疾病,是主要累及肺间质、肺泡和/或细支气管的一组肺部弥漫性疾病。除细支气管以上的各级支气管外,间质性肺疾病几乎累及所有肺组织。由于细支气管和肺泡壁纤维化,使肺顺应性下降,肺容量减少和限制性通气功能障碍,细支气管的炎症及肺小血管闭塞引起通气/血流比例失调和弥散功能降低,最终发生低氧血症和呼吸衰竭。

一、病因与病理生理

(一)病因

1.职业/环境

无机粉尘包括二氧化硅、石棉、滑石、铍、煤、铝、铁等引起的尘肺;有机粉尘吸入导致的外源性过敏性肺泡炎(如霉草、蘑菇肺、蔗尘、饲鸽肺等)。

2.药物

抗肿瘤药物(博莱霉素、甲氨蝶呤等);心血管药物(胺碘酮等);抗癫痫药(苯妥英钠等);其他药物(呋喃妥因、口服避孕药、口服降糖药等)。

3.其他

治疗诱发:放射线照射、氧中毒等治疗因素。感染:结核、病毒、细菌、真菌、卡氏肺孢子菌、寄生虫等感染。恶性肿瘤:癌性淋巴管炎、肺泡细胞癌、转移性肺癌等。

4.病因不明

结缔组织病相关的肺间质病包括类风湿关节炎、全身性硬化症、系统性红斑狼疮、多发性肌炎、皮肌炎、干燥综合征、混合性结缔组织病、强直性脊柱炎等。遗传性疾病相关的肺间质病包括家族性肺纤维化、结节性硬化病、神经纤维瘤病等。

(二)病理生理

肺泡结构的破坏,纤维化伴蜂窝肺形成。早期主要是炎性细胞渗出,晚期是成纤维细胞和胶原纤维增生,逐渐形成纤维化,气腔变形扩张成囊状大小从1厘米至数厘米,称之为蜂窝肺。

二、临床表现

(一)咳嗽、咳痰
初期仅有咳嗽,多以干咳为主,个别病例有少量白痰或白色泡沫痰,部分患者痰中带血,但大咯血非常少见。

(二)气促、发绀
气促是最常见的首诊症状,多为隐袭性,在较剧烈活动时开始,渐进性加重,常伴浅快呼吸,很多患者伴有明显的易疲劳感,偶有胸痛、严重时出现胸闷、呼吸困难。病情进一步加重可出现发绀并可发展为肺心病。

(三)发热
急性感染时可有发热。

三、诊断要点

(一)胸部 X 线
可见双肺弥漫性网状、结节状阴影。双肺底部网状形、提示间质水肿或纤维化,随病情发展,出现粗网状影,至病变晚期可出现环状条纹影。结节大小、形状和边缘可各不相同,为肺内肉芽肿和肺血管炎。

(二)肺功能检查
间质性肺疾病常为限制性通气功能障碍,如肺活量和肺总量减少,残气量随病情进展而减低。第 1 s 用力呼气量与用力肺活量之比值升高,流量容积曲线呈限制性描图。间质纤维组织增生,弥散距离增加,弥散功能降低,肺顺应性差,中晚期出现通气与血流比例失调,因而出现低氧血症,并引起通气代偿性增加所致的低碳酸血症。间质性肺病在 X 线影像未出现异常之前,即有弥散功能降低和运动负荷时发生低氧血症。肺功能检查对评价呼吸功能损害的性质和程度,以及治疗效果有帮助。

四、治疗要点

(一)首要的治疗
祛除诱因。有部分患者在脱离病因及诱因后,可自然缓解,不需要应用激素治疗。

(二)主要的治疗
抗炎、抗纤维化、抗氧化剂、抗蛋白酶、抗凝剂、细胞因子拮抗剂、基因治疗及肺移植等。

(三)最常用、有效的治疗
应用糖皮质激素和免疫抑制剂,以及应用干预肺间质纤维化形成的药物。

(四)氧疗
给予氧气吸入,必要时应用无创呼吸机辅助通气。

五、护理

(一)护理评估
(1)评估患者的病情、意识、呼吸状况、合作程度及缺氧程度。
(2)评估患者的咳痰能力、影响咳痰的因素、痰液的黏稠度及气道通畅情况。

（3）评估肺部呼吸音情况。

（二）氧疗护理

（1）护士必须掌握给氧的方法（如持续或间歇给氧和给氧的流量），正确安装氧气装置。

（2）了解肺功能检查和血气分析的临床意义，发现异常及时通知医师。

（3）用氧的过程中严密观察病情，密切观察患者的呼吸，神志、氧饱和度及缺氧程度改善情况等。

（三）用药护理

（1）嘱患者按时服用护胃药。避免进食粗糙过硬饮食。观察大便色、质，询问有无腹痛等情况。

（2）使用激素时必须规律、足量、全程服用药物，不能擅自停药或减量。劳逸结合，少去公共场所，以免交叉感染。

（3）建议补钙，预防骨质疏松，注意饮食中补充蛋白质，控制脂肪与糖分的摄入。注意血压及血糖的改变，定期、定时监测血压及血糖。

（四）健康指导

（1）注意保暖，随季节的变更加减衣服，预防感冒，少去公共场所，如有不适及时就医。

（2）适当锻炼，如慢走，上下楼等，用以提高抗病能力。进行呼吸功能锻炼以改善通气功能。

（3）吸烟对人体的危害，劝告患者戒烟。

（4）指导有效的咳嗽、排痰。间质性肺病的患者常有咳嗽，一般情况下为刺激性干咳，合并肺部感染时，有咳痰，因此有效的咳嗽能促进痰液的排出，保持呼吸道通畅。

（5）使用激素时必须规律、足量、全程服用药物，不能擅自停药或减量。

（何晓淋）

第九节 慢性阻塞性肺疾病

一、概述

（一）疾病概念

慢性阻塞性肺疾病（chronic obstructive pulmonary disease，COPD）是一组气流受限为特征的肺部疾病，气流受限不完全可逆，呈进行性发展，但是可以预防和治疗的疾病。COPD 主要累及肺部，但也可以引起肺外各器官的损害。

COPD 是呼吸系统疾病中的常见病和多发病，患病率和病死率均居高不下。近年来对我国 7 个地区 20 245 名成年人进行调查，COPD 的患病率占 40 岁以上人群的 8.2%。因肺功能进行性减退，严重影响患者的劳动力和生活质量。

（二）相关病理生理

慢性支气管炎并发肺气肿时，视其严重程度可引起一系列病理生理改变。早期病变局限于细小气道，仅闭合容积增大，反映肺组织弹性阻力及小气道阻力的动态肺顺应性降低。病变累及大气道时，肺通气功能障碍，最大通气量降低。随着病情的发展，肺组织弹性日益减退，肺泡持续扩大，回缩障碍，则残气量及残气量占肺总量的百分比增加。肺气肿加重导致大量肺泡周围的毛细血管受膨胀肺泡的挤压而退化，致使肺毛细血管大量减少，肺泡间的血流量减少，此时肺泡虽有通气,但肺泡壁无血液灌流,导致生理无效腔气量增大;也有部分肺区虽有血液灌流,但肺泡通气不良,不能参与气体交换。如此,肺泡及毛细血管大量丧失,弥散面积减少,产生通气与血流比例失调,导致换气功能发生障碍。通气和换气功能障碍可引起缺氧和二氧化碳潴留,发生不同程度的低氧血症和高碳酸血症,最终出现呼吸功能衰竭。

(三)病因与诱因

确切的病因不清楚。但认为与肺部对香烟烟雾等有害气体或有害颗粒的异常炎症反应有关。这些反应存在个体易感因素和环境因素的互相作用。

(1)吸烟:为重要的发病因素,吸烟者慢性支气管炎的患病率比不吸烟者高 2～8 倍,烟龄越长,吸烟量越大,COPD 患病率越高。

(2)职业粉尘和化学物质:接触职业粉尘及化学物质,如烟雾、变应原、工业废气及室内空气污染等,浓度过高或时间过长时,均可能产生与吸烟类似的 COPD。

(3)空气污染:大气中的有害气体如二氧化硫、二氧化氮、氯气等可损伤气道黏膜上皮,使纤毛清除功能下降,黏液分泌增加,为细菌感染增加条件。

(4)感染因素:与慢性支气管炎类似,感染亦是 COPD 发生发展的重要因素之一。

(5)蛋白酶-抗蛋白酶失衡。

(6)炎症机制。

(7)其他:自主神经功能失调、营养不良、气温变化等都有可能参与 COPD 的发生、发展。

(四)临床表现

起病缓慢、病程较长。主要症状如下。

1.慢性咳嗽

随病程发展可终身不愈。常晨间咳嗽明显,夜间有阵咳或排痰。

2.咳痰

一般为白色黏液或浆液性泡沫性痰,偶可带血丝,清晨排痰较多。急性发作期痰量增多,可有脓性痰。

3.气短或呼吸困难

早期在劳力时出现,后逐渐加重,以致在日常活动甚至休息时也感到气短,是 COPD 的标志性症状。

4.喘息和胸闷

部分患者特别是重度患者或急性加重时出现喘息。

5.其他

晚期患者有体重下降,食欲减退等。

6.COPD 病程分期

COPD 的病程可以根据患者的症状和体征的变化分为:①急性加重期。是指在疾病发展过程中,短期内出现咳嗽、咳痰、气促、和/或喘息加重、痰量增多,呈脓性或黏液脓性痰,可伴发热等症状。②稳定期:指患者咳嗽、咳痰、气促等症状稳定或较轻。

7.并发症

(1)慢性呼吸衰竭:常在 COPD 急性加重时发生,其症状明显加重,发生低氧血症和/或高碳酸血症,可具有缺氧和二氧化碳潴留的临床表现。

(2)自发性气胸:如有突然加重的呼吸困难,并伴有明显的发绀,患侧肺部叩诊为鼓音,听诊呼吸音减弱或消失,应考虑并发自发性气胸,通过 X 线检查可以确诊。

(3)慢性肺源性心脏病:由于 COPD 肺病变引起肺血管床减少及缺氧致肺动脉痉挛、血管重塑,导致肺动脉高压、右心室肥厚扩大,最终发生右心功能不全。

(五)辅助检验

1.肺功能检查

肺功能检查是判断气流受限的主要客观指标,对 COPD 诊断、严重程度评价、疾病进展、预后及治疗反应等有重要意义。

(1)第一秒用力呼气容积占用力肺活量百分比(FEV$_1$/FVC)是评价气流受限的一项敏感指标。

(2)第一秒用力呼气容积占预计值百分比(FEV$_1$%预计值),是评估 COPD 严重程度的良好指标,其变异性小,易于操作。

(3)吸入支气管舒张药后 FEV$_1$/FVC<70% 及 FEV$_1$<80%预计值者,可确定为不能完全可逆的气流受限。

2.胸部 X 线检查

COPD 早期胸片可无变化,以后可出现肺纹理增粗、紊乱等非特异性改变,也可出现肺气肿改变。X 线胸片改变对 COPD 诊断特异性不高,主要作为确定肺部并发症及与其他肺疾病鉴别之用。

3.胸部 CT 检查

CT 检查不应作为 COPD 的常规检查。高分辨 CT,对有疑问病例的鉴别诊断有一定意义。

4.血气分析

对确定发生低氧血症、高碳酸血症、酸碱平衡失调以及判断呼吸衰竭的类型有重要价值。

5.其他

COPD 合并细菌感染时,外周血白细胞计数增高,核左移。痰培养可能查出病原菌;常见病原菌为肺炎链球菌、流感嗜血杆菌、卡他莫拉菌、肺炎克雷伯杆菌等。

(六)治疗原则

1.缓解期治疗原则

减轻症状,阻止 COPD 病情发展,缓解或阻止肺功能下降,改善 COPD 患者的活动能力,提高其生活质量,降低病死率。

2.急性加重期治疗原则

控制感染、抗炎、平喘、解痉,纠正呼吸衰竭与右心衰竭。

(七)缓解期药物治疗

1.支气管舒张药

该药物治疗包括短期按需应用以暂时缓解症状,及长期规则应用以减轻症状。

(1)β$_2$肾上腺素受体激动剂:主要有沙丁胺醇气雾剂,每次 100～200 μg(1～2 喷),定量吸入,疗效持续 4～5 h,每 24 h 不超过 8～12 喷。特布他林气雾剂亦有同样作用。可缓解症状,尚有沙美特罗、福莫特罗等长效 β$_2$肾上腺素受体激动剂,每天仅需吸入 2 次。

(2)抗胆碱能药:是 COPD 常用的药物,主要品种为异丙托溴铵气雾剂,定量吸入,起效较沙丁胺醇慢,持续 6～8 h,每次 40～80 mg,每天 3～4 次。长效抗胆碱药有噻托溴铵选择性作用于 M$_1$、M$_3$ 受体,每次吸入 18 μg,每天 1 次。

（3）茶碱类：茶碱缓释或控释片，0.2 g，每12 h 1次；氨茶碱，0.1 g，每天3次。

2.祛痰药

对痰不易咳出者可应用。常用药物有盐酸氨溴索，30 mg，每天3次，N-乙酰半胱氨酸0.2 g，每天3次，或羧甲司坦0.5 g，每天3次。稀化粘素0.5 g，每天3次。

3.糖皮质激素

对重度和极重度患者（Ⅲ级和Ⅳ级），反复加重的患者，长期吸入糖皮质激素与长效 β_2 肾上腺素受体激动剂联合制剂，可增加运动耐量、减少急性加重发作频率、提高生活质量，甚至有些患者的肺功能得到改善。

4.长期家庭氧疗

对COPD慢性呼吸衰竭者可提高生活质量和生存率。对血流动力学、运动能力、肺生理和精神状态均会产生有益的影响。长期家庭氧疗指征：①$PaO_2 \leqslant 7.3$ kPa（55 mmHg）或 $SaO_2 \leqslant 88\%$，有或没有高碳酸血症。②$PaO_2 7.3 \sim 8.0$ kPa（55～60 mmHg），或$SaO_2 < 89\%$，并有肺动脉高压、心力衰竭水肿或红细胞增多症（血细胞比容>0.55）。一般用鼻导管吸氧，氧流量为 $1.0 \sim 2.0$ L/min，吸氧时间 $10 \sim 15$ h/d。目的是使患者在静息状态下，达到 $PaO_2 \geqslant 8.0$ kPa（60 mmHg）和/或使 SaO_2 升至90%。

（八）急性发作期药物治疗

1.支气管舒张药

药物同稳定期。有严重喘息症状者可给予较大剂量雾化吸入治疗，如应用沙丁胺醇500 μg或异丙托溴铵500 μg，或沙丁胺醇1 000 μg加异丙托溴铵250～500 μg，通过小型雾化器给患者吸入治疗以缓解症状。

2.抗生素

应根据患者所在地常见病原菌类型及药物敏感情况积极选用抗生素治疗。如给予 β 内酰胺类/β 内酰胺酶抑制剂；第二代头孢菌素、大环内酯类或喹诺酮类。如果找到确切的病原菌，根据药敏结果选用抗生素。

3.糖皮质激素

对需住院治疗的急性加重期患者可考虑口服泼尼松龙30～40 mg/d，也可静脉给予甲泼尼龙40～80 mg，每天1次。连续5～7 d。

4.祛痰剂

溴己新8～16 mg，每天3次；盐酸氨溴索30 mg，每天3次酌情选用。

5.吸氧

低流量吸氧。

二、护理评估

（一）一般评估

1.生命体征

急性加重期时合并感染患者可有体温升高；呼吸频率常达每分钟30～40次。

2.患者主诉

有无慢性咳嗽、咳痰、气短、喘息和胸闷等症状。

3.相关记录

体温、呼吸、心率、皮肤、饮食、出入量、体重等记录结果。

(二)身体评估

1.视诊

胸廓前后径增大,肋间隙增宽,剑突下胸骨下角增宽,称为桶状胸。部分患者呼吸变浅,频率增快,严重者可有缩唇呼吸等。

2.触诊

双侧语颤减弱。

3.叩诊

肺部过清音,心浊音界缩小,肺下界和肝浊音界下降。

4.听诊

两肺呼吸音减弱,呼气延长,部分患者可闻及湿啰音和/或干啰音。

(三)心理-社会评估

患者在疾病治疗过程中的心理反应与需求,家庭及社会支持情况,引导患者正确配合疾病的治疗与护理。

(四)辅助检查结果评估

1.肺功能检查

吸入支气管舒张药后 $FEV_1/FVC<70\%$ 及 $FEV_1<80\%$ 预计值者,可确定为不能完全可逆的气流受限。

2.血气分析

对确定发生低氧血症、高碳酸血症、酸碱平衡失调以及判断呼吸衰竭的类型有重要价值。

3.痰培养

痰培养可能查出病原菌。

(五)COPD 常用药效果的评估

1.应用支气管扩张剂的评估要点

(1)用药剂量/天、用药的方法(雾化吸入法、口服、静脉滴注)的评估与记录。

(2)评估急性发作时,是否能正确使用定量吸入器,用药后呼吸困难是否得到缓解。

(3)评估患者是否掌握常用三种雾化吸器的正确使用方法:定量吸入器、都保干粉吸入器,准纳器。并注意用后漱口。

2.应用抗生素的评估要点

参照其他相关章节。

三、主要护理诊断/问题

(一)气体交换受损

与气道阻塞、通气不足、呼吸肌疲劳、分泌物过多和肺泡呼吸面积减少有关。

(二)清理呼吸道无效

与分泌物增多而黏稠、气道湿度减低和无效咳嗽有关。

(三)焦虑

与健康状况改变、病情危重、经济状况有关。

四、护理措施

(一)休息与活动

中度以上 COPD 急性加重期患者应卧床休息,协助患者采取舒适体位,极重度患者宜采取身体前倾坐位,视病情增加适当的活动,以患者不感到疲劳,不加重病情为宜。

(二)病情观察

观察咳嗽、咳痰及呼吸困难的程度,观察血压、心率,监测动脉血气和水、电解质、酸碱平衡情况。

(三)控制感染

遵医嘱给予抗感染治疗,有效地控制呼吸道感染

(四)合理用氧

采用低流量持续给氧,流量 $1\sim2$ L/min。提倡长期家庭氧疗,每天氧疗时间在 15 h 以上。

(五)用药护理

遵医嘱应用抗生素、支气管舒张药和祛痰药,注意观察疗效及不良反应。

(六)呼吸功能训练

指导患者正确进行缩唇呼吸和腹式呼吸训练。

1.缩唇呼吸

呼气时将口唇缩成吹笛子状,气体经缩窄的口唇缓慢呼出。作用:提高支气管内压,防止呼气时小气道过早陷闭,以利肺泡气体排出。

2.腹式呼吸

患者可取立位、平卧位、半卧位,两手分别放于前胸部和上腹部。用鼻缓慢吸气,膈肌最大程度下降,腹肌松弛,腹部凸出,手感到腹部向上抬起;经口呼气,吸气时腹肌收缩,膈肌松弛,膈肌别的腹部腔内压增加而上抬,推动肺部气体排出,手感到下降。

3.缩唇呼气和腹式呼吸训练

每天训练 $3\sim4$ 次,每次重复 $8\sim10$ 次。

(七)保持呼吸道通畅

(1)痰多黏稠、难以咳出的患者需要多饮水,以达到稀释痰液的目的。

(2)遵医嘱每天进行氧气或超声雾化吸入。

(3)护士或家属协助给予胸部叩击和体位引流。

(4)指导有效咳嗽。尽可能加深吸气,以增加或达到必要的吸气容量;吸气后要有短暂的闭气,以使气体在肺内得到最大的分布,稍后关闭声门,可进一步增强气道中的压力,而后增加胸膜腔内压即增高肺泡内压力,这是使呼气时产生高气流的重要措施;最后声门开放,肺内冲出的高速气流,使分泌物从口中喷出。

(5)必要时给予机械吸痰或纤支镜吸痰。

(八)减轻焦虑

护士与家属共同帮助患者去除焦虑产生的原因;与家属、患者共同制订和实施康复计划;指导患者放松技巧。但要向家属与患者强调镇静安眠药对该病的危害,会抑制呼吸中枢,加重低氧血症和高碳酸血症。需慎用或不用。

(九)健康指导

1.疾病预防指导

戒烟是预防 COPD 的重要措施,避免粉尘和刺激性气体的吸入;避免和呼吸道感染患者接触,在呼吸道传染病流行期间,尽量避免去人群密集的公共场所;指导患者要根据气候变化,及时增减衣物,避免受凉感冒。

制订个体化锻炼计划:增强体质,按患者情况坚持全身有氧运动;坚持进行腹式呼吸及缩唇呼气训练。

2.饮食指导

重视缓解期营养摄入,改善营养状况。应制订高热量、高蛋白、高维生素饮食计划。

3.家庭氧疗的指导

护士应指导患者和家属做到:①了解氧疗的目的、必要性及注意事项;②注意安全:供氧装置周围严禁烟火,防止氧气燃烧爆炸;③氧疗装置定期更换、清洁、消毒。

4.就诊指标

(1)患者咳嗽、咳痰症状加重。

(2)原有的喘息症状加重,或出现呼吸困难伴或不伴皮肤、口唇、甲床发绀。

(3)咳出脓性或黏液脓性痰,伴发热。

(4)突发明显的胸痛,咳嗽时明显加重。

(5)出现下垂部位水肿,如下肢等。

五、护理效果评估

(1)患者自觉症状好转(咳嗽、咳痰、呼吸困难减轻)。

(2)患者体温降至正常,生命体征稳定。

(3)患者能学会缩唇呼吸与腹式呼吸,学会有效咳嗽。

(4)患者能独立操作 3 种常用支气管扩张剂气雾剂的使用方法和注意事项。

(5)患者能掌握家属氧疗的方法与使用注意事项。

(6)患者情绪稳定。

(何晓淋)

第十节　慢性肺源性心脏病

慢性肺源性心脏病简称慢性肺心病,是由肺组织、肺动脉血管或胸廓的慢性病变引起肺组织结构和/或功能异常,致肺血管阻力增加,肺动脉压力增高,使右心室扩张和/或肥厚,伴或不伴有右心功能衰竭的心脏病,并排除先天性心脏病和左心病变引起者。

慢性肺心病是一种常见病,在各种失代偿性心功能衰竭中占 10%～30%。从肺部基础疾病发展为慢性肺心病一般需 10～20 年。本病急性发作以冬、春季多见,以急性呼吸道感染为心肺功能衰竭的主要诱因。以往研究显示,慢性肺心病的患病率存在地区差异,北方地区患病率高于南方地区,农村患病率高于城市,并随年龄增高而增加,吸烟者比不吸烟者患病率明显增高,男女明显差异。

慢性肺心病常反复急性加重,随肺功能的进一步损害病情逐渐加重,多数预后不良,病死率在 $10\%\sim15\%$,但经积极治疗可以延长寿命,提高患者生活质量。

一、病因与发病机制

(一)病因

根据原发病的部位,可分为如下 3 类。

1.支气管、肺疾病

支气管、肺疾病最常见,慢性阻塞性肺疾病是我国肺心病最主要的病因,占 $80\%\sim90\%$,其次为支气管哮喘、支气管扩张、肺结核、间质性肺疾病等。

2.胸廓运动障碍性疾病

胸廓运动障碍性疾病较少见,严重脊椎后凸、侧凸,脊椎结核,类风湿关节炎、胸廓广泛粘连及胸廓成形术后造成的严重胸廓或脊椎畸形,以及神经肌肉疾病(如脊髓灰质炎等),均可引起胸廓活动受限、肺受压、支气管扭曲或变形,以致肺功能受损。气道引流不畅,肺部反复感染,并发肺气肿或纤维化。

3.肺血管疾病

特发性肺动脉高压、慢性血栓栓塞性肺动脉高压以及肺小动脉炎等,均可引起肺血管阻力增加、肺动脉高压和右心室负荷加重,发展为慢性肺心病。

4.其他

原发性肺泡通气不足及先天性口咽畸形、睡眠呼吸暂停综合征等均可产生低氧血症,引起肺血管收缩,导致肺动脉高压,发展为慢性肺心病。

(二)发病机制

疾病不同,所致肺动脉高压的机制也有差异,本文主要论述低氧性肺动脉高压,尤其是慢性阻塞性肺疾病所致肺动脉高压的机制及病理生理改变。

1.肺动脉高压的形成

(1)肺血管阻力增加的功能性因素:肺血管收缩在低氧性肺动脉高压的发生中起着关键作用。缺氧、高碳酸血症和呼吸性酸中毒使肺血管收缩、痉挛,其中缺氧是肺动脉高压形成最重要的因素。缺氧时收缩血管的活性物质增多,如白三烯、5-羟色胺、血管紧张素 Ⅱ、血小板活化因子等使肺血管收缩,血管阻力增加。其次,内皮源性舒张因子和内皮源性收缩因子的平衡失调,在缺氧性肺血管收缩中也起一定作用。缺氧使平滑肌细胞膜对 Ca^{2+} 的通透性增加,细胞内 Ca^{2+} 含量增高,肌肉兴奋-收缩耦联效应增强,直接使肺血管平滑肌收缩。此外,高碳酸血症,由于 H^+ 产生过多,使血管对缺氧的收缩敏感性增强,致肺动脉压增高。

(2)肺血管阻力增加的解剖学因素:各种慢性胸、肺疾病可导致肺血管解剖结构的变化,形成肺循环血流动力学障碍。主要原因:①长期反复发作的慢阻肺及支气管周围炎,可累及邻近肺小动脉,引起血管炎,管壁增厚、管腔狭窄或纤维化,甚至完全闭塞,使肺血管阻力增加,产生肺动脉高压。②肺气肿导致肺泡内压增高,压迫肺泡毛细血管,造成毛细血管管腔狭窄或闭塞。肺泡壁破裂造成毛细血管网的损毁,肺泡毛细血管床减损超过 70% 时肺循环阻力增大。③肺血管重构,慢性缺氧使肺血管收缩,管壁张力增高,同时缺氧时肺内产生多种生长因子(如多肽生长因子),可直接刺激管壁平滑肌细胞、内膜弹力纤维及胶原纤维增生,使肺血管构型重建。④血栓形成,部分慢性肺心病急性发作期患者存在多发性肺微小动脉原位血栓形成,引起肺血管阻力增加,加重肺动脉高压。

（3）血液黏稠度增加和血容量增高:慢性缺氧产生继发性红细胞增多,血液黏稠度增加。缺氧可使醛固酮分泌增加,导致水、钠潴留;缺氧又使肾小动脉收缩,肾血流减少也加重水、钠潴留,血容量增多。血液黏稠度增加和血容量增多,可致肺动脉压进一步升高。

2.心脏病变和心力衰竭

肺循环阻力增加导致肺动脉高压,右心发挥代偿功能,在克服肺动脉阻力升高时发生右心室肥厚。肺动脉高压早期,右心室尚能代偿,舒张末期仍正常。随着病情进展,特别是急性加重期,肺动脉高压持续升高,超过右心室的代偿能力,右心失代偿,右心排血量下降,右心室收缩末期血量增加,舒张末期压增高,促使右心室扩大和右心衰竭。

慢性肺心病除发现右心室改变外,也有少数可见左心室肥厚。由于缺氧、高碳酸血症、酸中毒、相对血流量增多等因素,使左心负荷加重。如病情进展,则可发生左心室肥厚,甚至导致左心衰竭。

3.其他重要器官的损害

缺氧和高碳酸血症除影响心脏外,还导致其他重要脏器(如脑、肝、肾、胃肠)及内分泌系统、血液系统等发生病理改变,引起多脏器的功能损害。

二、临床表现

本病发展缓慢,临床上除原有支气管、肺和胸廓疾病的各种症状和体征外,主要是逐步出现肺、心功能障碍以及其他脏器功能损害的表现。按其功能的代偿期与失代偿期进行分述。

(一)肺、心功能代偿期

1.症状

咳嗽、咳痰、气促,活动后可有心悸、呼吸困难、乏力和劳动耐力下降。感染可加重上述症状。少数患者有胸痛或咯血。

2.体征

可有不同程度的发绀,原发肺脏疾病体征,如肺气肿体征,干、湿性啰音,$P_2 > A_2$,三尖瓣区可出现收缩期杂音或剑突下心脏搏动增强,提示有右心室肥厚。部分患者因肺气肿使胸腔内压升高,阻碍腔静脉回流,可有颈静脉充盈甚至怒张,或使横隔下降致肝下界下移。

(二)肺、心功能失代偿期

1.呼吸衰竭

（1）症状:呼吸困难加重,夜间为甚,常有头痛、失眠、食欲下降,白天嗜睡,甚至出现肺性脑病的表现(如表情淡漠、神志恍惚、谵妄等)。

（2）体征:发绀明显,球结膜充血、水肿,严重时可有颅内压升高的表现(如视网膜血管扩张、视盘水肿等)。腱反射减弱或消失,出现病理反射。因高碳酸血症可出现周围血管扩张的表现,如皮肤潮红、多汗。

2.右心衰竭

（1）症状:明显气促,心悸、食欲缺乏、腹胀、恶心等。

（2）体征:发绀明显,颈静脉怒张,心率增快,可出现心律失常,剑突下可闻及收缩期杂音,甚至出现舒张期杂音。肝大并有压痛,肝颈静脉回流征阳性,下肢水肿,重者可有腹水。少数患者可出现肺水肿及全心衰竭的体征。

三、检查与诊断

根据患者有慢性阻塞性肺疾病或慢性支气管炎、肺气肿病史，或其他胸、肺疾病病史，并出现肺动脉压增高、右心室增大或右心功能不全的征象，如颈静脉怒张、$P_2 > A_2$、剑突下心脏搏动增强、肝大压痛、肝颈静脉反流征阳性、下肢水肿等，心电图、X线胸片、超声心动图有肺动脉增宽和右心增大、肥厚的征象，可以作为诊断。

（一）X线检查

除肺、胸基础疾病及急性肺部感染的特征外，尚有肺动脉高压征。X线诊断标准如下（具备以下任一条均可诊断）：①右下肺动脉干扩张，其横径≥15 mm或右下肺动脉横径与气管横径比值≥1.07，或动态观察右下肺动脉干增宽＞2 mm。②肺动脉段明显突出或其高度≥3 mm。③中心肺动脉扩张和外周分支纤细，形成"残根"征。④圆锥部显著凸出（右前斜位45°）或其高度≥7 mm。⑤右心室增大。

（二）心电图检查

心电图对慢性肺心病的诊断阳性率为60.1%～88.2%。其诊断标准如下（具备以下任一条均可诊断）：①额面平均电轴≥＋90°；②$V_1 R/S2$；③重度顺钟向转位（$V_5 R/S$钟向）；④$R_{v1} + S_{v5}$≥1.05 mV；⑤aVRR/S或R/Q≥1；⑥V_1-V_3呈QS、Qr或qr（酷似心肌梗死，应注意鉴别）；⑦肺型P波。

（三）超声心动图检查

超声心动图诊断肺心病的阳性率为60.6%～87.0%。诊断标准如下：①右心室流出道内径≥30 mm；②右心室内径≥20 mm；③右心室前壁厚度≥5 mm或前壁搏动幅度增强；④左、右心室内径比值＜2；⑤右肺动脉内径≥18 mm或肺动脉干≥20 mm；⑥右心室流出道/左心房内径＞1.4；⑦肺动脉瓣曲线出现肺动脉高压征象者（a波低平或＜2 mm，或有收缩中期关闭征等）。

（四）血气分析

慢性肺心病肺功能失代偿期可出现低氧血症甚至呼吸衰竭或合并高碳酸血症。当PaO_2＜8.0 kPa（60 mmHg）、$PaCO_2$＞6.7 kPa（50 mmHg）时，提示呼吸衰竭。

（五）血液检查

红细胞及血红蛋白可增多。全血及血浆黏滞度增加，红细胞电泳时间常延长；合并感染时白细胞总数增高，中性粒细胞增加。部分患者血清学检查可有肾功能或肝功能异常，以及电解质异常（如血清钾、钠、氯、钙、镁、磷）。

（六）其他

慢性肺心病合并感染时，痰病原学检查可指导抗生素的选用。早期或缓解期慢性肺心病可行肺功能检查评价。

四、治疗

（一）肺、心功能代偿期

原则上采用中西医结合的综合治疗措施，延缓基础支气管、肺疾病的进展，增强患者的免疫功能，预防感染，减少或避免急性加重。如通过长期家庭氧疗、加强康复锻炼和营养支持等，以改善患者的生活质量。

(二)肺、心功能失代偿期

治疗原则为积极控制感染,保持呼吸道通畅,改善呼吸功能,纠正缺氧和二氧化碳潴留,控制呼吸衰竭和心力衰竭,防治并发症。

1.控制感染

呼吸系统感染是引起慢性肺心病急性加重以致肺、心功能失代偿的常见原因,需积极控制感染。可参考痰细菌培养及药物敏感试验选择抗生素。在结果出来前,根据感染环境及痰涂片革兰染色选用抗生素。院外感染以革兰阳性菌占多数,院内感染则以革兰阴性菌为主,或选用二者兼顾的抗菌药物。选用广谱抗菌药时必须注意可能继发的真菌感染。培养结果出来后,根据病原微生物的种类,选用针对性强的抗生素。以 10～14 d 为 1 个疗程,但主要是根据患者情况而定。

2.控制呼吸衰竭

给予扩张支气管、祛痰等治疗,通畅呼吸道,改善通气功能。合理氧疗,予以鼻导管或面罩给氧,以纠正缺氧。必要时给予无创正压通气或气管插管有创正压通气治疗。具体参见"呼吸衰竭"相关护理内容。

3.控制心力衰竭

慢性肺心病患者一般在积极控制感染、改善呼吸功能、纠正缺氧和二氧化碳潴留后,心力衰竭便能得到改善,患者尿量增多,水肿消退,不需常规使用利尿药和正性肌力药。但对经上述治疗无效或严重心力衰竭患者,可适当选用利尿药、正性肌力药或扩血管药物。

(1)利尿药:可减少血容量、减轻右心负荷以及消除水肿。由于应用利尿药后易出现低钾、低氯性碱中毒,痰液黏稠不易排痰和血液浓缩,故原则上宜选用作用温和的利尿药,联合保钾利尿药,短期、小剂量使用。如氢氯噻嗪 25 mg,1～3 次/天,联用螺内酯 20～40 mg,1～2 次/天。

(2)正性肌力药:慢性肺心病患者由于慢性缺氧和感染,对洋地黄药物的耐受性降低,易发生毒性反应。应选用作用快、排泄快的洋地黄类药物,剂量宜小,一般为常规剂量的 1/2 或 2/3。应用指征如下:①感染已控制,低氧血症已纠正,使用利尿药后仍反复水肿的心力衰竭患者;②以右心衰竭为主要表现而无明显感染的患者;③出现急性左心衰竭者;④合并室上性快速性心律失常,如室上性心动过速、心房颤动伴快速心室率者。

(3)血管扩张药:钙通道阻滞剂、一氧化氮(NO)、川芎嗪等有一定的降低肺动脉压效果,对部分顽固性心力衰竭可能有一定效果,但并不像治疗其他心脏病那样效果明显。血管扩张药在扩张肺动脉时也扩张体动脉,可造成体循环血压下降,反射性产生心率增快、氧分压下降、二氧化碳分压上升等不良反应,因而限制了血管扩张药在慢性肺心病的临床应用。

4.控制心律失常

一般经抗感染、纠正缺氧等治疗后,心律失常可自行消失,如持续存在可根据心律失常的类型选用药物。

5.抗凝治疗

应用普通肝素或低分子肝素防止肺微小动脉原位血栓的形成。

五、主要护理诊断/问题

(一)气体交换障碍

气体交换障碍与肺组织弹性降低、有效肺组织减少、肺组织功能下降有关。

(二)活动无耐力

活动无耐力与呼吸衰竭、心力衰竭有关。

(三)体液过多

体液过多与心排血量减少引起排尿少、饮食不当有关。

(三)心排血量减少

心排血量减少与慢性呼吸疾病导致肺心病有关。

(四)清理呼吸道无效

清理呼吸道无效与痰液过多、痰液黏稠、无效咳嗽有关。

(五)体温过高

体温过高与感染有关。

(六)潜在并发症

肺性脑病,电解质紊乱。

(七)焦虑

焦虑与缺氧、慢性疾病有关。

(八)语言沟通障碍

语言沟通障碍与呼吸困难、气短导致说话费力有关。

六、护理措施

(一)护理评估

1.一般情况评估

(1)一般资料:包括护理对象的姓名、性别、年龄、民族、职业、婚姻状况、受教育水平、家庭住址、联系人等。

(2)目前健康状况:包括此次患病的情况,主述,当前的饮食、营养、排泄、睡眠、自理和活动等情况。

(3)既往健康状况:包括既往患病史、创伤史、手术史、过敏史、烟酒嗜好,女性患者的婚育史和月经史、家族史等。

(4)心理状态:包括护理对象对疾病的认识和态度,康复的信心,患病后精神、情绪及行为的改变等。

(5)社会文化状况:包括护理对象的职业、经济状况、卫生保健待遇,以及家庭、社会的支持系统状况等。

2.症状评估

(1)评估神志,面色,颈静脉充盈情况,皮肤温度、湿度;有无发绀、杵状指(趾)、四肢厥冷等症状。

(2)评估心率、心律、节律等变化。

（3）评估呼吸频率、节律、呼吸方式等变化,监测动脉血气等。

（4）评估血压、脉压的变化,询问患者有无头晕、乏力等症状。

（5）评估体温变化,尤其是危重患者及合并肺部感染患者。

（6）评估患者有无双下肢水肿、腹水等情况。

（二）病情观察

（1）观察患者的生命体征及意识状态,注意有无发绀和呼吸困难及其严重程度。

（2）定期检测动脉血气分析,观察有无右心衰竭的表现。

（3）警惕肺性脑病,密切观察患者有无头痛、烦躁不安、表情淡漠、神志恍惚、精神错乱、嗜睡和昏迷等症状,及时通知医师并协助处理。

（三）呼吸功能锻炼

（1）长期卧床、久病体弱、无力咳嗽者及痰液黏稠不易咳出者,应鼓励患者勤翻身,协助拍背排痰,及时清除痰液改善肺泡通气功能。

（2）可针对患者有目的地进行肺康复呼吸功能锻炼,指导患者练习腹式呼吸、吹气球、做呼吸操等,以逐步增加呼吸肌力,提高呼吸功能,进而提高整体活动能力。

（四）氧疗护理

（1）持续低流量、低浓度给氧,氧流量 $1\sim2$ L/min,浓度在 $25\%\sim29\%$。防止高浓度吸氧抑制呼吸,加重缺氧和二氧化碳潴留。

（2）为了预防呼吸道感染,清洁鼻腔 2 次/天,75%乙醇棉球消毒鼻导管 2 次/天,湿化瓶每天消毒。

（3）观察氧疗效果,如呼吸困难缓解,心率下降,发绀减轻,氧分压上升等,表示纠正缺氧有效。若出汗、球结膜充血、呼吸过缓、意识障碍加深,二氧化碳氧分压升高,须警惕 CO_2 潴留加重,遵医嘱予呼吸兴奋剂静脉滴注或无创呼吸机辅助呼吸。

（五）用药观察

（1）对二氧化碳潴留、呼吸道分泌物多的重症患者慎用镇静剂、麻醉药、催眠药,若必须用药,使用后注意观察是否有抑制呼吸和咳嗽反射减弱的情况。

（2）应用利尿剂后易出现低钾、低氯性碱中毒而加重缺氧,过度脱水引起血液浓缩、痰液黏稠不易咳出等不良反应,应注意观察及预防。使用排钾利尿剂时,督促患者遵医嘱补钾。利尿剂尽可能在白天给药,避免患者由于夜间频繁排尿而影响睡眠。

（3）应用洋地黄类药物时,应询问有无洋地黄用药史,遵医嘱准确用药,注意观察药物毒性反应。

（4）应用血管扩张剂时,注意观察患者心率及血压情况。血管扩张药在扩张肺动脉的同时也扩张体循环动脉,往往造成患者血压下降,反射性心率增快、氧分压下降、二氧化碳分压上升等不良反应。

（5）应用抗生素时,注意观察感染控制的效果、有无继发性感染。

（6）应用呼吸兴奋剂时,观察药物的疗效和不良反应。出现心悸、呕吐、震颤、惊厥等症状,立即通知医师。

（六）皮肤护理

注意观察全身水肿情况,有无压疮发生。肺心病患者常有营养不良和身体下垂部位水肿,若长期卧床,极易形成压疮。可指导患者穿宽松、柔软的衣物;定时更换体位,在受压处垫气圈或海绵垫,或使用气垫床。

(七)饮食护理

(1)给予高纤维、易消化、清淡饮食,防止患者因便秘、腹胀而加重呼吸困难。

(2)避免含糖高的食物,以防引起痰液黏稠。

(3)如患者出现水肿、腹水或尿少时,应限制钠水摄入,每天钠盐<3 g、水分<1 500 mL、蛋白质 1.0~1.5 g/kg。

(4)少食多餐,减少用餐时的疲劳,进餐前后漱口,保持口腔清洁,增进食欲。必要时遵医嘱静脉补充营养。

(八)休息与活动

应使患者充分了解休息有助于心肺功能的恢复,同时也让其了解适宜活动的必要性和正确的方式方法。

(1)在心肺功能失代偿期,应绝对卧床休息,协助患者采取舒适体位(如半卧位或坐位),以减少机体耗氧量,促进心肺功能的恢复,减慢心率及减轻呼吸困难,意识障碍者给予床档进行安全保护,必要时专人护理。

(2)代偿期以量力而行、循序渐进为原则,鼓励患者进行适量活动,活动量以不引起疲劳、不加重症状为度。对卧床患者,应协助定时翻身、更换姿势。根据患者的耐受能力指导患者在床上进行缓慢的肌肉松弛活动,如上肢交替前伸、握拳,下肢交替抬离床面,使肌肉保持紧张 5 s 后,松弛平放床上。鼓励患者进行呼吸功能锻炼,提高活动耐力。指导患者采取既有利于气体交换又能节省能量的姿势,如站立时,背倚墙,使膈肌和胸廓松弛,全身放松;坐位时,凳高合适,两足平放在地,身体稍前倾,两手摆放于双腿上或趴在小桌上,桌上放软枕,使患者胸椎与腰椎尽可能在一直线上;卧位时,抬高床头,略抬高床尾,使下肢关节轻度屈曲。

(九)健康指导

1.疾病预防指导

慢性肺心病是各种原发肺、胸疾病晚期的并发症,应针对高危人群加强宣传教育,劝导戒烟,积极防治慢性阻塞性肺疾病等慢性支气管肺疾病,以降低发病率。

2.疾病知识指导

向患者和家属介绍疾病发生、发展过程,减少反复发作的次数。积极防治原发病,避免各种可能导致病情急性加重的诱因,坚持家庭氧疗等。加强营养支持,保证机体康复的需要。病情缓解期应根据肺、心功能及体力情况进行适当的体育锻炼和呼吸功能锻炼,如散步、气功、太极拳、腹式呼吸、缩唇呼吸等,改善呼吸功能,提高机体免疫功能。

3.病情监测指导

告知患者及家属病情变化的征象,如体温升高、呼吸困难加重、咳嗽剧烈、咳痰不畅、尿量减少、水肿明显或发现患者神志淡漠、嗜睡、躁动、口唇发绀加重等,均提示病情变化或加重,需及时就诊。

(何晓淋)

第十一节 呼 吸 衰 竭

一、疾病概述

(一)疾病概述

呼吸衰竭是指各种原因引起的肺通气和/或换气功能严重障碍,以致在静息状态下亦不能维持足够的气体交换,导致低氧血症伴(或不伴)高碳酸血症,进而引起一系列病理生理改变和相应临床表现的综合征。其临床表现缺乏特异性,明确诊断有赖于动脉血气分析:在海平面、静息状态、呼吸空气条件下,动脉血氧分压(PaO_2)$<$8.0 kPa(60 mmHg),伴或不伴二氧化碳分压($PaCO_2$)$>$6.7 kPa(50 mmHg),并排除心内解剖分流和原发于心排血量降低等因素,可诊为呼吸衰竭。

(二)相关病理生理

1.低氧血症和高碳酸血症的发生机制

各种病因通过引起肺泡通气不足、弥散障碍、肺泡通气/血流比例失调、肺内动-静脉解剖分流增加和氧耗量增加五个主要机制,使通气和/或换气过程发生障碍,导致呼吸衰竭。临床上单一机制引起的呼吸衰竭很少见,往往是多种机制并存或随着病情的发展先后参与发挥作用。

2.低氧血症和高碳酸血症对机体的影响

呼吸衰竭时发生的低氧血症和高碳酸血症,能够影响全身各系统器官的代谢、功能甚至使组织结构发生变化。通常先引起各系统器官的功能和代谢发生一系列代偿适应反应,以改善组织的供氧,调节酸碱平衡和适应改变了的内环境。当呼吸衰竭进入严重阶段时,则出现代偿不全,表现为各系统器官严重的功能和代谢紊乱直至衰竭。

(三)呼吸衰竭的病因

完整的呼吸过程由相互衔接并同时进行的外呼吸、气体运输和内呼吸 3 个环节来完成。参与外呼吸即肺通气和肺换气的任何一个环节的严重病变,都可导致呼吸衰竭。

1.气道阻塞性病变

气管-支气管的炎症、痉挛、肿瘤、异物、纤维化瘢痕,如慢性阻塞性肺疾病(COPD)、重症哮喘等引起气道阻塞和肺通气不足,或伴有通气/血流比例失调,导致缺氧和 CO_2 潴留,发生呼吸衰竭。

2.肺组织病变

各种累及肺泡和/或肺间质的病变,如肺炎、肺气肿、严重肺结核、弥漫性肺纤维化、肺水肿、硅肺等,均致肺泡减少、有效弥散面积减少、肺顺应性减低、通气/血流比例失调,导致缺氧或合并 CO_2 潴留。

3.肺血管疾病

肺栓塞、肺血管炎等可引起通气/血流比例失调,或部分静脉血未经过氧合直接流入肺静脉,导致呼吸衰竭。

4.胸廓与胸膜病变

胸部外伤造成连枷胸、严重的自发性或外伤性气胸、脊柱畸形、大量胸腔积液或伴有胸膜肥厚与粘连、强直性脊柱炎、类风湿性脊柱炎等,均可影响胸廓活动和肺脏扩张,造成通气减少及吸入气体分布不均,导致呼吸衰竭。

5.神经肌肉疾病

脑血管疾病、颅脑外伤、脑炎及镇静催眠剂中毒,可直接或间接抑制呼吸中枢。脊髓颈段或高位胸段损伤(肿瘤或外伤)、脊髓灰质炎、多发性神经炎、重症肌无力、有机磷中毒、破伤风以及严重的钾代谢紊乱,均可累及呼吸肌,造成呼吸肌无力、疲劳、麻痹,导致呼吸动力下降而引起肺通气不足。

(四)呼吸衰竭的分类

在临床实践中,通常按动脉血气分析、发病急缓及病理生理的改变进行分类,本节主要介绍按照发病急缓进行的分类。

1.急性呼吸衰竭

由于某些突发的致病因素,如严重肺疾病、创伤、休克、电击、急性气道阻塞等,使肺通气和/或换气功能迅速出现严重障碍,在短时间内引起呼吸衰竭。因机体不能很快代偿,若不及时抢救,会危及患者生命。

2.慢性呼吸衰竭

慢性呼吸衰竭指一些慢性疾病(如 COPD、肺结核、间质性肺疾病、神经肌肉病变等,其中以 COPD 最常见)造成呼吸功能的损害逐渐加重,经过较长时间发展为呼吸衰竭。早期虽有低氧血症或伴高碳酸血症,但机体通过代偿适应,生理功能障碍和代谢紊乱较轻,仍保持一定的生活活动能力,动脉血气分析 pH 在正常范围($7.35\sim7.45$)。另一种临床较常见的情况是在慢性呼吸衰竭的基础上,因合并呼吸系统感染、气道痉挛或并发气胸等情况,病情加重,在短时间内出现 PaO_2 显著下降和 $PaCO_2$ 显著升高,称为慢性呼吸衰竭急性加重,其病理生理学改变和临床情况兼有急性呼吸衰竭的特点。

(五)临床表现

1.急性呼衰竭

急性呼吸衰竭的临床表现主要是低氧血症所致的呼吸困难和多器官功能障碍。

(1)呼吸困难:是呼吸衰竭最早出现的症状。多数患者有明显的呼吸困难,可表现为频率、节律和幅度的改变。较早表现为呼吸频率增快,病情加重时出现呼吸困难,辅助呼吸肌活动加强,如三凹征。中枢性疾病或中枢神经抑制性药物所致的呼吸衰竭,表现为呼吸节律改变,如潮式呼吸、比奥呼吸等。

(2)发绀:是缺氧的典型表现。当动脉血氧饱和度低于90%时,可在口唇、指甲出现发绀;另应注意,因发绀的程度与还原型血红蛋白含量相关,所以红细胞增多者发绀更明显,贫血者则不明显或不出现;严重休克等原因引起末梢循环障碍的患者,即使动脉血氧分压尚正常,也可出现发绀,称作外周性发绀。而真正由于动脉血氧饱和度降低引起的发绀,称为中央性发绀。发绀还受皮肤色素及心功能的影响。

(3)精神神经症状:急性缺氧可出现精神错乱、躁狂、昏迷、抽搐等症状。如合并急性二氧化碳潴留,可出现嗜睡、淡漠、扑翼样震颤,以至于呼吸骤停。

(4)循环系统:多数患者有心动过速;严重低氧血症、酸中毒可引起心肌损害,亦可引起周围循环衰竭、血压下降、心律失常、心搏停止。

(5)消化和泌尿系统:严重呼吸衰竭对肝、肾功能都有影响,部分病例可出现丙氨酸氨基转移酶与血浆尿素氮升高;个别病例可出现尿蛋白、红细胞和管型。因胃肠道黏膜屏障功能损伤,导致胃肠道黏膜充血水肿、糜烂渗血或应激性溃疡,引起上消化道出血。

2.慢性呼吸衰竭

慢性呼吸衰竭的临床表现与急性呼吸衰竭大致相似。但以下几个方面有所不同。

(1)呼吸困难:慢性阻塞性肺疾病所致的呼吸衰竭,病情较轻时表现为呼吸费力伴呼气延长,严重时发展成浅快呼吸。若并发 CO_2 潴留,$PaCO_2$ 升高过快或显著升高以致发生 CO_2 麻醉时,患者可由呼吸过速转为浅慢呼吸或潮式呼吸。

(2)神经症状:慢性呼吸衰竭伴 CO_2 潴留时,随 $PaCO_2$ 升高可表现为先兴奋后抑制现象。兴奋症状包括失眠、烦躁、躁动、夜间失眠而白天嗜睡(昼夜颠倒现象)。但此时切忌用镇静或催眠药,以免加重 CO_2 潴留,发生肺性脑病。肺性脑病表现为神志淡漠、肌肉震颤或扑翼样震颤、间歇抽搐、昏睡,甚至昏迷等。亦可出现腱反射减弱或消失,锥体束征阳性等。此时应与合并脑部病变做鉴别。

(3)循环系统表现:CO_2 潴留使外周体表静脉充盈、皮肤充血、温暖多汗、血压升高、心排血量增多而致脉搏洪大;多数患者有心率加快;因脑血管扩张产生搏动性头痛。

(六)辅助检查

1.动脉血气分析

对于判断呼吸衰竭和酸碱失衡的严重程度及指导治疗具有重要意义。由于血气受年龄、海拔高度、氧疗等多种因素的影响,在具体分析时一定要结合临床情况。

2.肺功能检测

尽管在某些重症患者,肺功能检测受到限制,但通过肺功能的检测能判断通气功能障碍的性质(阻塞性、限制性或混合性)及是否合并有换气功能障碍,并对通气和换气功能障碍的严重程度进行判断。而呼吸肌功能测试能够提示呼吸肌无力的原因和严重程度。

3.影像学检查

影像学检查包括普通 X 线胸片、胸部 CT 和放射性核素肺通气/灌注扫描、肺血管造影等。

4.纤维支气管镜检查

对于明确大气道情况和取得病理学证据具有重要意义。

(七)治疗原则

呼吸衰竭总的治疗原则:治疗原发病、保持呼吸道通畅、纠正缺氧和改善通气,恰当的氧疗原则等;加强一般支持治疗和对其他重要脏器功能的监测与支持。

(八)药物治疗

1.支气管扩张剂

缓解难支气管痉挛,可选用 $β_2$ 肾上腺素受体激动剂、抗胆碱药、糖皮质激素或茶碱类药物等。在急性呼吸衰竭时,主要经静脉给药。慢性呼衰患者常用雾化吸入法给药,急性呼衰患者常需静脉给药。

2.呼吸兴奋剂

(1)主要适用于以中枢抑制为主、通气量不足引起的呼吸衰竭,对以肺换气功能障碍为主所导致的呼吸衰竭患者,不宜使用。常用的药物有尼可刹米和洛贝林,用量过大可引起不良反应。

近年来这两种药物在西方国家几乎已被淘汰,取而代之的有多沙普仑,该药对于镇静催眠药过量引起的呼吸抑制和COPD并发急性呼吸衰竭有显著的呼吸兴奋效果。

(2)呼吸兴奋剂的使用原则:必须保持气道通畅,否则会促发呼吸肌疲劳,并进而加重CO_2潴留;脑缺氧、水肿未纠正而出现频繁抽搐者慎用;患者的呼吸肌功能基本正常;不可突然停药。

二、护理评估

(一)一般评估

(1)生命体征(T、P、R、BP、SaO_2):严密监测患者生命体征变化,有条件须在监护室,或使用监护仪,密切观察与记录患者的生命体征与氧饱和度情况。评估患者有无呼吸频率增快,有无心动过速、血压下降、心律失常等情况。

(2)评估患者意识情况:有无精神错乱、躁狂、昏迷、抽搐等急性缺氧症状。或可出现嗜睡、淡漠、扑翼样震颤等急性二氧化碳潴留症状。

(3)评估患者有无发绀,及呼吸困难程度。

(4)评估患者有无出现呕血、黑便等上消化道出血症状。

(二)身体评估

1.视诊

(1)是否为急性面容:有无发绀等缺氧体征;有无皮肤温暖潮红,有无球眼膜充血水肿等二氧化碳潴留体征。

(2)呼吸运动有无三凹征,有无呼吸费力伴呼气延长,有无呼吸频率改变、深度、节律异常。如表现为呼吸过速,或呼吸浅快;呼吸节律改变,如潮式呼吸、比奥呼吸等。

2.触诊

外周皮肤温湿度情况。CO_2潴留使外周体表静脉充盈、皮肤充血、温暖多汗是慢性呼吸衰竭CO_2潴留的表现。如出现皮肤湿冷,考虑病情严重,进入休克状态。

3.听诊

双肺呼吸音是否减弱或消失,有无闻及干、湿啰音。

(三)心理-社会评估

患者在疾病治疗过程中的心理反应与需求,家庭及社会支持情况,引导患者正确配合疾病的治疗与护理。

(四)辅助检查结果评估

1.动脉血气分析

分析氧分压与二氧化碳分压情况,有无 $PaO_2 < 8.0$ kPa(60 mmHg)和/或 $PaCO_2 > 6.7$ kPa(50 mmHg),评估患者呼吸衰竭的类型;综合分析血 pH、HCO_3^-、碱剩余等情况,评估患者有无失衡酸碱及失衡的类型。

2.影像学检查

评估 X 线胸片、胸部 CT 和放射性核素肺通气/灌注扫描、肺血管造影等结果,协助医师找出呼吸衰竭的病因。

3.其他检查

分析肺功能检查结果,评估患者是否存在通气功能和/或换气功能障碍及其严重程度;评估纤维支气管镜结果,明确大气道情况和取得病理学证据。

(五)呼吸衰竭分型的评估

1.Ⅰ型呼吸衰竭

Ⅰ型呼吸衰竭即缺氧性呼吸衰竭,血气分析特点是 $PaO_2 < 8.0$ kPa(60 mmHg), $PaCO_2$ 降低或正常。主要见于肺换气障碍(通气/血流比例失调、弥散功能损害和肺动-静脉分流)疾病,如严重肺部感染性疾病、间质性肺疾病、急性肺栓塞等。

2.Ⅱ型呼吸衰竭

Ⅱ型呼吸衰竭即高碳酸性呼吸衰竭,血气分析特点是 $PaO_2 < 8.0$ kPa(60 mmHg),同时伴有 $PaCO_2 > 6.7$ kPa(50 mmHg)。多为肺泡通气不足所致,也可同时伴有换气功能障碍,此时低氧血症更为严重,如 COPD。

三、主要护理诊断/问题

(一)低效性呼吸形态

与肺泡通气不足、通气与血流比例失调、肺泡弥散障碍有关。

(二)清理呼吸道无效

与呼吸道分泌物多而黏稠、咳嗽无力、意识障碍或人工气道有关。

(三)焦虑

与病情危重、死亡威胁及需求未能满足有关。

(四)潜在并发症

水、电解质紊乱及酸碱失衡,肺性脑病,上消化道出血,周围循环衰竭。

四、护理措施

(一)保持呼吸道通畅

(1)清除呼吸道分泌物及异物,如湿化气道,机械吸痰等方法。

(2)昏迷患者用抑头提颏法打开气道。

(3)缓解除支气管痉挛。按医嘱使用支气管扩张剂。

(4)建立人工气道。对于病情严重又不能配合,昏迷,呼吸道大量痰潴留伴有窒息危险或 $PaCO_2$ 进行性增高的患者,若常规治疗无效,应及时建立人工气道。采用简易人工气道,如:口咽通气道、鼻咽通气道和喉罩(是气管内导管的临时替代法);严重者采用气管内导管:气管插管和气管切开。

(二)氧疗护理

1.氧疗适应证

呼吸衰竭患者 $PaO_2 < 8.0$ kPa(60 mmHg),是氧疗的绝对适应证,氧疗的目的是使 $PaO_2 > 8.0$ kPa(60 mmHg)。

2.氧疗的方法

临床常用、简便的方法是应用鼻导管或鼻塞法吸氧,还有面罩、气管内和呼吸机给氧法。缺氧伴 CO_2 潴留者,可用鼻导管或鼻塞法给氧;缺 O_2 严重而无 CO_2 潴留者,可用面罩给氧。吸入氧浓度与氧流量的关系:吸入氧浓度(%)=21+氧流量(L/min)×4。

3.氧疗的原则

(1)Ⅰ型呼吸衰竭:多为急性呼吸衰竭,应给予较高浓度(35%<吸氧浓度<50%)或高浓度

（＞50％）氧气吸入。急性呼吸衰竭，通常要求氧疗后 PaO_2 维持在接近正常范围。

（2）Ⅱ型呼吸衰竭：给予低流量（1～2 L/min）、低浓度（＜35％）持续吸氧。慢性呼吸衰竭，通常要求氧疗后 PaO_2 维持在 8.0 kPa（60 mmHg）或 SaO_2 在 90％以上。

4.氧疗疗效的观察

若呼吸困难缓解、发绀减轻、心率减慢、尿量增多、神志清醒及皮肤转暖，提示氧疗有效。若发绀消失、神志清楚、精神好转、PaO_2＞8.0 kPa（60 mmHg）、$PaCO_2$＜6.7 kPa（50 mmHg），考虑终止氧疗，停止前必须间断吸氧几日后，方可完全停止氧疗。若意识障碍加深或呼吸过度表浅、缓慢，提示 CO_2 潴留加重，应根据血气分析和患者表现，遵医嘱及时调整吸氧流量和氧浓度。

（三）增加通气量、减少 CO_2 潴留

1.适当使用呼吸兴奋剂

在呼吸道通畅的前提下，遵医嘱使用呼吸兴奋剂，适当提高吸入氧流量及氧浓度，静脉输液时速度不宜过快，若出现恶心、呕吐、烦躁、面色潮红及皮肤瘙痒等现象，提示呼吸兴奋剂过量，需减量或停药。若4～12 h未见效，或出现肌肉抽搐等严重不良反应时，应立即报告医师。对烦躁不安，夜间失眠患者，禁用麻醉剂，慎用镇静药，以防止引起呼吸抑制。

2.机械通气的护理

对于经过氧疗、应用呼吸兴奋剂等方法仍不能有效改善缺氧和二氧化碳潴留时，需考虑机械通气。

（1）做好术前准备工作，减轻或消除紧张、恐惧情绪。

（2）按规程连接呼吸机导管。

（3）加强患者监护和呼吸机参数及功能的监测。

（4）注意吸入气体加温和湿化，及时吸痰。

（5）停用呼吸机前后做好撤机护理。

（四）抗感染

遵医嘱选择有效的抗生素控制呼吸道感染，对长期应用抗生素患者注意有无"二重感染"。

（五）病情监测

（1）观察呼吸困难的程度、呼吸频率、节律和深度。

（2）观察有无发绀、球结膜充血、水肿、皮肤温暖多汗及血压升高等缺氧和 CO_2 潴留表现。

（3）监测生命体征及意识状态。

（4）监测并记录出入液量。

（5）监测血气分析和血生化检查。

（6）监测电解质和酸碱平衡状态。

（7）观察呕吐物和粪便性状。

（8）观察有无神志恍惚、烦躁、抽搐等肺性脑病表现，一旦发现，应立即报告医师协助处理。

（六）饮食护理

给予高热量、高蛋白、富含多种维生素、易消化、少刺激性的流质或半流质饮食。对昏迷患者应给予鼻饲或肠外营养。

（七）心理护理

经常巡视、了解和关心患者，特别是对建立人工气道和使用机械通气的患者。采用各项医疗护理措施前，向患者做简要说明，给患者安全感，取得患者信任和合作。指导患者应用放松技术、

分散注意力。

(八)健康教育

1.疾病知识指导

向患者及家属介绍疾病发生、发展与治疗、护理过程,与其共同制订长期防治计划。指导患者和家属学会合理家庭氧疗的方法以及注意事项。

2.疾病预防指导

指导患者呼吸功能锻炼和耐寒锻炼,如缩唇呼吸、腹式呼吸及冷水洗脸等;教会患者有效咳嗽、咳痰、体位引流及拍背等方法。若病情变化,应及时就诊。

3.生活指导

劝告吸烟患者戒烟,避免吸入刺激性气体;改进膳食,增进营养,提高机体抵抗力。指导患者制订合理的活动与休息计划,劳逸结合,以维护心、肺功能状态。

4.用药指导

遵医嘱正确用药,了解药物的用法、用量和注意事项及不良反应等。

5.就诊指标

(1)呼吸困难加重。

(2)口唇发绀加重。

(3)咳嗽剧烈、咳痰不畅。

(4)神志淡漠、嗜睡、躁动等意识障碍表现。

五、护理效果评估

(1)患者呼吸困难、发绀减轻。

(2)患者血气分析结果提示 PaO_2 升高、$PaCO_2$ 降低。

(3)患者气道通畅,痰鸣音消失。

(4)患者水、电解质、酸碱失衡情况改善。

(5)患者焦虑减轻或消失。

(6)患者意识状态好转。

(何晓淋)

第十二节　急性呼吸窘迫综合征

急性呼吸窘迫综合征(acute respiratory distress syndrome,ARDS)是指严重感染、创伤、休克等非心源性疾病过程中,肺毛细血管内皮细胞和肺泡上皮细胞损伤造成弥漫性肺间质及肺泡水肿,导致的急性低氧性呼吸功能不全或衰竭,属于急性肺损伤(acute lung injury,ALI)的严重阶段。以肺容积减少、肺顺应性降低、严重的通气/血流比例失调为病理生理特征。临床上表现为进行性低氧血症和呼吸窘迫,肺部影像学表现为非均一性的渗出性病变。本病起病急、进展快、病死率高。

ALI 和 ARDS 是同一疾病过程中的两个不同阶段,ALI 代表早期和病情相对较轻的阶段,而

ARDS 代表后期病情较为严重的阶段。发生 ARDS 时患者必然经历过 ALI,但并非所有的 ALI 都要发展为 ARDS。引起 ALI 和 ARDS 的原因和危险因素很多,根据肺部直接和间接损伤对危险因素进行分类,可分为肺内因素和肺外因素。肺内因素是指致病因素对肺的直接损伤,包括:①化学性因素,如吸入毒气、烟尘、胃内容物及氧中毒等。②物理性因素,如肺挫伤,放射性损伤等。③生物性因素,如重症肺炎。肺外因素是指致病因素通过神经体液因素间接引起肺损伤,包括严重休克、感染中毒症、严重非胸部创伤、大面积烧伤、大量输血、急性胰腺炎、药物或麻醉品中毒等。ALI 和 ARDS 的发生机制非常复杂,目前尚不完全清楚。多数学者认为,ALI 和 ARDS 是由多种炎性细胞、细胞因子和炎性介质共同参与引起的广泛肺毛细血管急性炎症性损伤过程。

一、临床特点

ARDS 的临床表现可以有很大差别,取决于潜在疾病和受累器官的数目和类型。

(一)症状体征

(1)发病迅速:ARDS 多发病迅速,通常在发病因素攻击(如严重创伤、休克、败血症、误吸)后 12～48 h 发病,偶尔有长达 5 d 者。

(2)呼吸窘迫:是 ARDS 最常见的症状,主要表现为气急和呼吸频率增快,呼吸频率大多在 25～50 次/分钟。其严重程度与基础呼吸频率和肺损伤的严重程度有关。

(3)咳嗽、咳痰、烦躁和神志变化:ARDS 可有不同程度的咳嗽、咳痰,可咳出典型的血水样痰,可出现烦躁、神志恍惚。

(4)发绀:是未经治疗 ARDS 的常见体征。

(5)ARDS 患者也常出现呼吸类型的改变,主要为呼吸浅快或潮气量的变化。病变越严重,这一改变越明显,甚至伴有吸气时鼻翼翕动及三凹征。在早期自主呼吸能力强时,常表现为深快呼吸,当呼吸肌疲劳后,则表现为浅快呼吸。

(6)早期可无异常体征,或仅有少许湿啰音;后期多有水泡音,也可出现管状呼吸音。

(二)影像学表现

1.X 线胸片检查

早期病变以间质性为主,胸部 X 线片常无明显异常或仅见血管纹理增多,边缘模糊,双肺散在分布的小斑片状阴影。随着病情进展,上述的斑片状阴影进一步扩展,融合成大片状,或两肺均匀一致增加的毛玻璃样改变,伴有支气管充气征,心脏边缘不清或消失,称为"白肺"。

2.胸部 CT 检查

与 X 线胸片相比,胸部 CT 尤其是高分辨 CT(HRCT)可更为清晰地显示出肺部病变分布、范围和形态,为早期诊断提供帮助。由于肺毛细血管膜通透性一致性增高,引起血管内液体渗出,两肺斑片状阴影呈现重力依赖性现象,还可出现变换体位后的重力依赖性变化。在 CT 上表现为病变分布不均匀:①非重力依赖区(仰卧时主要在前胸部)正常或接近正常。②前部和中间区域呈毛玻璃样阴影。③重力依赖区呈现实变影。这些提示肺实质的实变出现在受重力影响最明显的区域。无肺泡毛细血管膜损伤时,两肺斑片状阴影均匀分布,既不出现重力依赖现象,也无变换体位后的重力依赖性变化。这一特点有助于与感染性疾病鉴别。

(三)实验室检查

1.动脉血气分析

$PaO_2 < 8.0$ kPa(60 mmHg),有进行性下降趋势,在早期 $PaCO_2$ 多不升高,甚至可因过度通

气而低于正常;早期多为单纯呼吸性碱中毒;随病情进展可合并代谢性酸中毒,晚期可出现呼吸性酸中毒。氧合指数较动脉氧分压更能反映吸氧时呼吸功能的障碍,而且与肺内分流量有良好的相关性,计算简便。氧合指数参照范围为 $53.2\sim66.5$ kPa(400~500 mmHg),在 ALI 时≤40.0 kPa(300 mmHg),ARDS 时≤26.7 kPa(200 mmHg)。

2.血流动力学监测

通过漂浮导管,可同时测定并计算肺动脉压(PAP)、肺动脉楔压(PAWP)等,不仅对诊断、鉴别诊断有价值,而且对机械通气治疗也为重要的监测指标。肺动脉楔压一般<1.6 kPa(12 mmHg),若>2.4 kPa(18 mmHg),则支持左侧心力衰竭的诊断。

3.肺功能检查

ARDS 发生后呼吸力学发生明显改变,包括肺顺应性降低和气道阻力增高,肺无效腔/潮气量是不断增加的,肺无效腔/潮气量增加是早期 ARDS 的一种特征。

二、诊断及鉴别诊断

1999 年,中华医学会呼吸病学分会制定的诊断标准如下。

(1)有 ALI 和/或 ARDS 的高危因素。

(2)急性起病、呼吸频数和/或呼吸窘迫。

(3)低氧血症:ALI 时氧合指数≤40.0 kPa(300 mmHg);ARDS 时氧合指数≤26.7 kPa(200 mmHg)。

(4)胸部 X 线检查显示两肺浸润阴影。

(5)肺动脉楔压≤2.4 kPa(18 mmHg)或临床上能除外心源性肺水肿。

符合以上 5 项条件者,可以诊断 ALI 或 ARDS。必须指出,ARDS 的诊断标准并不具有特异性,诊断时必须排除大片肺不张、自发性气胸、重症肺炎、急性肺栓塞和心源性肺水肿(表 4-1)。

表 4-1　ARDS 与心源性肺水肿的鉴别

类别	ARDS	心源性肺水肿
特点	高渗透性	高静水压
病史	创伤、感染等	心脏疾病
双肺浸润阴影	+	+
重力依赖性分布现象	+	+
发热	+	可能
白细胞计数增多	+	可能
胸腔积液	−	+
吸纯氧后分流	较高	可较高
肺动脉楔压	正常	高
肺泡液体蛋白	高	低

三、急诊处理

ARDS 是呼吸系统的一个急症,必须在严密监护下进行合理治疗。治疗目标是改善肺的氧合功能,纠正缺氧,维护脏器功能和防治并发症。治疗措施如下。

(一)氧疗

应采取一切有效措施尽快提高 PaO_2,纠正缺氧。可给高浓度吸氧,使 $PaO_2 \geqslant 8.0$ kPa(60 mmHg)或 $SaO_2 \geqslant 90\%$。轻症患者可使用面罩给氧,但多数患者需采用机械通气。

(二)去除病因

病因治疗在 ARDS 的防治中占有重要地位,主要是针对涉及的基础疾病。感染是 ALI 和 ARDS 常见原因也是首位高危因素,而 ALI 和 ARDS 又易并发感染。如果 ARDS 的基础疾病是脓毒症,除了清除感染灶外,还应选择敏感抗生素,同时收集痰液或血液标本分离培养病原菌和进行药敏试验,指导下一步抗生素的选择。一旦建立人工气道并进行机械通气,即应给予广谱抗生素,以预防呼吸道感染。

(三)机械通气

机械通气是最重要的支持手段。如果没有机械通气,许多 ARDS 患者会因呼吸衰竭在数小时至数天内死亡。机械通气的指征目前尚无统一标准,多数学者认为一旦诊断为 ARDS,就应进行机械通气。在 ALI 阶段可试用无创正压通气,使用无创机械通气治疗时应严密监测患者的生命体征及治疗反应。神志不清、休克、气道自洁能力障碍的 ALI 和 ARDS 患者不宜应用无创机械通气。如无创机械通气治疗无效或病情继续加重,应尽快建立人工气道,行有创机械通气。

为了防止肺泡萎陷,保持肺泡开放,改善氧合功能,避免机械通气所致的肺损伤,目前常采用肺保护性通气策略,主要措施包括以下两方面。

1.呼气末正压

适当加用呼气末正压可使呼气末肺泡内压增大,肺泡保持开放状态,从而达到防止肺泡萎陷,减轻肺泡水肿,改善氧合功能和提高肺顺应性的目的。应用呼气末正压应首先保证有效循环血容量足够,以免因胸内正压增加而降低心排血量,而减少实际的组织氧运输;呼气末正压先从低水平 $0.3\sim0.5$ kPa($3\sim5$ cmH$_2$O)开始,逐渐增加,直到 $PaO_2 > 8.0$ kPa(60 mmHg)、SaO_2 $>90\%$ 时的呼气末正压水平,一般呼气末正压水平为 $0.5\sim1.8$ kPa($5\sim18$ cmH$_2$O)。

2.小潮气量通气和允许性高碳酸血症

ARDS 患者采用小潮气量($6\sim8$ mL/kg)通气,使吸气平台压控制在 $3.0\sim3.4$ kPa($30\sim35$ cmH$_2$O)以下,可有效防止因肺泡过度充气而引起的肺损伤。为保证小潮气量通气的进行,可允许一定程度的 CO_2 潴留[$PaCO_2$ 一般不宜高于 $10.7\sim13.3$ kPa($80\sim100$ mmHg)]和呼吸性酸中毒(pH $7.25\sim7.30$)。

(四)控制液体入量

在维持血压稳定的前提下,适当限制液体入量,配合利尿药,使出入量保持轻度负平衡(每天 500 mL 左右),使肺脏处于相对"干燥"状态,有利于肺水肿的消除。液体管理的目标是在最低[$0.7\sim1.1$ kPa($5\sim8$ mmHg)]的肺动脉楔压下维持足够的心排血量及氧运输量。在早期可给予高渗晶体液,一般不推荐使用胶体液。存在低蛋白血症的 ARDS 患者,可通过补充清蛋白等胶体溶液和应用利尿药,有助于实现液体负平衡,并改善氧合。若限液后血压偏低,可使用多巴胺和多巴酚丁胺等血管活性药物。

(五)加强营养支持

营养支持的目的在于不但纠正现有的患者的营养不良,还应预防患者营养不良的恶化。营养支持可经胃肠道或胃肠外途径实施。如有可能应尽早经胃肠补充部分营养,不但可以减少补液量,而且可获得经胃肠营养的有益效果。

(六)加强护理、防治并发症

有条件时应在 ICU 中动态监测患者的呼吸、心律、血压、尿量及动脉血气分析等,及时纠正酸碱失衡和电解质紊乱。注意预防呼吸机相关性肺炎的发生,尽量缩短病程和机械通气时间,加强物理治疗,包括体位、翻身、拍背、排痰和气道湿化等。积极防治应激性溃疡和多器官功能障碍综合征。

(七)其他治疗

糖皮质激素、肺泡表面活性物质替代治疗、吸入一氧化氮在 ALI 和 ARDS 的治疗中可能有一定价值,但疗效尚不肯定。不推荐常规应用糖皮质激素预防和治疗 ARDS。糖皮质激素既不能预防 ARDS 的发生,对早期 ARDS 也没有治疗作用。ARDS 发病>14 d 应用糖皮质激素会明显增加病死率。感染性休克并发 ARDS 的患者,如合并肾上腺皮质功能不全,可考虑应用替代剂量的糖皮质激素。肺表面活性物质有助于改善氧合,但是还不能将其作为 ARDS 的常规治疗手段。

四、急救护理

在救治 ARDS 过程中,精心护理是抢救成功的重要环节。护士应做到及早发现病情,迅速协助医师采取有力的抢救措施。密切观察患者生命体征,做好各项记录,准确完成各种治疗,备齐抢救器械和药品,防止机械通气和气管切开的并发症。

(一)护理目标

(1)及早发现 ARDS 的迹象,及早有效地协助抢救。维持生命体征稳定,挽救患者生命。

(2)做好人工气道的管理,维持患者最佳气体交换,改善低氧血症,减少机械通气并发症。

(3)采取俯卧位通气护理,缓解肺部压迫,改善心脏的灌注。

(4)积极预防感染等各种并发症,提高救治成功率。

(5)加强基础护理,增加患者舒适感。

(6)减轻患者心理不适,使其合作、平静。

(二)护理措施

1.及早发现病情变化

ARDS 通常在疾病或严重损伤的最初 24～48 h 后发生。首先出现呼吸困难,通常呼吸浅快。吸气时可存在肋间隙和胸骨上窝凹陷。皮肤可出现发绀和斑纹,吸氧不能使之改善。

护士发现上述情况要高度警惕,及时报告医师,进行动脉血气和胸部 X 线等相关检查。一旦诊断考虑 ARDS,立即积极治疗。若没有机械通气的相应措施,应尽早转至有条件的医院。患者转运过程中应有专职医师和护士陪同,并准备必要的抢救设备,氧气必不可少。若有指征行机械通气治疗,可以先行气管插管后转运。

2.密切监护

迅速连接监测仪,密切监护心率、心律、血压等生命体征,尤其是呼吸的频率、节律、深度及血氧饱和度等。观察患者意识、发绀情况、末梢温度等。注意有无呕血、黑便等消化道出血的表现。

3.氧疗和机械通气的护理治疗

ARDS 最紧迫问题在于纠正顽固性低氧,改善呼吸困难,为治疗基础疾病赢得时间。需要对患者实施氧疗甚至机械通气。

(1)严密监测患者呼吸情况及缺氧症状。若单纯面罩吸氧不能维持满意的血氧饱和度,应予辅助通气。首先可尝试采用经面罩持续气道正压吸氧等无创通气,但大多需要机械通气吸入氧气。遵医嘱给予高浓度氧气吸入或使用呼气末正压呼吸(positive end expiratory pressure,PEEP)并根据动脉血气分析值的变化调节氧浓度。

(2)使用 PEEP 时应严密观察,防止患者出现气压伤。PEEP 是在呼气终末时给予气道以一恒定正压使之不能回复到大气压的水平。可以增加肺泡内压和功能残气量改善氧合,防止呼气使肺泡萎陷,增加气体分布和交换,减少肺内分流,从而提高 PaO_2。由于 PEEP 使胸腔内压升高,静脉回流受阻,致心搏减少,血压下降,严重时可引起循环衰竭,另外正压过高,肺泡过度膨胀、破裂有导致气胸的危险。所以在监护过程中,注意 PEEP 观察有无心率增快、突然胸痛、呼吸困难加重等相关症状,发现异常立即调节 PEEP 压力并报告医师处理。

(3)帮助患者采取有利于呼吸的体位,如端坐位或高枕卧位。

(4)人工气道的管理有以下几方面:①妥善固定气管插管,观察气道是否通畅,定时对比听诊双肺呼吸音。经口插管者要固定好牙垫,防止阻塞气道。每班检查并记录导管刻度,观察有无脱出或误入一侧主支气管。套管固定松紧适宜,以能放入一指为准。②气囊充气适量。充气过少易产生漏气,充气过多可压迫气管黏膜导致气管食管瘘,可以采用最小漏气技术,用来减少并发症发生。方法:用 10 mL 注射器将气体缓慢注入,直至在喉及气管部位听不到漏气声,向外抽出气体每次为 0.25~0.5 mL,至吸气压力到达峰值时出现少量漏气为止,再注入 0.25~0.5 mL 气体,此时气囊容积为最小封闭容积,气囊压力为最小封闭压力,记录注气量。观察呼吸机上气道峰压是否下降及患者能否发音说话,长期机械通气患者要观察气囊有无破损、漏气现象。③保持气道通畅。严格无菌操作,按需适时吸痰。过多反复抽吸会刺激黏膜,使分泌物增加。先吸气道再吸口、鼻腔,吸痰前给予充分气道湿化、翻身叩背,吸纯氧 3 min,吸痰管最大外径不超过气管导管内径的 1/2,迅速插吸痰管至气管插管,感到阻力后撤回吸痰管 1~2 cm,打开负压边后退边旋转吸痰管,吸痰时间不应超过 15 s。吸痰后密切观察痰液的颜色、性状、量及患者心率、心律、血压和血氧饱和度的变化,一旦出现心律失常和呼吸窘迫,立即停止吸痰,给予吸氧。④用加温湿化器对吸入气体进行湿化,根据病情需要加入盐酸氨溴索、异丙托溴铵等,每天 3 次雾化吸入。湿化满意标准为痰液稀薄、无泡沫、不附壁能顺利吸出。⑤呼吸机使用过程中注意电源插头要牢固,不要与其他仪器共用一个插座;机器外部要保持清洁,上端不可放置液体;开机使用期间定时倒掉管道及集水瓶内的积水,集水瓶安装要牢固;定时检查管道是否漏气、有无打折、压缩机工作是否正常。

4.维持有效循环,维持出入液量轻度负平衡

循环支持治疗的目的是恢复和提供充分的全身灌注,保证组织的灌流和氧供,促进受损组织的恢复。在能保持酸碱平衡和肾功能前提下达到最低水平的血管内容量。①护士应迅速帮助完成该治疗目标。选择大血管,建立 2 个以上的静脉通道,正确补液,改善循环血容量不足。②严

格记录出入量、每小时尿量。出入量管理的目标是在保证血容量、血压稳定前提下,24 h 出量大于入量 500～1 000 mL,利于肺内水肿液的消退。充分补充血容量后,护士遵医嘱给予利尿剂,消除肺水肿。观察患者对治疗的反应。

5.俯卧位通气护理

由仰卧位改变为俯卧位,可使 75% ARDS 患者的氧合改善。可能与血流重新分布,改善背侧肺泡的通气,使部分萎陷肺泡再膨胀达到"开放肺"的效果有关。随着通气/血流比例的改善进而改善了氧合。但存在血流动力学不稳定、颅内压增高、脊柱外伤、急性出血、骨科手术、近期腹部手术、妊娠等为禁忌实施俯卧位。①患者发病 24～36 h 后取俯卧位,翻身前给予纯氧吸入 3 min。预留足够的管路长度,注意防止气管插管过度牵拉致脱出。②为减少特殊体位给患者带来的不适,用软枕垫高头部 15°～30°,嘱患者双手放在枕上,并在髋、膝、踝部放软枕,每 1～2 h 更换 1 次软枕的位置,每 4 h 更换 1 次体位,同时考虑患者的耐受程度。③注意血压变化,因俯卧位时支撑物放置不当,可使腹压增加,下腔静脉回流受阻而引起低血压,必要时在翻身前提高吸氧浓度。④注意安全、防坠床。

6.预防感染的护理

(1)注意严格无菌操作,每天更换气管插管切口敷料,保持局部清洁干燥,预防或消除继发感染。

(2)加强口腔及皮肤护理,以防护理不当而加重呼吸道感染及发生压疮。

(3)密切观察体温变化,注意呼吸道分泌物的情况。

7.心理护理

减轻恐惧,增加心理舒适度:①评估患者的焦虑程度,指导患者学会自我调整心理状态,调控不良情绪。主动向患者介绍环境,解释治疗原则,解释机械通气、监测及呼吸机的报警系统,尽量消除患者的紧张感。②耐心向患者解释病情,对患者提出的问题要给予明确、有效和积极的信息,消除心理紧张和顾虑。③护理患者时保持冷静和耐心,表现出自信和镇静。④如果患者由于呼吸困难或人工通气不能讲话,可提供纸笔或以手势与患者交流。⑤加强巡视,了解患者的需要,帮助患者解决问题。⑥帮助并指导患者及家属应用松弛疗法、按摩等。

8.营养护理

ARDS 患者处于高代谢状态,应及时补充热量和高蛋白、高脂肪营养物质。能量的摄取既应满足代谢的需要,又应避免糖类的摄取过多,蛋白摄取量一般为每天 1.2～1.5 g/kg。

尽早采用肠内营养,协助患者取半卧位,充盈气囊,证实胃管在胃内后,用加温器和输液泵匀速泵入营养液。若有肠鸣音消失或胃潴留,暂停鼻饲,给予胃肠减压。一般留置 5～7 d 后拔除,更换到对侧鼻孔,以减少鼻窦炎的发生。

(三)健康指导

在疾病的不同阶段,根据患者的文化程度做好有关知识的宣传和教育,让患者了解病情的变化过程。

(1)提供舒适安静的环境以利于患者休息,指导患者正确卧位休息,讲解由仰卧位改变为俯卧位的意义,尽可能减少特殊体位给患者带来的不适。

(2)向患者解释咳嗽、咳痰的重要性,指导患者掌握有效咳痰的方法,鼓励并协助患者咳嗽、排痰。

（3）指导患者自己观察病情变化，如有不适及时通知医护人员。

（4）嘱患者严格按医嘱用药，按时服药，不要随意增减药物剂量及种类。服药过程中，需密切观察患者用药后反应，以指导用药剂量。

（5）出院指导：指导患者出院后仍以休息为主，活动量要循序渐进，注意劳逸结合。此外，患者病后生活方式的改变需要家人的积极配合和支持，应指导患者家属给患者创造一个良好的身心休养环境。出院后 1 个月内来院复查 1～2 次，出现情况随时来院复查。

（何晓淋）

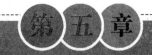

普外科护理

第一节　普外科常用护理技术

一、备皮

(一)目的

(1)术前去除患者手术区域毛发和污垢。

(2)预防切口感染。

(二)评估

1.评估患者

(1)两人核对医嘱。

(2)核对床号、姓名、病历号和腕带(请患者自己说出床号和姓名)。

(3)评估患者病情、意识状态和配合能力。

(4)评估患者手术部位皮肤情况。

(5)了解患者病情、诊断和手术名称。

(6)告知患者备皮的目的和过程,取得患者配合。

2.评估环境

安静整洁、宽敞明亮、室温适宜,有隔离帘或屏风。

(三)操作前准备

1.人员准备

仪表整洁,符合要求。洗手,戴口罩。

2.物品准备

(1)方法一:传统剃毛备皮。治疗车上层放置一次性中单、备皮刀、棉签、温肥皂水、汽油和快速手消毒剂。以上物品符合要求,均在有效期内。治疗车下层放置生活垃圾桶、医疗废物桶。

(2)方法二:电动剃刀备皮。治疗车上层放置一次性中单、小型剪刀、电动剃刀、棉签、温肥皂水、汽油和快速手消毒剂。以上物品符合要求,均在有效期内。治疗车下层放置生活垃圾桶、医疗废物桶。

(四)操作程序

1.传统剃毛备皮

(1)携用物推车至患者床旁,核对床号、姓名、病历号和腕带(请患者自己说出床号和姓名)。

(2)备皮部位垫一次性中单,暴露备皮部位。

(3)用温肥皂水浸湿毛发,涂擦备皮范围。

(4)绷紧皮肤,用备皮刀剃除备皮范围内的毛发。

(5)需要时用棉签蘸取汽油清洁肚脐。

(6)检查备皮部位毛发是否剃除干净,皮肤有无损伤。

(7)嘱患者术前沐浴,换干净病号服。

(8)撤除一次性中单,整理用物,洗手。

2.电动剃刀备皮

(1)携用物推车至患者床旁,核对床号、姓名、病历号和腕带(请患者自己说出床号和姓名)。

(2)备皮部位垫一次性中单,暴露备皮部位。

(3)用剪刀轻轻剪备皮范围的稠密毛发。

(4)用温肥皂水浸湿毛发,涂擦备皮范围。

(5)绷紧皮肤,用电动剃刀剃去备皮范围残余毛发。

(6)需要时用棉签蘸取汽油清洁肚脐。

(7)检查备皮部位毛发是否剃除干净,皮肤有无损伤。

(8)嘱患者术前沐浴,换干净病号服。

(9)撤除一次性中单,整理用物,洗手。

(五)注意事项

(1)注意保暖,尽可能少暴露患者。

(2)备皮刀应锐利,与皮肤表面成45°,切忌刮破皮肤。

(3)皮肤松弛的地方应将皮肤绷紧,以免损伤皮肤。

(4)备皮范围应符合手术要求。

二、腹带包扎

(一)目的

减轻腹部伤口张力,固定腹部引流管,减轻伤口疼痛。临床主要用于剖腹手术后或创伤、腹壁疝加压包扎等。

(二)评估

1.评估患者

(1)两人核对医嘱。

(2)核对床号、姓名、病历号和腕带(请患者自己说出床号和姓名)。

(3)评估患者合作程度、腹围大小;患者腹部皮肤、伤口敷料、伤口渗出、引流管及造口位置;患者是否有腹带包扎经历、对操作的耐受水平。

(4)告知患者腹带包扎的目的和过程,取得患者配合。

2.评估环境

安静整洁、宽敞明亮、室温适宜,有隔离帘或屏风。

(三)操作前准备

1.人员准备

仪表整洁,符合要求。洗手,戴口罩。

2.物品准备

治疗车上层放置依患者腹围选用的腹带、快速手消毒剂。以上物品符合要求,均在有效期内。

(四)操作程序

(1)核对床号、姓名、病历号和腕带(请患者自己说出床号和姓名)。

(2)如病情允许,协助患者取平卧位。

(3)将腹带穿过患者腰部,平铺于床上。

(4)两侧腹带条,一条压一条左右交替包扎患者腹部。

(5)将最后两根腹带条贴紧腹部打结并整理平整。

(6)快速手消毒剂消毒双手,推车回治疗室。

(7)洗手。

(五)注意事项

(1)腹带包扎松紧适宜,松紧以可伸进一指为宜,如松脱或移位及时整理。

(2)腹带打结时避开伤口、引流管和造口部位。

(3)引流管从腹带条间穿出,避免在腹带内打折。

三、胃肠减压

(一)目的

(1)解除或者缓解肠梗阻所致的症状。

(2)进行胃肠道手术的术前准备,以减少胃肠胀气。

(3)术后吸出胃肠内气体和胃内容物,减轻腹胀,减少缝线张力和伤口疼痛,促进伤口愈合,改善胃肠壁血液循环,促进消化功能的恢复。

(4)通过对胃肠减压吸出物的判断,可观察病情变化和协助诊断。

(二)评估

1.评估患者

(1)两人核对医嘱。

(2)核对床号、姓名、病历号和腕带(请患者自己说出床号和姓名)。

(3)评估患者病情,意识状态、合作程度,有无插胃管经历。

(4)告知患者胃肠减压的目的和方法、注意事项和配合要点,以取得患者合作。

(5)有义齿或戴眼镜者操作前应取下,妥善放置。

(6)对于昏迷患者,若家属在床旁,可向其家属解释,以获得支持。

(7)使用光源充足的手电筒检查患者鼻腔状况,包括鼻腔黏膜有无肿胀、炎症,有无鼻中隔偏曲和息肉等,既往有无鼻部疾病,鼻呼吸是否通畅。

2.评估环境

安静整洁、宽敞明亮。有隔离帘或屏风。墙壁负压吸引装置完好,保证有效负压。

(三)操作前准备

1.人员准备

仪表整洁,符合要求。洗手,戴口罩。

2.物品准备

治疗车上层放置清洁盘内放 50 mL 注射器、一次性胃管 2 根、清洁治疗巾 1 块、压舌板、无菌棉签、胶布、治疗碗(内放清洁纱布数块和镊子 1 把)、治疗碗(内盛温开水)、听诊器、弯盘(内放消毒液状石蜡纱布、无齿止血钳 1 把、安全别针 1 个)、手电筒,治疗盘外放置快速手消毒剂。胃肠减压装置一套。以上物品符合要求,均在有效期内。治疗车下层放置医疗废物桶、生活垃圾桶。

(四)操作程序

1.胃肠减压

(1)携用物推车至患者床旁,核对床号、姓名、病历号和腕带(请患者自己说出床号和姓名)。如戴眼镜或义齿,应取下妥善放置。

(2)协助患者取坐位或平卧位,无法坐起者取右侧卧位,头颈部自然伸直。颌下铺治疗巾,将弯盘置于口角。清洁鼻腔,将用过的棉签弃于医疗废物桶内。

(3)备胶布 2~3 条。将胃管和 50 mL 注射器(针头放入锐器桶)放入弯盘内,外包装弃于生活垃圾桶内。

(4)测量胃管插入长度,并做一标记,方法为自前额发际至剑突的距离,或自鼻尖经耳垂至胸骨剑突处的距离。或者参照胃管上刻度,保证胃管前端达到胃内,一般成人插入长度为 45~55 cm。

(5)检查胃管是否通畅。用液状石蜡纱布润滑胃管前段。用止血钳夹闭胃管的末端。

(6)一手持纱布托住胃管,另一手持镊子夹住胃管前段,沿选定的一侧鼻孔缓缓插入鼻腔至 10~15 cm(咽喉部),嘱患者做吞咽动作,同时顺势将胃管轻轻插入至预定长度。插管过程中患者出现剧烈恶心、呕吐,应暂停插管,深呼吸,胃管插入不畅时,嘱患者张口,检查胃管是否盘在口咽部。

(7)昏迷患者插管:插管前先协助患者去枕、头向后仰,当胃管插入约 15 cm 时,左手将患者头部托起,使下颌靠近胸骨柄,将胃管缓缓插入至预定长度。

(8)验证胃管是否在胃内:①用注射器抽吸,见胃内容物。②向胃管内注入 10 mL 空气,用听诊器在左上腹部听到气过水声。③将胃管末端放入盛水治疗碗内,无气泡溢出。

(9)证实后将胃管末端封帽盖好,用胶布固定胃管于鼻翼两侧和面颊部。

(10)正确连接并用安全别针妥善固定负压装置及引流管,负压吸力不可过强,以免堵塞管口和损伤胃黏膜。

(11)撤除颌下铺巾,患者取舒适体位,整理用物。

(12)快速手消毒剂消毒双手,推车回治疗室,按医疗废物分类处理原则清理用物。

(13)洗手,记录。

2.停止胃肠减压

(1)根据医嘱决定停止胃肠减压。

(2)抬高床头取半卧位,铺治疗巾于颌下,弯盘置于患者口角旁。先关闭负压吸引装置,将吸引装置与胃管分离,用止血钳夹闭胃管的末端并放于弯盘内。

(3)戴手套,轻轻揭去固定胃管的胶布,用纱布包裹贴近鼻孔处的胃管,嘱患者深呼吸,在患者呼气时拔管,边拔管边用纱布擦拭胃管,到咽喉处快速拔除。

(4)脱去手套,用棉签清洁患者鼻腔,擦净胶布痕迹,协助患者取舒适卧位。

(5)按医疗废物分类处理原则处理用物,洗手。

(五)注意事项

(1)护患之间进行有效的沟通,可以减轻插入胃管时给患者和家属带来的心理压力。

(2)插管时动作轻柔,避免损伤食管黏膜。

(3)普通胃管每周更换 1 次,硅胶胃管每月更换 1 次。妥善固定管路,防止导管移位或脱出。

(4)留置胃管期间禁止饮水和进食,应加强患者的口腔护理,保持口腔清洁。

(5)观察引流物的颜色、性质、量,并记录 24 h 引流总量。

(6)胃肠减压期间,注意观察患者水、电解质和胃肠功能恢复情况。

四、外科洗胃

(一)目的

(1)减轻胃黏膜水肿,预防感染,解除幽门梗阻。

(2)减轻潴留物对胃黏膜的刺激。

(3)手术或某些检查前的准备,如胃部、食管下段、十二指肠手术前。

(二)评估

1.评估患者

(1)两人核对医嘱。

(2)核对床号、姓名、病历号和腕带(请患者或家属说出床号和姓名)。

(3)评估患者病情、医疗诊断、意识状况及生命体征。

(4)评估患者口鼻黏膜有无损伤,有无活动义齿,有无误吸风险。

(5)评估患者心理状态及对洗胃的耐受能力、合作程度、知识水平、既往经验等。

(6)告知患者操作目的、方法、注意事项和配合要点。

2.评估环境

安静整洁,宽敞明亮,隔离帘或屏风。墙壁负压吸引装置完好,保证有效负压。

(三)操作前准备

1.人员准备

仪表整洁,符合要求。洗手,戴口罩。

2.物品准备

治疗车上层放置无菌洗胃包(内有胃管、一次性洗胃器、镊子、纱布、无菌手套 1 副)、无齿止血钳 1 把、一次性中单、治疗巾、量杯、水温计、压舌板、弯盘、棉签、50 mL 注射器、听诊器、手电筒、液状石蜡、快速手消毒剂,必要时备张口器、牙垫、舌钳。以上物品符合要求,均在有效期内。洗胃液(遵医嘱准备,一般为温生理盐水 500～1 000 mL)。治疗车下层放置医疗垃圾桶、生活垃圾桶、锐器桶。

(四)操作程序

1.插胃管

步骤同"三、胃肠减压操作程序"(1)～(13)。

2.灌注洗胃液

(1)接注射器于胃管末端,先回抽,见有内容物抽出,再连接洗胃器注入洗胃液。遵医嘱缓慢灌注,灌注毕,再次用注射器抽取 20 mL 温开水冲洗胃管,将胃管尾端的封帽盖好,取下治疗巾放于治疗车下层,将胃管盘好放于患者胸前兜内。

(2)观察病情并询问有无不适,告知注意事项,整理床单位。

(3)快速手消毒剂消毒双手,推车回治疗室,按垃圾分类处理原则处理用物。

(4)洗手,书写护理记录单。

3.抽吸洗胃液

(1)用注射器抽取 20 mL 温开水冲洗胃管,将胃管接于有效负压的负压吸引装置上,根据患者病情及主诉调节负压量,抽吸完毕,将胃管尾端的封帽盖好,取下一次性中单放于治疗车下层,将胃管盘好放于患者胸前口袋内。

(2)快速手消毒剂消毒双手,推车回治疗室,按垃圾分类处理原则处理用物。洗手,向医师汇报吸出胃内容物颜色、性状及出入液量。遵医嘱再次洗胃或停止洗胃。书写护理记录单。

4.停止洗胃

(1)核对医嘱和患者床号、姓名、病历号和腕带(请患者自己说出床号和姓名)。

(2)抬高床头取半卧位。

(3)戴手套,弯盘置于患者口角旁,轻轻揭去固定胃管的胶布,用纱布包裹贴近鼻孔处的胃管,嘱患者深呼吸,在患者呼气时拔管,边拔管边用纱布擦拭胃管,到咽喉处快速拔除。将胃管盘绕在纱布中,置于弯盘内。

(4)脱去手套,用棉签清洁患者鼻腔,擦净胶布痕迹,协助患者取舒适卧位。

(5)按医疗废物分类处理原则处理用物,洗手。

(五)注意事项

(1)洗胃过程中应随时观察患者的面色、生命体征、意识,倾听患者主诉。

(2)护患之间进行有效沟通,可以减轻插入胃管时给患者和家属带来的心理压力。

(3)插管时动作轻柔,避免损伤食管黏膜。

(4)插管过程中,若插入不畅时,应检查胃管是否盘在口中;若插管中途,患者出现呛咳、呼吸困难、发绀等情况,表示误入气管,应立即拔出。

(5)每次洗胃前应检查并确定胃管是否在胃内,并注意灌注速度、温度、容量;每次鼻饲量不超过 1 000 mL。

(6)长期洗胃者,每天进行口腔护理,普通胃管每周更换 1 次,硅胶胃管每月更换 1 次。妥善固定管路,防止导管移位或脱出。

五、肠内营养管饲

(一)目的

(1)不能经口进食的患者,从肠内营养管饲通路灌入流质食物。

(2)保证患者摄入足够的营养、水分和药物。

（3）本操作适用于鼻胃管,鼻胃、肠管及空肠造瘘患者的管饲。

(二)评估

1.评估患者

（1）两人核对医嘱。

（2）核对床号、姓名、病历号和腕带(请患者或家属说出床号和姓名)。

（3）评估患者合作程度,营养状况。

（4）评估患者肠内营养管饲通路情况,输注方式,有无误吸风险。

（5）评估患者有无腹部不适及腹泻、便秘等并发症。

（6）告知患者操作目的及过程,取得患者配合。

2.评估环境

安静整洁、宽敞明亮;关闭门窗,室温适宜,有隔离帘或屏风。

(三)操作前准备

1.人员准备

仪表整洁,符合要求。洗手,戴口罩。

2.物品准备

治疗车上层放置清洁治疗盘(内有 50 mL 注射器 1 个、营养管、无菌手套 1 副)、肠内营养液、营养泵、生理盐水或温开水、营养泵固定架。以上物品符合要求,均在有效期内。治疗车下层放置医疗垃圾桶,生活垃圾桶。

(四)操作程序

（1）携用物推车至患者床旁,核对床号、姓名、病历号和腕带(请患者或家属说出床号和姓名)。

（2）给予肠内营养:①如病情允许,协助患者取半卧位。②将营养泵管与肠内营养液连接并排气后,将泵管安装入肠内营养泵内,另一端与肠内营养管饲通路连接。③用适量温开水冲洗肠内营养管。④打开肠内营养泵,调节流速和输入总量,开始输注。

（3）输注中冲管:①泵入营养液过程中,每 4 h 冲管 1 次。②冲管时先暂停肠内营养泵。③抽取 10～20 mL 生理盐水或温开水。④打开肠内营养管给药口帽,反折肠内营养管近端,脉冲式冲入冲管液。⑤关闭肠内营养管给药口帽,重新启动肠内营养泵。

（4）结束肠内营养:①关闭肠内营养泵,撤除肠内营养液和营养管。②向肠内营养管饲通路注入 10～20 mL 生理盐水或温开水。③封闭肠内营养管饲通路,并妥善固定。④评价肠内营养管饲通路是否通畅、有无脱出。⑤观察患者是否有腹胀、腹泻、呕吐、电解质紊乱。

(五)注意事项

（1）如需自行配制营养液,应现用现配,粉剂应搅拌均匀,配制后的营养液放置在冰箱冷藏,24 h 内用完。

（2）妥善固定管路,防止导管移位或脱出。

（3）肠内营养液温度、输注速度适宜,浓度从低到高。

（4）留置鼻胃管患者要保持鼻腔、口腔清洁,对胃或肠造口的患者保持造口周围皮肤干燥、清洁。

（5）经肠内营养管饲通路给药前后应用温水冲管,药片应充分研碎、溶解稀释后注入,注入不同药物之间应冲管,尽量给予液态药物。

六、引流袋更换

(一)目的

(1)引流气体、液体(消化液、腹腔液、胆汁、伤口渗出液)至体外,降低局部压力,减少粘连,促进愈合。

(2)监测、治疗。

(二)评估

1.评估患者

(1)两人核对医嘱。

(2)核对患者床号、姓名、病历号和腕带(请患者自己说出床号和姓名)。

(3)评估患者病情、年龄、意识状态和合作程度。

(4)告知患者留置引流管的目的、时间和引流管的位置和种类。

(5)评估引流液的量、颜色和性质。

(6)评估伤口处敷料有无渗血、渗液。

(7)评估患者和家属对引流管相关知识的知晓度。

2.评估环境

安静整洁、宽敞明亮;关闭门窗,室温适宜,有隔离帘或屏风。

(三)操作前准备

1.人员准备

仪表整洁,符合要求。洗手,戴口罩。

2.物品准备

治疗车上层放置安尔碘、准备好的输液盘、引流袋、无齿止血钳、无菌纱布、一次性手套、管路标识、一次性中单、快速手消毒剂。无菌棉签、透明胶贴、量杯。以上物品符合要求,均在有效期内。治疗车下层放置医疗废物桶、生活垃圾桶。

(四)操作程序

(1)携用物推车至患者床旁,核对床号、姓名、病历号和腕带(请患者自己说出床号和姓名)。

(2)协助患者半卧位或平卧位。

(3)充分暴露引流管,将一次性中单置于引流管下方。

(4)戴手套,用纱布包裹引流管上段6～10 cm处,用止血钳夹在纱布上,分离引流管。

(5)由内向外消毒引流管口与外周,将新的引流袋与引流管相连,松开止血钳,观察引流情况,确认通畅,固定引流袋。

(6)脱去手套,弃至医疗黄色垃圾桶内。

(7)撤出引流袋外包装,整理床单位。

(8)再次核对患者床号和姓名,快速手消毒剂消毒双手,用黑记号笔在引流袋上记录引流袋名称、换袋日期和时间,贴好管路标识。

(9)推车回治疗室,按医疗废物分类处理原则处理用物。

(10)洗手,记录引流液的颜色、性质、量,切口或引流口周围皮肤。

(五)注意事项

(1)消毒方法正确,严格无菌操作。

(2)检查和挤压管道方法正确,保持引流通畅。

(3)注意观察引流液的颜色、性质、量,引流口周围皮肤情况。

(4)保持引流袋低于引流部位,妥善固定,避免引流管扭曲、打折、滑脱。

(5)若更换带有负压的引流袋,注意保证引流袋的负压状态,负压压力适中。

七、T 管引流

(一)目的

(1)引流胆汁和减压,防止因胆汁排出受阻导致胆总管内压力增高。

(2)引流残余结石,使胆管内残余结石,尤其是泥沙样结石通过 T 管排出体外。

(3)支撑胆管,防止胆总管切口瘢痕狭窄、管腔变小、粘连狭窄等。

(4)观察引流液的性状、颜色和量。

(5)经 T 管溶石或造影等。

(二)评估

1.评估患者

(1)两人核对医嘱。

(2)评估患者床号、姓名、病历号和腕带(请患者自己说出床号和姓名)。

(3)观察患者的巩膜和胸口皮肤,评估患者黄疸消退情况;评估伤口引流情况,观察引流液的性状、颜色和量。

(4)告知患者 T 管引流护理的目的、方法、注意事项,以取得患者的配合。

2.评估环境

安静整洁,宽敞明亮。

(三)操作前准备

1.人员准备

仪表整洁,符合要求。洗手,戴口罩。

2.物品准备

治疗车上层放置安尔碘、准备好的输液盘、引流袋、无齿止血钳、无菌纱布、一次性手套、管路标识、一次性中单、快速手消毒剂。无菌棉签、透明胶贴、量杯。以上物品符合要求,均在有效期内。治疗车下层放置医疗废物桶、生活垃圾桶。

(四)操作程序

(1)携用物推车至患者床旁,核对患者床号、姓名、病历号和腕带(请患者自己说出床号和姓名)。

(2)T 管更换引流袋:步骤同"引流袋更换"。

(3)T 管拔管:T 管引流出的胆汁色泽正常,且引流量逐渐减少,可在术后 10～14 d 试行夹管 1～2 d;夹管期间应注意病情观察,若患者无发热、腹痛、黄疸等症状,可经 T 管做胆管造影,如造影无异常发现,持续开放 T 管引流造影剂 24 h 以上,如胆管通畅无结石或其他病变,再次夹管 2～3 d,患者无不适即可拔管。拔管后残余窦道用凡士林纱布填塞,1～2 d 内自行闭合。若胆管造影发现有结石残留,则需保留 T 管 6 周以上,再做取石或其他处理。

(五)注意事项

1.防止牵拉

将 T 管妥善固定于腹壁,不可固定于床单,以防翻身活动时牵拉造成管道脱出。

2.加强观察

观察并记录 T 管引流出胆汁的颜色、量和性状。胆汁过多,提示胆管下端有梗阻的可能;胆汁浑浊,应考虑结石残留或胆管炎症未被控制。

3.保持引流通畅

防止引流管扭曲、折叠、受压。引流液中有血凝块、絮状物、泥沙样结石时要经常挤捏,防止管道堵塞。必要时用生理盐水低压冲洗或用 50 mL 注射器负压抽吸,用力适宜以防胆管出血。

4.预防感染

长期带管者,定期更换引流袋。引流管口周围皮肤以无菌纱布覆盖,保持局部干燥,防止胆汁浸润皮肤引起炎症反应。平卧时引流管的远端不可高于腋中线,坐位、站立或行走时不可高于腹部手术切口,以防胆汁逆流引起感染。

八、腹腔冲洗

(一)目的

(1)对腹腔进行机械清洗技术,彻底清除腹腔内坏死组织、渗液、积血和脓液。

(2)减少腹腔内细菌数量,去除毒性物质。

(3)减少肠粘连和脓肿的形成因素,降低伤口感染率和死亡率。

(二)评估

1.评估患者

(1)两人核对医嘱。

(2)核对患者床号、姓名、病历号和腕带(请患者自己说出床号和姓名)。

(3)评估患者身体状态及腹腔引流管的状态。

(4)告知患者腹腔冲洗的目的、方法、注意事项和配合要点,以取得患者的合作。

2.评估环境

安静整洁、宽敞明亮;关闭门窗,室温适宜,有隔离帘或屏风。

(三)操作前准备

1.人员准备

仪表整洁,符合要求。洗手,戴口罩。

2.物品准备

治疗车上层放置治疗盘(内置无菌手套、治疗巾、生理盐水 1 000 mL、输液器、棉签、安尔碘)、腹腔冲洗标识、快速手消毒剂。以上物品符合要求,均在有效期内。治疗车下层放置医疗废物桶、生活垃圾桶、量杯。

(四)操作程序

(1)携用物推车至患者床旁,核对床号、姓名、病历号和腕带(请患者自己说出床号和姓名)。

(2)协助患者取舒适卧位,暴露腹腔引流管置管。

(3)悬挂冲洗液,标识清楚。

(4)铺无菌治疗巾,戴无菌手套。

(5)消毒引流管旁置管,连接冲洗液。

(6)冲洗完毕,快速手消毒剂消毒双手,整理床单位。

(7)推车回治疗室,清理用物。

(8)洗手。

(五)注意事项

(1)保持引流管处敷料干燥,保护引流管处皮肤。

(2)腹腔冲洗的管路应与输液管路区别标识,切勿混淆。

(3)如连接负压吸引,保持通畅,避免压力过大。

九、肠造口袋更换

(一)目的

(1)收集排泄物,避免渗漏。

(2)保持造口周围皮肤清洁、完整。

(3)清洗造口周围皮肤或造口黏膜,减轻异味,增加舒适。

(4)观察及处理造口并发症。

(二)评估

1.评估患者

(1)两人核对医嘱,核对患者床号、姓名、病历号,了解患者年龄、手术日期、造口位置和类型。

(2)核对患者床号、姓名、病历号和腕带(请患者自己说出床号和姓名)。

(3)评估患者意识、病情、自理情况、合作程度、心理状态、家庭支持和经济状况。

(4)评估患者对造口护理方法和知识的掌握程度。

(5)解释操作目的和方法,指导患者配合方法。

2.评估造口

(1)评估造口位置、高度、形状、大小、颜色、是否水肿。

(2)评估造口袋的种类、稳固性、渗漏情况。

(3)造口袋内容物的颜色、性质、量、气味,是否排气。

(4)造口周围皮肤情况、并发症情况。

3.评估环境

安静整洁、宽敞明亮、室温适宜;门窗关闭,隔离帘或屏风保护隐私。

(三)操作前准备

1.人员准备

仪表整洁,符合要求。洗手,戴口罩。

2.物品准备

治疗车上层放置治疗盘(内置盐水棉球或纱布、棉签、一次性换药包、一次性治疗巾、弯头剪刀、造口袋、夹子、一次性手套、造口量尺、卫生纸、造口粉、防漏膏、皮肤保护膜)、快速手消毒剂。以上物品符合要求,均在有效期内。治疗车下层放置医疗废物桶、生活垃圾桶、量杯。

(四)操作程序

(1)携用物推车至患者床旁,核对床号、姓名、病历号和腕带(请患者自己说出床号和姓名)。

(2)协助患者取舒适卧位,拉隔帘保护患者隐私,注意保暖。

（3）合理暴露造口部位，注意保暖。

（4）打开治疗巾及换药盘，将打开的两个换药盘放于身旁。

（5）揭除旧造口袋和造口底盘：一手固定造口底盘周围皮肤，一手由上向下分离造口底盘，观察内容物，弃置医疗垃圾桶。

（6）盐水棉球或纱布清洁造口及周围皮肤，并观察周围皮肤及造口的情况。用纱布擦拭干净周围皮肤。

（7）用造口量尺测量造口的大小、形状。

（8）修剪造口底盘，必要时可涂防漏膏、保护膜（造口底盘裁剪的大小一般比造口大 2～3 mm，太大会造成粪水性皮炎，太小会造成黏膜受损或缺血）。

（9）撕去粘贴面上的纸，按照造口位置粘贴造口底盘，安装造口袋并夹闭造口袋下端开口。安装完毕后按压底盘 3～5 min。

（10）快速手消毒剂消毒双手，整理床单位，协助患者取舒适卧位，开窗通风。

（11）推车回治疗室，按要求整理用物。

（12）洗手，按要求书写护理记录。

（五）注意事项

（1）更换造口袋时注意造口与伤口距离，保护伤口，并防止造口袋内容物排出污染伤口。

（2）揭除造口袋和造口底盘时注意保护皮肤，防止皮肤损伤；粘贴造口底盘前应保证造口周围皮肤干燥。

（3）造口底盘与造口黏膜之间保持适当空隙。

（4）教会患者观察造口周围皮肤的血运情况，指导患者使用造口护理附件用品前阅读产品说明书。

（5）避免做增加腹压的运动，以免形成造口旁疝。

十、换药

（一）目的

（1）观察伤口的情况和变化。

（2）为患者更换伤口敷料，保持伤口清洁。

（3）预防、控制伤口感染，促进伤口愈合。

（二）评估

1.评估患者

（1）两人核对医嘱。

（2）核对患者床号、姓名、病历号和腕带（请患者自己说出床号和姓名）。

（3）了解患者病情、意识状态和配合能力。

（4）向患者解释操作目的和过程，取得患者配合。

（5）观察、了解伤口局部情况。

2.评估环境

安静整洁，宽敞明亮，温度适宜、保护患者隐私。关闭门窗，隔离帘或屏风，30 min 内无人打扫。

(三)操作前准备

1.人员准备

仪表整洁,符合要求。洗手,戴口罩。

2.物品准备

治疗车上层放置无菌换药包(内放有无菌镊子、无菌剪刀、75％乙醇棉球、生理盐水棉球、无菌弯盘),根据伤口情况准备所需的无菌敷料,一次性治疗巾,胶布,快速手消毒剂。以上物品符合要求,均在有效期内。治疗车下层放置医疗废物桶、生活垃圾桶。

(四)操作程序

(1)携用物推车至患者床旁,核对患者床号、姓名、病历号和腕带(请患者自己说出床号和姓名)。

(2)协助患者改变体位,使之充分暴露伤口。铺一次性治疗巾于伤口下,放弯盘在治疗巾上。

(3)正确揭开创面敷料。揭敷料的原则是由外向里,要轻柔;手取外层敷料,用镊子取内层敷料;有粘连时,应湿敷后再揭;注意观察伤口情况。敷料置于弯盘内,用后放置治疗车下。

(4)消毒。①清洁伤口:75％乙醇棉球由创缘从内向外擦拭两遍。②感染伤口:75％乙醇棉球从外周向创缘擦拭切口周围皮肤两遍。

(5)创面用生理盐水棉球清洁,吸净分泌物或脓液。

(6)覆盖无菌纱布,分泌物多时加棉垫,胶布妥善固定敷料。

(7)快速手消毒剂消毒双手。按医疗废物分类处理原则处理用物。

(8)洗手,脱口罩。

(9)记录操作时间和伤口情况。

(五)注意事项

(1)严格执行无菌操作原则。

(2)体位要求是安全、舒适、便于操作、暴露伤口、保暖,同时注意保护患者的隐私。

(3)包扎伤口时要保持良好血液循环,不可固定太紧,包扎肢体时应从身体远端到近端,促进静脉回流。

(4)高度污染的伤口(气性坏疽、破伤风等)必须进行床旁隔离,包括穿隔离衣、物品单放、垃圾单独处理、做好器械消毒、做好手卫生、避免交叉感染。

(5)告知患者注意保持伤口敷料清洁干燥,敷料潮湿时应当及时更换。

(王肖丽)

第二节 痔

痔是肛垫的病理性肥大、移位及肛周皮下血管丛血流淤滞形成的团块。痔是一种常见病、多发病,其发病率占肛门直肠疾病的首位,约为80.6％。随着年龄的增长,发病率逐渐增高。任何年龄皆可发病,但以20～40岁为最多。主要表现为便血、肿物脱出及肛缘皮肤突起三大症状。

一、病因与发病机制

痔的确切病因尚不完全明了,可能与以下学说有关。

(一)肛垫下移学说

1975 年 Thomson 提出肛垫病理性肥大和下移是内痔的原因,亦是目前临床上最为接受的痔的原因学说。肛垫具有协助肛管闭合、节制排便。若肛垫发生松弛,导致肛垫病理性肥大、移位,从而形成痔。

(二)静脉曲张学说

早在 18 世纪 Huter 在解剖时发现痔内静脉中呈连续扩张为依据,认为痔静脉扩张是内痔发生的原因。但现代解剖已证实痔静脉丛的扩张属生理性扩张,内痔的好发部位与动脉的分支类型无直接联系。

(三)血管增生学说

认为痔的发生是由于黏膜下层类似勃起的组织化生而成。

(四)慢性感染学说

直肠肛管区的感染易引起静脉炎,使周围的静脉壁和周围组织纤维化、失去弹性、扩张而形成痔。

此外,长期饮酒、嗜食刺激性食物、肛周感染、长期便秘、慢性腹泻、妊娠分娩及低膳食纤维饮食等因素都可诱发痔的发生。

二、临床表现

临床上,痔分为内痔、外痔、混合痔及环形痔 4 种(图 5-1)。

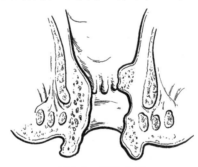

图 5-1　痔的分类

(一)内痔

临床上最多见,占 64.1%。主要临床表现是无痛性便血和肿物脱出。常见于右前、右后和左侧。根据内痔的脱出程度,将内痔分为 4 期。Ⅰ期:便时带血、滴血或喷射状出血,色鲜红,便后自行停止,无肛内肿物脱出。Ⅱ期:常有便血,色鲜红,排便时伴有肿物脱出肛外,便后可自行还纳。Ⅲ期:偶有便血,便后或久站、久行、咳嗽、劳动用力、负重远行增加腹压时肛内肿物脱出,不能自行还纳,需休息或手法还纳。Ⅳ期:痔体增大,肛内肿物脱出肛门外,不能还纳,或还纳后又脱出。

1.便血

其便血特点是无痛性、间歇性便后出鲜血,是内痔及混合痔的早期的常见症状。便血较轻时表现为大便表面附血或手纸上带血,继而滴血,严重时则可出现喷射状出血。长期出血可导致患者发生缺铁性贫血。

2.肿物脱出

常是晚期症状。轻者可自行回纳,重者需手法复位,严重时,因不能还纳,常可发生嵌顿、绞窄。

3.肛门疼痛

单纯性内痔无疼痛,当合并有外痔血栓形成内痔、感染或嵌顿时,可出现肛门剧烈疼痛。

4.肛门瘙痒

痔块外脱时常有黏液或分泌物流出,可刺激肛周皮肤引起肛门瘙痒。

(二)外痔

平时无感觉,仅见肛缘皮肤突起或肛门异物感。当排便用力过猛时,肛周皮下静脉破裂形成血栓或感染,出现剧烈疼痛。

(三)混合痔

兼有内痔和外痔的症状同时存在。

三、辅助检查

(一)直肠指诊

内痔早期无阳性体征,晚期可触到柔软的痔块。其意义在于除外肛管直肠肿瘤性疾病。

(二)肛门镜检查

肛门镜检查是确诊内痔的首选检查方法。不仅可见到痔的情况,还可观察到直肠黏膜有无充血、水肿、溃疡、肿块等,以及排除其他直肠疾病。

(三)直肠镜检查

图文并茂,定位准确,防止医疗纠纷,可准确诊断痔、直肠肿瘤等肛肠疾病。

(四)肠镜检查

对于年龄超过45岁便血者,应建议行电子结肠镜检查,除外结直肠肿瘤及炎症性肠病等。

四、治疗要点

痔的治疗遵循3个原则:①无症状的痔无须治疗,仅在合并出血、痔块脱出、血栓形成和嵌顿时才需治疗;②有症状的痔重在减轻或消除其主要症状,无须根治;③首选保守治疗,失败或不宜保守治疗时才考虑手术治疗。

(一)非手术治疗

1.一般治疗

一般治疗适用于痔初期及无症状静止期的痔。

(1)调整饮食:多饮水,多吃蔬菜、水果,如韭菜、菠菜、地瓜、香蕉、苹果等,忌食辣椒、芥末等辛辣刺激性食物。多进食膳食纤维性食物,改变不良的排便习惯。

(2)热水坐浴:改善局部血液循环,有利于消炎及减轻瘙痒症状。便后热水坐浴擦干、便纸宜柔软清洁、肛门要保温、坐垫要柔软。

(3)保持大便通畅:通过食物来调整排便,养成定时排便,每1～2 d排出1次软便,防止便秘或腹泻。

(4)调整生活方式,改变不良的排便习惯,保持排便通畅,禁烟酒。

2.药物治疗

药物治疗是内痔首选的治疗方法,能润滑肛管,促进炎症吸收,减轻疼痛,解除或减轻症状。局部用痔疾洗液或硝矾洗剂(张有生方)熏洗坐浴,可改善局部血液循环,有消肿、止痛作用;肛内注入痔疮栓剂(膏)或奥布卡因凝胶,有止血、止痛和收敛作用。

3.注射疗法

较常用,适用于Ⅰ期、Ⅱ期内痔。年老体弱、严重高血压、有心、肝、肾等内痔患者均可适用。常用的硬化剂有聚桂醇注射液、芍倍注射液、消痔灵注射液等。

4.扩肛疗法

扩肛疗法适用于内痔、嵌顿或绞窄性内痔剧痛者。

5.胶圈套扎疗法

胶圈套扎疗法适用于单发或多发Ⅰ～Ⅲ期内痔的治疗。

6.物理治疗

物理治疗包括 HCPT 微创技术、激光治疗及铜离子电化学疗法等。

(二)手术治疗

当非手术治疗效果不满意,痔出血、脱出严重时,则有必要采用手术治疗。常用的方法主要有以下 6 种。

1.内痔结扎术

常用于Ⅱ～Ⅲ期内痔。

2.血栓外痔剥离术

血栓外痔剥离术适用于血栓较大且与周围粘连者或多个血栓者。

3.外剥内扎术

目前临床上最常用的术式,是在 Milligan-Morgan 外切内扎术和中医内痔结扎术基础上发展演变而成,简称外剥内扎术。适用于混合痔和环状痔。

4.分段结扎术

适于环形内痔、环形外痔、环形混合痔。

5.吻合器痔上黏膜环切术

该方法微创、无痛,是目前国内外首选的治疗方法(图 5-2)。主要适用于Ⅱ～Ⅳ期环形内痔、多发混合痔、以内痔为主的环状混合痔,也适用于直肠前突和直肠内脱垂。由于此手术保留了肛垫,不损伤肛门括约肌,故与传统手术相比具有术后疼痛轻、住院时间短、恢复快、无肛门狭窄及大便失禁、肛门外形美观等优点,临床效果显著。

6.选择性痔上黏膜切除术

选择性痔上黏膜切除术是一种利用开环式微创痔吻合器进行治疗的手术方式。适用于Ⅱ～Ⅳ期内痔、混合痔、环状痔、严重脱垂痔、直肠前突、直肠黏膜脱垂等。可准确定位目标组织,做到针对性切除,并保护非痔脱垂区黏膜组织,该术式更加符合肛管形态和生理,有效预防术后大出血、肛门狭窄等并发症,值得临床推广应用。

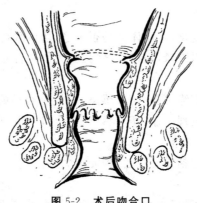

图 5-2 术后吻合口

五、护理评估

(一)术前评估

1.健康史

(1)了解患者有无长期饮酒的习惯,有无喜食刺激性食物或低纤维素饮食的习惯。

(2)有无长期便秘、腹泻史,长期站立、坐位或腹压增高等因素。或有痔疮药物治疗、手术史;有无糖尿病、血液疾病史。

(3)了解患者有无肛隐窝炎、肛周感染、营养不良等情况促进痔的形成。

(4)家族中有无家族性息肉、家族中有无大肠癌或其他肿瘤患者。

(5)既往是否有溃疡性结肠炎、克罗恩病、腺瘤病史、手术治疗史及用药情况。

2.身体状况

(1)注意观察患者的生命体征、神志、尿量、皮肤弹性等。

(2)排便时有无疼痛及排便困难,大便是否带鲜血或便后滴血、喷血,有无黏液,有无脓血、便血量、发作次数等。

(3)注意患者的营养状况,有无消瘦、头晕、眼花、乏力等贫血的体征。

(4)肛门有无肿块脱出,能否自行回纳或用手推回,有无肿块嵌顿史。

(5)直肠指诊肛门有无疼痛、指套退出有无血迹、直肠内有无肿块等。

3.心理-社会状况

(1)疾病认知:了解患者及家属对疾病相关知识的认知程度,评估患者及家属对所患疾病及站立方法的认识,对手术的接受程度,对痔传统手术或微创手术知识及手术前配合知识的了解和掌握程度。

(2)心理承受程度:患者和家属对接受手术及手术可能导致的并发症带来的自我形象紊乱和生理功能改变的恐惧、焦虑程度和心理承受能力。

(3)经济情况:家庭对患者手术及并发症进一步治疗的经济承受能力。

(二)术后评估

1.手术情况

了解麻醉方式、手术方式,手术过程是否顺利,术中有无出血、出血部位、出血量,有无输血及输血量。

2.病情评估

观察患者神志和生命体征变化,生命体征是否平稳,切口敷料是否渗血,出血量多少,引流是否通畅,引流液的颜色、性质和引流量,切口愈合情况,大便是否通畅,有无便秘或腹泻等情况。

3.切口情况

切口渗出、愈合情况,有无肛缘水肿、切口感染,引流是否通畅,有无假性愈合情况。定期进行血常规、血生化等监测,及时发现出血、切口感染、吻合口出血、吻合口瘘等并发症的发生。

4.评估手术患者的肛门直肠功能

有无肛门狭窄、肛门失禁,包括排便次数、控便能力等。

5.心理-社会状况

患者对手术后康复知识的了解程度。评估患者有无焦虑、失眠,家庭支持系统等。

六、护理诊断

(一)恐惧

与出血量大或反复出血有关。

(二)便秘

与不良饮食、排便习惯及惧怕排便有关。

(三)有受伤的危险

出血与血小板减少、凝血因子缺乏、血管壁异常有关。

(四)潜在并发症

尿潴留、肛门狭窄、排便失禁等。

七、护理措施

(一)非手术治疗护理/术前护理

1.调整饮食

嘱患者多饮水,多进食新鲜蔬菜、水果,多食粗粮,少食辛辣刺激性食物,忌烟酒。养成良好生活习惯。适当增加运动量,促进肠蠕动,切忌久站、久坐、久蹲。

2.热水坐浴

便后及时清洗,保持局部清洁舒适。必要时用1:5 000高锰酸钾溶液或复方荆芥熏洗剂熏洗坐浴,控制温度在43 ℃～46 ℃,每天2次,每次20～30 min,可有效改善局部血液循环,减轻出血、疼痛症状。

3.痔块还纳

痔块脱出时应及时还纳,嵌顿性痔应尽早行手法复位,防止水肿、坏死;不能复位并有水肿及感染者用复方荆芥熏洗剂坐浴,局部涂痔疮膏,用手法再将其还纳,嘱其卧床休息。注意动作轻柔,避免损伤。

4.纠正贫血

缓解患者的紧张情绪,指导患者进少渣食物,术前排空大便,必要时灌肠,做好会阴部备皮及药敏试验,贫血患者应及时纠正。贫血体弱者,协助完成术前检查,防止排便或坐浴时晕倒受伤。

5.肠道准备

术前1 d予全流质饮食,手术当天禁食,术前晚口服舒泰清4盒,饮水2 500 mL或术晨甘油灌肠剂 110 mL 灌肠,以清洁肠道。

(二)术后护理

1.饮食护理

术后当天应禁食或给无渣流食,次日半流食,以后逐渐恢复普食。术后 6 h 内尽量卧床休息,减少活动。6 h 后可适当下床活动,如厕排尿、散步等,逐渐延长活动时间,并指导患者进行轻体力活动。

2.疼痛护理

因肛周末梢神经丰富,痛觉十分敏感,或因括约肌痉挛、排便时粪便对创面的刺激、敷料堵塞过多导致大多数肛肠术后患者创面剧烈疼痛。疼痛轻微者可不予处理,但疼痛剧烈者应给予处理。指导患者采取各种有效止痛措施,如分散注意力、听音乐等,必要时遵医嘱予止痛药物治疗。

3.局部坐浴

术后每次排便或换药前均用 1∶5 000 高锰酸钾溶液或痔疾洗液熏洗坐浴,控制温度在 43 ℃～46 ℃,每天 2 次,每次 20～30 min,坐浴后用凡士林油纱覆盖,再用纱垫盖好并固定。

4.保持大便通畅

术后早期患者有肛门下坠感或便意,告知其是敷料压迫刺激所致;术后 3 d 内尽量避免解大便,促进切口愈合,可于术后 48 h 内口服阿片酊以减少肠蠕动,控制排便。术后第 2 d 应多吃新鲜蔬菜和水果,保持大便通畅。如有便秘,可口服液体石蜡或麻仁软胶囊等润肠通便药物,宜用缓泻剂,忌用峻下剂或灌肠。避免久站、久坐、久蹲。

5.避免剧烈活动

术后 7～15 d 应避免剧烈活动,防止大便干燥,以防痔核或吻合钉脱落而造成继发性大出血。

6.并发症的观察与护理

(1)尿潴留:因手术、麻醉刺激、疼痛等原因造成术后尿潴留。若术后 8 h 仍未排尿且感下腹胀痛、隆起时,可行诱导、热敷或针刺帮助排尿。对膀胱平滑肌收缩无力者,肌内注射新斯的明 1 mg(1 支),增强膀胱平滑肌收缩,可以排尿。必要时导尿。

(2)创面出血:术后 7～15 d 为痔核脱落期,因结扎痔核脱落、吻合钉脱落、切口感染、用力排便等导致创面出血。如患者出现恶心、呕吐、头昏、眼花、心慌、出冷汗、面色苍白等并伴肛门坠胀感和急迫排便感进行性加重,敷料渗血较多,应及时通知医师行相应消除处理。

(3)切口感染:直肠肛管部位由于易受粪便、尿液等的污染,术后易发生切口感染。应注意术前改善全身营养状况;术后 2 d 内控制好排便;保持肛门周围皮肤清洁,便后用 1∶5 000 高锰酸钾液坐浴;切口定时换药,充分引流。

(4)肛门狭窄:术后观察患者有无排便困难及大便变细,以排除肛门狭窄。术后 15 d 左右应行直肠指诊如有肛门狭窄,定期扩肛。

八、护理评价

(1)患者便血、脱出明显减轻或消失。

(2)患者及家属知晓所患疾病名称、手术术式、优缺点及相关知识,能复述并遵从护士指导。

（3）患者是否能正确面对手术，积极参与手术的自我护理并了解手术并发症的预防和处理，如大出血、切口感染、肛门狭窄等。未发生并发症或并发症被及时发现和处理。

（4）患者排便正常、顺畅，无腹泻、便秘或排便困难。肛周皮肤完整清洁无损。

九、健康教育

（1）指导患者合理搭配饮食，多饮水，多食蔬菜、水果及富含纤维素的食物，少食辛辣等刺激性食物，忌烟酒。

（2）指导患者养成良好的排便习惯，保持排便通畅，避免久蹲、久坐。

（3）便秘时，应增加粗纤维食物，必要时口服适量蜂蜜或润肠通便药物。

（4）出院后近期可坚持熏洗坐浴，保持会阴部卫生清洁，并有利于创面愈合。

（5）术后适当活动，切勿剧烈活动。若出现创面出血，随时与医师联系，及早处理。

（6）术后早期做提肛运动，每天 2 次，每次 30 min，促进局部血液循环。一旦出现排便困难或便条变细情况时，应及时就诊，定期进行肛门扩张。

（王肖丽）

第三节　肛　裂

肛裂是指齿状线以下肛管皮肤全层破裂形成的慢性溃疡，主要表现为便后肛门疼痛、便血、便秘三大症状。其发病率仅次于痔位居第二位，可发生于任何年龄，但多见于青壮年。具有"四最"特点：病变最小、痛苦最大、诊断最易、治法最多。

一、病因与发病机制

（一）解剖因素

肛门外括约肌浅部在肛门后方形成肛尾韧带，较硬，伸缩性差，并且皮肤较固定，肛直角在此部位呈 90°，且肛门后方承受压力较大，故后正中处易受损伤。

（二）外伤因素

大便干硬，排便时用力过猛，可损伤肛管皮肤，反复损伤使裂伤深及全层皮肤，形成溃疡。肛门镜等内镜检查或直肠指检方法不当，也容易造成肛管后正中的皮肤损伤，形成肛裂。

（三）感染因素

齿状线附近的慢性炎症，如发生在肛管后正中处的肛窦炎，可向下蔓延而致肛管皮下脓肿，脓肿破溃后形成溃疡，加之肛门后正中的血供较其他部位差，肛管直肠的慢性炎症易引起内括约肌痉挛又加重了缺血，致使溃疡不易愈合。

肛裂与肛管纵轴平行，其溃疡多<1 cm。一般地，将肛管裂口、前哨痔和肛乳头肥大称为肛裂"三联征"（图 5-3）。按病程分为：①急性（早期）肛裂，可见裂口边缘整齐，底浅，呈红色并有弹性，无瘢痕形成；②慢性（陈旧性）肛裂，因反复发作，底深，边缘不整齐、增厚纤维化，肉芽灰白，伴有肛乳头肥大、前哨痔及皮下瘘形成。

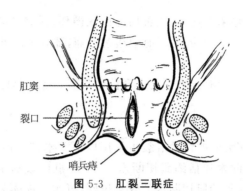

图 5-3　肛裂三联症

二、临床表现

肛裂患者的典型临床表现是疼痛、便秘和便血。

(一)疼痛

肛裂可因排便引起肛门周期性疼痛,这是肛裂的主要症状。排便时,粪块刺激溃疡面的神经末梢,立刻感到肛门灼痛或剧痛,便后数分钟疼痛缓解,此期称疼痛间歇期。

(二)便血

排便时常在粪便表面或便纸上有少量新鲜血迹或滴鲜血。出血的多少与裂口的大小、深浅有关,但很少发生大出血。

(三)便秘

因肛门疼痛不愿排便,久而久之引起便秘,粪便变得更为干硬,排便时会使肛裂进一步加重,形成恶性循环。这种恐惧排便现象可导致大便嵌塞。

三、辅助检查

(1)用手牵开肛周皮肤视诊,可看见裂口或溃疡,此时,应避免强行直肠指诊或肛门镜检查。

(2)若发现侧位的慢性溃疡,应想到有否结核、癌、克罗恩病及溃疡性结肠炎等罕见病变,必要时行活组织病理检查。

四、治疗要点

(一)非手术治疗

1.调整饮食

对于急性新鲜肛裂,通过调整饮食、软化大便,可以缓解肛裂症状,促使裂口愈合。增加多纤维食物如蔬菜、水果等,增加每天饮水量,纠正便秘。

2.局部坐浴

用温热盐水或中药坐浴,温度 43 ℃~46 ℃,每天 2~3 次,每次 20~30 min。温水坐浴可松弛肛门括约肌,改善局部血液循环,促进炎症吸收,减轻疼痛,并清洁局部,以利创口愈合。

3.口服药物

口服缓泻剂如福松或液状石蜡,使大便松软、润滑,以利排便。

4.外用药物

通过局部用药物如太宁栓可缓解内括约肌痉挛以达到手术效果。新近用于临床的奥布卡因凝胶可有效缓解肛管括约肌痉挛性疼痛,改善局部血液循环,促进肛裂愈合,疼痛剧烈者可以选用。必要时局部应用长效麻药封闭治疗,可有效缓解疼痛,部分病例可以使溃疡愈合。

5.扩肛疗法

适用于急性或慢性肛裂不伴有肛乳头肥大及前哨痔者。优点是操作简便,不需要特殊器械,疗效迅速。

(二)手术治疗

对经久不愈,非手术治疗无效的慢性肛裂可采用以下手术方法治疗。目前国内常用的术式有:①肛裂切除术;②肛裂切除术加括约肌切断术;③V-Y肛门成形术;④肛裂切除纵切横缝术等。实践证明,肛裂切除术加括约肌切断术的效果较好,可作为首选术式。

五、护理评估

(一)术前评估

1.健康史

了解患者疼痛部位多与病灶位置及疾病性质有关。注意询问患者疼痛的部位、持续的时间、急缓、性质及病程长短,有无明确的原因或诱因;了解患者有无长期便秘史,便秘发生的时间、病程长短、有无便意感,起病原因或诱因;排便的次数和量;有无便血、肛门疼痛、腹痛、腹胀、嗳气、食欲减退、肛门坠胀、排便不尽、反复排便等伴随症状,甚至用手挖便的情况;有无用药史,效果如何。有无焦虑、烦躁、失眠、抑郁,乃至性格改变等精神症状。评估患者有无肛窦炎、直肠炎等诱发肛管溃疡的因素。

2.身体评估

(1)便秘的原因很多,有功能性便秘和器质性便秘两种,应加以区分。

(2)有无便后肛周出现烧灼样或刀割样剧烈疼痛,缓解后又再次出现剧痛,持续30 min至数小时不等。

(3)因惧怕肛周疼痛而不敢排便。便后滴新鲜血,或便中带新鲜血。

(4)肛裂便秘,多伴便后手纸染血、肛门剧痛,呈周期性。

(5)了解肛门局部检查结果,有无发现裂口、肛乳头肥大、哨兵痔、肛窦炎、皮下瘘、肛门梳硬结。

3.心理-社会状况

评估患者及家属对肛裂相关知识的了解程度及心理承受能力,以及对治疗、护理等的配合程度。

(二)术后评估

1.手术情况

了解患者术中采取的麻醉方式、手术方式,手术过程是否顺利,术中有无出血及其量。

2.康复状况

观察患者生命体征是否平稳,手术切口愈合情况,有无发生出血、肛门狭窄、排便失禁等并发症。

3.心理-社会状况

评估患者有无焦虑、失眠,家庭支持系统等。了解患者及其家属对术后康复知识的掌握程度;是否担心并发症及预后等。

六、护理诊断

(一)排便障碍

与患者惧怕疼痛不愿排便有关。

(二)急性疼痛

与粪便刺激及肛管括约肌痉挛、手术创伤有关。

(三)潜在并发症

增加了结直肠肿瘤发生的风险。

七、护理措施

(一)非手术治疗护理/术前护理

1.心理支持

向患者详细讲解有关肛裂知识,鼓励患者克服因害怕疼痛而不敢排便的情绪,配合治疗。

2.调理饮食

增加膳食中新鲜蔬菜、水果及粗纤维食物的摄入,少食或忌食辛辣和刺激性食物,多饮水,以促进胃肠蠕动,防止便秘。

3.热水坐浴

每次排便后应热水坐浴,清洁溃疡面或创面,减少污染,促进创面愈合,水温为43 ℃~46 ℃,每天2~3次,每次20~30 min。

4.肠道准备

术前3 d少渣饮食,术前1 d流质饮食,术前日晚灌肠,尽量避免术后3 d内排便,有利于切口愈合。

5.疼痛护理

遵医嘱适当应用止痛剂,如肌内注射吗啡、消炎栓纳肛等。

(二)术后护理

1.术后观察

有无渗血、出血、血肿、感染和尿潴留并发症发生,如有急事报告医师,并协助处理。

2.保持大便通畅

鼓励患者多饮水,多进食新鲜蔬菜、水果、粗纤维食物,指导患者养成每天定时排便的习惯,进行适当的户外锻炼,防止便秘。便秘者可服用缓泻剂或液体石蜡等,也可选用蜂蜜、番泻叶等泡茶饮用,以润滑、松软大便利于排便。

3.局部坐浴

术后每次排便或换药前均用1:5 000高锰酸钾溶液或痔疾洗液熏洗坐浴,控制温度为43 ℃~46 ℃,每天2次,每次20~30 min,坐浴后用凡士林油纱覆盖,再用纱垫盖好并固定。

4.术后常见并发症的预防和护理

(1)切口出血:多发生于术后7~12 d,常见原因多为术后大便干结、用力排便、换药粗暴等导致创面裂开、出血。预防措施:保持大便通畅,防止便秘;避免腹内压增高的因素如剧烈咳嗽、用力排便等;切忌换药动作粗暴,轻轻擦拭。密切观察创面的变化,一旦出现创面大量渗血,紧急压迫止血,并报告医师处理。

（2）肛门狭窄：大便变细或肛门狭窄者，遵医嘱可于术后 10～15 d 行扩肛治疗。

（3）排便失禁：多由于术中不慎损伤肛门括约肌所致。询问患者排便前有无便意，每天的排便次数、量及性状。若为肛门括约肌松弛，可于术后 3 d 开始指导患者进行提肛运动，每天 2 次，每次 30 min；若发现患者会阴部皮肤常有黏液及粪便污染，或无法随意控制排便时，立即报告医师，及时处理。

八、护理评价

（1）患者术后焦虑情绪得到缓解，心态平和，积极配合治疗。

（2）术后患者疼痛、便血得到缓解，自诉伤口疼痛可耐受，疼痛评分 2～3 分。

（3）未发生肛门狭窄、肛门失禁等并发症，或得到及时发现和处理。

九、健康教育

（1）指导患者养成定时排便的习惯，避免排便时间延长。保持排便通畅，鼓励患者有便意时，尽量排便，纠正便秘。

（2）多饮水，多吃蔬菜、水果及富含纤维素的食物，禁止饮酒及食辛辣等刺激性食物。

（3）出现便秘时，应增加粗纤维食物，必要时口服适量蜂蜜或润肠通便药物。

（4）出院时如创面尚未完全愈合者，便后温水坐浴，保持创面清洁，促进创面早期愈合。

（5）大便变细或肛门狭窄者，遵医嘱可于术后 10～15 d 行扩肛治疗。

（6）肛门括约肌松弛者，手术 3 d 后做肛门收缩舒张运动，大便失禁者需二次手术。

（王肖丽）

第四节　肛　　瘘

肛瘘是指肛门直肠因肛门周围间隙感染、损伤、异物等病理因素形成的与肛门周围皮肤相通，形成异常通道的一种疾病。肛瘘是常见的直肠肛管疾病之一，发病年龄以 20～40 岁青壮年为主，男性多于女性。

一、病因与发病机制

大多数肛瘘由直肠肛周脓肿发展而来。由内口、瘘管和外口三部分组成。内口即原发感染灶，外口为脓肿破溃处或手术切开引流部位，内外口之间由脓腔周围增生的纤维组织包绕的管道即瘘管，近管腔处有炎性肉芽组织。其内口多在肛窦内及其附近，外口位于肛门周围的皮肤上，内、外口既可为单个，也可以为多个。由于致病菌不断由内口进入，而瘘管迂曲，少数存在分支，常引流不畅，且外口皮肤生长速度较快，常发生假性愈合并形成脓肿。脓肿可从原外口溃破，也可从他处穿出形成新的外口，反复发作，发展为有多个瘘管和外口的复杂性肛瘘。

二、临床表现

肛门周围流脓水、潮湿、瘙痒，甚至出现湿疹。外口处有脓性、血性、黏液性分泌物流出，有时有粪便及气体排出。外口因假性愈合或暂时封闭时,脓液积存,形成脓肿,可出现肛周肿痛、发热、寒战、乏力等症状。脓肿破溃或切开引流后,脓液排出,症状缓解,上述症状反复发作是肛瘘的特点。

三、辅助检查

(一)直肠指诊
在内口处有轻压痛,瘘管位置表浅时可触及硬结内口及条索样肛瘘。

(二)探针检查
探针检查是最常用、最简便、最有效的方法。自外口处插入,沿瘘管轻轻探向肠腔,可找到内口的位置。

(三)染色检查
自外口注入1‰亚甲蓝溶液,检查确定内口位置。

(四)实验室检查
发生肛周脓肿时,血常规中可出现白细胞计数及中性粒细胞比例增高。

(五)X线造影
碘油造影或70%泛影葡胺造影,适用于高位复杂性肛瘘的检查。检查自外口注入造影剂,可判定瘘管的分布、多少、位置、走行和内口的位置。

(六)MRI检查
可清晰显示瘘管位置及括约肌间的关系,明确肛瘘分型。

另外,特别注意复杂性肛瘘青年患者是否合并炎症性肠病可能,必要时行肠镜检查。

四、治疗要点

肛瘘一般不能自愈,必须手术治疗。手术成败的关键在于:①准确寻找和处理内口;②切除或清除全部瘘管和无效腔;③合理处理肛门括约肌;④创口引流通畅。

(一)堵塞法
堵塞法适用于单纯性肛瘘。瘘管用1‰甲硝唑、生理盐水冲洗后,自外口注入生物蛋白胶。治愈率较低。

(二)手术治疗
1.肛瘘切开术

主要应用于单纯性括约肌间型肛瘘和低位经括约肌间型肛瘘。用探针自外口进入瘘管,沿瘘管到达位于齿状线附近的内口。将探针上方的组织切开,将肉芽组织用刮匙刮除,若存在高位盲道或继发分支,则需彻底清除。

2.肛瘘切除术

在瘘管切开的基础上,将瘘管壁全部切除,直至健康组织,并使创面呈内小外大,以利引流。

3.肛瘘切开挂线术

肛瘘切开挂线术适用于距肛缘3~5 cm,有内外口的单纯性肛瘘、高位单纯性肛瘘,或坐位复杂性肛瘘切开、切除的辅助治疗。利用橡皮筋或有腐蚀作用药线的机械性压迫作用,使结扎处组织发生血运障碍而坏死,以缓慢切开肛瘘。

4.经肛直肠黏膜瓣内口修补术

经肛直肠黏膜瓣内口修补术是治疗复杂性肛瘘的一种保护括约肌的技术,切除内口及其周围约 1 cm 的全厚直肠组织,然后游离其上方的直肠瓣,并下移修复内口处缺损。通过清除感染灶,游离内口上方直肠黏膜肌瓣或内口下方肛管皮瓣覆盖缝合于内口上,阻碍直肠内容物使之不能进入瘘管管道。

五、护理评估

(一)术前护理评估

1.健康史

了解有无肛管直肠周围脓肿自行溃破或切开引流的病史。

2.病情评估

(1)肛门皮肤有无红、肿。

(2)肛周外口有无反复流脓及造成皮肤瘙痒感。

(3)了解直肠指检、内镜及钡灌肠造影等检查结果。

3.心理-社会状况

对肛瘘的认知程度及心理承受能力。

4.其他

自理能力。

(二)术后护理评估

(1)肛门皮肤有无红、肿、疼痛,肛周外口有无反复流脓及造成皮肤瘙痒感。

(2)了解辅助检查结果及手术方式。

(3)患者的饮食及排便情况。

(4)评估患者对术后饮食、活动、疾病预防的认知程度。

六、护理诊断

(一)急性疼痛

与肛周炎症及手术有关。

(二)完整性受损

与肛周脓肿破溃、皮肤瘙痒、手术治疗等有关。

(三)潜在并发症

肛门狭窄、肛门松弛。

七、护理措施

(一)术前护理措施

(1)观察患者有无肛门周围皮肤红、肿、疼痛,流脓或排便困难。症状明显时,嘱其卧床休息,肛门局部给予热水坐浴,以减轻疼痛,利于大便的排出。

(2)鼓励患者进高蛋白、高热量、高维生素、易消化的少渣饮食,多食新鲜蔬菜、水果及脂肪类食物,保持大便通畅。

(3)急性炎症期,遵医嘱给予抗生素,每次排便后用清水冲洗干净,再用 1:5 000 高锰酸钾溶液温水坐浴,每次 20 min,每天 3 次。

(4)术前 1 d 半流质饮食,术前晚进食流质,视所采取的麻醉方式决定术前是否禁食禁饮。术前晚按医嘱给予口服泻药,但应具体应用时视患者有无长期便秘史进行调整。若排便不充分时,可考虑配合灌肠法,洗至粪便清水样,肉眼无粪渣为止。

(5)准备手术区域皮肤,保持肛门皮肤清洁,予以修剪指甲。

(二)术后护理措施

(1)腰麻、硬膜外麻醉,术后需去枕平卧 6 h,避免脑脊液从蛛网膜下腔针眼处漏出,致脑脊液压力降低引起头痛。监测脉搏、呼吸、血压 6～8 h,至生命体征平稳。

(2)加强伤口换药,避免假性闭合。伤口距离肛门近,有肠黏液或粪便污染时,需拆除敷料、温水冲洗、1∶5 000 的高锰酸钾溶液或中药熏洗坐浴,洗净沾在伤口上的粪渣和脓血水;伤口换药要彻底、敷料填塞要达深部,保证有效引流,避免无效腔。如行挂线术的患者创面换药至挂线脱落后 1 周。

(3)做好排便管理术前给予口服泻药或清洁灌肠,术后给予轻泻软便药乳果糖或麻仁丸及纤维增加剂,使粪便松软,易于排出。排便后及时坐浴和换药,以保持伤口和肛门周围皮肤清洁。

(4)肛门括约肌松弛者,术后 3 d 可指导患者进行提肛运动。

八、护理评价

(1)能配合坐浴、换药,肛周皮肤清洁,术后伤口未发生二次感染。

(2)能配合术后的饮食、活动及提肛训练技巧。

(3)掌握复诊指征。

九、健康教育

(1)饮食指导:术后 1～2 d 少渣半流饮食,之后正常饮食,忌辛辣刺激性食物如辣椒及烈性酒等,多食粗纤维富营养的食物,如新鲜蔬菜、水果等,切忌因惧怕疼痛而少吃饭或不吃饭。鼓励患者多饮水,防止便秘。

(2)肛门伤口的清洁:每天排便后用 1∶5 000 高锰酸钾溶液或痔疮洗液坐浴,坐浴时应将局部创面全部浸入药液中,药液温度适中。平时排便后,可用温水清洗肛门周围,由周边向中间洗净分泌物。

(3)术后活动指导:手术创面较大,而伤口尚未完全愈合期间,应尽量少走路,避免伤口边缘因用力摩擦而形成水肿,延长创面愈合时间。创面愈合后 3 个月左右不要长时间骑自行车,以防愈合的创面因摩擦过多而引起出血。

(4)如发现排便困难或大便失禁,应及时就诊。

(王肖丽)

第五节　肛管直肠狭窄

肛管直肠狭窄是指由于先天缺陷或后天炎症反复刺激、肛门直肠损伤、肿瘤等因素,正常的肠道黏膜被瘢痕组织取代或者肠管被瘢痕组织包绕,直肠、肛管、肛门进而出现管径缩小变窄,患者出现排便困难或排便时间延长,常伴有便时肛门疼痛、便形细窄等症状。

一、病因与发病机制

(一)直肠肛门损伤

直肠肛门在受到外伤、烧伤、烫伤、药物腐蚀、分娩时会阴的裂伤、直肠及肛门部手术后出现瘢痕生长,形成的直肠与肛门狭窄。

(二)慢性炎症或溃疡粘连

如克罗恩病,结肠与肛门瘢痕会形成挛缩,进而造成结肠、肛门狭窄。

(三)直肠肛门肿瘤等因素

因直肠恶性肿瘤、肛门部肿瘤、性病、淋巴肉芽肿、平滑肌瘤、畸胎瘤等,也可引起肛门和肛管狭窄。

二、临床表现

(一)排便困难或排便时间延长

排便困难是肛门狭窄最常见的临床表现之一。肛门直肠腔瘢痕导致肛门直肠腔径变小,瘢痕缺乏弹性使较硬或较粗的粪便较难通过,排便的时间延长。

(二)粪便形状改变

由于肛门狭窄、排便困难,服用泻药后,粪便可成扁形或细条状,且自觉排便不净。即使排便次数增加,也多为少量稀便排出。

(三)疼痛

由于粪便通过困难,排粪便时经常导致肛管裂伤,造成持续性钝痛。也可在排粪便后出现持续性剧痛,甚至长达数小时。

(四)出血

肛门弹性差,粪便通过肛门时,使肛管皮肤破裂而导致出血。

(五)肛门瘙痒

肛门狭窄常合并肛门炎症,肛门狭窄也会导致直肠肛管黏膜或肛门皮肤的裂伤,使分泌物明显增加,导致肛门瘙痒和皮炎。

(六)肛门失禁

括约肌损伤导致的纤维化瘢痕形成会使肛门失去良好弹性,一方面表现为肛门狭窄,另一方面表现为肛门收缩功能差,出现肛门失禁,难于控制气体、液体甚至固体的排出。

(七)全身表现

肛门狭窄,会造成不同程度的肠道机械性梗阻,故部分患者出现腹痛、腹胀的症状;而且部分患者由于出现肛门狭窄、排便困难、排便疼痛等问题,会伴有不同程度的精神症状,如焦虑、紧张。

三、辅助检查

(一)直肠指检

可判断肛门狭窄及较低位的直肠狭窄或肛管直肠狭窄。狭窄处不能通过指尖,并可扪及程度不同的坚硬瘢痕组织。

（二）气钡双重造影和排粪造影

可明确狭窄位置及诊断直肠狭窄。

四、治疗要点

（一）非手术治疗

通过高纤维膳食、灌肠等疗法缓解患者的排便困难及便时疼痛的症状；渐进式扩肛法，如手指扩张法或扩张器扩张法，使狭窄处扩张来缓解症状；内镜下置入球囊扩张器的方法进行扩肛，可获得较好的疗效。

（二）直肠狭窄治疗

对于较低位的直肠狭窄，可应用超声刀、激光、尿道切开器在狭窄环后方切开狭窄，完成纵切横缝的手术；或者经肛门直肠狭窄环切除术也可达到比较好的疗效。

（三）肛门狭窄的手术治疗

瘢痕松解同时行内括约肌切开手术。中至重度的肛门狭窄，可考虑应用皮瓣转移的肛门成形术。

五、护理评估

（1）既往是否有肠道炎症、结直肠肛门部手术、痔注射治疗及臀部外伤或使用腐蚀性药物史。

（2）排便困难的严重程度，是否可以通过高纤维膳食、灌肠等疗法缓解患者的排便困难及便时疼痛的情况。

（3）了解辅助检查结果及主要治疗方式。

（4）心理状态和认知程度，是否存在紧张、焦虑的心理状态，对术后的扩肛是否配合，对术后的康复是否有信心，对出院后的继续扩肛是否清楚。

六、护理诊断

（一）急性疼痛

与肛门狭窄、排便困难有关。

（二）完整性受损

与肛周炎症、皮肤瘙痒等有关。

（三）潜在并发症

与出血、肛门狭窄有关。

（四）焦虑

与担心治疗效果有关。

七、护理措施

（一）术前护理措施

（1）观察患者排便情况，有无腹胀、腹痛、排便出血。

（2）有无肛门周围皮肤红、肿、疼痛、流脓、瘙痒，症状明显时，嘱其卧床休息，肛门局部给予热水坐浴，以减轻疼痛。

（3）鼓励患者进食高纤维的蔬菜、水果，如番薯叶、芹菜、韭菜、竹笋、茼蒿及苹果、香蕉，主食以燕麦、麦皮、番薯等为主，以软化大便，缓解患者的排便困难。

（4）术前1 d半流质饮食，术前晚进食流质，配合灌肠，以减少术后早期粪便排出。术前视手术和麻醉方式给予禁食禁饮。

（5）准备手术区域皮肤，保持肛门皮肤清洁。

（二）术后护理措施

（1）腰麻、硬膜外麻醉，术后需去枕平卧6 h，避免脑脊液从蛛网膜下腔针眼处漏出，致脑脊液压力降低引起头痛。监测脉搏、呼吸、血压6～8 h，至生命体征平稳。

（2）做好排便管理。术后给予轻泻软便药乳果糖或麻仁丸及纤维增加剂，使粪便松软，易于排出。排便后及时坐浴和换药，以保持肛门周围皮肤清洁。

（3）术后7～10 d，指导患者扩肛。术后扩肛治疗必须长期坚持，半年以上的扩肛会减少肛门部手术再次导致肛门狭窄的可能性，可以巩固手术的治疗效果。

八、护理评价

（1）能配合术前的饮食，灌肠，保证粪便的排出。

（2）能配合坐浴、换药，肛周皮肤清洁。

（3）能配合术后的饮食、活动及扩肛训练技巧。

（4）掌握复诊指征。

九、健康教育

（1）饮食指导：术后1～2 d少渣半流饮食，之后正常饮食，忌辛辣刺激性食物如辣椒及烈性酒等，进食高纤维的蔬菜、水果，如番薯叶、芹菜、韭菜、竹笋、茼蒿及苹果、香蕉，主食以燕麦、麦皮、番薯等，以软化大便，利于粪便排出。

（2）肛门伤口的清洁：每天排便后用1∶5 000高锰酸钾溶液或温水坐浴，坐浴时应将局部创面全部浸入药液中，药液温度适中。

（3）术后扩肛指导：渐进式扩肛法，用手指扩张或扩张器扩张，通过逐步增加手指数目或扩张器的大小使狭窄处扩张以达到缓解症状的目的。

（4）如发现排便困难或大便变细、变硬，应及时就诊。

（王肖丽）

第六节 直肠脱垂

直肠脱垂可分为直肠外脱垂和直肠内脱垂。脱垂的直肠如果超出了肛缘即直肠外脱垂。直肠内脱垂指直肠黏膜层或全层套入远端直肠腔或肛管内而未脱出肛门的一种疾病。直肠内脱垂又称不完全直肠脱垂、隐性直肠脱垂。由于直肠黏膜松弛脱垂，特别是全层脱垂，可导致直肠容量适应性下降，排便困难、大便失禁和直肠孤立性溃疡等。直肠内脱垂是出口梗阻型便秘的最常见临床类型，31%～40%的排便异常患者排便造影检查可发现直肠内脱垂。

一、病因与发病机制

解剖因素,腹压增高,其他内痔或直肠息肉经常脱出,向下牵拉直肠黏膜,造成直肠黏膜脱垂。影像学及临床观察结果等均表明直肠内脱垂和直肠外脱垂的变化相似,手术所见盆腔组织器官变化基本相似;因此,多数学者认为两者是同一疾病的不同阶段,直肠外脱垂是直肠内脱垂进一步发展的结果。

二、临床表现

排便梗阻感、肛门坠胀、排便次数增多、排便不尽感,排便时直肠由肛门脱出,严重时不仅排便时脱出,在腹压增高时均可脱出,大便失禁、肛门瘙痒。黏液血便、腹痛、腹泻及相应的排尿障碍症状等。

三、辅助检查

(一)肛门直肠指检

指检时可触及直肠壶腹部黏膜折叠堆积、柔软光滑、上下移动,内脱垂的部分与肠壁之间可有环状沟。典型病例在直肠指检时让患者做排便动作,可触及套叠环。

(二)肛门镜检查

了解直肠黏膜是否存在炎症或孤立性溃疡,以及痔疮。

(三)结肠镜及钡餐

排除大肠肿瘤、炎症等其他器质性疾病。

(四)排粪造影

排粪造影是诊断直肠内脱垂的主要手段,可以明确内脱垂的类型是直肠黏膜脱垂还是全层脱垂;明确内脱垂的部位:是高位、中位、低位;并可显示黏膜脱垂的深度。排粪造影的典型表现是直肠壁向远侧肠腔脱垂,肠腔变窄,近侧直肠进入远端的直肠和肛管,而鞘部呈杯口状。并常伴有盆底下降、直肠前突和耻骨直肠肌痉挛等。典型的影像学改变:直肠前壁脱垂、直肠全环内脱垂、肛管内直肠脱垂。

(五)盆腔多重造影

能准确、全面了解是否伴有复杂性盆底功能障碍及伴随盆底疝的直肠内脱垂。

(六)肌电图检查

肌电图是通过记录神经肌肉的生物电活动,从电生理角度来判断神经肌肉的功能变化,对判断括约肌、肛提肌的神经电活动情况有重要参考价值。

(七)直肠肛门测压

了解肛管的功能状态。

四、治疗要点

(一)非手术治疗

1.建立良好的排便习惯

让患者了解直肠脱垂发生、发展的原因,认识到过度用力排便会加重直肠脱垂和盆底肌肉神经的损伤。在排便困难时,应避免过度用力,避免排便时间过久。

2.提肛锻炼

直肠内脱垂多伴有盆底肌肉松弛,盆底下降,甚至阴部神经的牵拉损伤。坚持定期进行膝胸位下进行提肛锻炼,可增强盆底肌肉及肛门括约肌的力量。

3.饮食调节

多食富含纤维素的水果、蔬菜,多饮水,每天 2 000 mL 以上;必要时可口服润滑油或缓泻剂,使粪便软化易于排出。

(二)手术治疗

1.直肠黏膜下注射术

治疗部分脱垂的患者,按前后左右四点注射至直肠黏膜下,每点注药 1~2 mL。注射到直肠周围可治疗完全性脱垂,造成无菌炎症,使直肠固定。

2.脱垂黏膜切除术

对部分性黏膜脱垂患者,将脱出黏膜做切除缝合。

3.肛门环缩术

在肛门前后各切一小口,用血管钳在皮下绕肛门潜行分离,使两切口相通,置入金属线(或涤纶带)结成环状,使肛门容一指通过,以制止直肠脱垂。

4.直肠悬吊固定术

对重度的直肠完全性脱垂患者,经腹手术,游离直肠,用两条阔筋膜将直肠悬吊固定在骶骨岬筋膜上,抬高盆底,切除过长的乙状结肠。

5.脱垂肠管切除术

经会阴部切除直肠乙状结肠或经腹部游离直肠后,提高直肠,将直肠侧壁与骶骨骨膜固定,同时切除冗长的乙状结肠。

五、护理评估

(一)术前护理评估

(1)询问患者是否有慢性咳嗽、便秘、排便困难等腹压增高情况,既往是否有内痔或直肠息肉病史。

(2)了解排便情况,有无排便不尽感,排便时是否有肿物脱出,便后能否回纳。

(3)了解辅助检查结果及主要治疗方式。

(4)评估患者对疾病的病因、治疗和预防的认识水平,是否因疾病引起焦虑、不安等情绪。

(二)术后护理评估

(1)了解术中情况,包括手术、麻醉方式、术中用药、输血、出血等情况。

(2)了解患者的生命体征,伤口的渗血、出血情况,及早发现出血;了解术后排尿情况,及时处理尿潴留。

(3)了解血生化、血常规的检验结果。了解患者的饮食及排尿、排便情况。

(4)评估患者对术后饮食、活动、疾病预防的认知程度。

(5)对术后的肛门收缩训练是否配合,对术后的康复是否有信心,对出院后的继续肛门收缩训练是否清楚。

六、护理诊断

(一)急性疼痛
与直肠脱垂、排便梗阻有关。

(二)完整性受损
与肛周炎症、皮肤瘙痒等有关。

(三)潜在并发症
与出血、直肠脱垂有关。

(四)焦虑
与担心治疗效果有关。

七、护理措施

(一)术前护理措施
(1)观察患者排便情况,有无排便困难、排便不尽感,排便时是否有肿物脱出、便后能否回纳。

(2)是否有出血、肛门周围肿胀、疼痛、黏液、瘙痒,症状明显时,嘱其卧床休息,肛门局部给予热水坐浴,以减轻疼痛。

(3)鼓励患者进食高纤维的蔬菜、水果,如番薯叶、芹菜、韭菜、茼蒿及苹果、香蕉,主食以燕麦、麦皮、番薯等,以软化大便,缓解患者的排便困难。

(4)术前1 d半流质饮食,术前晚进食流质,配合灌肠,以减少术后早期粪便排出。术前视手术和麻醉方式给予禁食禁饮。

(5)准备手术区域皮肤,保持肛门皮肤清洁。

(二)术后护理措施
(1)腰麻、硬膜外麻醉,术后需去枕平卧6 h,避免脑脊液从蛛网膜下腔针眼处漏出,致脑脊液压力降低引起头痛。监测脉搏、呼吸、血压6~8 h至生命体征平稳。

(2)做好排便管理:术后给予轻泻软便药乳果糖或麻仁丸及纤维增加剂,使粪便松软,易于排出。排便后及时坐浴和换药,以保持肛门周围皮肤清洁。

(3)术后3~5 d,指导患者肛门收缩训练。

八、护理评价

(1)能配合术前的饮食,灌肠,保证粪便的排出。

(2)能配合坐浴、换药,肛周皮肤清洁。

(3)能配合术后的饮食、盆底肌锻炼及肛门收缩训练技巧。

(4)掌握复诊指征。

九、健康教育

(1)饮食指导:术后1~2 d少渣半流质饮食,之后正常饮食,忌辛辣刺激性食物如辣椒及烈性酒等,进食高纤维的蔬菜、水果,如番薯叶、芹菜、韭菜、茼蒿及苹果、香蕉,主食以燕麦、麦皮、番薯等为主,以软化大便,利于粪便排出。

(2)肛门伤口的清洁:每天排便后用1:5 000高锰酸钾溶液或温水坐浴,坐浴时应将局部创面全部浸入药液中,药液温度适中。

(3)改变如厕的不良习惯:如长时间蹲厕或阅读,减少排便努挣和腹压。

(4)肛门收缩训练:具体做法包括以下内容。戴手套,示指涂液状石蜡,轻轻插入患者肛内,嘱患者收缩会阴、肛门肌肉,感觉肛门收缩强劲有力为正确有效的收缩,嘱患者每次持续 30 s 以上。患者掌握正确方法后,嘱每天上午、中午、下午、睡前各锻炼 1 次,每次连续缩肛 100 下,每下 30 s 以上,术后早期锻炼次数依据患者耐受情况而定,要坚持,不可间断,至术后 3 个月。

(5)如发现排便困难、排便有肿物脱出,应及时就诊。

(王肖丽)

第七节　结直肠息肉

凡是从黏膜表面突出到肠腔的息肉状病变,在未确定病理性质前均称为息肉。分为腺瘤性息肉和非腺瘤性息肉两类,腺瘤性息肉上皮增生活跃,多伴有上皮内瘤变,可以恶变成腺癌;非腺瘤性息肉一般不恶变,但如伴有上皮内瘤变则也可恶变。结直肠息肉是一种癌前病变,近年来随着生活条件和饮食结构的改变,结直肠息肉发展为癌性病变的发病率也呈增高趋势。其发生率随年龄增加而上升,男性多见。临床上以结肠和直肠息肉为最多,小肠息肉较少,可分为单个或多个。小息肉一般无症状,大的息肉可有出血、黏液便及直肠刺激症状。息肉可采用经肠镜下切除,经腹或经肛门切除等多种方法进行治疗。

一、病因与发病机制

(一)感染
炎性息肉与肠道慢性炎症有关,腺瘤性息肉的发生可能与病毒感染有关。

(二)年龄
结直肠息肉的发病率随年龄增大而增高。

(三)胚胎异常
幼年性息肉病多为错构瘤,可能与胚胎发育异常有关。

(四)生活习惯
低食物纤维饮食与结直肠息肉有关,吸烟与腺瘤性息肉有密切关系。

(五)遗传
某些息肉病的发生与遗传有关,如家族性腺瘤性息肉病(FAP)。

二、临床表现

根据息肉生长的部位、大小、数量多少,临床表现不同。

(1)多数结直肠息肉患者无明显症状,部分患者可有间断性便血或大便表面带血,多为鲜红色;继发炎症感染可伴多量黏液或黏液血便;可有里急后重;便秘或便次增多。长蒂息肉较大时可引致肠套叠;息肉巨大或多发者可发生肠梗阻;长蒂且位置近肛门者息肉可脱出肛门。

(2)少数患者可有腹部闷胀不适、隐痛或腹痛症状。

（3）伴发出血者可出现贫血，出血量较大时可出现休克状态。

三、辅助检查

（1）直肠指诊可触及低位息肉。

（2）肛镜、直肠镜或纤维结肠镜可直视到息肉。

（3）钡灌肠可显示充盈缺损。

（4）病理检查明确息肉性质，排除癌变。

四、治疗要点

结直肠息肉是临床常见的、多发的一种疾病，因为其极易引起癌变，在临床诊疗过程中，一旦确诊就应及时切除。结直肠息肉完整的治疗方案应该包括正确选择首次治疗方法，确定是否需要追加肠切除，及术后随访等三部分连续的过程。

（一）微创治疗（内镜摘除）

随着现代医疗技术的不断发展和进步，结肠镜检查和治疗结直肠息肉已经成为一种常见的诊疗手段，由于其方便、安全、有效，被越来越多的医护工作者和患者所接受。但内镜下治疗结直肠息肉依然存在着术后病情复发及穿孔、出血等手术并发症。符合内镜下治疗指征的息肉可行内镜下切除，并将切除标本送病理检查。直径<2 cm 的结直肠息肉，外观无恶性表现者，一律予以切除；<0.3 cm 息肉，以电凝器凝除；对于>0.3 cm 且<2 cm 的结直肠息肉，或息肉体积较大，但蒂部<2 cm 者可行圈套器高频电凝电切除术。

（二）手术治疗

息肉有恶变倾向或不符合内镜下治疗指征，或内镜切除后病理发现有残留病变或癌变，则需手术治疗。距肛门缘 8 cm 以下且直径≥2 cm 的单发直肠息肉可以经肛门摘除；距肛缘 8 cm 以上盆腹膜反折以下的直径≥2 cm 单发直肠息肉者可以经切断肛门括约肌入路或经骶尾入路直肠切开行息肉局部切除术；息肉直径≥2 cm 的长蒂、亚蒂或广基息肉，经结肠镜切除风险大，需行经腹息肉切除术，术前钛夹定位或术中结肠镜定位。

（三）药物治疗

如有出血，给予止血，并根据出血量多少进行相应处置。

五、护理诊断

（一）焦虑与恐惧

与担忧预后有关。

（二）急性疼痛

与血栓形成、术后创伤等有关。

（三）便秘

与不良饮食、排便习惯等有关。

（四）潜在并发症

贫血、创面出血、感染等。

六、护理措施

（1）电子结肠镜检查及经电子结肠镜息肉电切前 1 d 进半流质、少渣饮食，检查及治疗前4～

5 h口服复方聚乙二醇电解质散行肠道准备,术前禁食。如患者检查前所排稀便为稀薄水样,说明肠道准备合格;如所排稀便为粪水,或混有大量粪渣,说明肠道准备差,可追加清洁灌肠或重新预约检查,待肠道准备合格后再行检查或治疗。

(2)肠镜下摘除息肉后应卧床休息,以减少出血并发症,息肉<1 cm的患者手术后卧床休息6 h,1周内避免紧张、情绪激动和过度活动,息肉>1 cm的患者应卧床休息4 d,2周内避免过度体力活动和情绪激动。注意观察有无活动性出血、呕血、便血,有无腹胀、腹痛及腹膜刺激症状,有无血压、心率等生命体征的改变。

(3)结直肠息肉内镜下摘除术后即可进流质或半流质饮食,1周内忌食粗糙食物。禁烟酒及干硬刺激性食物,防止肠胀气和疼痛的发生。避免便秘摩擦使结痂过早脱落引起出血。

七、护理评价

通过治疗与护理,患者是否情绪稳定,能配合各项诊疗和护理;疼痛得到缓解;术后并发症得到预防,或被及时发现和处理。

八、健康教育

(一)饮食指导
多食新鲜蔬菜、水果等含膳食纤维高的食物,少吃油炸、烟熏和腌制的食物。

(二)生活指导
保持健康的生活方式;增加体育锻炼,增强免疫力,戒烟酒。

(三)随访
单个腺瘤性息肉切除,术后第1年随访复查,如检查阴性者则每3年随访复查1次。多个腺瘤切除或腺瘤>20 mm伴不典型增生,则术后6个月随访复查1次,阴性则以后每年随访复查1次,连续两次阴性者则改为3年随访复查1次,随访复查时间不少于15年。

(王肖丽)

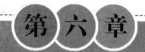

泌尿外科护理

第一节 肾脏损伤

一、概述

肾脏隐藏于腹膜后，一般受损伤机会很少，但肾脏为一实质性器官，结构比较脆弱，外力强度稍大即可造成肾脏的创伤。肾损伤大多为闭合性损伤，占 60%～70%，可由直接暴力，如腰、腹部受硬物撞击或车辆撞击，肾受到沉重打击或被推向肋缘而发生损伤；肋骨和腰椎骨折时，骨折片可刺伤肾，间接暴力，如从高处落下、足跟或臀部着地时发生对冲力，可引起肾或肾蒂伤。开放性损伤多见于战时和意外事故，常伴有胸腹部创伤，在临床上按其损伤的严重程度可分为肾挫伤、肾部分裂伤、肾全层裂伤、肾蒂损伤、病理性肾破裂等类型。

二、诊断

（一）症状

1.血尿

损伤后血尿是肾损伤的重要表现，多为肉眼血尿，血尿的轻重程度与肾脏损伤严重程度不一定一致。

2.疼痛

局限于上腹部及腰部，若血块阻塞输尿管，则可引起绞痛。

3.肿块

因出血和尿外渗引起腰部不规则的弥散性胀大的肿块，常伴肌强直。

4.休克

面色苍白，心率加快，血压降低，烦躁不安等。

5.高热

由于血、尿外渗后引起肾周感染所致。

(二)体征

1.一般情况

患者可有腰痛或上腹部疼痛、发热。大出血时可有血流动力学不稳定的表现,如面色苍白、四肢发凉等。

2.专科体检

上腹部及腰部压痛,腹部包块。刀伤或穿透伤累及肾脏时,伤口可流出大量鲜血。出血量与肾脏损伤程度,以及是否伴有其他脏器或血管损伤有关。

(三)检查

1.实验室检查

尿中含多量红细胞。血红蛋白与血细胞比容持续降低提示有活动性出血。血白细胞数增多应注意是否存在感染灶。

2.特殊检查

早期积极的影像学检查可以发现肾损伤部位、程度、有无尿外渗或肾血管损伤,以及对侧肾情况。根据病情轻重,除需紧急手术外,有选择地应用以下检查。

(1)B超检查:能提示肾损害的程度,包膜下和肾周血肿及尿外渗情况。为无创检查,病情重时更有实用意义,并有助于了解对侧肾情况。

(2)CT扫描:可清晰显示肾皮质裂伤、尿外渗和血肿范围,显示无活力的肾组织,并可了解与周围组织和腹腔内其他脏器的关系,为首选检查。

(3)排泄性尿路造影:使用大剂量造影剂行静脉推注造影,可发现造影剂排泄减少,肾、腰大肌影消失,脊柱侧突及造影剂外渗等。可评价肾损伤的范围和程度。

(4)动脉造影:适宜于尿路造影未能提供肾损伤的部位和程度,尤其是伤侧肾未显影,选择性肾动脉造影可显示肾动脉和肾实质损伤情况。若伤侧肾动脉完全梗阻,表示为创伤性血栓形成,宜紧急施行手术。有持久性血尿者,动脉造影可以了解有无肾动静脉瘘或创伤性肾动脉瘤,但为有创检查,已少用。

(5)逆行肾盂造影:易招致感染,不宜应用。

(四)诊断要点

一般都有创伤史,可有腰痛、血尿、腰部肿块等症状体征,出血严重时出现休克。定时查血、尿常规,根据血尿增减、血红蛋白变化评估伤情。检查首选。肾脏超声,快速并且无创伤,对于评价肾脏损伤程度有意义,CT检查可以进一步显示肾实质损伤、肾脏出血及肾蒂损伤情况。条件允许时行静脉肾盂造影检查。

(五)鉴别诊断

1.腹腔脏器损伤

主要为肝、脾损伤,有时可与肾损伤同时发生。表现为出血、休克等危急症状,有明显的腹膜刺激症状。腹腔穿刺可抽出血性液体。尿液检查无红细胞;超声检查肾脏无异常发现;静脉尿路造影(IVU)示肾盂、肾盏形态正常,无造影剂外溢情况。

2.肾梗死

表现为突发性腰痛、血尿、血压升高;IVU示肾显影迟缓或不显影。逆行肾盂造影可发现肾被膜下血肿征象。肾梗死患者往往有心血管疾病或肾动脉硬化病史,血清乳酸脱氢酶及碱性磷酸酶升高。

3.自发性肾破裂

突然出现腰痛及血尿病状。体检示腰腹部有明显压痛及肌紧张,可触及边缘不清的囊性肿块。IVU 检查示肾盂、肾盏变形和造影剂外溢。B 超检查示肾集合系统紊乱,肾周围有液性暗区。一般无明显的创伤史,既往多有肾肿瘤、肾结核、肾积水等病史。

三、治疗

肾损伤的处理与损伤程度直接相关。轻微肾挫伤经短期休息可以康复,多数肾挫裂伤可用保守治疗,仅少数需手术治疗。

(一)紧急治疗

有大出血、休克的患者需迅速给予抢救措施,观察生命体征,进行输血、复苏,同时明确有无并发其他器官损伤,做好手术探查的准备。

(二)保守治疗

(1)绝对卧床休息 2～4 周,病情稳定,血尿消失后才可以允许患者离床活动。通常损伤后4～6 周肾挫裂伤才趋于愈合,过早过多离床活动,有可能再度出血。恢复后 2～3 个月内不宜参加体力劳动或竞技运动。

(2)密切观察,定时测量血压、脉搏、呼吸、体温,注意腰、腹部肿块范围有无增大。观察每次排出的尿液颜色深浅的变化。定期检测血红蛋白和血细胞比容。

(3)及时补充血容量和热量,维持水、电解质平衡,保持足够尿量。必要时输血。

(4)应用广谱抗生素以预防感染。

(5)使用止痛剂、镇静药和止血药物。

(三)手术治疗

1.开放性肾损伤

几乎所有这类损伤的患者都要施行手术探查,特别是从前面腹壁进入的锐器伤,需经腹部切口进行手术,清创、缝合及引流并探查腹部脏器有无损伤。

2.闭合性肾损伤

一旦确定为严重肾裂伤、肾碎裂及肾蒂损伤需尽早经腹入路施行手术。若肾损伤患者在保守治疗期间发生以下情况,需施行手术治疗:①经积极抗休克后生命体征仍未见改善,提示有内出血。②血尿逐渐加重,血红蛋白和血细胞比容继续降低。③腰、腹部肿块明显增大。④有腹腔脏器损伤可能。

手术方法:经腹部切口施行手术,先探查并处理腹腔损伤脏器,再切开后腹膜,显露肾静脉、肾动脉,并阻断之,而后切开肾周围筋膜和肾脂肪囊,探查患肾。先阻断肾蒂血管,并切开肾周围筋膜,快速清除血肿,依具体情况决定做肾修补、部分肾切除术或肾切除。必须注意,在未控制肾动脉之前切开肾周围筋膜,往往难以控制出血,而被迫施行肾切除。只有在肾严重碎裂或肾血管撕裂,无法修复,而对侧肾良好时,才施行肾切除。肾实质破损不大时,可在清创与止血后,用脂肪或网膜组织填入肾包膜缝合处,完成一期缝合,既消除了无效腔,又减少了血肿引起继发性感染的机会。肾动脉损伤性血栓形成一旦被确诊即应手术取栓,并可行血管置换术,以挽救肾功能。

(四)并发症及其处理

常由血或尿外渗,以及继发性感染等引起。腹膜后囊肿或肾周脓肿可切开引流。输尿管狭窄、肾积水需施行成形术或肾切除术。恶性高血压要做血管修复或肾切除术。动静脉瘘和假性肾动脉瘤应予以修补,如在肾实质内则可行部分肾切除术。持久性血尿可施行选择性肾动脉造影及栓塞术。

四、病情观察

(1)观察生命体征,如体温、血压、脉搏、呼吸、神智反应。

(2)专科变化,腹部或腰腹部有无肿块及大小变化,血尿程度。

(3)重要生命脏器,心、肺、肝、脾等脏器及骨骼系统有无合并伤。

五、注意事项

(一)医患沟通

(1)如拟保守治疗,应告知患者及家属仍有做手术的可能性及肾损伤后的远期并发症。

(2)做开放手术,应告知可能切肾的方案,如做保肾手术,则有继续出血、尿外渗的可能。

(3)手术探查决定做肾切除时,应再一次告知家属,并告知术后肾功能失代偿或需做肾代替治疗的可能。如合并腹腔或其他部位脏器损伤,手术时要一期处理,亦应告知家属并签字。

(4)交代病情时要立足于当前患者病情,对于病情变化不做肯定与否定的预测。

(二)经验指导

(1)对于肾损伤的患者应留院观察或住院 1 d,必须每半小时至 1 h 监测 1 次血压、心率、呼吸,记录每小时尿量。并做好血型分析及备血。

(2)对于肾损伤病情明确者,生命体征不稳时,可重复做腹腔穿刺及 CT、B 超影像学检查。

(3)手术后要观察腹部情况,伤口有无渗血,敷料有无潮湿,为防止切口裂开,可使用腹带保护。

(4)肾切除患者要计算每天出入量,了解肾功能变化。

(5)确保引流管无扭曲,密切观察引流量、颜色的变化。

(6)腹部创伤合并。肾损伤的比例不是很高,临床工作中易忽视。血尿是肾创伤的重要表现,但与病情严重程度不成比例;输尿管有血块堵塞、肾蒂损伤或低血压休克时可无血尿出现。

六、护理

(一)护理评估

1.健康史

详细了解受伤的原因、部位、受伤的经过,以往的健康状况等。

2.身体状况

(1)血尿:是肾损伤的主要症状。肾挫伤时血尿轻微,肾部分裂伤或肾全层裂伤时,可出现大量肉眼血尿。当血块堵塞输尿管、肾盂或输尿管断裂、肾蒂血管断裂时,血尿可不明显,甚至无血尿。

(2)疼痛:肾包膜张力增加、肾周围软组织损伤,可引起患侧腰、腹部疼痛;血液、尿液渗入腹腔或伴有腹部器官损伤时,可出现全腹痛和腹膜刺激征;血块通过输尿管时,可发生肾绞痛。

(3)腰、腹部包块:血液、尿液渗入肾周围组织,可使局部肿胀形成包块,可有触痛。

(4)休克:严重的肾损伤,尤其是合并其他器官损伤时,易引起休克。

(5)发热:肾损伤后,由于创伤性炎症反应,伤区血液、渗出液及其他组织的分解产物吸收引起发热,多为低热;由于血肿、尿外渗继发感染引起的发热多为高热。

3.心理状况

由于突发的暴力致伤,或因损伤出现大量肉眼血尿、疼痛、腰腹部包块等表现时,患者常有恐惧、焦虑等心理状态的改变。

4.辅助检查

(1)尿常规检查:了解尿中有无大量红细胞。

(2)B超检查:能提示肾损害的程度,包膜下和肾周血肿及尿外渗情况。

(3)X线平片检查:肾区阴影增大,提示有肾周围血肿的可能。

(4)CT检查:可清晰显示肾皮质裂伤、尿外渗和血肿范围。

(5)排泄性尿路造影:可评价肾损伤的范围和程度。

(6)肾动脉造影:可显示肾动脉和肾实质损伤的情况。

(二)护理诊断及相关合作性问题

1.不舒适

与疼痛等有关。

2.恐惧/焦虑

与损伤后出现血尿等有关。

3.有感染的危险

与损伤后免疫力降低有关。

4.体温过高

与损伤后的组织产物吸收和血肿、尿外渗继发感染等有关。

(三)护理目标

(1)疼痛不适感减轻或消失。

(2)情绪稳定,能安静休息。

(3)患者发生感染和休克的危险性降低,未发生感染和休克。

(4)体温正常。

(四)护理措施

1.非手术治疗及手术前患者的护理

(1)嘱患者绝对卧床休息2～4周,待伤情稳定、血尿消失1周后方可离床活动,以防再出血。

(2)迅速建立静脉输液通路,及时输血、输液,维持水、电解质及酸碱平衡,防治休克。

(3)急救护理:有大出血、休克的患者需配合医师迅速进行抢救及护理。

(4)心理护理:对恐惧不安的患者,给予心理疏导、安慰、体贴和关怀。

(5)伤情观察:患者的生命体征;血尿的变化;腰、腹部包块大小的变化;腹膜刺激征的变化。

(6)配合医师做好影像学检查前的准备工作。

(7)做好必要的术前常规准备,以便随时中转手术。

2.手术后患者的护理

(1)卧床休息:肾切除术后需卧床休息2～3 d,肾修补术、肾部分切除术或肾周引流术后需卧床休息2～4周。

(2)饮食:禁食24 h,适当补液,肠功能恢复后进流质饮食,并逐渐过渡到普通饮食,但要注意少食易胀气的食物,以减轻腹胀。鼓励患者适当多饮水。

(3)伤口护理:保持伤口清洁干燥,注意无菌操作,注意观察有无渗血、渗尿,应用抗菌药物,预防感染。

3.健康指导

(1)向患者介绍康复的基本知识、卧床的意义,以及观察血尿、腰腹部包块的意义。

(2)告诉患者恢复后3个月内不宜参加重体力劳动或竞技运动;肾切除术后患者,应注意保护对侧肾,尽量不要应用对肾有损害的药物。

(3)定期到医院复诊。

(邱金英)

第二节　输尿管损伤

一、概述

输尿管位于腹膜后间隙,位置隐蔽,一般由外伤直接引起输尿管损伤不常见,多见于医源性损伤,如手术损伤或器械损伤及放射性损伤。凡腹腔、盆腔手术后患者发生无尿、漏尿,腹腔或盆腔有刺激症状时均应想到输尿管损伤的可能。对怀疑输尿管损伤的患者,应进行系统的泌尿系统检查。妇科手术特别是宫外孕破裂、剖宫产等急诊手术或妇科肿瘤根治术中,输尿管被钳夹或误扎等医源性损伤最为常见。

二、护理评估

采集患者外伤史,盆腔、腹腔、腹膜后手术史,妇科手术史及泌尿系统手术史,如出现相应的症状应警惕输尿管损伤的可能。

(一)临床表现

手术损伤输尿管引起临床表现需根据输尿管损伤程度而定,术中发现输尿管损伤,立即处理可不留后遗症。倘未被发现,多在3～5 d起病。尿液起初渗在组织间隙里,临床上表现为高热、寒战、恶心、呕吐、损伤侧腰痛、肾肿大、下腹或盆腔内肿物,压痛及肌紧张等。

1.腹痛及感染症状

表现为腰部胀痛、寒战、局部触痛、叩击痛。若输尿管被误扎,多数病例数天内患侧腰部出现胀痛,并可出现寒战、发热,局部触痛、叩击痛并可扪及肿大的肾脏。若采用输尿管镜套石或碎石操作,不慎造成输尿管穿孔破损者,由于漏尿或尿液外渗可引起患侧腰痛及腹胀,继发感染后则出现寒战、发热,肾区压痛并可触及尿液积聚而形成的肿块。

2.尿瘘

分急性尿瘘与慢性尿瘘两种。前者在输尿管损伤后当日或数天内出现伤口漏尿,腹腔积尿或阴道漏尿。后者以盆腔手术所致输尿管阴道瘘最常见。尿瘘形成前,多有尿外渗引起感染症状,常见伤后2～3周内形成尿瘘。

3.无尿

双侧输尿管发生断裂或误扎,伤后即可无尿,应注意与创伤性休克所致急性肾衰竭的无尿鉴别。

4.血尿

输尿管损伤后可以出现肉眼或镜下血尿,但也可以尿液检查正常,一旦出现血尿,应高度怀疑有输尿管损伤。

(二)辅助检查

1.静脉肾盂造影

可显示患肾积水,损伤以上输尿管扩张、扭曲、成角、狭窄及对比剂外溢。

2.膀胱镜及逆行造影

可观察瘘口部位并与膀胱损伤鉴别,逆行造影对明确损伤部位、损伤程度有价值。

3.B超

可显示患肾积水和输尿管扩张。

4.CT

对输尿管外伤性损伤部位、尿外渗及合并肾损伤或其他脏器损伤有一定的诊断意义。

5.阴道检查

有时可直接观察到瘘口的部位。

6.体格检查

膀胱腹膜外破裂后尿外渗,下腹耻骨上区有明显触痛,有时可触及包块。膀胱腹膜内破裂后,若有大量尿液进入腹腔,检查有腹壁紧张、压痛、反跳痛及移动性浊音。

(三)护理问题

首先对患者进行心理评估,了解患者的身体和心理状态,患者主要存在以下护理问题:

1.疼痛

与尿外渗及手术有关。

2.舒适的改变

与术后放置支架管、造瘘管有关。

3.恐惧、焦虑

与尿瘘、担心预后不良有关。

4.有感染的危险

有感染的危险与尿外渗及各种管路有关。

三、护理措施

(一)心理护理

输尿管损伤因为手术的损伤发生率较高,因此,心理护理显得尤为重要。要做到详细评估患者的心理状况及接受治疗的心理准备,与患者建立良好的护患关系,掌握患者的心理变化并给予相应的健康指导,减少医疗纠纷的发生。输尿管损伤后患者情绪紧张、恐惧,尤其是发生漏尿或无尿时,护士在密切观察病情的同时要向患者宣讲损伤后注意的问题,鼓励患者树立信心,保持平和的心态,积极配合治疗,减轻患者的焦虑。

(二)生活护理

(1)主动巡视患者,帮助患者完成生活护理,保持"七洁":皮肤、头发、指甲、会阴、口腔、手足、床单的干净整洁,使患者感到舒适。

(2)观察并保持各种管路的清洁通畅,正确记录引流液的颜色及量,尿袋、引流袋定期更换。

(3)关心患者,讲解健康保健知识。

(4)观察尿外渗的腹部体征,腹痛的程度;观察体温的变化,每天测量体温4次,并记录在护理病例中,发热时及时通知医师。

(5)观察24 h尿量,注意血尿情况,少尿、无尿要立即通知医师处理。

(6)饮食要均衡,富于营养,易消化。不吃易引起腹胀的食物,如牛奶、大豆等。保持排便通畅,必要时服润肠药。

(三)治疗及护理配合

输尿管损伤后治疗采取修复输尿管、保持通畅、保护肾功能的原则。及时采用双J管引流,有利于损伤的修复和狭窄的改善。

1.治疗方法

(1)外伤所致输尿管损伤,应首先注意处理其全身情况及有无合并其他脏器的损伤,断裂的输尿管应根据具体情况给予修补或吻合。除不得已时不宜摘除肾脏。

(2)器械所致的输尿管损伤往往为裂伤,保守治疗多可痊愈。如尿外渗症状不断加重,应及早施行引流术。

(3)手术时误伤输尿管应根据具体情况及时予以修补或吻合,如输尿管被结扎,应尽早松解结扎线,并在输尿管内安置导管保留数天。输尿管切开,可进行缝合修补,然后置管引流。输尿管被切断,则进行端端吻合,置管引流两周左右。输尿管在低位被切断可行输尿管膀胱吻合术。输尿管被钳夹,损伤轻微时按结扎处理;较重时,为防止组织坏死形成尿瘘,可切除损伤部分,进行端端吻合。若输尿管缺损太多,根据具体情况可以选择输尿管外置造瘘,肾造瘘,利用膀胱组织或小肠做输尿管成形手术。

2.保守治疗的护理配合

(1)密切监测生命体征的变化,记录及时准确。

(2)观察腹痛情况,不能盲目给予止痛剂。

(3)保持各种管路的清洁通畅,正确记录引流液的颜色及量,尿袋定期更换。

(4)备皮、备血、皮试,做好必要时手术探查的准备。

(5)正确记录24 h尿量,注意血尿情况,少尿、无尿要立即通知医师处理。

(6)嘱患者卧床休息,做好生活护理,保持排便通畅,必要时服润肠药。

3.手术治疗的护理

(1)输尿管断端吻合术后留置双J管,在此期间嘱患者多饮水,保证引流尿液通畅,防止感染,促进输尿管损伤的愈合。

(2)预防感染,术后留置导尿管,注意各引流管的护理,定期更换引流袋。更换引流袋应无菌操作,防止感染,尿道口护理每天1~2次。女性患者每天会阴冲洗。

(3)严密观察尿量,间接地了解有无肾衰竭的发生。

(4)高热的护理,给予物理降温,鼓励患者多饮水,及时更换干净衣服,必要时遵医嘱给予药物降温。

4.留置双J管的护理

(1)留置双J管可引起患侧腰部不适,术后早期多有腰痛,主要是插管引起输尿管黏膜充血、水肿及放置双J管后输尿管反流有关(见图6-1)。

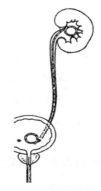

图 6-1 双 J 管置入

（2）患者出现膀胱刺激症状，主要由于双 J 管放置与不当或双 J 管下移，刺激膀胱三角区和后尿道所致。

（3）术后输尿管内放置双 J 管做内支架以利内引流，勿打折，保持通畅，同时防止血块聚集造成输尿管阻塞。

（4）要调整体位保持导尿管通畅，防止膀胱内尿液反流。

（5）观察尿液及引流状况。由于双 J 管置管时间长，且上下端盘曲刺激肾盂、膀胱黏膜易引起血尿。因此，术后要注意尿液颜色及尿量的变化。观察血尿颜色的方法是每天清晨留取标本，用无色透明玻璃试管，观察比较尿色。若患者突然出现鲜红尿液或肾区胀痛及腹部不适等症状，应及时报告医师。

（6）双 J 管于手术后 1～3 个月在膀胱镜下拔除。

四、健康教育

（1）输尿管损伤严重易引起输尿管狭窄，因此告之患者双 J 管需要定期更换直至狭窄改善为止。

（2）定期复查了解损伤愈合的情况及双 J 管的位置。若出现尿路刺激征、发热、腹痛、无尿等症状时，及时就诊。

（3）拔除留置导尿管后，指导患者增加饮水量，增加排尿次数，不宜憋尿。不宜做剧烈运动。有膀胱刺激征患者应遵医嘱给予解痉药物治疗。

（邱金英）

第三节　膀　胱　损　伤

一、概述

膀胱深藏在骨盆内，排空后肌肉层厚，一般不易受伤。膀胱充盈时伸展至下腹部高出耻骨联合，若下腹部遭到暴力打击，易发生膀胱损伤。骨盆骨折的骨折断端可以刺破膀胱；难产时，胎头长时间压迫可造成膀胱壁缺血性坏死。一般分为闭合性损伤、开放性损伤和医源性损伤。

二、病因及临床表现

(一)闭合性损伤

膀胱空虚时位于骨盆深处受到周围组织保护,不易受外界暴力损伤。当膀胱膨胀时,因膀胱扩张且高出耻骨联合,下腹部受到暴力时,如踢伤、击伤和跌伤等可造成膀胱损伤,骨盆骨折的骨折断端可以刺破膀胱;难产时,胎头长时间压迫可造成膀胱壁缺血性坏死。

(二)开放性损伤

其多见于火器伤,常合并骨盆内其他组织器官的损伤。

(三)手术损伤

膀胱镜检查、尿道扩张等器械检查可造成膀胱损伤。盆腔和下腹部手术,如疝修补、妇科恶性肿瘤切除等易致膀胱损伤。

(四)挫伤

挫伤是指膀胱壁保持完整,仅黏膜或部分肌层损伤,膀胱腔内有少量出血,无尿外渗,不引起严重后果。

(五)破裂

膀胱破裂可分两种类型。

1.腹膜外破裂

破裂多发生在膀胱前壁的下方,尿液渗至耻骨后间隙,沿筋膜浸润腹壁或蔓延到腹后壁,如不及时引流,可发生组织坏死、感染,引起严重的蜂窝织炎。

2.腹膜内破裂

多发生于膀胱顶部。大量尿液进入腹腔可引起尿性腹膜炎。大量尿液积存于腹腔有时要与腹水鉴别。

(六)尿瘘

膀胱与附近脏器相通可形成膀胱阴道瘘或膀胱直肠瘘等。发生瘘后,泌尿系统容易继发感染。

(七)出血与休克

骨盆骨折合并大出血,膀胱破裂致尿外渗及腹膜炎,伤势严重,常有休克。

(八)排尿困难和血尿

膀胱破裂后,尿液流入腹腔或膀胱周围,有尿意,但不能排尿或仅排出少量血尿。

三、护理评估

评估患者受伤的时间、地点、暴力性质、部位,临床表现、合并伤、尿外渗、感染,特殊检查结果。

(一)临床表现

膀胱挫伤因范围仅限于黏膜或肌层,故患者仅有下腹不适,小量终末血尿等。一般在短期内症状可逐渐消失。膀胱破裂则有严重表现,临床症状依裂口大小、位置及其他器官有无损伤而不同。腹膜内破裂会引起弥漫性腹膜刺激症状,如腹部膨胀、压痛、肌紧张、肠蠕动音降低和移动性浊音等。膀胱与附近器官相通形成尿瘘时,尿液可从直肠、阴道或腹部伤口流出,往往同时合并泌尿系统感染。

1.腹痛

尿外渗及血肿引起下腹部剧痛,尿液流入腹腔则引起急性腹膜炎症状。伴有骨盆骨折时,耻骨处有明显压痛。尿外渗和感染引起盆腔蜂窝织炎时,患者可有全身中毒表现。

2.尿瘘

贯穿性损伤可有体表伤口、直肠或阴道漏尿。闭合性损伤在尿外渗感染后破溃,也可形成尿瘘。膀胱与附近脏器相通可形成膀胱阴道瘘或膀胱直肠瘘等。发生瘘后,泌尿系统容易继发感染。

(二)辅助检查

根据外伤史及临床体征诊断并不困难。凡是下腹部受伤或骨盆骨折后,下腹出现疼痛、压痛、肌紧张等征象,除考虑腹腔内脏器损伤外,也要考虑到膀胱损伤的可能性。当出现尿外渗、尿性腹膜炎或尿瘘时,诊断更加明确。怀疑膀胱损伤时,应做进一步检查。

1.导尿术

如无尿道损伤,导尿管可顺利放入膀胱,若患者不能排尿液,而导出尿液为血尿,应进一步了解是否有膀胱破裂。可保留导尿管进行注水试验,抽出量比注入量明显减少,表示有膀胱破裂。

2.膀胱造影

经导尿管注入碘化钠或空气,摄取前后位及斜位 X 线片,可以确定膀胱有无破裂,破裂部位及外渗情况。

3.膀胱镜检查

对于膀胱瘘的诊断很有帮助,但当膀胱内有活跃出血或当膀胱不能容纳液体时,不能采用此项检查。

4.排泄性尿路造影

如疑有上尿道损伤,可考虑采用,以了解肾脏及输尿管情况。

(三)护理问题

1.疼痛

与损伤后血肿和尿外渗及手术切口有关。

2.潜在并发症

出血,与损伤后出血有关。

3.有感染的危险

与损伤后血肿、尿外渗及免疫力低有关。

4.恐惧、焦虑

与外伤打击、担心预后不良有关。

(四)护理目标

(1)患者主诉疼痛减轻或能耐受。

(2)严密观察患者出血情况,如有异常出血及时通知医师。

(3)在患者住院期间不发生因护理不当造成的感染。

(4)患者主诉恐惧、焦虑心理减轻。

四、护理措施

(一)生活护理

(1)满足患者的基本生活需要,做到口腔、头发、手、足、会阴、肛门、皮肤清洁。

(2)做好引流管护理:①妥善固定、保持通畅。②准确记录引流液量、性质。③保持尿道口清洁,定期更换尿袋。

(3)多饮水,多食易消化食物,保持排便通畅。

(二)心理护理

(1)损伤后患者恐惧、焦虑,担心预后情况。护士主动向患者介绍康复知识,介绍相似病例,鼓励患者树立信心,配合治疗,减少焦虑。

(2)从生活上关心、照顾患者,满足基本生活护理,使其感到舒适。

(3)加强病房管理,创造整洁安静的休养环境。

(三)治疗及护理配合

膀胱挫伤无须手术,通过支持疗法、适当休息、充分饮水、给予抗菌药物和镇静药在短期内即可痊愈。

1.紧急处理

膀胱破裂是一种较严重的损伤,常伴有出血和尿外渗,病情严重,应尽早施行手术。护士需协助做好手术前的各项相关检查和护理,积极采取抗休克治疗,如输液、输血、镇静及止痛等各项措施(见图6-2)。

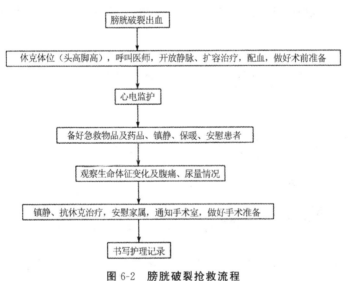

图 6-2　膀胱破裂抢救流程

2.保守治疗的护理

患者的症状较轻,膀胱造影显示少量尿外渗,可从尿道插入导尿管持续引流尿液,可以采取保守治疗,保持尿液引流通畅,预防感染。

(1)密切观察生命体征,及时发现有无持续出血,观察有无休克发生。

(2)保持尿液引流通畅,及时清除血块防止阻塞膀胱,观察并记录 24 h 尿的色、质、量。妥善固定尿管。

(3)适当休息、充分饮水,保证每天尿量3 000 mL以上,以起到内冲洗的作用。

(4)注意观察体温的变化,警惕有无盆腔血肿、感染。观察腹膜刺激症状。

3.手术治疗的护理

膀胱破裂伴有出血和尿外渗,病情严重,须尽早施行手术。

(1)按外科术前准备进行备皮、备血、术前检查。

(2)开放静脉通道,观察生命体征。

(3)准确填写手术护理记录单,与手术室护士认真交接。

(4)术后监测生命体征,并详细记录。

(5)按医嘱正确输入药物,掌握液体输入的速度,保持均匀的摄入。

(6)保持各种管路通畅,并妥善固定,防止脱落。定期更换引流袋。

(7)观察伤口渗出情况,及时更换敷料,遵守无菌操作原则。

(8)保持排便通畅,避免增加腹压,有利于伤口愈合。术后采取综合疗法,使患者获得充分休息、足够营养、适当水分,纠正贫血,控制感染。

五、健康教育

(1)讲解引流管护理的要点,如防止扭曲、打折、保持引流袋位置低于伤口及尿管,防止尿液反流。

(2)拔除尿管前要训练膀胱功能,先夹管训练1~2 d,拔管后多饮水,达到冲洗尿路预防感染的目的。

(3)卧床期间防止压疮、防止肌肉萎缩,进行功能锻炼。

(邱金英)

第四节 尿 道 损 伤

较为常见,多发生在男性。男性尿道较长,以尿生殖膈为界,分为前、后两部分,前尿道包括球部和阴茎部,后尿道包括前列腺部和膜部。前尿道损伤多发生在球部,后尿道损伤多在膜部。

一、病因及病理

(一)根据损伤病因分两类

1.开放性损伤

因子弹、弹片、锐器伤所致,常伴有阴茎、阴囊、会阴部贯通伤。

2.闭合性损伤

会阴部骑跨伤,将尿道挤向耻骨联合下方,引起尿道球部损伤。骨盆骨折可引起尿生殖膈移位,产生剪力,使膜部尿道撕裂或撕断。经尿道器械操作不当可引起球部膜部交界处尿道损伤。

(二)根据损伤程度病理可分为下列三种类型

1.尿道挫伤

尿道内层损伤,阴茎筋膜完整,仅有水肿和出血,可以自愈。

171

2.尿道裂伤

尿道壁部分断裂,引起尿道周围血肿和尿外渗,愈合后可引起尿道狭窄。

3.尿道断裂

尿道完全断裂时,断部退缩、分离,血肿和尿外渗明显,可发生尿潴留。

尿外渗的范围以生殖膈为分界,前尿道损伤时,尿外渗范围在阴茎、会阴、下腹壁和阴囊的皮下;后尿道前列腺部损伤时,尿外渗主要在前列腺和膀胱周围,外阴部不明显(图 6-3)。

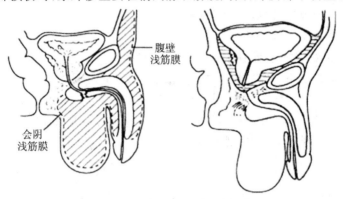

图 6-3　前、后尿道损伤尿外渗范围

左:前尿道损伤尿外渗范围;右:后尿道损伤尿外渗范围

二、临床表现

(一)休克

骨盆骨折所致尿道损伤,一般较严重,常因合并大出血,引起创伤性、失血性休克。

(二)疼痛

尿道球部损伤时会阴部肿胀、疼痛,排尿时加重。后尿道损伤时,下腹部疼痛、局部压痛、肌紧张,伴骨盆骨折者,移动时加剧。

(三)排尿困难

尿道挫伤时因局部水肿或疼痛性括约肌痉挛,出现排尿困难。尿道断裂时,不能排尿,发生急性尿潴留。

(四)尿道出血

前尿道损伤即使不排尿时尿道外口也可见血液滴出;后尿道损伤尿道口无流血或仅少量血液流出。

(五)尿外渗及血肿

尿生殖膈撕裂时,会阴、阴囊部出现血肿及尿外渗,并发感染时则出现全身中毒症状。

三、诊断

(一)病史及体格检查

有明显外伤史及上述典型的临床表现。

(二)导尿

轻缓插入导尿管,如顺利进入膀胱,说明尿道是连续而完整的。若一次插入困难,不应勉强反复试插,以免加重损伤及感染,尿道损伤并骨盆骨折时一般不易插入导尿管。

（三）X 线检查

可显示骨盆骨折情况，必要时从尿道注入造影剂 20 mL，确定尿道损伤部位、程度及造影剂有无外渗，了解尿液外渗情况。

四、治疗

（一）紧急处理

损伤严重伴失血性休克者，及时采取输血、输液等抗休克措施。骨盆骨折患者须平卧，勿随意搬动，以免加重损伤。尿潴留不宜导尿或未能立即手术者，可行耻骨上膀胱穿刺，吸出膀胱内尿液。

（二）保守治疗

尿道挫伤及轻度损伤，症状较轻、尿道连续性存在而无排尿困难者；排尿困难或不能排尿、插入导尿管成功者，留置尿管 1～2 周。使用抗生素预防感染，一般无须特殊处理。

（三）手术治疗

1.前尿道裂伤导尿失败或尿道断裂

行经会阴尿道修补或断端吻合术，并留置导尿管 2～3 周。病情严重、会阴或阴囊形成大血肿及尿外渗者，施行耻骨上膀胱穿刺造瘘术，3 个月后再修补尿道，并在尿外渗区做多个皮肤切口，深达浅筋膜下，以引流外渗尿液。

2.骨盆骨折致后尿道损伤

病情稳定后，做耻骨上高位膀胱造瘘术。一般在 3 周内能恢复排尿；如不能恢复排尿，则留置造瘘管 3 个月，二期施行解除尿道狭窄的手术。

3.并发症处理

为预防尿道狭窄，待患者拔除导尿管后，需定期做尿道扩张术。对于晚期发生的尿道狭窄可用腔内技术行经尿道切开或切除狭窄部的瘢痕组织，或于伤后 3 个月经会阴部切口切除瘢痕组织，做尿道端端吻合术。后尿道合并肠损伤应立即修补，并做暂时性结肠造瘘。如并发尿道直肠瘘，应待 3～6 个月后再施行修补手术。

五、护理

（一）护理评估

1.健康史

搜集病史资料时，要注意询问受伤的原因、受伤时的姿势，是否有骑跨伤、骨盆骨折或经尿道的器械检查治疗史。

2.身体状况

（1）尿道出血：前尿道损伤后，即使在不排尿时也可见尿道外口滴血或流血；后尿道损伤后，尿道外口不流血或仅流出少量血液；排尿时，可出现血尿。

（2）疼痛：前尿道损伤时，受伤处疼痛，有时可放射到尿道外口，排尿时疼痛加重；后尿道损伤时，疼痛位于下腹部，在移动时出现或加重。

（3）排尿困难与尿潴留：尿道挫裂伤时，因损伤和疼痛导致尿道括约肌痉挛，发生排尿困难；尿道断裂时，可引起尿潴留。

（4）局部血肿和瘀斑：骑跨伤或骨盆骨折造成尿生殖膈撕裂时，可发生会阴及阴囊部肿胀、瘀斑和血肿。

(5)尿液外渗:前尿道损伤时,尿液外渗至会阴、阴囊、阴茎部位,有时向上扩展至腹壁,造成这些部位肿胀;后尿道损伤时,尿液外渗至耻骨后间隙和膀胱周围。

(6)直肠指检:尿道膜部完全断裂后,可触及前列腺尖端浮动;若指套上染有血迹,提示可能合并直肠损伤。

(7)休克:骨盆骨折合并后尿道损伤,常有休克表现。

3.心理状况

可因尿道出血、疼痛、排尿困难等而出现焦虑,有的患者担心发生性功能障碍而加重焦虑,甚至出现恐惧。

4.辅助检查

(1)尿常规检查:了解有无血尿和脓尿。

(2)试插导尿管:若导尿管插入顺利,说明尿道连续,提示可能为尿道部分挫裂伤;一旦插入导尿管,即应留置导尿管1周,以引流尿液并支撑尿道;若插入困难,多提示尿道严重断裂伤,不能反复试插,以免加重损伤和导致感染。

(3)X线检查:平片可了解骨盆骨折情况;尿道造影可显示尿道损伤的部位和程度。

(4)B超检查:可了解尿液外渗情况。

(二)护理诊断及相关合作性问题

1.疼痛

与损伤、尿液外渗等有关。

2.焦虑

与尿道出血、排尿障碍及担心预后等有关。

3.排尿异常

与创伤、疼痛、尿道损伤等有关。

4.有感染的危险

与尿道损伤、尿外渗等有关。

(三)护理目标

(1)疼痛减轻或缓解。

(2)解除焦虑,情绪稳定。

(3)解除尿潴留,恢复正常排尿。

(4)降低感染发生率或不发生感染。

(四)护理措施

1.轻症患者的护理

主要是多饮水及预防感染。

2.急重症患者的护理

(1)抗休克:安置患者于平卧位,尽快建立静脉输液通路,及时输液,严密观察生命体征。

(2)解除尿潴留:配合医师试插导尿管,若能插入,即应留置导尿管;若导尿管插入困难,应配合医师于耻骨上行膀胱穿刺排尿或做膀胱造口术。

3.饮食护理

能经口进食的患者,鼓励其适当多饮水,进高热量、高蛋白、高维生素的饮食。

4.心理护理

对有心理问题的患者,进行心理疏导,帮助其树立战胜疾病的信心。

5.留置导尿管的护理

同膀胱损伤的护理。

6.耻骨上膀胱造口管的护理

同膀胱损伤的护理。

7.尿液外渗切开引流的护理

同膀胱损伤的护理。

8.健康指导

(1)向患者及其亲属介绍康复的有关知识。

(2)嘱患者适当多饮水,以增加尿量,稀释尿液,预防泌尿系统感染和结石的形成。

(3)嘱尿道狭窄患者,出院后仍应坚持定期到医院行尿道扩张术。

(邱金英)

第五节　阴囊及睾丸损伤

一、概述

睾丸位于阴囊内、体表外,是男性最容易被攻击的部位。两者损伤常同时存在。闭合性损伤较多见,如脚踢、手抓、挤压、骑跨等。开放性损伤除战争年代外,平时较少,如刀刺、枪弹伤等。睾丸损伤的程度可以是挫伤、破裂、扭转、脱位,严重时睾丸组织完全缺失。阴囊皮肤松弛,睾丸血液回流丰富,损伤后极易引起血肿、感染。此外,睾丸或其供应血管的严重损伤可导致睾丸萎缩,坏死,可能并发阳痿或其他性功能障碍。有阴茎损伤时要注意有无合并尿道损伤,阴囊皮肤撕脱伤应尽早清创缝合,若缺损过大可行植皮术。阴茎、阴囊损伤的治疗原则与一般软组织的损伤相似。睾丸损伤最常见,本节主要介绍睾丸损伤的护理。

二、护理评估

(一)损伤的类型及临床表现

阴囊及睾丸损伤时常出现疼痛、肿胀,甚至晕厥、休克,有时可危及生命。

1.阴囊损伤

阴囊皮肤瘀斑、血肿,开放性损伤阴囊撕裂,睾丸外露。

2.睾丸损伤的类型及临床表现

(1)睾丸挫伤:睾丸肿胀、硬,剧痛与触痛。

(2)睾丸破裂:剧疼甚至昏厥,阴囊血肿,触痛明显,睾丸轮廓不清。

(3)睾丸脱位:指睾丸被挤压到阴囊以外的部位,如腹股沟管、股管、会阴等部位的皮下,局部剧痛、触痛,痛侧阴囊空虚。

(4)睾丸扭转:是指睾丸或精索发生扭转,造成睾丸急性缺血。近年报道此病在青少年中有

175

逐渐增多趋势,睾丸下降不全或睾丸系带过长时容易发生扭转。临床表现为突然发作的局部疼痛,可以向腹股沟及下腹部放射,可伴有恶心及呕吐。其主要体征是阴囊皮肤局部水肿,患侧睾丸上缩至阴囊根部;睾丸轻度肿大并有触痛;附睾摸不清;体温轻度升高。不及时治疗,睾丸会发生缺血性坏死,颜色发黑,逐渐萎缩以致功能丧失。

(二)辅助检查

1.视诊

阴囊在体表外,损伤的部位、程度可以直接判断。

2.B超检查

彩色超声波检查可以判断睾丸及其血管损伤的程度,能鉴别睾丸破裂与睾丸挫伤,及睾丸内血肿的存在,因而可为手术探查提供客观的检查依据。

(三)护理问题

1.疼痛

疼痛与外伤有关。

2.舒适改变

舒适改变与疼痛及手术后卧床有关。

3.部分生活自理缺陷

部分生活自理缺陷与外伤及手术有关。

4.知识缺乏

缺乏疾病相关知识。

三、护理措施

(一)生活护理

(1)做好基础护理,协助患者完成"七洁"。

(2)保持会阴部皮肤的清洁,避免排尿、排便污染。

(3)满足患者的护理需求,让患者感到舒适,遵医嘱应用止痛剂。

(4)加强病房管理,创造整洁安静的休养环境。

(二)心理护理

巡视患者或做治疗时多与患者交流,用通俗易懂的语言向患者讲解损伤的治疗及保健知识,缓解患者对突如其来的损伤产生的恐惧和焦虑,认真倾听患者主诉,及时帮助患者解决问题,做好基础护理,满足患者的合理需求,向患者解释每项检查治疗的目的,使患者能积极配合治疗护理。

(三)治疗配合

1.阴囊闭合性损伤

阴囊无明显血肿时应动态观察,卧床休息,将阴囊悬吊,早期局部冷敷;血肿较大时应抽吸或切开引流,放置引流条以充分引流渗液、渗血,给予抗生素预防感染。

2.阴囊开放性损伤

局部彻底清创,除去异物还纳睾丸,注射破伤风抗毒素,给予抗生素预防感染。

3.睾丸损伤破裂

止痛,减轻睾丸张力,控制出血,当有精索动脉断裂或睾丸严重破裂无法修复时,可手术切除睾丸,阴囊放置引流条,减少局部感染。

4.睾丸扭转

睾丸固定术是可靠、有效的治疗方法,术中可将扭转的睾丸松解后,观察血液循环恢复情况,半小时以内,如果血液运行逐渐恢复,睾丸颜色逐渐变红,表示睾丸功能已经恢复,可以保留。如果手术中睾丸颜色呈黑紫色,则表示已经坏死,应该切除。

(四)护理措施

(1)患者卧床休息,注意观察伤口周围的渗出,及时更换敷料,防止感染。

(2)观察生命体征变化,及时发现出血倾向。

(3)遵医嘱给予止痛剂,缓解疼痛不适;给予抗生素治疗、预防感染。

(4)观察局部血运情况,保持尿管和引流管的通畅,多饮水。

四、健康教育

(1)手术近期避免剧烈活动,禁房事。

(2)按时复诊,有不适及时来医院,不能随便用药。

(邱金英)

第六节　泌尿系统结石

一、肾结石

结石病是现代社会最常见的疾病之一,并在古代已有所描述。肾结石男性发病率是女性的3倍。肾结石发病高峰年龄为20～30岁,手术虽可以去除结石,但结石形成的趋势往往是终身的。

(一)病因

肾结石形成原因非常复杂,人们对尿石症发病机制的认识仍未完全明了,可能包括的危险因素有外界环境、职业因素和泌尿系统因素等。

1.外界环境

外界环境包括自然环境和社会环境、气候和地理位置等,而社会环境包括社会经济水平和饮食文化等。相关研究表明结石病的季节性变化很可能与温度有关,通过出汗导致体液丧失,进而促进结石形成。

2.个体因素

种族遗传因素、饮食习惯、职业因素、代谢性疾病等。其中职业环境中暴露于热源和脱水同样是结石病的危险因素。水分摄入不足可导致尿液浓缩,结石形成的概率增加。大量饮水导致尿量增多,可显著降低易患结石患者的结石发病率。

3.泌尿系统因素

泌尿系统因素包括肾损伤、感染、泌尿系统梗阻、异物等。梗阻可以导致感染和结石形成,而结石本身也是尿中异物,会加重梗阻与感染程度,所以两者会相互促进疾病发展程度。

上述因素最终都导致人类尿液中各种成分过饱和、滞留因素和促进因素的增加等机制,进而导致肾结石形成。

(二)分类

泌尿系统结石最常见的成分是钙,以草酸钙为主,多在肾脏和膀胱处形成。肾结石按照结石晶体的成分,主要分为4类,即钙结石、感染性结石、尿酸结石和胱氨酸结石(表6-1)。

表6-1　肾结石的组成与成分

结石成分	比例	外观和性质
含钙结石	80%	
草酸钙	60%	一水草酸钙呈褐色,铸型或桑葚状,质地坚硬;二水草酸钙呈白色,表面结晶,质地松脆
磷酸钙、磷酸氢钙	20%	浅灰色,坚硬,可有同心层
感染性结石	10%	
碳酸磷灰石		深灰色或灰白色,鹿角形,松散易碎
磷酸镁铵		
磷酸氢镁		
尿酸结石	10%	
尿酸、尿酸盐结石		黄色或砖红色,圆形光滑,结构致密,稍硬
胱氨酸结石、黄嘌呤	1%	土黄色、蜡样外观,表面光滑,可呈鹿角形
其他结石		
药物结石	1%	

(三)临床表现

1.症状

(1)疼痛:肾结石最常见的症状是肾绞痛,经常突然起病,这通常是结石阻塞输尿管引起的。最常见的是从腰部开始,可辐射到腹股沟。肾盂内大结石和肾盏结石可无明显临床症状,患者活动后会出现上腹或腰部钝痛。40%～50%的肾结石患者有腰痛的症状,发生的原因是结石造成肾盂梗阻。通常可表现为腰部酸胀、钝痛。

(2)血尿:绝大多数尿路结石患者存在血尿,通常为镜下血尿,少数也可见肉眼血尿。常常在腰痛后发生。有时患者活动后出现镜下血尿是上尿路结石的唯一临床表现,但当结石完全阻塞尿路时也可以没有血尿。血尿产生的原因是结石移动或结石对集合系统的损伤。血尿的多少取决于结石对尿路黏膜损伤程度大小。

(3)发热:由于结石、梗阻和感染可互相促进,所以肾结石造成梗阻可继发或加重感染,出现腰痛伴高热、寒战。出现脓尿的患者很少见,若出现需要行尿培养,检测是否存在尿路感染。结石继发急性肾盂肾炎或肾积脓时可有畏寒、发热、寒战等全身症状出现。

(4)无尿和急性肾功能不全:双侧肾结石、功能性或解剖孤立肾结石阻塞导致尿路急性梗阻,可以出现无尿和急性肾后性肾功能不全的症状。

2.体征

肾结石典型体征是患侧肾区叩击痛。患者脊肋角和腹部压痛也可不明显,一般不伴有腹部肌紧张。肾结石慢性梗阻时引起巨大肾积水,这时可出现腹部包块。

（四）辅助检查

1.实验室检查

（1）血常规：肾绞痛时可伴血白细胞短时轻度增高。结石合并感染或发热时，血中白细胞可明显增高。结石导致肾功能不全时，可有贫血表现。

（2）尿液检查：常能见到肉眼或镜下血尿；脓尿很少见，伴感染时有脓尿。感染性尿路结石患者应行尿液细菌培养；尿液分析也可测定尿液 pH、钙、磷、尿酸、草酸等。

2.影像学检查

（1）超声：肾钙化和尿路结石都可通过超声诊断，可显示结石梗阻引起的肾积水及肾实质萎缩等。可发现尿路平片不能显示的小结石和 X 线透光结石，当肾脏显示良好时，超声还可检测到 5 mm 的小结石。超声作为无创检查应作为首选影像学检查，适合于所有患者包括肾功能不全患者、孕妇、儿童及对造影剂过敏者。

（2）X 线检查：由于大约 90％尿路结石不透 X 线，腹部 X 线片对于怀疑尿路结石的患者，是一种非常有用的检查。

（3）尿路系统平片：KUB 是《CUA 尿路结石诊疗指南》推荐的常规检查方法，KUB 平片上结合可显示出致密影。KUB 平片可初步判断肾结石是否存在，以及肾结石的位置、数目、形态和大小，并且可以初步地提示结石的化学性质。

（4）CT：螺旋 CT 平扫对肾结石的诊断准确、迅速。有助于鉴别不透光的结石、肿瘤、凝血块等，以及了解有无肾畸形。

（5）内镜检查：包括经皮肾镜、软镜、输尿管和膀胱镜检查。通常在尿路平片未显示结石时，静脉尿路造影有充盈缺损不能确诊时，借助于内镜可以明确诊断和进行治疗。

（6）肾盂造影像：可以确定透 X 线结石的存在，可以确诊引起患者形成结石的解剖部位。

（五）诊断要点

任何评估之前都应先明确是否有与结石复发有关的代谢性疾病。至少应进行筛选性评估，包括远端肾小管性酸中毒、原发性甲状旁腺功能亢进症、痛风体质等疾病。只有明确了相关疾病才可以从根本上纠正治疗。

尿路结石与腹膜后和腹腔内病理状态引起的症状相似，所以应与急腹症进行全面的鉴别诊断，其中包括急性阑尾炎异位或未被认识的妊娠，卵巢囊肿蒂扭转等，体检时应注意检查有无腹膜刺激征。

（六）治疗原则

肾结石治疗的总体原则是解除疼痛和梗阻、保护肾功能、有效祛石、治疗病因、预防复发。由于约 80％的尿路结石可自发排出，因此可能没必要进行干预，有时多饮水就能自行排出结石。其他结石的性质、形态、大小部位不同，患者个体差异等因素，治疗方法的选择和疗效也大不相同。因此，对尿石症的治疗应该实施患者个体化治疗，通常需要各种方法综合治疗，来保证治疗效果。

1.病因治疗

少数患者能找到结石成因如甲状腺旁腺功能亢进（主要是甲状旁腺瘤），只有积极治疗原发病防止尿路结石复发；尿路梗阻的患者，需要解除梗阻，这样可以避免结石复发，因此此类患者积极治疗病因即可。

2.非手术治疗

（1）药物治疗：结石＜0.6 cm 且表面光滑、结石以下尿路无梗阻时可采用药物排石治疗。多

选择口服 α 受体阻滞剂(如坦索罗辛)或钙通道阻滞剂。尿酸结石选用枸橼酸氢钾钠,碳酸氢钠碱化尿液。口服别嘌醇及饮食调节等方法治疗也可取得良好的效果。

(2)增加液体摄入量:机械性多尿可以预防有症状结石的形成和滞留,每天饮水 2 000～3 000 mL,尽量保持昼夜均匀。限制蛋白、钠摄入,避免草酸饮食摄入和控制肥胖都可防止结石的发病概率。

3.微创碎石

(1)体外冲击波碎石(extracorporeal shock wave lithotripsy,ESWL):通过 X 线或超声对结石进行定位,利用高能冲击波聚焦后作用于结石,将结石粉碎成细沙,然后通过尿液排出体外。实践证明它是一种创伤小、并发症少、安全有效的非侵入性治疗,大多数上尿路结石可采用此方法治疗。ESWL 碎石术后可能形成"石街"。引起患者的腰痛不适,也可能合并继发感染,患者病程也将相应延长。

(2)经皮肾镜碎石取石术(percutaneous nephrolithotomy,PCNL):它是通过建立经皮肾操作通道,击碎结石并同时通过工作通道冲出结石及取出肾结石。本手术通常在超声或 X 线定位下操作,在肾镜下取石或碎石。较小的结石通过肾镜用抓石钳取出,较大的结石将结石粉碎后用水冲出。

(3)输尿管肾镜取石术(ureteroscope lithotripsy,URL):适用于中、下段输尿管结石,泌尿系统平片不显影结石,因结石硬、停留时间长、患者自身因素(肥胖)而使用 ESWL 困难者,也可用于 ESWL 治疗所致的"石街"。下尿路梗阻、输尿管狭窄或严重扭曲等不宜采用此法。

4.开放手术

由于 ESWL 及内镜技术的普遍开展,现在上尿路结石大多数已不再开放手术。

(七)护理评估

1.术前评估

(1)健康史:了解患者基本情况,包括年龄、职业、生活环境、饮食饮水习惯等。

(2)相关因素:了解患者的既往史和家族史;有无可能引起结石的相关疾病如泌尿系统梗阻、感染和异物史,有无甲状旁腺功能亢进、肾小管酸中毒等。了解用药史如止痛药物、钙剂等药物的应用情况。

(3)心理和社会支持状况:结石复发率较高,患者可能产生焦躁心理,故应了解患者及家属对相关知识的掌握程度和多治疗的期望,及时了解患者及家属心理状况。

2.术后评估

(1)术后恢复:结石排出、尿液引流和切口愈合情况,有无尿路感染。

(2)肾功能状态:梗阻解除程度,肾功能恢复情况,残余结石对泌尿系统功能的影响。

(八)护理诊断/问题

(1)疼痛:与疾病、排石过程、损伤及平滑肌痉挛有关。

(2)尿形态异常:与结石或血块引起梗阻及术后留置尿管有关。

(3)潜在并发症:血尿、感染、结石导致阻塞、肾积水。

(4)部分生活自理缺陷:与疾病及术后管道限制有关。

(5)焦虑:与患者担心疾病预后有关。

(6)知识缺乏:缺乏疾病预防及治疗相关知识。

（九）护理目标

（1）患者自述疼痛减轻，舒适感增强。

（2）患者恢复正常的排尿功能。

（3）患者无相关并发症发生，若发生能够得到及时发现和处理。

（4）患者了解相关疾病知识及预防知识。

（5）患者能满足相关活动需求。

（十）护理措施

1.缓解疼痛

（1）观察：密切观察患者疼痛的部位及相关生命体征变化。

（2）休息：发作期患者应卧床休息。

（3）镇痛：指导患者采用分散注意力、安排适当卧位、深呼吸、肌肉放松等非药物性方法缓解疼痛，不能缓解时，舒缓疼痛。

2.促进排石

鼓励非手术治疗的患者大量饮水，每天保持饮水量在 2 000 mL 以上，在病情允许的情况下，下床运动，适当做些跳跃、改变体位的活动以促进结石排出。手术治疗后患者均可出现血尿，嘱患者多饮水，以免出现血块进而堵塞尿路。

3.管道护理

（1）若患者有肾造瘘管，遵医嘱夹闭数小时开放，应保持通畅并妥善固定，密切观察引流性质及量。

（2）留置尿管应保持管路通畅，观察排石情况。

（3）留置针妥善固定，保持补液的顺利进行。

4.体外冲击波碎石的护理

采用体外冲击波碎石（ESWL）的患者，在碎石准备前告知接受治疗前三天忌食产气性食物，治疗前一天服用缓泻剂，手术当日早晨禁饮食。碎石后应注意观察结石排出效果，协助患者采取相应体位（一般采取侧卧位，肾下盏取头低位），饮水量在 3 000 mL 以上，适当活动促进结石排出。

5.并发症观察、预防和护理

（1）血尿：观察血尿变化情况。遵医嘱应用止血药物。肾实质切开者，应绝对卧床 2 周，减少出血机会。

（2）感染：①加强护理观察：监测患者生命体征，注意观察尿液颜色和性状。②鼓励患者多饮水，也有利于感染的控制。③做好创腔引流管护理：患者留置肾盂造瘘管时应注意观察记录并妥善固定，保持通畅。开放性手术术后除注意相应管路护理外还应注意伤口护理，避免感染。④有感染者：遵医嘱应用抗菌药控制感染。

（十一）健康教育

根据结石成分、代谢状态及流行病学因素，坚持长期预防，对减少或延迟结石复发十分重要。

1.饮食

大量饮水以增加尿量，稀释尿液，减少晶体沉积。成人保持每天尿量在 2 000 mL 以上，尤其是睡前及半夜饮水，效果更好。饮食以清淡易消化饮食为主，可根据结石成分调整饮食种类如含钙结石者宜食用含纤维丰富的食物；含草酸量高，避免大量摄入动物蛋白、精制糖和动物脂肪等；

尿酸结石者不宜食用动物内脏、豆制品等。

2.活动与休息

病情允许的情况下适当活动,注意劳逸结合。

3.解除局部因素

尽早解除尿路梗阻、感染、异物等因素,可从根本上避免结石形成。

4.药物成分

根据结石成分,应用药物降低有害成分、碱化或酸化尿液,预防结石复发。鼓励长期卧床者适当进行功能锻炼,防止骨脱钙,减少尿钙含量。

5.定期复查

术后 1 个月门诊随访。以后 3 个月至半年复查排泄性尿路造影。

二、输尿管结石

输尿管结石是泌尿系统结石中的常见疾病,发病年龄多为 20～40 岁,男性略高于女性。其发病率高,约占上尿路结石的 65%。其中 90% 以上为继发性结石,即结石在肾内形成后降入输尿管。原发于输尿管的结石较少见。通常会合并输尿管梗阻、憩室等其他病变。所以输尿管结石的病因与肾结石基本相同。从形态上看,由于输尿管的塑形作用,结石进入输尿管后常形成圆柱形或枣核形,亦可由于较多结石排入,形成结石串俗称"石街"。

(一)解剖

输尿管位于腹膜后间隙,上接肾脏下连膀胱,是一根细长的管道结构。输尿管全长在男性为 27～30 cm,女性为 25～28 cm。解剖学上输尿管的三个狭窄部将其分为上、中、下三段:①肾盂输尿管连接部;②输尿管与髂血管交叉处;③输尿管的膀胱壁内段,此三处狭窄部常为结石停留的部位。除此之外,输尿管与男性输精管或女性子宫阔韧带底部交叉处,以及输尿管与膀胱外侧缘交界处管径较狭窄,也容易造成结石停留或嵌顿。结石最易停留或嵌顿的部位是输尿管的上段,约占全部输尿管结石的 58%,其中又以第 3 腰椎水平最多见;而下段输尿管结石仅占 33%。在结石下端无梗阻的情况下,直径≤0.4 cm 的结石约 90% 可自行降至膀胱随尿流排出,其他情况则多需要进行医疗干预。

(二)临床表现

1.症状

(1)疼痛:上中段结石引起的输尿管疼痛为一侧腰痛,疼痛性质为绞痛,输尿管结石可引起肾绞痛或输尿管绞痛,典型表现为阵发性腰部疼痛并向下腹部睾丸或阴唇部放射。

(2)血尿:90% 的患者可出现镜下血尿也可有肉眼血尿,前者多见。血尿多发生在疼痛之后,有时是唯一的临床表现。输尿管结石急性绞痛发作时,可出现肉眼血尿。血尿的多少与结石对尿路黏膜的损伤程度有关。输尿管完全梗阻时也可无血尿。

(3)恶心、呕吐:输尿管结石引起尿路梗阻时,使输尿管管腔内压力增高管壁局部扩张痉挛或缺血,由于输尿管与肠有共同的神经支配而导致恶心呕吐常等胃肠道症状。

2.体征

结石可表现为肾区和胁腹部压痛和叩击痛,输尿管走行区可有深压痛;若伴有尿外渗时,可有腹膜刺激征。输管结石梗阻引起不同程度的肾积水,可触到腹部包块。

（三）辅助检查

1.实验室检查

（1）尿液检查：尿常规检查可见尿中红细胞，伴感染时有脓细胞。感染性尿路结石患者应行尿液细菌培养。肾绞痛有时可发现晶体尿，通过观察结晶的形态可以推测结石成分。

（2）血液检查：当输尿管绞痛可导致交感神经高度兴奋，机体出现血白细胞升高；当其升到 13×10^9/L 以上则提示存在尿路感染。血电解质、血尿素氮和肌酐水平是评价总肾功能的重要指标。

（3）24 h 尿分析：主要用于评估结石复发危险性较高的患者，是目前常用的一种代谢评估技术。

（4）结石分析：结石成分分析可以确定结石的性质，是诊断结石病的核心技术，也是选择溶石和预防疗法的重要依据。

2.影像学检查

（1）超声：是一种简便无创的检查方法，是目前最常用的输尿管结石的筛查手段。能同时观察膀胱和前列腺，寻找结石形成诱因及并发症。

（2）螺旋 CT：螺旋 CT 对结石的诊断能力最高，能分辨出 0.5 mm 以上任何成分的结石，准确测定结石大小。

（3）尿路平片（KUB 平片）：尿路平片可以发现 90% 非 X 线透光结石，能够大致地确定结石的位置、形态、大小和数目，并且通过结石影的明暗初步提示结石的化学性质。因此作为结石检查的常规方法。

（4）静脉尿路造影（intravenous urography，IVU）：IVU 应该在尿路平片的基础上进行，有助于确认结石在尿路上的位置、了解尿路解剖、发现有无尿路异常等。可以显示平片上不能显示的 X 线阴性结石，同时可以显示尿路的解剖结构，对发现尿路异常有重要作用。

（5）逆行尿路造影：逆行尿路造影很少用于上尿路结石的初始诊断，属于有创性的检查方法，不作为常规检查手段。

（6）放射性核素肾显效像：放射性核素检查不能直接显示泌尿系统结石，主要用于确定分侧肾功能。提供肾血流灌注、肾功能及尿路梗阻情况等，因此对手术方案的选择及手术疗效的评价具有一定价值。

（四）诊断要点

尿路结石应该与急腹症进行全面鉴别诊断。输尿管结石的诊断应包括：①结石部位数目、大小、形态、成分等；②并发症的诊断；③病因学的评估。通过对病史症状的和体检后发现，具有泌尿系统结石或排石病史，出现右眼或镜下血尿或运动后输尿管绞痛的患者应进一步检查确诊。

（五）治疗原则

目前治疗输尿管结石的主要方法有保守治疗（药物治疗和溶石治疗）、体外冲击波碎石（ESWL）、输尿管镜（URSL）、经皮肾镜碎石术（PCNL）开放及腔镜手术。

1.保守治疗

（1）药物治疗：临床上多数尿路结石需要通过微创的治疗方法将结石粉碎并排出体外，少数比较小的尿路结石，可以选择药物排石。使用的排石药物为 α_1 受体阻滞剂如坦索罗辛等，排石治疗期间应保证有足够的尿量，每天需饮水 2 000～3 000 mL。双氯芬酸钠可以缓解症状并减轻输尿管水肿，有利于排石治疗。钙通道阻滞剂及一些中医中药对排石也有一定的效果。

（2）溶石治疗：我国在溶石治疗方面处于领先地位。如胱氨酸结石：口服枸橼酸氢钾钠或碳酸氢钠片，以碱化尿液，维持尿液 pH 在 7.0 以上，帮助结石治疗。

（3）微创手术：主要有体外冲击波碎石、经皮肾镜碎石取石术、输尿管肾镜取石术等。①体外冲击波碎石：详见本节肾结石内容。②经皮肾镜碎石取石术：详见本节肾结石内容。③输尿管肾镜取石术（ureteroscope lithotripsy，URL）：和肾结石基本相同但在治疗输尿管上段结石的过程中发现，碎石后石块容易回流至肾盂，导致术后需要再行经皮取石术，所以现在临床通常会采取输尿管镜拦截网固定下采用钬激光碎石技术治疗输尿管上段结石。

2.开放手术治疗

随着 ESWL 及腔内治疗技术的发展，目前上尿路结石行开放手术治疗的比例已显著减少，逐渐被腹腔镜手术取代。

（六）临床护理

详见本节肾结石患者的临床护理内容。

三、膀胱结石

膀胱结石是较常见的泌尿系统结石，好发于男性，男女比例约为 10：1，膀胱结石的发病率有明显的地区和年龄差异。总的来说，在经济不发达地区，膀胱结石以婴幼儿为常见，主要由营养不良所致。

（一）病因

膀胱结石分为原发性和继发性两种。原发性膀胱结石多发于男性，与营养不良有关。继发性膀胱结石主要继发于下尿路梗阻、膀胱异物等。

1.营养不良

婴幼儿原发性膀胱结石主要发生于贫困饥荒年代，营养缺乏，尤其是动物蛋白摄入不足是其主要原因。

2.下尿路梗阻

下尿路梗阻时，如良性前列腺增生、膀胱颈部梗阻、尿道狭窄、先天畸形、膀胱膨出、憩室、肿瘤等，均可使小结石和尿盐结晶沉积于膀胱而形成结石。

3.膀胱异物

医源性的膀胱异物主要有长期留置的导尿管、被遗忘取出的输尿管支架管、不被机体吸收的残留缝线、膀胱悬吊物等，非医源性异物如子弹头、发卡、电线、圆珠笔芯等。均可作为结石的核心而使尿盐晶体物质沉积于其周围而形成结石。

4.尿路感染

继发于尿液潴留及膀胱异物的感染，尤其是分泌尿素酶的细菌感染，由于能分解尿素产生氨，使尿 pH 升高，使尿磷酸钙、铵和镁盐的沉淀而形成膀胱结石。

5.其他

临床手术后也可能导致膀胱结石发生如肠道膀胱扩大术、膀胱外翻-尿道上裂等。

（二）病理生理

膀胱结石的继发性病理改变主要表现为局部损害、梗阻和感染。膀胱结石如表面光滑且无感染者，在膀胱内存在相当长时间，也不至造成膀胱壁明显的病理改变。由于结石的机械性刺激，膀胱黏膜往往呈慢性炎症改变。光滑且无感染者，继发感染时，可出现滤泡样炎性病变、出血和溃疡,膀胱底部和结石表面均可见脓苔。晚期可发生膀胱周围炎,使膀胱和周围组织粘连,甚至发生穿孔。膀胱结石易堵塞于膀胱出口、膀胱颈及后尿道,导致排尿困难。

(三)临床表现

1.症状

(1)疼痛:疼痛可为下腹部和会阴部钝痛,亦可为明显或剧烈疼痛,常因活动和剧烈运动而诱发或加剧。膀胱结石的典型症状为排尿突然中断,疼痛放射至远端尿道及阴茎头部,伴排尿困难和膀胱刺激症状。由结石刺激膀胱底部黏膜而引起,常伴有尿频和尿急,排尿终末时疼痛加剧。

(2)血尿:膀胱壁由于结石的机械性刺激,可出现血尿,并往往表现为终末血尿。尿流中断后再继续排尿亦常伴血尿。

(3)其他:因排尿费劲,腹压增加,可并发脱肛。若结石位于膀胱憩室内,可仅有尿路感染的表现。少数患者,重时发生急性尿潴留。

2.体征

体检时下腹部有压痛。结石较大和腹壁较薄弱时,在膀胱区可触及结石。较大结石也可经直肠腹壁双合诊被触及。

(四)辅助检查

1.实验室检查

实验室检查可发现尿中有红细胞或脓细胞,伴有肾功能损害时可见血肌酐、尿素氮升高。如并发感染可见白细胞,尿培养可有细菌生长。

2.影像学检查

(1)超声:检查能发现膀胱及后尿道,强光团及声影,还可同时发现膀胱憩室良性前列腺增生等。

(2)X线检查:X线平片亦是诊断膀胱结石的重要手段,结合B超检查可了解结石大小、位置、形态和数目,怀疑有尿路结石可能还需做泌尿系统平片及排泄性尿路系平片及排泄性尿路造影。

(3)CT检查:所有膀胱中结石在CT中都为高密度,且CT可明确鉴别肿瘤钙化和结石。

(4)膀胱镜检查:膀胱镜检查是最确切的诊断方法,可直接观察膀胱结石的大小、数目和形状,同时还可了解有无前列腺增生、膀胱颈纤维化、尿道狭窄等病变。但膀胱镜检查属于有创操作,一般不作为常规使用。

(五)诊断原则

膀胱结石的诊断,主要是根据病史、体检、B超、X线检查,必要时做膀胱镜检查。但需要注意引起结石的病因如良性前列腺增生、尿道狭窄等前尿道结石可沿尿道扪及,后尿道结石经直肠指检可触及,较大的膀胱结石可经直肠-腹壁双合诊被扪及。虽然不少病例可根据典型症状,如疼痛的特征,排尿时突然尿流中断和终末血尿,作出初步诊断。但这些症状绝非膀胱结石所独有。

(六)治疗

治疗应根据结石体积大小选择合适的治疗方法。膀胱结石的治疗应遵循两个原则,一是取出结石,二是去除结石形成的病因。一般来说,直径<0.6 cm,表面光滑的膀胱结石可自行排出体外。绝大多数膀胱结石均需行外科治疗,方法包括体外冲击波碎石术、内腔镜手术和开放性手术。

1.体外冲击波碎石术

小儿膀胱结石多为原发性结石,可首选体外冲击波碎石术;成人原发性膀胱结石≤3 cm者亦可以采用体外冲击波碎石术。

2.内腔镜手术

几乎所有类型的膀胱结石都可以采用经尿道手术治疗。在内镜直视下经尿道碎石是目前治疗膀胱结石的主要方法,可以同时处理下尿路梗阻病变。目前常用的经尿道碎石方式包括机械碎石、液电碎石、气压弹道碎石、超声碎石、激光碎石等。

3.开放性手术

随着腔内技术的发展,目前采用开放手术取石已逐渐减少,开放手术取石不应作为膀胱结石的常规治疗方法,仅适用于需要同时处理膀胱内其他病变或结石体积>4 cm时使用。膀胱结石采用手术治疗,并应同时治疗病因。膀胱感染严重时,应用抗生素治疗;若有排尿,则应先留置导尿管,以利于引流尿液及控制感染。

(七)临床护理

详见本章上尿路结石中肾结石患者的临床护理内容。

四、尿道结石

尿道结石是泌尿外科常见急症之一,但临床比较少见,且多以男性为主。大多数来自肾和膀胱。有尿管狭窄、尿道憩室及异物存在亦可致尿道结石,多数尿道结石位于前尿道。女性只有在有尿道憩室、尿道异物和尿道阴道瘘等特殊情况下才出现。男性尿道结石中,结石多见于前列腺部尿道,球部尿道,会阴尿道的阴茎阴囊交界处后方和舟状窝。女性尿道结石分原发性和继发性两种,传统认为尿道结石常继发于膀胱结石,多见于儿童与老年人。

(一)临床表现

1.症状

(1)疼痛:疼痛一般是钝性的,但也可能是锐利的,并常放射至阴茎龟头。原发性尿道结石常是逐渐长大,或位于尿道憩室内,早期可无疼痛症状。继发性结石多系上尿路排石排入尿道时,突然嵌入尿道内,常常突然感到局部剧烈疼痛及排尿痛。

(2)排尿紊乱:尿道结石的典型症状为排尿困难,点滴状排尿,尿线变细或分叉,射出无力,有时骤然出现尿流中断,并有强烈尿意,阻塞严重时出现残余尿和尿潴留,出现充盈性尿失禁。有时可出现急迫性尿失禁。也可伴尿痛,重者可发生急性尿潴留及会阴部剧痛。

(3)血尿及尿道分泌物:急症病例常有终末血尿或初始血尿,或排尿终末有少许鲜血滴出,伴有剧烈疼痛。慢性病例或伴有尿道憩室者,尿道口可有分泌物溢出,结石对尿道的刺激及尿道壁炎症溃疡,亦可出现脓尿。

2.体征

前尿道结石可在结石部位扪及硬结,并有压痛,后尿道结石应通过直肠指诊扪及后尿道部位的硬结。

(二)辅助检查

1.金属尿道探杆检查

在结石部位能探知尿道梗阻和结石的粗糙摩擦感。

2.尿道镜检查

能直接观察到结石,肯定尿道结石的诊断,并可发现尿道并发症。

3.X线检查

X线检查是尿道结石的主要诊断依据,因为绝大部分尿道结石是X线阳性结石,平片检查即可显示结石阴影和结石的部位、大小、形状。应行全尿路平片检查以明确有无上尿路结石。

4.尿道造影

目前由于内镜的发展及普及,尿道造影已很少应用。大多数辅助检查尿路有无他病变。

(三)诊断要点

详细询问病史,尿道结石患者过去多有肾绞痛史及尿道排石史,当患者突然感到排尿困难、尿流中断、排尿时尿道刺痛时应考虑尿道结石的可能。与尿道狭窄、尿道息肉、异物等鉴别。尿道狭窄虽有排尿困难,但其排尿时无疼痛及尿中断现象,X线平片无阳性结石影像。但尿道息肉无肾绞痛及排石史,尿道镜及尿道造影可以区别。尿道异物一般有外伤史及异物塞入史,临床上不难诊断。

(四)治疗原则

治疗原则为尽快取出结石,解除痛苦,改善急性情况后再考虑纠正形成结石的原因。

(五)临床护理

详见上尿路结石中肾结石患者的临床护理内容。

（邱金英）

第七节 泌尿系统感染

泌尿系统感染一般又称为泌尿道感染(urinary tract infections,UTI)。泌尿生殖系统感染主要是由病原微生物侵入泌尿、男生殖系统内繁殖而引起的炎症。尿路感染是最常见的感染性疾病之一,目前已是仅次于呼吸道感染的第二大感染性疾病。病原微生物大多为革兰阴性杆菌。由于解剖学上的特点,泌尿道与生殖道关系密切,且尿道外口与外界相通,两者易同时引起感染或相互传播。

一、病因

尿路感染的病原微生物主要是细菌,极少数为厌氧菌、真菌、支原体、病毒和滴虫等。诱发感染的因素主要有以下四个方面。

(一)机体防御下降

局部抗感染能力及免疫功能下降都易诱发泌尿系统感染。如糖尿病、营养不良、肿瘤、妊娠及先天性免疫缺陷或长期应用免疫抑制剂治疗等。

(二)尿路结石及梗阻因素

结石、梗阻、感染三者常相互促发,互为因果。如先天性泌尿生殖系统异常、结石导致尿液引流不畅,引起尿液滞留,降低尿路及生殖道上皮防御细菌的能力。

(三)医源性因素

如留置导尿管、造瘘管、尿道扩张、前列腺穿刺活检、膀胱镜检查等操作,都可能不同程度损害尿路上皮的完整性,易引入致病菌而诱发或扩散感染。

(四)女性易感因素

由于女性尿道较短,容易招致上行感染,特别是经期、更年期、性交时更易发生。

二、发病机制

正常人的尿道口皮肤和黏膜有一些正常菌群停留。在致病菌未达到一定数量及毒力时,正常菌群对于致病菌起到抑制平衡的作用,而膀胱的排尿活动又可以将细菌冲刷出去,所以正常人对感染具有防御功能。尿路感染主要是尿路病原体和宿主之间相互作用的结果,尿路感染在一定程度上是由细菌的毒力、接种量和宿主的防御机制不完全造成的,这些因素在最终决定细菌定植水平及尿路损伤的程度也会起到一定作用。

三、感染途径

感染途径主要有四种,最常见为上行感染和血行感染。

(一)上行感染

致病菌经尿道进入膀胱,还可沿输尿管腔内播散至肾。占尿路感染的95%,大约50%下尿路感染病例会导致上尿路感染。病原菌也可沿男性生殖管道逆行感染引起细菌性前列腺炎、附睾睾丸炎。

(二)血行感染

较为少见,在机体免疫功能低下或某些因素促发下,某些感染病灶如皮肤疖、痈、扁桃体炎、龋齿等细菌直接由血行传播至泌尿生殖系统器官,常见为肾皮质感染。病原菌多为金黄色葡萄球菌、溶血性链球菌等革兰阳性菌。

(三)淋巴感染

致病菌从邻近器官的血行感染,较少见,致病菌多为金黄色葡萄球菌。

(四)直接感染

由于邻近器官的感染直接蔓延所致或外来的感染,致病菌经肾区瘘管和异物的感染等。

四、临床表现

临床表现以尿路及受累的器官为基础,重者出现全身感染表现。膀胱刺激症状是最常见的表现。

(一)症状

细菌性膀胱炎。

(二)急性肾盂肾炎

可有高热、寒战等全身症状。甚至双侧腰痛,多呈胀痛。有尿频、尿急、尿痛等膀胱刺激症状,多伴有急性期患侧肾区压痛、疼痛往往较为明显,可出现肌紧张。为病原菌入侵膀胱后引起,常伴尿道炎症。

(三)慢性肾盂肾炎

临床表现复杂,易反复发作。与急性肾盂肾炎相似,症状相对较轻,有时可表现为无症状性菌尿和脓尿。

五、辅助检查

(一)实验室检查

1.尿常规

尿常规包括尿生化检查和尿沉渣检查。尿中白细胞显著增加,出现白细胞管型提示肾盂肾炎。

2.尿培养

临床根据标本采集方式不同而应用不同的"有意义的细菌"计数来表示尿路感染。同时治疗前的中段尿标本培养是诊断尿路感染最可靠的指标。

3.血液检查

上尿路感染多出现白细胞计数和中性粒细胞比值升高。

(二)影像学检查

影像学检查包括超声、尿路平片、静脉尿路造影、膀胱或尿道造影、CT、放射性核素和磁共振水成像(MRU)等。其中超声检查无创、简单可作为首选,CT有助于确定感染诱因、尿路平片有助于发现结石。影像学检查在慢性泌尿系统感染和久治不愈的患者中有重要意义。

六、诊断要点

泌尿系统非特异性感染需与泌尿系统结核相鉴别,尤其是反复出现尿路感染症状者。另外关于有尿路感染症状时应考虑妇科疾病等。

七、治疗原则

(一)一般治疗

急性治疗期间注意休息、营养,避免性生活。给予饮食指导,多饮水,保持每天尿量在2 000 mL以上,有助于细菌的排出。

(二)抗感染治疗

选用适当抗生素。单纯性尿路感染者应持续使用敏感抗生素至症状消失,尿常规检查恢复正常,尿细菌培养转阴。

(三)对症治疗

使用解热镇痛药缓解高热、疼痛,使用碱性药物如碳酸氢钠降低尿液酸性,缓解膀胱刺激症状。

(四)纠正基础疾病

需积极纠正引起局部和全身免疫功能下降的疾病,如糖尿病、营养不良等。

(五)去除诱发因素

非单纯性尿路感染需针对合并的危险因素采取相应治疗措施。

八、临床护理

(一)评估要点

1.健康史

了解患者基本情况,包括年龄、职业、生活环境、饮食饮水习惯等。

2.相关因素

了解患者的既往史和家族史,包括每天排尿的次数、尿量,询问尿频、尿急、尿痛的起始时间,有无发热、腰痛等伴随症状,有无导尿、尿路器械检查等明显诱因,有无泌尿系统畸形、前列腺增生、妇科炎症等相关疾病病史;询问患病以来的治疗经过,药物使用情况,包括的名称、剂量、用法、疗程及其疗效。有无发生不良反应。

3.心理和社会支持状况

本病起病急,易反复发作,伴有尿路刺激征、血尿、乏力等不适的症状,应评估患者有无紧张、焦虑等不良心理反应。

(二)护理诊断/问题

1.排尿异常

与尿频、尿急、尿痛有关。

2.体温过高

与疾病炎症有关。

3.焦虑/恐惧

与患者疾病迁延不愈,担心预后有关。

4.舒适的改变

与疼痛有关。

5.睡眠形态紊乱

与焦虑/恐惧、疼痛不适、排尿异常等有关。

6.潜在并发症

精索静脉曲张、精索炎、前列腺炎、肾小球肾炎等肾脏疾病。

(三)护理目标

(1)患者自述减轻尿频、尿急、尿痛。

(2)患者恢复正常的体温。

(3)患者了解相关疾病知识及预防知识。

(4)患者减轻痛苦、舒适度增加。

(5)患者睡眠情况得到改善。

(6)积极预防潜在并发症发生。

(四)护理措施

1.疼痛护理

向患者解释疼痛的原因、机制,讲解有关疾病发展及预后的相关知识,缓解负面情绪及疼痛压力。遵医嘱使用止痛药物,或进行封闭治疗。合理运用冷、热疗法减轻局部疼痛。分散患者注意力。尽可能满足患者对舒适的需求,如变换体位,减少压迫等。用物放于患者易取用处。

2.发热护理

遵医嘱应用药物进行降温,可用温水擦浴、冰袋降温及乙醇擦浴等。维持水、电解质平衡,必要时静脉补充液体、电解质等。增进舒适,预防并发症,高热时绝对卧床休息,做好基础护理。

3.用药护理

联合用药时,注意药物配伍禁忌。遵医嘱正确选择抗生素,同时指导患者擅自停药。

4.心理护理

关心了解患者感受,给予患者心理上的安慰和支持,针对患者个体情况进行针对性心理护理。鼓励患者积极参与感兴趣的活动,学会自我放松法,保持乐观情绪。同时做好家属的工作,争取家属的支持和配合,鼓励家属及朋友给予患者心理上的支持。

(五)健康教育

1.疾病预防指导

多饮水、勤排尿是预防尿路感染最简便而有效的措施。另外保持规律生活,避免劳累,注意个人卫生,尤其女性在月经期、妊娠期、产褥期。学会正确清洁外阴部的方法。与性生活有关的反复发作者,应注意性生活后立即排尿。

2.疾病知识指导

告知患者疾病的病因、疾病特点和治愈标准,使其理解多饮水、保持个人卫生的重要性,确保其出院后仍能严格遵从。教会患者识别尿路感染的临床表现,一旦发生尽快到医院诊治。

3.用药指导

嘱患者按时、按量、按疗程服药,勿擅自停药并遵医嘱定期随访。

(邱金英)

第八节 精索静脉曲张

精索静脉曲张患者多为青壮年男性,发病率为 10%~15%,10 岁以下儿童较少见,10 岁以上者随着年龄增长发病率逐渐增高。临床以左侧多见,双侧者达 40%,单纯右侧极少见,这与其解剖学特点有关。精索静脉曲张是引起男性不育的常见原因之一,在男性不育症患者中,精索静脉曲张的发病率明显高于一般人群。

一、病因

(一)原发性精索静脉曲张

由于解剖学因素和发育不良所致。

(二)继发性精索静脉曲张

因腹腔内或腹膜后肿瘤、肾积水或异位血管压迫上行的精索静脉,导致单侧或双侧精索静脉曲张。

二、临床表现

(一)症状

静脉曲张较轻时可无明显不适。如曲张较重,立位时患侧阴囊肿胀,局部坠胀、疼痛感,可向下腹部、腹股沟区或腰部放射,劳累或久站后症状加重,平卧、休息后症状减轻或消失。

(二)体征

立位时一侧阴囊胀大、下垂,可及蚯蚓状曲张的蔓状静脉团;平卧后缩小或消失,再次站立后蔓状静脉团又会出现,以左侧多见。

三、辅助检查

(一)彩色多普勒超声检查

可以准确判断精索内静脉血液反流现象,可作为首选检查。

(二)精液分析

对于男性不育者,需行精液常规检查,且至少应行 2 次精液分析。

(三)睾丸体积测量

可用来了解睾丸是否受损或是否具备手术指征。目前,B 超检查是测量睾丸大小最为准确的方法。

(四)精索静脉造影

精索静脉造影是一种有创性检查,结果较为可靠。

四、治疗要点

(一)无症状或症状较轻者

常用方法有阴囊托带、穿弹力内裤、局部冷敷等,以降低睾丸温度,减少盆腔及会阴部充血。

(二)手术治疗

手术治疗适用于症状严重或经非手术治疗无效的患者。

1.开放精索内静脉高位结扎术

开放精索内静脉高位结扎术包括经腹膜后和经腹股沟管精索内静脉高位结扎术两种手术方式,较为常用。

2.腹腔镜手术

腹腔镜手术主要适用于行双侧高位结扎术、肥胖、有腹股沟手术史及开放手术术后复发的患者。

3.显微镜下手术

主要优点在于能够结扎除输精管静脉以外的所有引流静脉,保留动脉、淋巴管及神经,具有损伤小、并发症少、复发率低等特点。

4.精索内静脉栓塞术

具有痛苦小,并发症少等特点。因受制于费用及操作技术,该技术在我国仍未广泛开展。

五、显微镜下精索内静脉结扎术护理

(一)术前护理

(1)按泌尿外科一般护理常规护理。

(2)心理护理:由于精索静脉曲张与不育症密切相关,患者,特别是年轻或刚结婚的患者,有沉重的心理负担。此外,因缺乏对疾病和手术治疗的充分认识,担心手术的安全性、有效性、后遗症等,患者的心理压力大。护士应主动与患者进行沟通,讲解尽早手术治疗的必要性,向患者介绍显微镜手术的优点、可能出现的并发症等,使患者有充分的思想准备,尽量消除患者紧张、焦虑的情绪。

(二)术后护理

(1)按腰、硬联合麻醉或腰麻护理常规护理。

(2)病情观察:严密观察患者生命体征的变化。同时,观察患者伤口有无渗血,阴囊有无肿胀,明确有无血肿形成。

(3)饮食指导:术后 6 h 后,患者如无恶心、呕吐等不适,可恢复正常饮食,但应避免牛奶等产气食物。

(4)活动指导:腰硬联合麻醉及腰麻患者术后平卧 6 h 后可取半坐卧位,早期可进行肢体的主动活动,尤其是双下肢的伸展和屈曲活动;术后第 1 d,可下地活动。

(5)并发症的观察。①穿刺孔出血:多为穿刺鞘拔出后压迫作用消失所致,护士要及时观察穿刺处有无渗血,必要时通知医师换药。②阴囊水肿或睾丸鞘膜积液:是术后最常见的并发症,发生率为 3%～40%,与精索内静脉伴行的淋巴管在手术过程中受损,导致淋巴液外渗,而静脉已被结扎,回流受阻有关,严重者可发生睾丸鞘膜积液。应密切观察患者阴囊皮肤有无水肿,阴囊水肿不明显者无须处理,可自行消失;严重时,及时通知医师处理。③皮下或阴囊气肿:是腹腔镜手术的特殊并发症,主要是由于气腹建立引起。④其他:术后腰背部痛、睾丸疼痛,可能由于术中过分牵拉精索所致,一般可自行缓解。

(三)出院指导

(1)保持心情舒畅,避免疲劳。术后 3 个月内避免剧烈活动及重体力劳动,1 个月内禁止性生活。

(2)禁烟酒,忌刺激性食物,多饮水,多吃新鲜蔬菜、水果。

(3)注意会阴部卫生,勤换内裤,防止逆行感染。

(4)术后 3 个月门诊复查,复查前 3 d 充分睡眠,禁欲 5 d。

(邱金英)

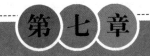

第七章

妇产科护理

第一节 痛 经

痛经是指在行经前、后或月经期出现下腹疼痛、坠胀伴腰酸及其他不适,严重影响生活和工作质量者。痛经分为原发性痛经与继发性痛经两类。前者指生殖器官无器质性病变的痛经,称功能性痛经;后者指盆腔器质性病变引起的痛经,如子宫内膜异位症等。本节仅叙述原发性痛经。

一、护理评估

(一)健康史

原发性痛经常见于青少年,多发生在有排卵的月经周期,精神紧张、恐惧、寒冷刺激及经期剧烈运动可加重疼痛。评估时需了解患者的年龄和月经史、疼痛特点及与月经的关系、伴随症状和缓解疼痛的方法等。

(二)身体状况

1.痛经

痛经是主要症状,多自月经来潮后开始,最早出现在月经来潮前 12 h,月经第 1 d 疼痛最剧烈,持续 2～3 d 后逐渐缓解。疼痛呈痉挛性,多位于下腹正中,常放射至腰骶部、外阴与肛门,少数人的疼痛可放射至大腿内侧。可伴面色苍白、出冷汗、恶心、呕吐、腹泻、头晕、乏力等。痛经多于月经初潮后 1～2 年发病。

2.妇科检查

生殖器官无器质性病变。

(三)心理-社会状况

患者缺乏痛经的相关知识,担心痛经可能影响健康及婚后的生育能力,表现为情绪低落、烦躁、焦虑;伴随着月经的疼痛,常常使患者抱怨自己是女性。

(四)辅助检查

B 超检查生殖器官有无器质性病变。

（五）处理要点

以解痉、镇痛等对症治疗为主，并注意对患者的心理治疗。

二、护理问题

（一）急性疼痛

急性疼痛与经期宫缩有关。

（二）焦虑

焦虑与反复疼痛及缺乏相关知识有关。

三、护理措施

（一）一般护理

（1）下腹部局部可用热水袋热敷。

（2）鼓励患者多饮热茶、热汤。

（3）注意休息，避免紧张。

（二）病情观察

（1）观察疼痛的发生时间、性质、程度。

（2）观察疼痛时的伴随症状，如恶心、呕吐、腹泻。

（3）了解引起疼痛的精神因素。

（三）用药护理

遵医嘱给予解痉、镇痛药，常用药物有前列腺素合成酶抑制剂，如吲哚美辛、布洛芬等，亦可选用避孕药或中药治疗。

（四）心理护理

讲解有关痛经的知识及缓解疼痛的方法，使患者了解经期下腹坠胀、腰酸、头痛等轻度不适是生理反应。原发性痛经不影响生育，生育后痛经可缓解或消失，从而消除患者紧张、焦虑的情绪。

（五）健康指导

进行经期保健的教育，包括注意经期清洁卫生、保持精神愉快、加强经期保护、避免剧烈运动及过度劳累、防寒保暖等。疼痛难忍时一般选择非麻醉性镇痛药治疗。

（孟祥云）

第二节　功能失调性子宫出血

功能失调性子宫出血为妇科常见病。它是由于调节生殖系统的神经内分泌机制失常引起的异常子宫出血，而全身及内、外生殖器官无器质性病变存在。常表现为月经周期长短不一、经期延长、经量过多或不规则阴道出血。功能失调性子宫出血可分为排卵性功能失调性子宫出血和无排卵性功能失调性子宫出血两类，约85％的患者属无排卵性功能失调性子宫出血。功能失调性子宫出血可发生于月经初潮至绝经期间的任何年龄，约50％的患者发生于绝经前期，育龄期约占 30%,青春期约占 20%。

一、护理评估

(一)健康史

1.无排卵性功能失调性子宫出血

(1)青春期:与下丘脑-垂体-卵巢轴调节功能未健全有关,过度劳累、精神紧张、恐惧、忧伤、环境及气候改变等应激刺激,以及肥胖、营养不良等因素易导致下丘脑-垂体-卵巢轴调节功能紊乱,卵巢不能排卵。

(2)绝经过渡期:因卵巢功能衰退,卵巢对促性腺激素敏感性降低,卵泡在发育过程中因退行性变而不能排卵。

(3)生育期:可因内、外环境改变,如劳累、应激、流产、手术或疾病等引起短暂无排卵。亦可因肥胖、多囊卵巢综合征、高催乳素血症等因素长期存在,引起持续无排卵。

2.排卵性功能失调性子宫出血

黄体功能不足原因在于神经内分泌调节功能紊乱,导致卵泡期卵泡刺激素缺乏,卵泡发育缓慢,雌激素分泌减少,正反馈作用不足,黄体生成素峰值不高,使黄体发育不全、功能不足。子宫内膜不规则脱落者,由于下丘脑-垂体-卵巢轴调节功能紊乱或黄体机制异常,引起萎缩过程延长。

评估时注意了解患者的发病年龄、月经史、婚育史及发病诱因,以及有无性激素治疗不当及全身性出血性疾病史。

(二)身体状况

1.月经紊乱

(1)无排卵性功能失调性子宫出血:最常见的症状是子宫不规则性出血,特点是月经周期紊乱,经期长短不一,经量多少不定。可先有数周或数月停经,然后阴道流血,量较多,持续 2~3 周或更长时间,不易自止,无腹痛或其他不适。

(2)排卵性功能失调性子宫出血:黄体功能不足者月经周期缩短,月经频发(月经周期短于 21 d),不易受孕或怀孕早期易流产;子宫内膜不规则脱落者月经周期正常,但经期延长,长达 9~10 d,多发生于产后或流产后。

2.贫血

因出血多或时间长,患者出现头晕、乏力、面色苍白等贫血征象。

3.体格检查

体格检查包括全身检查和妇科检查,排除全身性疾病及生殖器官器质性病变。

(三)心理-社会状况

青春期患者常因害羞而影响及时诊治,生育期患者担心影响生育而焦虑,围绝经期患者因治疗效果不佳或怀疑为恶性肿瘤而焦虑、紧张、恐惧。

(四)辅助检查

1.诊断性刮宫

诊断性刮宫可了解子宫内膜反应、子宫内膜病变,达到止血的目的。不规则流血者可随时刮宫,用以止血。确定有无排卵或黄体功能不足,于月经前一天或者月经来潮 6 h 内做诊断性刮宫,无排卵性功能失调性子宫出血的子宫内膜呈增生期改变,黄体功能不足显示子宫内膜分泌不良。子宫内膜不规则脱落,于月经周期第 5～6 d进行诊断性刮宫,增生期与分泌期子宫内膜共存。

2.B超检查

了解子宫内膜厚度及生殖器官有无器质性改变。

3.血常规及凝血功能检查

了解有无贫血、感染及凝血功能障碍。

4.宫腔镜检查

直接观察子宫内膜,选择病变区进行活检。

5.卵巢功能检查

判断卵巢有无排卵或黄体功能。

(五)处理要点

1.无排卵性功能失调性子宫出血

青春期和生育期患者以止血、调整周期、促排卵为原则。围绝经期患者以止血、防止子宫内膜癌变为原则。

2.排卵性功能失调性子宫出血

黄体功能不足的治疗原则是促进卵泡发育、刺激黄体功能及黄体功能替代疗法,分别应用氯米芬、人绒毛膜促性腺激素和黄体酮;子宫内膜不规则脱落的治疗原则是促使黄体及时萎缩,子宫内膜及时、完整脱落,常用药物有孕激素和人绒毛膜促性腺激素。

二、护理问题

(一)潜在并发症

贫血。

(二)知识缺乏

缺乏性激素治疗的知识。

(三)有感染的危险

有感染的危险与经期延长、机体抵抗力下降有关。

(四)焦虑

焦虑与性激素使用及药物不良反应有关。

三、护理措施

(一)一般护理

患者体质往往较差,应加强营养,改善全身情况,可补充铁剂、维生素 C 和蛋白质。成人体内大约每 100 mL 血中含 50 mg 铁,行经期妇女,每天从食物中吸收铁 0.7～2.0 mg,经量多者应额外补充铁。向患者推荐含铁较多的食物,如猪肝、胡萝卜、葡萄干等。按照患者的饮食习惯,为患者制订适合于个人的饮食计划,保证患者获得足够的营养。

(二)病情观察

观察并记录患者的生命体征、出量及入量,嘱患者保留出血期间使用的会阴垫及内裤,以便更准确地估计出血量,出血较多者,督促其卧床休息,避免过度疲劳和剧烈活动;贫血严重者,遵医嘱做好配血、输血、止血措施,执行治疗方案,维持患者正常血容量。

(三)对症护理

1.无排卵性功能失调性子宫出血

(1)止血:对大量出血患者,要求在性激素治疗 8 h 内见效,24～48 h 内出血基本停止,若 96 h 以上仍不止血者,应考虑有器质性病变存在。

性激素止血。①雌激素:应用大剂量雌激素可迅速提高血内雌激素浓度,促使子宫内膜生长,短期内修复创面而止血,主要用于青春期功能失调性子宫出血。目前多选用妊马雌酮 2.5 mg 或己烯雌酚 1～2 mg。②孕激素:适用于体内已有一定水平雌激素的患者。常用药物如甲羟孕酮或炔诺酮,用药原则同雌激素。③雄激素:拮抗雌激素、增加子宫平滑肌及子宫血管张力而减少出血,主要用于围绝经期功能失调性子宫出血患者的辅助治疗,可随时停用。④联合用药:止血效果优于单一药物,可用三合激素或口服短效避孕药,止血后逐渐减量。

刮宫术:止血及排除子宫内膜癌变,适用于年龄＞35 岁、药物治疗无效或存在子宫内膜癌高危因素的患者。

其他止血药:卡巴克洛和酚磺乙胺可减少微血管的通透性,氨基己酸、氨甲苯酸、氨甲环酸等可抑制纤维蛋白溶酶,有减少出血量的辅助作用,但不能赖以止血。

(2)调整月经周期:一般连续用药 3 个周期。在此过程中务必积极纠正贫血、加强营养,以改善体质。

雌、孕激素序贯疗法:人工周期,通过模拟自然月经周期中卵巢的内分泌变化,将雌、孕激素序贯应用,使子宫内膜发生相应变化,引起周期性脱落。适用于青春期功能失调性子宫出血或生育期功能失调性子宫出血者,可诱发卵巢自然排卵。雌激素自月经来潮第 5 d 开始用药,妊马雌酮 1.25 mg 或己烯雌酚 1 mg,每晚 1 次,连服 20 d,于服雌激素最后 10 d 加用甲羟孕酮每天 10 mg,两药同时用完,停药后 3～7 d 出血。于出血第 5 d 重复用药,一般连续使用 3 个周期。用药 2～3 个周期后,患者常能自发排卵。

雌、孕激素联合疗法:可周期性口服短效避孕药,适用于生育期功能失调性子宫出血、内源性雌激素水平较高或绝经过渡期功能失调性子宫出血者。

后半周期疗法:于月经周期的后半周期开始(撤药性出血的第 16 d)服用甲羟孕酮,每天 10 mg,连服 10 d 为 1 个周期,共 3 个周期为 1 个疗程。适用于青春期或绝经过渡期功能失调性子宫出血者。

(3)促排卵:适用于育龄期功能失调性子宫出血者。常用药物如氯米芬、人绒毛膜促性腺激素等。于月经第 5 d 开始每天口服氯米芬 50 mg,连续 5 d,以促进卵泡发育。B 超监测卵泡发育接近成熟时,可大剂量肌内注射人绒毛膜促性腺激素 5 000 U 以诱发排卵。青春期不提倡使用。

(4)手术治疗:以刮宫术最常用,既能明确诊断,又能迅速止血。绝经过渡期出血患者激素治疗前宜常规刮宫,最好在子宫镜下行分段诊断性刮宫,以排除子宫内细微器质性病变。对青春期功能失调性子宫出血者,刮宫应持慎重态度。必要时行子宫次全切除或子宫切除术。

2.排卵性功能失调性子宫出血

(1)黄体功能不足:药物治疗如下。①黄体功能替代疗法:自排卵后开始每天肌内注射黄体酮 10 mg,共 10～14 d,用以补充黄体分泌孕酮的不足。②黄体功能刺激疗法:通常应用人绒毛膜促性腺激素以促进及支持黄体功能。于基础体温上升后开始,隔天肌内注射人绒毛膜促性腺激素 1 000～2 000 U,共 5 次,可使血浆孕酮明显上升,随之正常月经周期恢复。③促进卵泡发育:于月经第 5 d 开始,每晚口服氯米芬 50 mg,共 5 d。

(2)子宫内膜不规则脱落:药物治疗如下。①孕激素:自排卵后第1～2 d或下次月经前10～14 d开始,每天口服甲羟孕酮10 mg,连续10 d;有生育要求者,可肌内注射黄体酮。②人绒毛膜促性腺激素:用法同黄体功能不足。

3.性激素治疗的注意事项

(1)严格遵医嘱正确用药,不得随意停服或漏服,以免使用不当引起子宫出血。

(2)药物减量必须按规定在止血后开始,每3 d减量1次,每次减量不超过原剂量的1/3,直至维持量,持续用至止血后20 d停药。

(3)雌激素口服可能引起恶心、呕吐等胃肠道反应,可饭后或睡前服用;对存在血液高凝倾向或血栓性疾病史者禁忌使用。

(4)雄激素用量过大可能出现男性化不良反应。

(四)预防感染

(1)测体温、脉搏。

(2)指导患者保持会阴部清洁,出血期间禁止盆浴及性生活。

(3)注意有无腹痛等生殖器官感染征象。

(4)按医嘱使用抗生素。

(五)心理护理

注意情绪调节,避免过度紧张与精神刺激。特别是青春期少女,父母们不仅要关注女孩的学习状况与膳食状况,还要重视女孩的情绪变化,与其多沟通,了解其内心世界的变化,帮助其释放不良情绪,以使其保持相对稳定的精神-心理状态,避免情绪上的大起大落。

(六)健康指导

(1)宜清淡饮食,多食富含维生素C的新鲜瓜果、蔬菜。注意休息,保持心情舒畅。

(2)强调严格掌握雌激素的适应证,并合理使用,对更年期及绝经后妇女更应慎用,应用时间不宜过长,量不宜大,并应严密观察其反应。

(3)月经期避免剧烈运动,禁止盆浴及性生活,保持会阴部清洁。

(孟祥云)

第三节 子宫内膜异位症

子宫内膜异位症是指具有生长功能的子宫内膜生长在子宫腔内壁以外引起的症状和体征。异位的子宫内膜绝大多数局限在盆腔内的生殖器官和邻近器官的腹膜面,故临床上称为盆腔子宫内膜异位症。当子宫内膜生长在子宫肌层内称子宫腺肌病,部分患者两者可合并存在。

子宫内膜异位症的发病率近年来明显增高,是目前常见的妇科病之一。多见于30～40岁的妇女。本病为良性病变,但有远距离转移和种植能力。初潮前无发病者,绝经后异位的子宫内膜组织可逐渐萎缩吸收,妊娠或使用性激素抑制卵巢功能可暂时阻止本病的发展,因此,子宫内膜的发病与卵巢的周期性变化有关。也可发生周期性出血,引起周围组织纤维化、粘连,病变局部形成紫蓝色硬结或包块。卵巢的子宫内膜异位症最为常见,卵巢内的异位内膜因反复出血而形成多个囊肿,但以单个多见,故又称为卵巢子宫内膜异位囊肿。囊肿内含暗褐色黏稠的陈旧血,状似巧克力液体,故又称为卵巢巧克力囊肿。

一、护理评估

(一)病史

1.月经史

初潮年龄,月经周期、经期、经量是否正常,有无痛经或其他伴随症状。痛经的性质,是否为进行性加重。

2.婚育史

结婚年龄,婚次,夫妻性生活情况,有无经期性交,生育情况,足月产、早产、流产次数,现有子女数等。

3.既往病史

有无先天性生殖道畸形、子宫手术或经期盆腔检查等情况。

(二)身心状态

1.身体状态

(1)痛经:痛经是子宫内膜异位症的典型症状,其特点为继发性和进行性加重。疼痛多位于下腹部和腰骶部,可放射至阴道、会阴、肛门或大腿,常于月经来潮前1~2 d开始,经期第一天最为剧烈,以后逐渐减轻,至月经干净时消失。

(2)月经失调:部分患者有经量增多和经期延长,少数出现经前期点滴出血。月经失调可能与卵巢无排卵、黄体功能不足等有关。

(3)性交痛:由于异位的内膜出现在子宫直肠陷凹处或病变导致子宫后倾固定,性交时子宫颈受到碰撞及子宫收缩和向上提升,可引起疼痛。

(4)不孕:占40%左右,其不孕的原因可能与盆腔内器官和组织广泛粘连和输卵管的蠕动减弱,影响卵子的排出、摄取和受精卵的运行有关。

2.心理状态

由于疼痛、不孕造成患者顾虑重重、心理压力大,需要手术的患者会有紧张、恐惧等心理问题。

(三)诊断性检查

1.妇科检查

典型者子宫后倾固定,盆腔检查可扪及盆腔内有触痛性结节或子宫旁有不活动的囊性包块。

2.辅助检查

(1)B超检查:可确定卵巢子宫内膜异位囊肿的位置、大小和形状。

(2)腹腔镜检查:可发现盆腔内器官或子宫直肠陷凹、子宫骶骨韧带等处有紫蓝色结节。

二、护理诊断

(一)焦虑

其与不孕和需要手术有关。

(二)知识缺乏

其与缺乏自我照顾及与手术相关的知识有关。

(三)舒适改变

其与痛经及手术后伤口有关。

三、护理目标

(1)患者能正确认识疾病的性质及发生原因,解除紧张、恐惧的心理,坚定治疗信心。

(2)患者自觉疼痛症状缓解。

四、护理措施

(1)心理护理:许多年轻患者因顽固的痛经、不孕等情况而焦虑。护理人员应多关心和理解患者,说明该病只要坚持用药或采取必要的手术便可改善症状,鼓励患者树立信心,积极配合治疗。对尚未生育的患者应给予指导和帮助,促使其尽早受孕。

(2)做好卫生宣传教育工作,防止经血逆流,如有先天性生殖道畸形或后天性炎性阴道狭窄、宫颈粘连等应及时手术。凡进入宫腔内的经腹手术,应保护腹壁切口和子宫切口,防止子宫内膜种植到腹壁切口或子宫切口。经期应避免盆腔检查和性交。

(3)使用激素治疗的患者,应介绍服药的注意事项及用后可能出现的反应(恶心、食欲缺乏、闭经、乏力或体重增加等),使其解除思想顾虑,提高治疗效果。

(4)用药期间注意有无卵巢子宫内膜异位囊肿破裂的征象,如出现急性腹痛,应及时通知医师,并做好剖腹探查的各项准备。

(5)对需要手术者,应按腹部手术做好术前准备和术后护理。

(6)出院健康教育,加强患者对病程及治疗的认识,指导伤口处理和康复教育,术后6周避免盆浴和性生活,6周后来院复查。

五、评价

(1)患者无焦虑的表现并对治疗充满信心。

(2)患者能按时服药并了解药物的反应。

(3)自觉症状缓解和消失。

(孟祥云)

第四节 子宫腺肌病

子宫腺肌病是指当子宫内膜腺体和间质侵入子宫肌层时,形成弥漫或局限性的病变,是妇科常见病。多发生于30~50岁经产妇;约15%的患者同时合并子宫内膜异位症;约50%的患者合并子宫肌瘤;临床病理切片检查,发现患者中有10%~47%子宫肌层中有子宫内膜组织,但35%无临床症状。

多次妊娠及分娩、人工流产、慢性子宫内膜炎等造成子宫内膜基底层损伤,子宫内膜自基底层侵入子宫肌层内生长,可能是主要原因。此外,由于内膜基底层缺乏黏膜下层的保护,在解剖结构上子宫内膜易于侵入肌层。腺肌病常合并子宫肌瘤和子宫内膜增生,提示高水平雌、孕激素刺激也可能是促进内膜向肌层生长的原因之一。

应视患者症状、年龄、生育要求而定。药物治疗适用于症状较轻、有生育要求和接近绝经期的患者;年轻或希望生育的子宫腺肌瘤患者,可试行病灶挖除术;症状严重、无生育要求或药物治疗无效者,应行全子宫切除术。

一、护理评估

(一)健康史

了解患者年龄、婚姻、月经史、婚育史、生育史、出现典型症状的情况及对患者身心的影响,了解患者既往患病史。子宫腺肌病多发生于生育年龄的经产妇,常合并子宫内膜异位症和子宫肌瘤,有多次妊娠及分娩或过度刮宫史。生殖道阻塞,如单角子宫、宫颈阴道不通畅患者等常同时合并腺肌病。

(二)生理状况

1.症状

询问患者是否有经量过多、经期延长和逐渐加重的进行性痛经。

2.体征

妇科检查时子宫均匀性增大或局限性隆起、质硬且有压痛。

3.辅助检查

阴道 B 超提示子宫增大,肌层中不规则回声增强;盆腔 MRI 可协助诊断;宫腔镜下取子宫肌层活检,可确诊。

(三)高危因素

1.年龄

40 岁以上的经产妇。

2.子宫损伤

多次妊娠、人工流产、慢性子宫内膜炎等造成子宫内膜基底层损伤。

3.先天不足

生殖道阻塞,如单角子宫、宫颈阴道不通、有子宫无阴道的先天畸形等。

4.卵巢功能失调

高水平雌、孕激素刺激者,如子宫肌瘤、子宫内膜增生患者。

(四)心理-社会因素

了解患者对疾病的认知,是否存在焦虑、恐惧等表现;了解患者家庭关系,是否因不孕或继发不孕影响夫妻、家庭关系;了解患者的经济水平等。

二、护理诊断

(一)焦虑

其与月经改变和痛经有关。

(二)知识缺乏

其与缺乏自我照顾及与手术相关的知识有关。

(三)舒适改变

其与痛经有关。

三、护理目标

(1)患者能正确认识疾病的性质及发生原因,解除紧张、恐惧的心理,坚定治疗信心。

(2)患者自觉疼痛症状缓解。

四、护理措施

(一)症状护理

1.月经改变

经量增多者,指导患者使用透气棉质卫生巾,保留卫生巾称重,以评估月经量;经期延长者,早晚用温开水清洗外阴各 1 次,以防逆行感染。若合并贫血,需指导患者遵医嘱服用药物,观察贫血的改善情况。

2.痛经

询问患者疼痛部位、性质、疼痛开始时间及持续时间。疼痛轻者,指导患者腹部热敷、卧床休息;疼痛重者,遵医嘱给予前列腺素合成酶抑制剂。

(二)用药护理

1.口服避孕药

其适用于轻度子宫内膜异位症患者,常用低剂量高效孕激素和炔雌醇复合制剂,用法为每天 1 片,连续用 6~9 个月,护士需观察药物疗效,观察有无恶心、呕吐等不良反应。

2.促性腺激素释放激素激动剂

常用药物:亮丙瑞林 3.75 mg,月经第 1 d 皮下注射后,每隔 28 d 注射 1 次,共 3~6 次。需观察有无潮热、阴道干燥、性欲减退和骨质丢失等不良反应,停药后可消失。连续用药 3 个月以上者,需添加小剂量雌激素和孕激素,以防止骨质丢失。

3.左炔诺孕酮宫内节育器

治疗初期部分患者会出现淋漓出血、下移甚至脱落等,需加强随访。

(三)手术护理

1.保守手术

后再如小病灶挖除术或子宫肌壁楔形切除术,可明显减轻症状并增加妊娠概率。指导其术后 6 个月再受孕。

2.子宫切除术

年轻或未绝经的患者可保留卵巢;绝经后或合并严重子宫内膜异位症者,可行双卵巢切除术。

(四)心理护理

(1)痛经、月经改变及贫血影响生活质量时,患者常焦虑烦躁,向患者说明月经时轻度疼痛不适是生理反应,给予舒缓的音乐、舒适的环境,保证足够的休息和睡眠,患者及家属、护士共同制订规律而适度的锻炼计划,家属督促患者适度锻炼,可缓解患者的心理压力。

(2)手术患者担心预后和性生活,向患者说明子宫切除术后症状可基本消失,生活质量会得到改善。此外,子宫是月经来潮和孕育胎儿的器官,切除子宫不会男性化,增加对治疗的信心。

(五)健康指导

(1)指导患者随访:手术患者出院后 3 个月到门诊复查,了解术后康复情况。

(2)保守手术和子宫切除患者,术后休息 1～3 个月,3 个月之内避免性生活及阴道冲洗,避免提举重物,防止正在愈合的腹部肌肉用力,并应逐渐加强腹部肌肉的力量。未经医护人员许可,避免从事可增加盆腔充血的活动,如跳舞、久站等。

(3)有生殖道阻塞疾病时,嘱患者积极治疗,实施整形手术。

(4)对实施保守手术治疗的患者,指导其术后 6 个月受孕。

(5)注意高危因素与妇科疾病的相关性,定期做好妇科病普查。

五、评估

(1)医务人员避免过度刮宫,减少内膜碎片进入肌层的机会。

(2)药物治疗过程中如出现严重的绝经期症状,可酌情进行药物治疗以提高雌激素水平,降低相关血管症状和骨质疏松的发生,也可提高患者的顺应性。

(孟祥云)

第五节　外阴炎及阴道炎

一、外阴炎

外阴炎是妇科常见病,是外阴部的皮肤与黏膜的炎症,可发生于任何年龄,以生育期及绝经后妇女多见。

(一)护理评估

1.健康史

(1)病因评估:外阴炎主要指外阴部的皮肤与黏膜的炎症,以大、小阴唇为多见。由于外阴与尿道、肛门、阴道邻近且暴露,同时,阴道分泌物、经血、产后的恶露、尿液、粪便的刺激、糖尿病患者的糖尿的长期浸渍,均可引起外阴不同程度的炎症,此外,穿化纤内裤、紧身内裤、使用卫生巾使局部透气性差等,均可诱发外阴部的炎症。

(2)病史评估:评估有无外阴炎的因素存在,有无糖尿病、阴道炎病史。

2.身心状况

(1)症状:外阴瘙痒、疼痛、红、肿、灼热,性交及排尿时加重。

(2)体征:局部充血、肿胀、糜烂,常有抓痕,严重者形成溃疡或湿疹。慢性炎症者,外阴局部皮肤或黏膜增厚、粗糙、皲裂等。

(3)心理-社会状况:了解病程,了解患者对症状的反应,有无烦躁、不安等心理。

(二)护理诊断及合作性问题

(1)皮肤或黏膜完整性受损:与皮肤黏膜炎症有关。

(2)舒适改变:与外阴瘙痒、疼痛、分泌物增多有关。

(3)焦虑:与性交障碍、行动不便有关。

(三)护理目标

(1)患者皮肤与黏膜完整。

（2）患者病情缓解或好转,舒适感增加。

（3）患者情绪稳定,积极配合治疗与护理。

（四）护理措施

1.一般护理

炎症期间宜进食清淡且富含营养的食物,禁食辛辣、刺激性食物。

2.心理护理

患者常出现烦躁不安、焦虑紧张情绪,应帮助患者树立信心,减轻心理负担并告知患者应坚持治疗,讲究卫生。

3.病情监护

积极寻找病因,消除刺激因素。

4.治疗护理

（1）治疗原则:去除病因,积极治疗原发病,如阴道炎、尿瘘、粪瘘、糖尿病等。

（2）治疗配合:保持外阴清洁干燥,局部使用约 40 ℃的 1∶5 000 高锰酸钾溶液坐浴,每天 2 次,每次 15～30 min,5～10 次为 1 个疗程。如有破溃,可涂抗生素软膏或紫草油,急性期可用物理治疗。

（五）健康指导

（1）卫生宣教,指导妇女穿棉质内裤,减少分泌物刺激,对公共场所,如游泳池、公共浴室等谨慎出入,注意经期、孕期、产期及流产后的生殖道清洁,防止感染。

（2）定期妇科检查,积极参与普查与普治。

（3）指导用药方法及注意事项。

（4）加强性道德教育,纠正不良性行为。

（六）护理评价

（1）患者诉说外阴瘙痒症状减轻,舒适感增加。

（2）患者焦虑缓解或消失,掌握卫生保健常识,能养成良好卫生习惯。

二、前庭大腺炎

细菌侵入前庭大腺腺管内致腺管充血、水肿称为前庭大腺炎。

（一）护理评估

1.健康史

（1）病因评估:前庭大腺腺管开口位于小阴唇与处女膜之间,在性交、流产、分娩或其他情况污染外阴部时,病原体易侵入引起炎症,因此,以育龄妇女多见,主要病原体为葡萄球菌、链球菌、大肠埃希菌、淋病奈瑟菌及沙眼衣原体等。急性炎症发作时,细菌先侵犯腺管,腺管口因炎症肿胀阻塞,渗出物不能排出,积存而形成脓肿,称为前庭大腺脓肿（又称巴氏腺脓肿）,多发于一侧。如急性炎症消退,腺管口粘连阻塞,分泌物不能外流,脓液转清,则形成前庭大腺囊肿,多为单侧,大小不等,可持续数年不增大。患者往往无自觉症状。

（2）病史评估:了解患者有无反复的外阴感染史及卫生习惯。

2.身心状况

（1）症状:初起时局部肿胀、疼痛、烧灼感,行走不便,可伴有大小便困难等。有时可出现发热等全身症状（表 7-1）。

表 7-1　前庭大腺炎临床类型及身体状况

临床类型	身体状况
急性期	(1)大阴唇下 1/3 处疼痛、肿胀,严重时行走受限。检查局部可见皮肤红、肿、热、压痛 (2)脓肿形成时,可触及波动感,脓肿直径可达 5～6 cm,可自行破溃。如破口大,引流通畅,脓液流出后炎症消退;如破口小,引流欠佳,炎症持续不退或反复发作 (3)可出现全身不适、发热等全身症状
慢性期	慢性期囊肿形成,患者感到外阴部有坠胀感或性交不适。检查时局部可触及囊性肿物,大小不一,有时可反复急性发作

(2)体征:外阴部皮肤红肿、压痛明显。当脓肿形成时,疼痛加剧,并可触及波动感,脓肿直径可达5～6 cm。

(3)心理-社会状况:了解病程,了解患者对症状的反应,有无烦躁、不安等心理,患者常有因害羞或怕痛而未及时诊治的心理障碍。

(二)辅助检查

取前庭大腺开口处分泌物做细菌培养,确定病原体。

(三)护理诊断及合作性问题

(1)皮肤完整性受损:与脓肿自行破溃或手术切开引流有关。

(2)疼痛:与局部炎症刺激有关。

(四)护理目标

(1)患者皮肤保持完整。

(2)疼痛缓解或好转。

(五)护理措施

1.一般护理

急性期患者应卧床休息,饮食易消化,富含营养。

2.心理护理

患者常常烦躁不安、焦虑紧张,应尊重患者,为患者保密,以解除其忧虑,使其积极治疗,帮助其建立治愈疾病的信心和生活的勇气。

3.病情监护

观察患者的生命体征,重点观察体温变化,观察伤口愈合情况。

4.治病护理

(1)治疗原则:急性期局部热敷或坐浴,应用抗生素消炎治疗;脓肿形成或囊肿较大时,应切开引流或行囊肿造口术,保持腺体功能,防止复发。

(2)治疗配合:急性炎症发作时,取前庭大腺开口处分泌物做细菌培养,确定病原体。根据细菌培养结果和药物敏感试验选用抗生素口服或肌内注射。脓肿形成或囊肿较大时,切开引流或行囊肿造口术,并放置引流条。术后保持局部清洁,引流条每天更换 1 次,外阴用 1∶5 000 氯己定棉球擦拭,每天擦洗外阴2 次,也可用清热解毒中药热敷或坐浴,每天 2 次。

(六)健康指导

(1)向患者及家属讲解此病的病因及预防措施,指导患者注意外阴清洁卫生。

(2)告知患者及家属月经期、产褥期禁止性交;月经期应使用消毒卫生巾预防感染;术后注意事项及正确用药。告知患者相关卫生保健常识,养成良好卫生习惯。

(七)护理评价

(1)患者诉说外阴不适症状减轻,舒适感增加。

(2)患者接受医护人员指导,焦虑缓解或消失。

阴道炎是阴道黏膜及黏膜下结缔组织的炎症,是妇科常见病。正常健康妇女由于解剖结构、组织特点,阴道对病原体的侵入有自然防御功能。当各种因素导致自然防御功能降低、阴道内生态平衡遭到破坏时,病原体侵入导致阴道炎症。幼女及绝经后妇女由于雌激素缺乏、阴道上皮薄、阴道抵抗力低,比青春期及育龄期妇女更易受感染。

三、滴虫性阴道炎

滴虫性阴道炎是由阴道毛滴虫引起的最常见的阴道炎。阴道毛滴虫主要寄生于女性阴道,也可存在于尿道、尿道旁腺及膀胱。男性可存在于包皮皱襞、尿道及前列腺内。滴虫适宜生长在温度为 25 ℃～40 ℃,pH 为 5.2～6.6 的潮湿环境。月经前后,阴道内酸性减弱,接近中性,隐藏在腺体及阴道皱襞中的滴虫常得以繁殖,而发生滴虫性阴道炎。此病的传播途径有经性交的直接传播及经游泳池、浴盆、厕所、衣物、器械等途径的间接传播。

(一)护理评估

1.健康史

(1)病因评估:阴道毛滴虫呈梨形,体积为多核白细胞的 2～3 倍。滴虫顶端有 4 根鞭毛,体部有波动膜,后端尖并有轴柱凸出。活的滴虫透明无色,呈水滴状,鞭毛随波动膜的波动而活动(图 7-1)。阴道毛滴虫极易传播,pH 在 4.5 以下时便受到抑制甚至致死。pH 上升至 7.5 时,其繁殖可完全被抑制。在妊娠期和月经来潮前后,阴道 pH 升高,可使阴道毛滴虫的感染率和发病率升高。

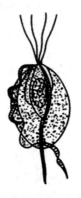

图 7-1　滴虫模式图

(2)病史评估:评估发作与月经周期的关系,既往阴道炎病史,个人卫生情况;分析感染经过;了解治疗经过。

2.身心状况

(1)症状:主要症状为白带呈稀薄泡沫状,量多及伴有外阴、阴道口瘙痒。如有其他细菌混合感染,白带可呈黄绿色、血性、脓性且有臭味。局部可有灼热、疼痛、性交痛。合并尿路感染时,可有尿频、尿痛、血尿。阴道毛滴虫能吞噬精子,阻碍乳酸生成,影响精子在阴道内存活,可致不孕。

（2）体征：妇科检查时可见阴道黏膜充血，严重时有散在的出血点。有时可见阴道后穹隆处有液性或脓性泡沫状分泌物。

（3）心理-社会状况：患者常因炎症反复发作而烦恼，出现无助感。

（二）辅助检查

1.悬滴法

在玻片上加 1 滴温生理盐水，自阴道后穹隆处取少许分泌物混于生理盐水中，用低倍镜检查，如有滴虫，可见其活动。阳性率可达 80%～90%。取分泌物检查前 24～48 h，避免性交、阴道灌洗及阴道上药。

2.培养法

培养法适用于症状典型而悬滴法未见滴虫者，可用培养基培养，其准确率可达 98%。

（三）护理诊断及合作性问题

（1）知识缺乏：缺乏对疾病传染途径的认识及缺乏阴道炎治疗的知识。

（2）舒适改变：与外阴瘙痒、分泌物增多有关。

（3）组织完整性受损：与分泌物增多、外阴瘙痒、搔抓有关。

（四）护理目标

（1）患者能说出疾病传染的途径、阴道炎的治疗与日常防护知识。

（2）患者分泌物减少，舒适度提高。保持组织完整性、无破损。

（五）护理措施

1.一般护理

注意个人卫生，保持外阴部清洁、干燥，避免搔抓外阴导致皮肤破损。

2.心理护理

解除患者因疾病带来的烦恼，减轻其对确诊后的心理压力，增强治疗疾病的信心。告知患者夫妇滴虫性阴道炎的传播途径、临床表现、治疗方法和注意事项，减轻他们的焦虑心理，同时鼓励他们积极配合治疗。

3.病情观察

观察患者的外阴瘙痒症状、阴道分泌物的量及颜色等。

4.治疗护理

（1）治疗原则：杀灭阴道毛滴虫，保持阴道的自净作用，防止复发，夫妻双方要同时治疗，切断直接传染途径。

（2）治疗配合：①局部治疗：增强阴道酸性环境，用 1% 乳酸溶液、0.5% 醋酸溶液或 1:5 000 高锰酸钾溶液冲洗阴道后，每晚睡前用甲硝唑 200 mg，置于阴道后穹隆，每天 1 次，10 d 为 1 个疗程。②全身治疗：甲硝唑每次 200～400 mg，每天 3 次口服，10 d 为 1 个疗程。③指导患者正确用药，按疗程坚持用药，注意冲洗液的浓度、温度。④观察用药后反应：甲硝唑口服后偶见胃肠道反应，如食欲缺乏、恶心、呕吐及白细胞减少、皮疹等，一旦发现，应报告医师并停药。妊娠期、哺乳期妇女应慎用，因为药能通过胎盘进入胎儿体内，并可由乳汁排泄。

（六）健康指导

（1）做好卫生宣教，积极开展普查普治，消灭传染源，严格禁止滴虫阴道炎或带虫者进入游泳池。医疗单位做好消毒隔离，防止交叉感染。治疗期间勤换内裤，内裤、坐浴及洗涤用物应煮沸消毒 5～10 min 以消灭病原体，禁止性生活，避免交叉或重复感染的机会。哺乳期妇女在用药期间或用药后 24 h 内不宜哺乳。经期暂停坐浴、阴道冲洗及阴道用药。

（2）夫妻应双双检查，男方若查出毛滴虫，夫妻应同治，有助于提高疗效，治疗期间应禁止性生活。

（3）治愈标准：治疗后应在每次月经干净后复查 1 次，连续 3 次均为阴性，方为治愈。

(七)护理评价

（1）患者自诉外阴不适症状减轻，舒适感增加，悬滴法试验连续 3 个周期复查为阴性。

（2）患者正确复述预防及治疗此疾病的相关知识。

四、外阴阴道假丝酵母菌病

外阴阴道假丝酵母菌病也称外阴阴道念珠菌病，是一种常见的外阴、阴道炎，80%～90% 的病原体为白假丝酵母菌，其发病率仅次于滴虫阴道炎。白假丝酵母菌是真菌，不耐热，加热至 60 ℃，持续 1 h，即可死亡；但对干燥、日光、紫外线及化学制剂的抵抗力较强。

(一)护理评估

1.健康史

（1）病因评估：假丝酵母菌为条件致病菌，可存在口腔、肠道和阴道而不引起症状。当阴道内糖原增多、酸度增加、局部细胞免疫力下降时，假丝酵母菌可繁殖并引起炎症，故外阴阴道假丝酵母菌病多见于孕妇、糖尿病患者及接受大量雌激素治疗者。此外，长期应用抗生素、服用类固醇皮质激素或免疫缺陷综合征等，可以改变阴道内微生物之间的相互制约关系，易发生此病；穿紧身化纤内裤、肥胖可使会阴局部的温度及湿度增加，也易使假丝酵母菌得以繁殖而引起感染。

（2）传播途径评估：①内源性感染为主要感染，假丝酵母菌除寄生阴道外，还可寄生于人的口腔、肠道，这些部位的假丝酵母菌可互相传染。②通过性交直接传染。③通过接触感染的衣物等间接传染。

（3）病史评估：了解有无糖尿病及长期使用抗生素、雌激素、类固醇皮质激素病史，了解个人卫生习惯及有无不洁性生活史。

2.身心状况

（1）症状：外阴、阴道奇痒，坐卧不安，痛苦异常，可伴有尿痛、尿频、性交痛。阴道分泌物为干酪样或豆渣样。

（2）体征：妇科检查见小阴唇内侧、阴道黏膜红肿并附着白色块状薄膜，容易剥离，下面糜烂及溃疡。

（3）心理-社会状况：患者常因外阴瘙痒痛苦不堪，由于影响休息与睡眠，产生忧虑与烦躁，评估患者心理障碍及影响疾病治疗的原因。

3.辅助检查

（1）悬滴法：在玻片上加 1 滴温生理盐水，自阴道后穹隆处取少许分泌物混于生理盐水中，用低倍镜检查，若找到白假丝酵母菌的芽孢和假菌丝即可确诊。

（2）培养法：适用于症状典型而悬滴法未见白假丝酵母菌者，可用培养基培养。

(二)护理诊断及合作性问题

1.焦虑

焦虑与易复发，影响休息与睡眠有关。

2.组织完整性受损

组织完整性受损与分泌物增多、外阴瘙痒、搔抓有关。

(三)护理目标

(1)患者情绪稳定,积极配合治疗与护理。

(2)患者病情改善,舒适度提高。

(3)保持组织完整性,组织无破损。

(四)护理措施

1.一般护理

注意个人卫生,保持外阴部清洁、干燥,避免搔抓外阴以免皮肤破损。

2.心理护理

向患者讲解外阴阴道假丝酵母菌病的病因、治疗方法和注意事项等,消除患者的顾虑和焦虑心理,使其积极配合治疗。

3.病情观察

观察患者的外阴瘙痒症状、阴道分泌物的量及颜色等。

4.治疗护理

(1)治疗原则:消除诱因,改变阴道酸碱度,根据患者情况选择局部或全身应用抗真菌药杀灭致病菌。

(2)用药护理。①局部治疗:用2%～4%碳酸氢钠溶液冲洗阴道或坐浴,再选用制霉菌素栓剂、克霉唑栓剂、咪康唑栓剂等置于阴道内,一般7～10 d为1个疗程。②全身用药:若局部用药效果较差或病情顽固者,可选用伊曲康唑、氟康唑、酮康唑等口服。③用药注意:孕妇要积极治疗,否则阴道分娩时新生儿易感染发生鹅口疮。妊娠期坚持局部治疗,禁用口服拉唑类药物。勤换内裤,内裤、坐浴及洗涤用物应煮沸消毒5～10 min以消灭病原体,避免交叉和重复感染的机会。④用药护理:嘱阴道灌洗或坐浴应注意药液浓度和治疗时间,灌洗药物要充分溶化,温度一般为40 ℃,切忌过烫,以免烫伤皮肤。

(五)健康指导

(1)做好卫生宣教,养成良好的卫生习惯,每天洗外阴、换内裤。切忌搔抓。

(2)约15%男性与女性患者接触后患有龟头炎,对有症状男性也应进行检查与治疗。

(3)鼓励患者坚持用药,不随意中断疗程。

(4)嘱积极治疗糖尿病等疾病,正确使用抗生素、雌激素,以免诱发外阴阴道假丝酵母菌病。

(六)护理评价

(1)患者分泌物减少,性状转为正常,舒适感增加。

(2)患者正确复述预防及治疗此疾病的相关知识,做到积极配合并坚持治疗。

五、萎缩性阴道炎

萎缩性阴道炎属非特异性阴道炎,常见于绝经后及卵巢切除后或盆腔放疗者。绝经后的萎缩性阴道炎又称老年性阴道炎。

(一)护理评估

1.健康史

(1)病因评估:①妇女绝经后;②手术切除卵巢;③产后闭经;④药物假绝经治疗;⑤盆腔放疗

后等。由于雌激素水平降低,阴道上皮萎缩变薄,上皮细胞内糖原减少,阴道内 pH 增高,阴道自净作用减弱,局部抵抗力降低,致病菌入侵后易繁殖引起炎症。

(2)病史评估:了解有无糖尿病及长期使用抗生素、雌激素、类固醇皮质激素病史;了解个人卫生习惯及有无不洁性生活史;了解有无进行盆腔放疗等。

2.身心状况

(1)症状:白带增多,多为黄水状,严重感染时可呈脓性,有臭味。黏膜有浅表溃疡时,分泌物可为血性,有的患者可有点滴出血,可伴有外阴瘙痒、灼热、尿频、尿痛、尿失禁等症状。

(2)体征:妇科检查可见阴道皱襞消失、上皮菲薄、黏膜出血,表面可有小出血点或片状出血点;严重时可形成浅表溃疡,阴道弹性消失、狭窄,慢性炎症、溃疡还可引起阴道粘连,导致阴道闭锁。

(3)心理-社会状况:老年人常因思想比较保守,不愿就医而出现无助感。其他患者常因知识缺乏而病急乱投医,因此,应注意评估影响患者不愿就医的因素及家庭支持系统。

3.辅助检查

取分泌物检查,悬滴法排除滴虫性阴道炎和外阴阴道假丝酵母菌病;有血性分泌物时,常需做宫颈刮片或分段诊刮排除宫颈癌和子宫内膜癌。

(二)护理诊断及合作性问题

(1)舒适改变:与外阴瘙痒、疼痛、分泌物增多有关。

(2)知识缺乏:与缺乏绝经后妇女预防保健知识有关。

(3)有感染的危险:与局部分泌物增多、破溃有关。

(三)护理目标

(1)患者分泌物减少,性状转为正常,舒适感增加。

(2)患者正确复述预防及治疗此疾病的相关知识,做到积极配合并坚持治疗。

(3)患者无感染发生或感染被及时发现和控制,体温、血常规正常。

(四)护理措施

1.一般护理

嘱患者保持外阴清洁,勤换内裤。穿棉质内裤,减少刺激等。

2.心理护理

使患者了解老年性阴道炎的病因和治疗方法,减轻其焦虑;对卵巢切除、放疗者给予心理安慰与相关医学知识解释,增强其治疗疾病的信心;解释雌激素替代疗法可缓解症状,帮助其建立治愈疾病的信心。

3.病情观察

观察白带性状、量、气味,有无外阴瘙痒、灼热及膀胱刺激症状等。

4.治疗护理

(1)治疗原则:增强阴道黏膜的抵抗力,抑制细菌生长繁殖。

(2)治疗配合。①增加阴道酸度:用 0.5% 醋酸或 1% 乳酸溶液冲洗阴道,每天 1 次。阴道冲洗后,将甲硝唑 200 mg 或氧氟沙星 200 mg,放入阴道深部,每天 1 次,7～10 d 为 1 个疗程。②增加阴道抵抗力:针对病因给予雌激素制剂,可局部用药,也可全身用药。将己烯雌酚 0.125～0.25 mg,每晚放入阴道深部,7 d 为 1 个疗程。③全身用药:可口服尼尔雌醇,首次 4 mg,以后每 2～4 周 1 次,每晚 2 mg,维持 2～3 个月。

(五)健康指导

(1)对围绝经期、老年妇女进行健康教育,使其掌握预防老年性阴道炎的措施及技巧。

(2)指导患者及其家属阴道灌洗、上药的方法和注意事项。用药前洗净双手及会阴,减少感染的机会。自己用药有困难者,指导其家属协助用药或由医务人员帮助使用。

(3)告知使用雌激素治疗可出现的症状,嘱乳腺癌或子宫内膜癌患者慎用雌激素制剂。

(六)护理评价

(1)患者分泌物减少,性状转为正常,舒适感增加。

(2)患者正确复述预防及治疗此疾病的相关知识,做到积极配合并坚持治疗。

（于阿荣）

第六节 子宫颈炎

子宫颈炎是指子宫颈发生的急性或慢性炎症。子宫颈炎是妇科常见疾病之一,包括宫颈阴道部炎症及宫颈管黏膜炎症。临床上分为急性子宫颈炎和慢性子宫颈炎。临床多见的子宫颈炎是急性子宫颈管黏膜炎,若急性子宫颈炎未经及时诊治或病原体持续存在,可导致慢性子宫颈炎症。

由于宫颈管黏膜上皮为单层柱状上皮,抗感染能力较差,当遇到多种病原体侵袭、物理化学因素刺激、机械性子宫颈损伤、子宫颈异物等,引起子宫颈局部充血、水肿,上皮变性、坏死,黏膜、黏膜下组织、腺体周围大量中性粒细胞浸润,或子宫颈间质内有大量淋巴细胞、浆细胞等慢性炎细胞浸润,可伴有子宫颈腺上皮及间质增生和鳞状上皮化生。因子宫颈阴道部鳞状上皮与阴道鳞状上皮相延续,亦可由阴道炎症引起宫颈阴道部炎症。

病原体种类。①性传播疾病的病原体:主要是淋病奈瑟菌及沙眼衣原体。②内源性病原体:与细菌性阴道病病原体、生殖道支原体感染有关。

一、护理评估

(一)健康史

1.一般资料

年龄、月经史、婚育史,是否处在妊娠期。

2.既往疾病史

详细了解有无阴道炎、性传播疾病及子宫颈炎症的病史,包括发病时间、病程经过、治疗方法及效果。

3.既往手术史

详细询问分娩手术史,了解阴道分娩时有无宫颈裂伤;是否做过妇科阴道手术操作及有无宫颈损伤、感染史。

4.个人生活史

了解个人卫生习惯,分析可能的感染途径。

（二）生理状况

1.症状

（1）急性子宫颈炎：阴道分泌物增多，呈黏液脓性，阴道分泌物的刺激可引起外阴瘙痒及灼热感；可出现月经间期出血、性交后出血等症状；常伴有尿道症状，如尿急、尿频、尿痛。

（2）慢性子宫颈炎：患者多无症状，少数患者可有阴道分泌物增多，呈淡黄色或脓性，偶有接触性出血、月经间期出血，偶有分泌物刺激引起外阴瘙痒或不适。

2.体征

（1）急性子宫颈炎：检查见脓性或黏液性分泌物从子宫颈管流出；用棉拭子擦拭子宫颈管时，容易诱发子宫颈管内出血。

（2）慢性子宫颈炎：检查可见宫颈呈糜烂样改变，或有黄色分泌物覆盖子宫颈口或从宫颈管流出，也可见子宫颈息肉或子宫颈肥大。

3.辅助检查

（1）实验室检查：分泌物涂片做革兰染色，中性粒细胞每高倍视野＞30 个；阴道分泌物湿片检查白细胞每高倍视野＞10 个；做淋菌奈瑟菌及沙眼衣原体检测，以明确病原体。

（2）宫腔镜检查：镜下可见血管充血，宫颈黏膜及黏膜下组织、腺体周围大量中性粒细胞浸润，腺腔内可见脓性分泌物。

（3）宫颈细胞学检查：行宫颈刮片、宫颈管吸片检查，与宫颈上皮瘤样病变或早期宫颈癌相鉴别。

（4）阴道镜及活检：必要时进行该检查，以明确诊断。

（三）高危因素

（1）性传播疾病，年龄＜25 岁，多位性伴侣或新性伴侣且为无保护性交。

（2）细菌性阴道病。

（3）分娩、流产或手术致子宫颈损伤。

（4）卫生不良或雌激素缺乏，局部抗感染能力差。

（四）心理-社会因素

1.对健康问题的感受

是否存在因无明显症状而不重视或延误治疗。

2.对疾病的反应

是否因病变在宫颈，又涉及生殖器官与性，而不愿及时就诊；或因阴道分泌物增多引起不适；或治疗效果不明显而烦躁不安；或遇有白带带血或接触性出血时，担心疾病的严重程度，怀疑有癌变而恐惧、焦虑。

3.家庭、社会及经济状况

家人对患者是否关心，家庭经济状况及是否有医疗保险。

二、护理诊断

（一）皮肤完整性受损

其与宫颈上皮糜烂及炎性刺激有关。

（二）舒适的改变

其与白带增多有关。

(三)焦虑

其与害怕宫颈癌有关。

三、护理措施

(一)症状护理

1.阴道分泌物增多

观察阴道分泌物颜色、性状、气味及量,选择合适的药液进行阴道冲洗。在不清楚种类时,不可滥用冲洗液,指导患者勤换会阴垫及内裤,保持外阴清洁干燥。

2.外阴瘙痒与灼痛

嘱患者尽量避免搔抓,防止外阴部皮肤破损,减少活动,避免摩擦外阴。

(二)用药护理

药物治疗主要用于急性子宫颈炎患者的治疗。

1.遵医嘱用药

(1)经验性抗生素治疗:在未获得病原体检测结果前,采用针对衣原体的经验性抗生素治疗,阿奇霉素 1 g,单次顿服,或多西环素 100 mg,每天 2 次,连服 7 d。

(2)针对病原体的抗生素治疗:临床上除选用抗淋病奈瑟菌的药物外,同时应用抗衣原体感染的药物。对于单纯急性淋病奈瑟菌性子宫颈炎患者,常用药物有头孢菌素,如头孢曲松钠 250 mg,单次肌内注射,或头孢克肟 400 mg,单次口服等;对沙眼衣原体所致子宫颈炎患者,治疗药物有四环素类,如多西环素 100 mg,每天 2 次,连服 7 d。

2.用药观察

注意观察药物的不良反应,若出现不良反应,立即停药并通知医师。

3.用药注意事项

注意药物的半衰期及有效作用时间;注意药物的配伍禁忌;抗生素应现配现用。

4.用药指导

若病原体为沙眼衣原体及淋病奈瑟菌,应对性伴侣进行相应的检查和治疗。

(三)物理治疗及手术治疗的护理

1.宫颈糜烂样改变

若为无症状的生理性柱状上皮异位,无须处理;对伴有分泌物增多、乳头状增生或接触性出血,可给予局部物理治疗,包括激光、冷冻、微波等,也可以给予中药作为物理治疗前、后的辅助治疗。

2.慢性子宫颈黏膜炎

针对病因给予治疗,若病原体不清,可试用物理治疗,方法同上。

3.子宫颈息肉

配合医师行息肉摘除术。

4.子宫颈肥大

一般无须治疗。

(四)心理护理

(1)加强疾病知识宣传,引导患者正确认识疾病,及时就诊,接受规范治疗。

(2)向患者解释疾病与健康的问题,鼓励患者表达自己的想法。对病程长、迁延不愈的患者,给予关心和耐心解说,告知疾病的过程及防治措施;对病理检查发现宫颈上皮有异常增生的患者,告知其通过密切监测、坚持治疗,可阻断癌变途径,以缓解焦虑心理,增加治疗的信心。

(3)与家属沟通,让其多关心患者、支持患者,让患者坚持治疗,促进其康复。

四、健康指导

(一)讲解疾病知识

向患者讲解子宫颈炎的疾病知识,告知及时就诊和规范治疗的重要性。

(二)个人卫生指导

嘱患者保持外阴清洁,每天清洗外阴 2 次,养成良好的卫生习惯,尤其是经期、孕产期及产褥期卫生,避免感染发生。

(三)随访指导

告知患者物理治疗后有分泌物增多,甚至有多量水样排液,在术后 1～2 周脱痂时可有少量出血,是创面愈合的过程,不必应诊;如出血量多于月经量则需到医院就诊处理;在物理治疗后2 个月内禁止性生活、盆浴和阴道冲洗;治疗后经过 2 个月经周期,于月经干净后 3～7 d 来院复查,评价治疗效果,效果欠佳者可进行第二次治疗。

(四)体检指导

坚持每 1～2 年做 1 次体检,及早发现异常,及早治疗。

五、注意事项

(1)治疗前应常规做宫颈刮片行细胞学检查。

(2)在急性生殖器炎症期不做物理治疗。

(3)治疗时间应选在月经干净后 3～7 d 内进行。

(4)物理治疗后可出现阴道分泌物增多,甚至有大量水样排液,在术后 1～2 周脱痂时可有少许出血。

(5)应告知患者,创面完全愈合时间为 4～8 周,期间禁盆浴、性交和阴道冲洗。

(6)物理治疗有引起术后出血、宫颈管狭窄、感染的可能,应定期复查,观察创面愈合情况直到痊愈,同时检查有无宫颈管狭窄。

(于阿荣)

第七节 子宫肌瘤

子宫肌瘤是女性生殖器官中最常见的一种良性肿瘤。主要由子宫平滑肌组织增生而成,其间还有少量的纤维结缔组织。多见于 30～50 岁女性。由于肌瘤生长速度慢,对机体影响不大。所以,子宫肌瘤的临床报道发病率远比真实的要低。

一、病因

确切病因仍不清楚。子宫肌瘤好发于生育年龄女性,而且绝经后肌瘤停止生长,甚至萎缩、消失。发生子宫肌瘤的女性常伴发子宫内膜的增生。所以,绝大多数的人认为子宫肌瘤的发生与女性激素有关,特别是雌激素。雌激素可以使子宫内膜增生,使子宫肌纤维增生、肥大,肌层变厚,子宫增大,而且肌瘤组织经过检验,其中雌激素受体和雌二醇的含量比正常子宫肌组织高。所以,目前认为子宫肌瘤与长期和大量的雌激素刺激有关。

二、病理

(一)巨检

肌瘤为实质性球形结节,表面光滑,与周围肌组织有明显界限。外无包膜,但是肌瘤周围的肌层受压可形成假包膜。肌瘤切开后,切面呈漩涡状结构,颜色和质地与肌瘤成分有关,若含平滑肌较多,则肌瘤质地较软、颜色略红;若纤维结缔组织多,则质地较硬、颜色发白。

(二)镜检

肌瘤由皱纹状排列的平滑肌纤维相互交叉组成,切面呈漩涡状,其间有不等量的纤维结缔组织。细胞大小均匀,呈卵圆形或杆状,核染色质较深。

三、分类

(一)按肌瘤生长部位分类

子宫体肌瘤(90%)与子宫颈肌瘤(10%)。

(二)按肌瘤生长方向与子宫肌壁的关系分类

1.肌壁间肌瘤

肌壁间肌瘤最多见,占总数的60%～70%。肌瘤全部位于肌层内,四周均被肌层包围。

2.浆膜下肌瘤

浆膜下肌瘤占总数的20%。肌瘤向子宫浆膜面生长,突起于子宫表面,外面仅有一层浆膜包裹。这种肌瘤还可以继续向浆膜面生长,仅留一细蒂与子宫相连,成为带蒂的浆膜下肌瘤,活动度大。蒂内有供应肌瘤生长的血管,若因供血不足,肌瘤易变性、坏死;若发生蒂扭转,可出现急腹痛。若因扭转而造成断裂,肌瘤脱落至腹腔或盆腔,可形成游离性肌瘤。有些浆膜下肌瘤生长在宫体侧壁,突入阔韧带,形成阔韧带肌瘤。

3.黏膜下肌瘤

黏膜下肌瘤占总数的10%～15%。肌瘤向宫腔内生长,并突出于宫腔,仅由黏膜层覆盖,称黏膜下肌瘤。黏膜下肌瘤使宫腔变形、增大,易形成蒂。在宫腔内就好像异物一样,可刺激子宫收缩,在宫缩的作用下,黏膜下肌瘤可被挤压出宫颈口外,或堵于宫颈口处,或脱垂于阴道。

各种类型的肌瘤可发生在同一子宫,称为多发性子宫肌瘤(图7-2)。

四、临床表现

(一)症状

多数患者无明显症状,只是偶尔在进行盆腔检查时发现。肌瘤临床表现的出现与肌瘤的部位、生长速度及是否发生变性有关,而与其数量及大小关系不大。

1.月经改变

月经改变为最常见的症状。主要表现为月经周期缩短、经期延长、经量过多、不规则阴道出血。其中以黏膜下肌瘤最常见,其次是肌壁间肌瘤。浆膜下肌瘤及小的肌壁间肌瘤对月经影响不明显。若肌瘤发生坏死、溃疡、感染,则可出现持续或不规则阴道流血或脓血性白带。

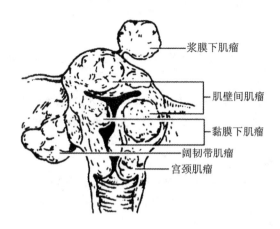

图 7-2 各型子宫肌瘤示意图

2.腹部包块

腹部包块常为患者就诊的主诉。当肌瘤增大超过妊娠 3 个月子宫大小时,可在下腹部扪及肿块,质硬,无压痛,清晨膀胱充盈将子宫推向上方时更加清楚。

3.白带增多

子宫肌瘤使宫腔面积增大,内膜腺体分泌增多,加之盆腔充血,致使患者白带增多。若为黏膜下肌瘤脱垂于阴道,则表面易感染、坏死,产生大量脓血性液体及腐肉样组织,伴臭味。

4.腰酸、腹痛、下腹坠胀

患者常有腰酸或下腹坠胀,经期症状加重。通常无腹痛,只是在发生一些意外情况时才会出现,如浆膜下肌瘤蒂扭转时,可出现急性腹痛;妊娠期肌瘤发生红色变性时,可出现腹痛剧烈伴发热、恶心;黏膜下肌瘤被挤出宫腔时,可因宫缩引起痉挛性疼痛。

5.压迫症状

大的子宫肌瘤使子宫体积增大,可对周围的组织器官产生一定的压迫症状。如前壁肌瘤压迫膀胱可出现尿频、尿急;宫颈肌瘤可引起排尿困难、尿潴留;后壁肌瘤可压迫直肠引起便秘、里急后重;较大的阔韧带肌瘤压迫输尿管可致肾盂积水。

6.不孕或流产

肌瘤压迫输卵管使其扭曲管腔不通,或使宫腔变形,影响受精或受精卵着床,导致不孕、流产。

7.继发性贫血

长期月经过多、不规则出血,部分患者可出现继发性贫血,严重时全身乏力、面色苍白、气短、心悸。

(二)体征

肌瘤较大时,可在腹部触及质硬、表面不规则、结节状物质。妇科检查时,肌壁间肌瘤子宫增大,表面不规则,有单个或多个结节状突起。浆膜下肌瘤外面仅包裹一层浆膜,所以质地坚硬,呈球形块状物,与子宫有细蒂相连,可活动;黏膜下肌瘤突出于宫腔,像孕卵一样,所以整个子宫均匀增大,有时宫口扩张,肌瘤位于宫口内或脱出于阴道,呈红色、实质、表面光滑,若感染则表面有渗出液覆盖或溃疡形成,排液有臭味。

五、治疗原则

根据患者的年龄、症状、有无生育要求及肌瘤的大小等情况综合考虑。

(一)随访观察

若肌瘤小(子宫<孕 2 月)且无症状,通常不需治疗,尤其近绝经年龄患者,雌激素水平低落,肌瘤可自然萎缩或消失,每 3～6 个月随访 1 次;随访期间若发现肌瘤增大或症状明显时,再考虑进一步治疗。

(二)药物治疗(保守治疗)

肌瘤在 2 个月妊娠子宫大小以内,症状不明显或较轻,近绝经年龄及全身情况不能手术者,均可给予药物对症治疗。

1.雄性激素

雄性激素常用药物有丙酸睾酮。可对抗雌激素,使子宫内膜萎缩,直接作用于平滑肌,使其收缩而减少出血,并使近绝经期的患者提早绝经。

2.促性腺激素释放激素类似物

促性腺激素释放激素类似物常用药物有亮丙瑞林或戈舍瑞林。可抑制垂体及卵巢的功能,降低雌激素水平,使肌瘤缩小或消失。适用于肌瘤较小、经量增多或周期缩短、围绝经期患者。不宜长期使用,以免因雌激素缺乏导致骨质疏松。

3.其他药物

常用药物有米非司酮。作为术前用药或提前绝经使用。但不宜长期使用,以防其拮抗糖皮质激素的不良反应。

(三)手术治疗

手术治疗为子宫肌瘤的主要治疗方法。若肌瘤≥2.5 个月妊娠子宫大小或症状明显出现贫血者,应手术治疗。

1.肌瘤切除术

肌瘤切除术适用于年轻要求保留生育功能的患者,可经腹或腹腔镜切除肌瘤,突出宫内或脱出于阴道内的带蒂的黏膜下肌瘤也可经阴道或经宫腔镜下摘除。

2.子宫切除术

肌瘤较大且多发,症状明显,年龄较大,无生育要求或已有恶变者可行子宫全切。50 岁以下且卵巢外观正常者,可保留卵巢。

六、护理评估

(一)健康史

了解患者一般情况,评估月经史、婚育史,是否有不孕、流产史;询问有无长期使用雌激素类药物。如果接受过治疗,还应了解治疗的方法及所用药物的名称、剂量、用法及用药后的反应等。

(二)身体状况

1.症状

了解有无月经异常、腹部肿块、白带增多或贫血、腹痛等临床表现,了解出现症状的时间及具体表现。

2.体征

了解妇科检查结果,子宫是否均匀或不规则增大、变硬,阴道有无子宫肌瘤脱出等情况。了解 B 超检查所示结果中肌瘤的大小、个数及部位等。

(三)心理社会状况

患者及家属对子宫肌瘤缺乏认识,担心肿瘤为恶性,对治疗方案的选择犹豫不决,对需要手术治疗而焦虑不安,担心手术切除子宫可能会影响其女性特征,影响夫妻生活。

七、护理诊断

(1)营养失调,低于机体需要量:与月经改变、长期出血导致贫血有关。

(2)知识缺乏:缺乏子宫肌瘤疾病发生、发展、治疗及护理知识。

(3)焦虑:与月经异常,影响正常生活有关。

(4)自我形象紊乱:与手术切除子宫有关。

八、护理目标

(1)患者获得子宫肌瘤及其健康保健知识。

(2)患者贫血得到纠正,营养状况改善。

(3)患者出院时,不适症状缓解。

九、护理措施

(一)心理护理

评估患者对疾病的认知程度,尊重患者,耐心解答患者提出的问题,告知患者和家属子宫肌瘤是妇科最常见的良性肿瘤,手术或药物治疗都不会影响今后日常生活和工作,让患者消除顾虑,纠正错误认识,配合治疗。

(二)缓解症状

对出血多需住院的患者,护士应严密观察并记录其生命体征变化情况,协助医师完成血常规及凝血功能检查、备血、核对血型、交叉配血等。注意收集会阴垫,评估出血量。按医嘱给予止血药和子宫收缩药,必要时输血、补液、抗感染或刮宫止血。巨大子宫肌瘤者常出现局部压迫症状,如排尿不畅者应予以导尿;便秘者可用缓泻剂缓解不适症状。带蒂的浆膜下肌瘤发生扭转或肌瘤红色变性时应评估腹痛的程度、部位、性质,有无恶心、呕吐、体温升高征象。需剖腹探查时,护士应迅速做好急诊手术前准备和术中、术后护理。保持患者的外阴清洁干燥,如黏膜下肌瘤脱出宫颈口者,应保持其局部清洁,预防感染,为经阴道摘取肌瘤者做好术前准备。

(三)手术护理

经腹或腹腔镜下行肌瘤切除或子宫切除术的患者按腹部手术患者的一般护理,并要特别注意观察术后阴道流血情况。经阴道黏膜下肌瘤摘除术常在蒂部留置止血钳 24~48 h,取出止血钳后需继续观察阴道流血情况,按阴道手术患者进行护理。

(四)健康教育

1.保守治疗的患者

需定期随访,护士要告知患者随访的目的、意义和随访时间。应 3~6 个月定期复查,期间监测肌瘤生长状况、了解患者症状的变化,如有异常及时和医师联系,修正治疗方案。对应用激素治疗的患者,护士要向患者讲解用药的相关知识,使患者了解药物的治疗作用、使用剂量、服用时间、方法、不良反应及应对措施,避免擅自停药和服药过量引起撤退性出血和男性化。

2.手术后的患者

出院后1个月门诊复查,了解患者术后康复情况,并给予术后性生活、自我保健、日常工作恢复等健康指导。任何时候出现不适或异常症状,需及时随诊。

十、结果评价

(1)患者能叙述子宫肌瘤保守治疗的注意事项或术后自我护理措施。

(2)患者面色红润,无疲倦感。

(3)患者出院时,能列举康复期随访时间及注意问题。

(于阿荣)

第八节 子宫颈癌

子宫颈癌是除乳腺癌以外最常见的妇科恶性肿瘤。虽然它的发病率很高,但是宫颈癌有较长的癌前病变阶段,加上近年来国内外已经普遍开展宫颈细胞防癌普查,使宫颈癌和癌前病变得以早期诊断和早期治疗,宫颈癌的发病率和死亡率也随之不断下降。

一、分类及病理

宫颈癌的好发部位是位于宫颈外口处的鳞-柱上皮交界区。根据发生癌变的组织不同,宫颈癌可分为:鳞状细胞浸润癌,占宫颈癌的 $80\%\sim85\%$;腺癌,占宫颈癌的 $15\%\sim20\%$;鳞腺癌,由鳞癌和腺癌混合构成,占宫颈癌的 $3\%\sim5\%$,少见,但恶性度最高,预后最差。

本节原位癌、浸润癌指的都是鳞癌。鳞癌与腺癌在外观上并无特殊差别,因为鳞状细胞与柱状细胞都可侵入对方领域,所以,两者均可发生在宫颈阴道部或宫颈管内。

(一)巨检

在发展为浸润癌以前,鳞癌肉眼观察无特殊异常,类似一般的宫颈糜烂(主要是环绕宫颈外口有较粗糙的颗粒状糜烂区,或有不规则的溃破面,触之易出血),随着浸润癌的出现,子宫颈可以表现为以下4种不同类型(图7-3)。

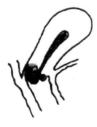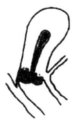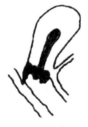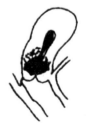

A.外生型　　　　B.内生型　　　　C.溃疡型　　　　D.颈管型

图 7-3　子宫颈癌类型(巨检)

1.外生型

外生型又称增生型或菜花型,癌组织开始向外生长,最初呈息肉样或乳头状隆起,继而又发展为向阴道内突出的大小不等的菜花状赘生物,质地脆,易出血。

2.内生型

内生型又称浸润型,癌组织向宫颈深部组织浸润,宫颈变得肥大而硬,甚至整个宫颈段膨大像直筒一样。但宫颈表面比较光滑或是仅有浅表溃疡。

3.溃疡型

不论外生型还是内生型,当癌进一步发展时,肿瘤组织发生坏死、脱落,可形成凹陷性溃疡,有时整个子宫颈都为空洞所代替,形如火山口样。

4.颈管型

癌灶发生在宫颈外口内,隐蔽在宫颈管,侵入宫颈、子宫峡部供血层,以及转移到盆壁的淋巴结。不同于内生型,后者是由特殊的浸润性生长扩散到宫颈管。

(二)显微镜检

1.宫颈上皮内瘤变

在移行带区形成过程中,未分化的化生鳞状上皮代谢活跃,在一些物质(精子、精液组蛋白、人乳头瘤病毒等)的刺激下,可发生细胞分化不良、排列紊乱,细胞核异常、有丝分裂增加,形成宫颈上皮内瘤变,包括宫颈不典型增生和宫颈原位癌。这两种病变是子宫颈癌的癌前病变。

通过显微镜下的观察,宫颈癌的进展可分为以下几个阶段(图 7-4)。

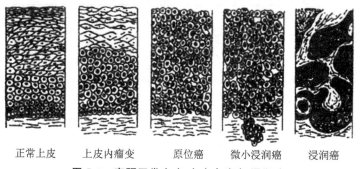

| 正常上皮 | 上皮内瘤变 | 原位癌 | 微小浸润癌 | 浸润癌 |

图 7-4 宫颈正常上皮-上皮内瘤变-浸润癌

(1)宫颈不典型增生:指上皮底层细胞增生活跃、分化不良,从正常的1~2层增生至多层,甚至占据了大部分上皮组织,而且细胞排列紊乱,细胞核增大、染色加深、染色质分布不均,出现很多核异质改变,称为不典型增生。又可分为轻、中、重3种不同程度。重度时与原位癌不易区别。

(2)宫颈原位癌:鳞状上皮全层发生癌变,但是基膜仍然保持完整,称原位癌。不典型增生和原位癌均局限于上皮内,所以合称宫颈上皮内瘤变。

2.宫颈早期浸润癌

原位癌继续发展,已有癌细胞穿过鳞状上皮基底层进入间质,但浸润不深(<5 mm),并未侵犯血管及淋巴管,癌灶之间孤立,未出现融合。

3.子宫颈癌

癌继续发展,浸润深度>5 mm,且侵犯血管及淋巴管,癌灶之间呈网状或团块状融合。

二、转移途径

以直接蔓延和淋巴转移为主,血行转移极少见。

(一)直接蔓延

直接蔓延最常见。癌组织直接侵犯邻近组织和器官,向下蔓延至阴道壁。向上累及到子宫腔;向两侧扩散至主韧带、阴道旁组织直至骨盆壁;向前、后可侵犯膀胱、直肠、盆壁等。

(二)淋巴转移

癌组织局部浸润后侵入淋巴管形成瘤栓,随淋巴液引流进入局部淋巴结,在淋巴管内扩散。淋巴转移一级组包括宫旁、宫颈旁、闭孔、髂内、髂外、髂总、骶前淋巴结;二级组包括腹股沟深浅淋巴结、腹主动脉旁淋巴结。

(三)血行转移

血行转移极少见,晚期可转移至肺、肝或骨骼等。

三、临床分期

采用国际妇产科联盟(FIGO,2000 年)修订的宫颈癌临床分期,大体分为 5 期(表 7-2,图 7-5)。

表 7-2　子宫颈癌的临床分期(FIGO,2000 年)

期别	肿瘤累及范围
0 期	原位癌(浸润前癌)
Ⅰ期	癌灶局限于宫颈(包括累及宫体)
Ⅰ$_a$期	肉眼未见癌灶,仅在显微镜下可见浸润癌
Ⅰ$_{a1}$期	间质浸润深度≤3 mm,宽度≤7 mm
Ⅰ$_{a2}$期	间质浸润深度>3 至≤5 mm,宽度≤7 mm
Ⅰ$_b$期	肉眼可见癌灶局限于宫颈,或显微镜下可见病变>Ⅰ$_{a2}$期
Ⅰ$_{b1}$期	肉眼可见癌灶最大直径≤4 cm
Ⅰ$_{b2}$期	肉眼可见癌灶最大直径>4 cm
Ⅱ期	癌灶已超出宫颈,但未达盆壁。癌累及阴道,但未达阴道下 1/3
Ⅱ$_a$期	无宫旁浸润
Ⅱ$_b$期	有宫旁浸润
Ⅲ期	肿瘤扩散至盆壁和/或累及阴道下 1/3,导致肾盂积水或无功能肾
Ⅲ$_a$期	癌累及阴道下 1/3,但未达盆壁
Ⅲ$_b$期	癌已达盆壁,或有肾盂积水或无功能肾
Ⅳ期	癌播散超出真骨盆,或癌浸润膀胱黏膜及直肠黏膜
Ⅳ$_a$期	癌播散超出真骨盆或癌浸润膀胱黏膜或直肠黏膜
Ⅳ$_b$期	远处转移

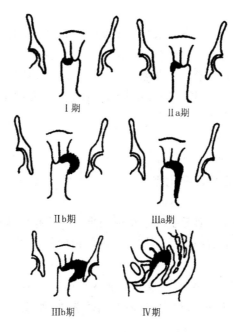

Ⅰ期　　　　　　　　Ⅱa期

Ⅱb期　　　　　　　　Ⅲa期

Ⅲb期　　　　　　　　Ⅳ期

图 7-5　子宫颈癌临床分期示意图

四、临床表现

(一)症状

早期,可无症状;随着癌细胞的进展,可出现以下表现。

1.阴道流血

阴道流血由癌灶浸润间质内血管所致,出血量根据病灶大小、受累间质内血管的情况而定。年轻患者常表现为接触性出血,即性生活后或妇科检查后少量出血。也有表现为经期延长、周期缩短、经量增多等。年老患者常表现为绝经后不规则阴道流血。

一般外生型癌出血较早,量多;内生型癌出血较晚,量少。一旦侵犯较大血管可引起致命大出血。

2.阴道排液

阴道排液一般发生在阴道出血之后,呈白色或血性,稀薄如水样或米泔样。初期量不多、有腥臭;晚期癌组织坏死、破溃,继发感染则出现大量脓性或米汤样恶臭白带。

3.疼痛

疼痛为癌晚期症状。当宫旁组织明显浸润,并已累及盆壁、神经,可引起严重的腰骶部或坐骨神经痛。盆腔病变严重时,可以导致下肢静脉回流受阻,引起下肢肿胀和疼痛。

4.其他

(1)邻近器官受累症状。①压迫或侵犯膀胱、尿道及输尿管:排尿困难、尿痛、尿频、血尿、尿闭、膀胱阴道瘘、肾盂积水、尿毒症等。②累及直肠:里急后重、便血、排便困难、便秘或肠梗阻、直肠阴道瘘。③宫旁组织受侵:组织增厚、变硬、弹性消失,可直达盆壁,子宫固定不动,可形成"冰冻盆腔"。

(2)恶病质:晚期癌症,长期消耗,出现身心交瘁、贫血、低热、消瘦、虚弱等全身衰竭表现。

(二)体征

早期宫颈癌局部无明显病灶,宫颈光滑或轻度糜烂,与一般宫颈炎肉眼难以区别。随着病变的发展,类型不同,体征也不同。外生型宫颈上有赘生物呈菜花状、乳头状,质脆易出血。内生型宫颈肥大、质硬,如桶状,表面可光滑。晚期癌组织坏死、脱落可形成溃疡或空洞。阴道受累时,阴道壁变硬、弹性减退,有赘生物生长。若侵犯宫旁组织,三合诊检查可扪及宫颈旁组织增厚、变硬、呈结节状,甚至形成"冰冻骨盆"。

五、治疗原则

治疗以手术治疗为主,配合放疗和化疗。

(一)手术治疗

手术治疗适用于Ⅰa期~Ⅱa期无手术禁忌证的患者。根据临床分期不同,可选择全子宫切除术、子宫根治术和盆腔淋巴结清扫术。年轻患者可保留卵巢及阴道。

(二)放疗

放疗适用于各期患者,主要是年老、严重并发症或Ⅲ期以上不能手术的患者。分为腔内放疗和体外放疗两种方法。早期以腔内放疗为主、体外放疗为辅;晚期则以体外放疗为主、腔内放疗为辅。

(三)手术加放疗

手术加放疗适用于癌灶较大的患者,可先行放疗局限病灶后再行手术治疗;或手术后怀疑有淋巴或宫旁组织转移者,放疗作为手术的补充治疗。

(四)化疗

化疗用于晚期或有复发转移的患者,也可用于手术或放疗的辅助治疗,目前多主张联合化疗方案。

六、护理评估

(一)健康史

详细了解年轻患者有无接触性出血、年老患者绝经后阴道不规则流血情况。评估患者有无患病的高危因素存在,如慢性宫颈炎的病史及是否有人乳头瘤病毒、巨细胞病毒等的感染;婚育史、性生活史、高危男子性接触史等。

(二)身体状况

1.症状

详细了解患者阴道流血的时间、量、质、色等,有无妇科检查或性生活后的接触性出血;阴道排液的性状、气味;有无邻近器官受累的症状;有无疼痛,疼痛的部位、性质、持续时间等。全身有无贫血、消瘦、乏力等恶病质的表现。

2.体征

评估妇科检查的结果,如宫颈有无异常,有无糜烂和赘生物;宫颈是否出血、肥大、质硬、宫颈管外形呈桶状等。

(三)心理社会状况

子宫颈癌确诊早期,患者常因无症状或症状轻微,往往对诊断表示怀疑和震惊而四处求医,希望否定癌症诊断;当诊断明确,患者会感到恐惧和绝望,害怕疼痛和死亡,迫切要求治疗,以减轻痛苦、延长寿命。另外,恶性肿瘤对患者身体的折磨会给患者带来巨大的心理应激,而且手术范围大,留置尿管的时间长,疾病和手术对身体的损伤大,恢复时间长,患者很长时间不能正常地生活、工作。

(四)辅助检查

宫颈癌发展过程长,尤其是癌前病变阶段,所以应该积极开展防癌普查,提倡"早发现、早诊断、早治疗"。早期宫颈癌因无明显症状和体征,需采用以下辅助检查。

1.宫颈刮片细胞学检查

普查宫颈癌的主要方法,也是早期发现宫颈癌的主要方法之一。注意在宫颈外口鳞-柱上皮交界处取材,防癌涂片用巴氏染色。结果分5级:Ⅰ级提示正常、Ⅱ级提示炎症、Ⅲ级提示可疑癌、Ⅳ级提示高度可疑癌、Ⅴ级提示癌。巴氏Ⅲ级及以上需行活检。

2.碘试验

将碘溶液涂于宫颈和阴道壁,观察其着色情况。正常宫颈阴道部和阴道鳞状上皮含糖原丰富,被碘溶液染成棕色或深赤褐色。若不染色为阳性,说明鳞状上皮不含糖原。瘢痕、囊肿、宫颈炎或宫颈癌等鳞状上皮不含糖原或缺乏糖原,均不染色,所以本试验对癌无特异性。碘试验主要识别宫颈病变危险区,以便确定活检取材部位,提高诊断率。

3.阴道镜检查

宫颈刮片细胞学检查Ⅲ级或以上者,应行阴道镜检查,观察宫颈表面上皮及血管变化,发现病变部位,指导活检取材,提高诊断率。

4.宫颈和宫颈管活检

宫颈和宫颈管活检是确诊宫颈癌和癌前病变的"金标准"。可在宫颈外口鳞-柱上皮交界处3、6、9、12点4处取材或碘试验不着色区、阴道镜病变可疑区取材做病理检查。宫颈活检阴性时,可用小刮匙刮取宫颈管组织送病理检查。

七、护理诊断

(1)排尿异常:与宫颈癌根治术后对膀胱功能影响有关。

(2)营养失调:与长期的阴道流血造成的贫血及癌症的消耗有关。

(3)焦虑:与子宫颈癌确诊带来的心理应激有关。

(4)恐惧:与宫颈癌的不良预后有关。

(5)自我形象紊乱:与阴道流恶臭液体及较长时间留置尿管有关。

八、护理目标

(1)患者能接受诊断,配合各种检查、治疗。

(2)出院时患者排尿功能恢复良好。

(3)患者能接受现实,适应术后生活方式。

九、护理措施

(一)心理护理

多陪伴患者,经常与患者沟通,了解其心理特点,与患者、家属一起寻找引起不良心理反应的原因,教会患者缓解心理应激的措施,学会用积极的应对方法,如寻求他人的支持和帮助、向他人倾诉内心的感受等,使患者能以最佳的心态接受并积极配合治疗。

(二)饮食与营养

根据患者的营养状况、饮食习惯协助制订营养食谱,鼓励患者进食高能量、高维生素及营养素全面的饮食,以满足机体的需要。

(三)阴道、肠道准备

术前 3 d 需每天行阴道冲洗 2 次,冲洗时动作应轻柔,以免损伤子宫颈脆性癌组织引起阴道大出血。肠道按清洁灌肠来准备。另外,术前教会患者进行肛门、阴道肌肉的缩紧与舒张练习,掌握锻炼盆底肌肉的方法。

(四)术后帮助膀胱功能恢复

由于手术范围大,可能损伤支配膀胱的神经,膀胱功能恢复缓慢,因此,一般留置尿管 7～14 d,甚至 21 d。

1.盆底肌肉的锻炼

术前教会患者进行盆底肌肉的缩紧与舒张练习,术后第 2 d 开始锻炼,术后第 4 d 开始锻炼腹部肌肉,如抬腿、仰卧起坐等。有资料还报道改变体位的肌肉锻炼有利于排尿功能的恢复,锻炼的强度应逐渐增加。

2.膀胱肌肉的锻炼

在拔除尿管前 3 d 开始定时开放尿管,每 2～3 h 放尿 1 次,锻炼膀胱功能,促进排尿功能的恢复。

3.导残余尿

在膀胱充盈的情况下拔除尿管,让患者立即排尿,排尿后,导残余尿,每天 1 次。如残余尿连续 3 次在 100 mL 以下,证明膀胱功能恢复尚可,不需再留置尿管;如残余尿超过 100 mL,应及时给患者再留置尿管,保留 3～5 d 后再行拔管,导残余尿,直至低于 100 mL 以下。

(五)保持负压引流管的通畅

手术创面大、渗出多,同时淋巴回流受阻,术后常在盆腔放置引流管,应密切注意引流管是否通畅,以及引流液的量、色、质,一般引流管于 48～72 h 后拔除。

(六)出院指导

(1)定期随访:护士应向出院患者和家属说明随访的重要性及随访要求。第 1 年内,出院后 1 个月首次随访,以后每 2～3 个月随访 1 次;第 2 年每 3～6 个月随访 1 次;第 3～5 年每半年随访 1 次;第 6 年开始每年随访 1 次。如有不适随时就诊。

(2)少数患者出院时尿管未拔,应教会患者留置尿管的护理,强调多饮水、外阴清洁的重要性,勿将尿袋高于膀胱口,避免尿液倒流,继续锻炼盆底肌肉、膀胱功能,及时到医院拔尿管、导残余尿。

(3)康复后应逐步增加活动强度,适当参加社交活动及正常的工作等,以便恢复原来的角色功能。

十、结果评价

(1)患者住院期间能以积极态度配合诊治全过程。

(2)出院时,患者无尿路感染症状,拔管后已经恢复正常排尿功能。

(3)患者能正常与人交往,正确树立自我形象。

(于阿荣)

第九节 正常分娩

一、第一产程的临床经过及护理

(一)临床经过

1.规律宫缩

分娩开始时,子宫收缩力较弱,持续时间较短(约 30 s),间歇时间较长(5～6 min)。随着产程进展,宫缩持续时间逐渐延长,间歇时间逐渐缩短。子宫口接近开全时,持续时间可达 60 s 及以上,间歇时间1～2 min,且强度不断增加。

2.宫颈口扩张

临产后宫缩规律并逐渐增强,使宫颈口逐渐扩张,胎先露逐渐下降。宫颈口扩张规律是先慢后快,分为潜伏期和活跃期。

(1)潜伏期:从规律宫缩开始至宫颈口扩张 3 cm,此期宫颈口扩张速度较为缓慢,约需 8 h,最大时限为 16 h。

(2)活跃期:从宫颈口扩张 3 cm 至宫颈口开全。此期宫颈口扩张速度较快,约需 4 h,最大时限为 8 h。

3.胎先露下降

胎先露下降程度作为判断分娩难易的指标之一。潜伏期胎头下降不明显,进入活跃期胎头下降速度加快。判断胎头下降程度是以坐骨棘平面为标志,胎头颅骨最低点达坐骨棘时,记为"0",在坐骨棘平面上 1 cm 时记为"−1",在坐骨棘平面下 1 cm 时记为"+1",依此类推。图 7-6 所示为胎头高低判断示意图。根据每次检查的结果绘制成产程图。产程图是连续描记子宫口扩张和胎先露下降情况的坐标图。它以临产时间(h)为横坐标,以子宫口扩张程度(cm)和胎先露下降程度(cm)为纵坐标,画出子宫口扩张曲线和胎先露下降曲线,便于直观地了解产程进展情况(图 7-7)。

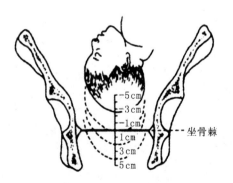

图 7-6 胎头高低判断示意图

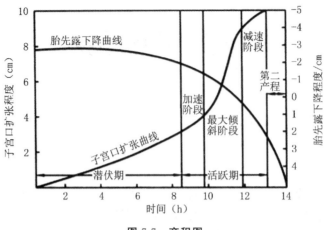

图 7-7　产程图

4.胎膜破裂

胎膜破裂简称破膜。随着子宫口逐渐开大,胎先露逐渐下降将羊水阻隔为前、后两部分,形成前羊膜囊。胎先露进一步下降使前羊膜囊压力逐渐升高,当压力增高至一定程度时,胎膜自然破裂,多发生在第一产程末期子宫口接近开全或开全时。

(二)护理评估

1.健康史

根据产前检查记录了解待产妇的一般情况,包括年龄、体重、身高、营养情况、既往史、过敏史、月经史、婚育史、分娩史等。了解本次妊娠的经过,孕期有无阴道流血、流液及有无内外科合并症等。了解宫缩出现的时间、强度及频率,了解胎位、胎先露、骨盆测量值及胎心情况。

2.身体状况

观察生命体征,了解胎心情况、宫缩、子宫口扩张和胎头下降情况,以及是否破膜,羊水颜色、性状及流出量。

3.心理-社会状况

由于第一产程时间较长,对分娩的认知及对疼痛的耐受性因人而异,且担心胎儿及自身的健康状况,产妇和家属容易产生紧张、焦虑和急躁情绪。

(三)护理问题

1.知识缺乏

缺乏分娩相关知识。

2.焦虑

与疼痛及担心分娩结局有关。

3.急性疼痛

与宫缩、子宫口扩张有关。

(四)护理措施

1.心理护理

讲解相关知识,减轻焦虑:主动热情接待产妇,耐心回答产妇提出的有关问题,适当讲解分娩相关知识,鼓励产妇积极配合分娩,减轻产妇及家属的焦虑情绪。

2.观察产程进展

(1)监测胎心:用胎心听诊器、多普勒仪于宫缩间歇时听胎心。潜伏期每 1～2 h 听 1 次,进入活跃期每 15～30 min 听 1 次,并注意心率、心律、心音强弱。若胎心率超过 160 次/分钟或低于 120 次/分钟或不规律,提示胎儿宫内窘迫,应立即给产妇吸氧并报告医师。

(2)观察宫缩:医护人员将一手掌放于产妇腹壁子宫体近子宫底处,宫缩时子宫体部隆起变硬,宫缩间歇时松弛变软,一般需连续观察 3 次,每隔 1～2 h 观察 1 次。观察并记录宫缩间歇时间、持续时间及强度。

(3)观察破膜及羊水情况:一旦破膜,应立即监测胎心,记录破膜时间和羊水性状、颜色及量。若破膜后胎头未入盆或胎位异常应嘱产妇卧床并抬高臀部,并注意观察有无脐带脱垂征象。破膜超过 12 h 尚未分娩者,遵医嘱给予抗生素预防感染。

(4)观察生命体征:每隔 4～6 h 测量生命体征 1 次,发现异常应酌情增加测量次数,并予相应处理。

3.生活护理

(1)补充能量和水分:鼓励产妇进食易消化、高热量的清淡食物,摄入足量水分,维持水、电解质平衡,保证充足的体力。

(2)活动与休息:临产后胎膜未破且宫缩不强时,鼓励产妇在室内适当进行活动,以促进宫缩,利于子宫口扩张和胎先露下降。初产妇子宫口近开全或经产妇子宫口扩张 4 cm 时应取左侧卧位休息。

(3)清洁卫生:协助产妇擦汗、更衣,保持外阴部清洁、干燥。

(4)排便、排尿:鼓励产妇 2～4 h 排尿 1 次,并及时排便,以免影响宫缩及产程进展。

(五)护理评价

(1)产妇是否了解分娩过程的相关知识。

(2)在产程中焦虑是否缓解,并主动配合医护人员。

(3)疼痛不适感是否减轻。

二、第二产程的临床经过及护理

(一)临床经过

1.宫缩增强

此期宫缩强度进一步增强,频率进一步加快,宫缩持续时间可达 1 min 甚至更长,间歇时间仅1～2 min。

2.胎儿下降及娩出

子宫口开全后,胎头下降至骨盆出口压迫盆底组织时,产妇出现排便感,不自主向下屏气用力。会阴部逐渐膨隆变薄,阴唇张开,肛门松弛。宫缩时胎头显露于阴道口,间歇时又缩回,称胎头拨露(图 7-8)。经过几次胎头拨露以后,胎头双顶径已超过骨盆出口,宫缩间歇不再回缩,称胎头着冠(图 7-9)。此时,会阴极度扩张,胎头继续下降,当胎头枕骨抵达耻骨弓下方后,以此为支点进行仰伸、复位及外旋转,胎儿前肩、后肩、胎体相继娩出,羊水随即涌出。经产妇的第二产程较短,有时仅仅几次宫缩即可完成上述过程。

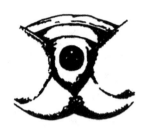

图 7-8　胎头拨露

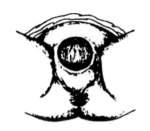

图 7-9　胎头着冠

(二)护理评估

1.健康史

详细了解第一产程经过及处理情况,并注意了解产妇及胎儿情况。

2.身体状况

了解宫缩及胎心情况、产妇用力方法,观察胎头拨露及胎头着冠情况,评估有无会阴切开指征。

3.心理-社会状况

因剧烈疼痛及对分娩缺乏信心,同时担心胎儿安危而焦虑不安。

4.辅助检查

用胎儿监护仪监测胎心率基线与宫缩的变化。

(三)护理问题

1.焦虑

与担心分娩是否顺利及胎儿健康有关。

2.疼痛

与宫缩及会阴伤口有关。

3.有受伤的危险

与可能的会阴裂伤、新生儿产伤有关。

(四)护理措施

1.观察产程

严密观察宫缩强度和频率;了解胎先露下降情况;每 5~10 min 听胎心 1 次,仔细观察胎儿有无急性缺氧,发现异常及时通知医师并给予相应处理。

2.缓解焦虑

医护人员应给予产妇安慰和鼓励,并及时告之产程进展情况,同时协助产妇擦汗、饮水等,缓解产妇紧张、焦虑情绪。

3.正确指导产妇使用腹压

子宫口开全后指导产妇双足蹬在产床上,双手握住产床把手,宫缩时深吸气屏住,随后如排大便样向下屏气用力,宫缩间歇时放松休息,宫缩再现时重复上述动作。至胎头着冠后,指导产妇宫缩时张口哈气,宫缩间歇时稍向下用力使胎儿缓慢娩出。

4.接生准备

初产妇子宫口开全或经产妇子宫口扩张至 3~4 cm 时,将产妇送至产房做好消毒接生准备。产妇取膀胱截石位,双腿屈曲分开,臀下置便盆或橡胶单,分 3 步进行外阴擦洗及消毒(图 7-10):①先用消毒肥皂水棉球擦洗外阴,顺序为阴阜、大腿内上 1/3、大小阴唇、会阴和肛门周围;擦洗顺序为由上向下、由外向内;②然后将消毒干棉球盖于阴道外口(防止擦洗液进入阴道),再用温开水冲去肥皂水;③最后用0.5％聚维酮碘棉球消毒,顺序为大小阴唇、阴阜、大腿内上1/3、会阴和肛门周围。消毒完后移去阴道口棉球及臀下的便盆或橡胶单,铺消毒中于臀下。检查好接生及新生儿抢救所需的所有用品后,接生者按无菌操作规程行外科洗手、穿手术衣、戴无菌手套、打开产包、铺消毒巾,准备接生。

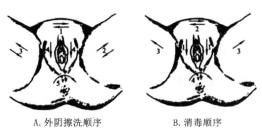

A.外阴擦洗顺序　　　　　B.消毒顺序

图 7-10　外阴擦洗及消毒

5.接生前评估

行阴道检查了解胎位是否异常,并了解会阴条件及胎头大小,必要时行会阴切开。

6.接生步骤

接生者站在产妇右侧,当胎头拨露使阴唇后联合紧张时开始保护会阴。会阴部盖消毒中,接生者右肘支在产床上,右手拇指与其余四指分开,利用手掌大鱼际肌压住会阴部,当宫缩时应向上内方托压,左手适度下压胎头枕部,协助胎头俯屈和缓慢下降,宫缩间歇时右手放松但不离开会阴部,以免压迫过久致会阴水肿。当胎头枕骨在耻骨弓下露出时,嘱产妇宫缩时张口哈气,在宫缩间歇时稍用力,待胎头双顶径娩出时,左手协助胎头仰伸,使胎头缓慢娩出。胎头完全娩出后,右手继续保护会阴,左手拇指自胎儿鼻根向下颏挤压,其余四指白喉部向下颌挤压,挤出口鼻内的黏液和羊水,然后协助胎头复位及外旋转,左手将胎儿颈部向下轻压,使前肩自耻骨弓下完全娩出,再轻托胎颈向上,协助娩出后肩(图7-11)。双肩娩出后松开右手,然后双手协助胎体及下肢以侧位娩出。

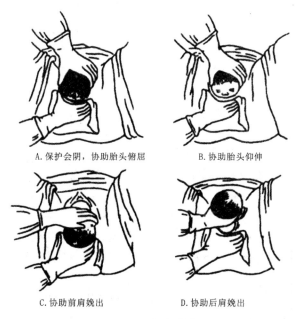

A.保护会阴,协助胎头俯屈　　　B.协助胎头仰伸

C.协助前肩娩出　　　　　D.协助后肩娩出

图 7-11　接生步骤

7.脐带绕颈的处理

胎头娩出后若有脐带绕颈1周且较松时,应将脐带顺肩上推或从胎头滑下;若缠绕过紧或绕颈2周以上,则用两把止血钳夹住后从中间剪断,注意勿使胎儿受伤。

(五)护理评价

(1)产妇情绪是否稳定。

(2)疼痛是否缓解。

(3)产妇是否有严重会阴裂伤,新生儿是否发生产伤。

三、第三产程的临床经过及护理

(一)临床经过

1.宫缩胎儿娩出后

子宫底下降至平脐部,宫缩暂停,产妇顿感轻松,几分钟后宫缩再现。

2.胎盘娩出

由于宫缩,附着于子宫壁的胎盘不能相应缩小而与子宫壁发生错位剥离,剥离面出血形成胎盘后血肿。子宫继续收缩,胎盘剥离面越来越大,最终完全剥离而排出。

(二)护理评估

1.健康史

内容同第一、二产程,并了解第二产程的临床经过及处理。

2.新生儿身体状况

(1)Apgar评分:用于判断新生儿有无窒息及窒息的严重程度。以出生后1 min的心率、呼吸、肌张力、喉反射及皮肤颜色五项体征为依据,每项为0～2分(表7-3)。

表7-3 新生儿Apgar评分法

体征	0分	1分	2分
每分钟心率	0	<100次	≥100次
呼吸	0	浅、慢而不规则	佳
肌张力	松弛	四肢稍屈曲	四肢活动好
喉反射	无反射	有少量动作	咳嗽、恶心
皮肤颜色	全身苍白	躯干红,四肢发绀	全身红润

(2)一般情况评估:测量身长、体重及头径,判断是否与孕周相符,有无胎头水肿及头颅血肿,体表有无畸形如唇裂、多指(趾)、脊柱裂等。

3.母亲身体状况

(1)胎盘娩出评估。

胎盘剥离征象包括以下几种:①子宫底上升至脐上,子宫体变硬呈球形(图7-12)。②阴道少量流血。③阴道口外露的脐带自行下移延长。④用手掌尺侧按压产妇耻骨联合上方,子宫体上升而外露的脐带不回缩。

胎盘娩出的方式有以下2种。①胎儿面娩出式:胎盘从中央开始剥离,而后向周边剥离,其特点是先胎盘娩出,后有少量阴道流血,较多见。②母体面娩出式:胎盘从边缘开始剥离,血液沿剥离面流出,其特点是先有较多阴道流血,后胎盘娩出,较少见。

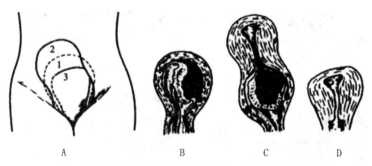

图 7-12 胎盘剥离时子宫位置、形状示意图

(2)宫缩及阴道流血量评估:正常情况下,胎儿娩出后宫缩迅速,经短暂间歇后,再次收缩致胎盘剥离。胎盘排出后,若宫缩良好,子宫底下降至脐下两横指,子宫壁坚硬,轮廓清楚,呈球形。若子宫轮廓不清、子宫底位置高为宫缩乏力的表现。阴道出血量多者,多由宫缩乏力、软产道损伤或胎盘残留等因素引起。

(3)软产道检查:胎盘娩出后,应仔细检查会阴、小阴唇内侧、尿道口周围、阴道和宫颈有无裂伤。

(三)护理问题

1.潜在并发症

如新生儿窒息、产后出血等。

2.有母儿依恋关系改变的危险

与产后疲惫及对新生儿性别不满意有关。

(四)护理措施

1.新生儿处理

(1)清理呼吸道:新生儿娩出后应立即置于辐射台保暖,用吸痰管清除口鼻腔内黏液和羊水,保持呼吸道通畅。若新生儿仍不啼哭,可轻抚背部或轻弹足底使其啼哭。

(2)进行 Apgar 评分:出生后 1 min 进行评分,8～10 分为正常;4～7 分为轻度窒息,缺氧较严重,除一般处理外需采用人工呼吸、吸氧、用药等措施;0～3 分为重度窒息,又称苍白窒息,为严重缺氧,需紧急抢救。缺氧新生儿 5 min、10 min 后应再次评分并进行相应处理,直至连续2 次大于或等于 8 分为止。

(3)脐带处理:用 75%乙醇或 0.5%聚维酮碘消毒脐根及其周围直径约 5 cm 的皮肤,在距脐根 0.5 cm 处用粗棉线结扎第一道,距脐根 1 cm 处结扎第二道(注意必须扎紧脐带以防出血,但要避免过度用力致脐带断裂),距脐根 1.5 cm 处剪断脐带,挤出残余血,用饱和高锰酸钾溶液消毒断面(药液切勿触及新生儿皮肤,以免灼伤),待干后以无菌纱布覆盖,再用脐带卷包裹。目前还有用气门芯、脐带夹、血管钳等方法结扎脐带。处理脐带时注意新生儿保暖。

(4)一般护理:评估新生儿一般情况后,擦净足底胎脂,盖新生儿的足印及产妇拇指印于新生儿记录单上,系上标明母亲姓名、住院号、床号、新生儿性别及体重和出生时间的手圈。用抗生素眼药水滴眼以预防结膜炎。如无禁忌证,产后半小时内进行母婴皮肤早接触、早吸吮,注意新生儿保暖及安全。

2.协助胎盘娩出

胎盘未完全剥离前,切忌牵拉脐带或按摩子宫。当出现胎盘剥离征象时,接生者左手轻压子宫底,右手轻拉脐带使其向外牵引,当胎盘下降至阴道口时,双手捧住胎盘向一个方向旋转并缓慢向外牵拉,协助胎盘、胎膜完整娩出(图7-13)。若这期间发现胎膜部分断裂,用血管钳夹住断裂上端的胎膜,继续沿原方向旋转直至胎膜完全娩出。

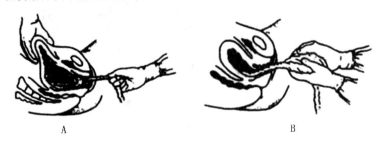

图7-13 协助胎盘、胎膜完整娩出

3.检查胎盘、胎膜

胎盘娩出后应立即检查胎盘小叶有无缺损、胎膜是否完整。若疑有副胎盘、胎盘小叶或大部分胎膜残留,应及时行子宫腔探查并取出。

4.检查软产道

胎盘娩出后,应仔细检查软产道,如有裂伤立即予以缝合。

5.预防产后出血

胎儿前肩娩出后立即静脉注射缩宫素 10～20 U,加强宫缩促进胎盘迅速娩出。胎盘娩出后,按摩子宫刺激宫缩,必要时遵医嘱予缩宫素或麦角新碱肌内注射。

6.心理护理

及时告知产妇分娩情况及新生儿情况,给予心理安慰和鼓励,协助母婴接触,建立母子感情。

7.产后 2 h 护理

胎盘娩出后产妇继续留在产房内观察 2 h。严密观察血压、脉搏、宫缩、子宫底高度、膀胱充盈及会阴切口情况。如发现宫缩乏力、阴道流血量多、会阴血肿等立即报告医师并给予相应处理。观察 2 h 无异常后,方可送产妇回休养室休息。

(五)护理评价

(1)是否发生了产后出血或新生儿窒息等并发症。

(2)产妇是否接受新生儿并进行皮肤接触和早吸吮。

(于阿荣)

第十节 早 产

早产是指妊娠满 28 周至不足 37 周(196～258 d)间分娩者。此时娩出的新生儿称为早产儿,体重为 1 000～2 499 g。各器官发育尚不够健全,出生孕周越小,体重越轻,预后越差。国内早产占分娩总数的 5%～15%。约 15% 早产儿于新生儿期死亡。近年由于早产儿治疗学及监护手段的进步,其生存率明显提高,伤残率下降,国外学者建议将早产定义时间上限提前到妊娠 20 周。

一、病因

诱发早产的常见原因有：①胎膜早破、绒毛膜羊膜炎最常见，30％～40％早产与此有关；②下生殖道及泌尿道感染，如B族溶血性链球菌、沙眼衣原体、支原体感染、急性肾盂肾炎等；③妊娠并发症与并发症，如妊娠期高血压疾病、妊娠期肝内胆汁淤积症、妊娠合并心脏病、慢性肾炎、病毒性肝炎、急性肾盂肾炎、急性阑尾炎、严重贫血、重度营养不良等；④子宫过度膨胀及胎盘因素，如羊水过多、多胎妊娠、前置胎盘、胎盘早剥、胎盘功能减退等；⑤子宫畸形，如纵隔子宫、双角子宫等；⑥宫颈内口松弛；⑦每天吸烟＞10 支，酗酒。

二、临床表现

早产的主要临床表现是子宫收缩，最初为不规则宫缩，常伴有少许阴道流血或血性分泌物，以后可发展为规则宫缩，其过程与足月临产相似，胎膜早破较足月临产多见。宫颈管先逐渐消退，然后扩张。妊娠满28周至不足37周出现至少10 min 1次的规则宫缩，伴宫颈管缩短，可诊断先兆早产。妊娠满28周至不足37周出现规则宫缩（20 min≥4 次，或 60 min≥8 次，持续＞30 s），伴宫颈缩短≥80％，宫颈扩张 1 cm 以上。诊断为早产临产。部分患者可伴有少量阴道流血或阴道流液。以往有晚期流产、早产史及产伤史的孕妇容易发生早产。诊断早产一般并不困难，但应与妊娠晚期出现的生理性子宫收缩相区别。生理性子宫收缩一般不规则、无痛感，且不伴有宫颈管消退和宫口扩张等改变。

三、处理原则

若胎膜未破，胎儿存活、无胎儿窘迫，无严重妊娠并发症及并发症时，应设法抑制宫缩，尽可能延长孕周；若胎膜已破，早产不可避免时，应设法提高早产儿存活率。

四、护理

(一)护理评估

1.病史

详细评估可致早产的高危因素，如孕妇以往有流产、早产史或本次妊娠期有阴道流血史，则发生早产的可能性大，应详细询问并记录患者既往出现的症状及接受治疗的情况。

2.身心诊断

妊娠晚期者子宫收缩规律（20 min≥4 次），伴以宫颈管消退≥75％，以及进行性宫颈扩张 2 cm 以上时，可诊断为早产者临产。

早产已不可避免时，孕妇常会不自觉地把一些相关的事情与早产联系起来而产生自责感；由于孕妇对结果的不可预知，恐惧、焦虑、猜测也是早产孕妇常见的情绪反应。

3.辅助检查

通过全身检查及产科检查，结合阴道分泌物的生化指标检测，核实孕周，评估胎儿成熟度、胎方位等；观察产程进展，确定早产的进程。

(二)可能的护理诊断

1.有新生儿受伤的危险

有新生儿受伤的危险与早产儿发育不成熟有关。

2.焦虑

焦虑与担心早产儿预后有关。

(三)预期目标

(1)新生儿不存在因护理不当而产生的并发症。

(2)患者能平静地面对事实,接受治疗及护理。

(四)护理措施

1.预防早产

孕妇良好的身心状况可减少早产的发生,突发的精神创伤亦可诱发早产。因此,应做好孕期保健工作,指导孕妇加强营养,保持平静心情。避免诱发宫缩的活动,如抬举重物、性生活等。高危孕妇必须多卧床休息,以左侧卧位为宜,以增加子宫血液循环,改善胎儿供氧,慎做肛查和引导检查等,积极治疗并发症。宫颈内口松弛者应于孕14~18周或更早些时间做预防性宫颈环扎术,防止早产的产生。

2.药物治疗的护理

先兆早产的主要治疗为抑制宫缩,与此同时,还要积极控制感染治疗并发症和并发症。护理人员应能明确具体药物的作用和用法,并能识别药物的不良反应,以避免毒性作用的发生,同时,应对患者做相应的健康教育。常用抑制宫缩的药物有以下几类。

(1)β肾上腺素受体激动素:其作用为激动子宫平滑肌β受体,从而抑制宫缩。此类药物的不良反应为心跳加快、血压下降、血糖增高、血钾降低、恶心、出汗、头痛等。常用药物有利托君、沙丁胺醇等。

(2)硫酸镁:镁离子直接作用于肌细胞,使平滑肌松弛,抑制子宫收缩。一般采用25%硫酸镁20 mL加于5%葡萄糖液100~250 mL中,在30~60 min缓慢静脉滴注,然后用25%硫酸镁10~20 mL加于5%葡萄糖液100~250 mL中,以每小时1~2 g的速度缓慢静脉滴注,直至宫缩停止。

(3)钙通道阻滞剂:阻滞钙离子进入细胞而抑制宫缩。常刚硝苯地平5~10 mg,舌下含服,每天3次。用药时必须密切注意孕妇及血压的变化,若合并使用硫酸镁时更应慎重。

(4)前列腺素合成酶抑制剂:前列腺素有刺激子宫收缩和软化宫颈的作用,其抑制剂则有减少前列腺素合成的作用,从而抑制宫缩。常用药物有吲哚美辛及阿司匹林等。但此类药物可抑制胎儿前列腺素的合成和释放,使胎儿体内前列腺素减少,而前列腺素有药物可通过胎盘抑制胎儿前列腺素的合成和释放,使胎儿体内前列腺素减少,而前列腺素有维持胎儿动脉导管开放的作用,缺乏时导管可能过早关闭而致胎儿血液循环障碍。因此,临床已较少应用,必要时仅能短期(不超过1周)服用。

3.预防新生儿并发症的发生

在保胎过程中,应每天行胎心监护,教会患者自数胎动,有异常时及时采用应对措施。在分娩前按医嘱给孕妇糖皮质激素如地塞米松、倍他米松等,可促胎肺成熟,是避免发生新生儿呼吸窘迫综合征的有效步骤。

4.为分娩做准备

如早产已不可避免,应尽早决定合理分娩的方式,如臀位、横位,估计胎儿成熟度低;而产程又需较长时间者,可选用剖宫产术结束分娩;经阴道分娩者,应考虑使用产钳和会阴切开术以缩短产程,从而减少分娩过程中对胎头的压迫。同时,充分做好早产儿保暖和复苏的准备,临产后慎用镇静药,避免发生新生儿呼吸抑制的情况;产程中应给孕妇吸氧;新生儿出生后,立即结扎脐带,防止过多母血进入胎儿循环,造成循环系统负荷过载。

5.为孕妇提供心理支持

安排时间与孕妇进行开放式的讨论,让患者了解早产的发生并非她的过错,有时甚至是无缘由的。也要避免为减轻孕妇的负疚感而给予过于乐观的保证。由于早产是出乎意料的,孕妇多没有精神和物质准备,对产程的孤独无助感尤为敏感,因此,丈夫、家人和护士在身旁提供支持较足月分娩更显重要,并能帮助孕妇重建自尊,以良好的心态承担早产儿母亲的角色。

(五)护理评价

(1)患者能积极配合医护措施。

(2)母婴顺利经历全过程。

(于阿荣)

第十一节 异位妊娠

受精卵在于子宫体腔以外着床称为异位妊娠,习称宫外孕。异位妊娠依受精卵在子宫体腔外种植部位不同分为输卵管妊娠、卵巢妊娠、腹腔妊娠、阔韧带妊娠和宫颈妊娠(图7-14)。

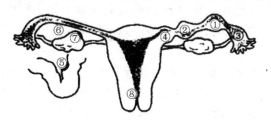

①输卵管壶腹部妊娠;②输卵管峡部妊娠;③输卵管伞部妊娠;④输卵管间质部妊娠;⑤腹腔妊娠;⑥阔韧带妊娠;⑦卵巢妊娠;⑧宫颈妊娠

图7-14 异位妊娠的发生部位

异位妊娠是妇产科常见的急腹症,发病率约1%,是孕产妇的主要死亡原因之一。以输卵管妊娠最常见。输卵管妊娠占异位妊娠95%左右,其中壶腹部妊娠最多见,约占78%,其次为峡部、伞部、间质部妊娠较少见。

一、病因

(一)输卵管炎症

此是异位妊娠的主要病因。可分为输卵管黏膜炎和输卵管周围炎。输卵管黏膜炎轻者可发生黏膜皱褶粘连、管腔变窄。或使纤毛功能受损,从而导致受精卵在输卵管内运行受阻并于该处着床;输卵管周围炎病变主要在输卵管浆膜层或浆肌层,常造成输卵管周围粘连、输卵管扭曲、管腔狭窄、蠕动减弱而影响受精卵运行。

(二)输卵管手术史输卵管绝育史及手术史者

输卵管妊娠的发生率为10%~20%。尤其是腹腔镜下电凝输卵管及硅胶环套术绝育,可因输卵管瘘或再通而导致输卵管妊娠。曾经接受输卵管粘连分离术、输卵管成形术(输卵管吻合术或输卵管造口术)者,在再次妊娠时输卵管妊娠的可能性亦增加。

(三)输卵管发育不良或功能异常

输卵管过长、肌层发育差、黏膜纤毛缺乏、双输卵管、输卵管憩室或有输卵管副伞等,均可造成输卵管妊娠。输卵管功能(包括蠕动、纤毛活动及上皮细胞分泌)受雌、孕激素调节。若调节失败,可影响受精卵正常运行。

(四)辅助生殖技术

近年,由于辅助生育技术的应用,使输卵管妊娠发生率增加,既往少见的异位妊娠,如卵巢妊娠、宫颈妊娠、腹腔妊娠的发生率增加。1998年,美国报道因助孕技术应用所致输卵管妊娠的发生率为2.8%。

(五)避孕失败

宫内节育器避孕失败,发生异位妊娠的机会较大。

(六)其他

子宫肌瘤或卵巢肿瘤压迫输卵管,影响输卵管管腔通畅,使受精卵运行受阻。输卵管子宫内膜异位可增加受精卵着床于输卵管的可能性。

二、病理

(一)输卵管妊娠的特点

输卵管管腔狭小,管壁薄且缺乏黏膜下组织,其肌层远不如子宫肌壁厚与坚韧,妊娠时不能形成完好的蜕膜,不利于胚胎的生长发育,常发生以下结局。

1.输卵管妊娠流产

输卵管妊娠流产多见于妊娠8~12周输卵管壶腹部妊娠。受精卵种植在输卵管黏膜皱襞内,由于蜕膜形成不完整,发育中的胚泡常向管腔突出,最终突破包膜而出血,胚泡与管壁分离,若整个胚泡剥离落入管腔,刺激输卵管逆蠕动经伞端排出到腹腔,形成输卵管妊娠完全流产,出血一般不多。若胚泡剥离不完整,妊娠产物部分排出到腹腔,部分尚附着于输卵管壁,形成输卵管妊娠不全流产,滋养细胞继续侵蚀输卵管壁,导致反复出血,形成输卵管血肿或输卵管周围血肿,血液不断流出并积聚在直肠子宫陷窝形成盆腔血肿,量多时甚至流入腹腔。

2.输卵管妊娠破裂

输卵管妊娠破裂多见于妊娠6周左右输卵管峡部妊娠。受精卵着床于输卵管黏膜皱襞间,胚泡生长发育时绒毛向管壁方向侵蚀肌层及浆膜,最终穿破浆膜,形成输卵管妊娠破裂。输卵管肌层血管丰富。短期内可发生大量腹腔内出血,使患者出现休克。其出血量远较输卵管妊娠流产多,腹痛剧烈;也可反复出血,在盆腔与腹腔内形成血肿。孕囊可自破裂口排出,种植于任何部位。若胚泡较小则可被吸收;若过大则可在直肠子宫陷凹内形成包块或钙化为石胎。

输卵管间质部妊娠虽少见,但后果严重,其结局几乎均为输卵管妊娠破裂。由于输卵管间质部管腔周围肌层较厚、血运丰富,因此破裂常发生于孕12~16周。其破裂犹如子宫破裂,症状较严重,往往在短时间内出现失血性休克症状。

3.陈旧性宫外孕

输卵管妊娠流产或破裂,若长期反复内出血形成的盆腔血肿不消散,血肿机化变硬并与周围组织粘连,临床上称为陈旧性宫外孕。

4.继发性腹腔妊娠

无论输卵管妊娠流产或破裂,胚胎从输卵管排入腹腔内或阔韧带内,多数死亡,偶尔也有存活者。若存活胚胎的绒毛组织附着于原位或排至腹腔后重新种植而获得营养,可继续生长发育,形成继发性腹腔妊娠。

(二)子宫的变化

输卵管妊娠和正常妊娠一样,合体滋养细胞产生 HCG 维持黄体生长,使类固醇激素分泌增加,致使月经停止来潮、子宫增大变软、子宫内膜出现蜕膜反应。若胚胎受损或死亡,滋养细胞活力消失,蜕膜子宫壁剥离而发生阴道流血。有时蜕膜可完整剥离,随阴道流血排出三角形蜕膜管型;有时呈碎片排出。排出的组织见不到绒毛,组织学检查无滋养细胞,此时血 β-HCG 下降。子宫内膜形态学改变呈多样性,若胚胎死亡已久,内膜可呈增生期改变,有时可见 Arias-Stella (A-S)反应,镜检见内膜腺体上皮细胞增生、增大,细胞边界不清,腺细胞排列成团突入腺腔,细胞极性消失,细胞核肥大、深染,细胞质有空泡。这种子宫内膜过度增生和分泌反应,可能为类固醇激素过度刺激所引起;若胚胎死亡后部分深入肌层的绒毛仍存活,黄体退化迟缓,内膜仍可呈分泌反应。

三、临床表现

输卵管妊娠的临床表现与受精卵着床部位、有无流产或破裂,以及出血量多少与时间长短等有关。

(一)症状

典型症状为停经后腹痛与阴道流血。

1.停经

除输卵管间质部妊娠停经时间较长外,多有 6~8 周停经史。有 20%~30%患者无停经史,将异位妊娠时出现的不规则阴道流血误认为月经。或由于月经过期仅数天而不认为是停经。

2.腹痛

腹痛是输卵管妊娠患者的主要症状。在输卵管妊娠发生流产或破裂之前,由于胚胎在输卵管内逐渐增大,常表现为一侧下腹部隐痛或酸胀感。当发生输卵管妊娠流产或破裂时,突感一侧下腹部撕裂样疼痛,常伴有恶心、呕吐。若血液局限于病变区,主要表现为下腹部疼痛,当血液积聚于直肠子宫陷凹时,可出现肛门坠胀感。随着血液由下腹部流向全腹,疼痛可由下腹部向全腹部扩散,血液刺激膈肌,可引起肩胛部放射性疼痛及胸部疼痛。

3.阴道流血

胚胎死亡后。常有不规则阴道流血,色暗红或深褐,量少呈点滴状,一般不超过月经量,少数患者阴道流血量较多,类似月经。阴道流血可伴有蜕膜管型或蜕膜碎片排出,为子宫蜕膜剥离所致。阴道流血一般常在病灶去除后方能停止。

4.晕厥与休克

由于腹腔内出血及剧烈腹痛,轻者出现晕厥,严重者出现失血性休克。出血量越多越快,症状出现越迅速越严重,但与阴道流血量不成正比。

5.腹部包块

输卵管妊娠流产或破裂时所形成的血肿时间较久者,由于血液凝固并与周围组织或器官(如子宫、输卵管、卵巢、肠管或大网膜等)发生粘连形成包块,包块较大或位置较高者,腹部可扪及。

(二)体征

根据患者内出血的情况,患者可呈贫血貌。腹部检查:下腹压痛、反跳痛明显,出血多时,叩诊有移动性浊音。

四、处理原则

处理原则以手术治疗为主,其次是药物治疗。

(一)药物治疗

1.化疗

化疗主要适用于早期输卵管妊娠、要求保存生育能力的年轻患者。符合下列条件可采用此法:①无药物治疗的禁忌证;②输卵管妊娠未发生破裂或流产;③输卵管妊娠包块直径≤4 cm;④血 β-HCG<2 000 U/L;⑤无明显内出血,常用甲氨蝶呤,治疗机制是抑制滋养细胞增生,破坏绒毛,使胚胎组织坏死、脱落、吸收。但在治疗中若病情无改善,甚至发生急性腹痛或输卵管破裂症状,则应立即进行手术治疗。

2.中医药治疗

中医学认为本病属血瘀少腹,不通则痛的实证。以活血化瘀、消癥为治则,但应严格掌握指征。

(二)手术治疗

手术治疗分为保守手术和根治手术。保守手术为保留患侧输卵管,根治手术为切除患侧输卵管。手术治疗适用于:①生命体征不稳定或有腹腔内出血征象者;②诊断不明确者;③异位妊娠有进展者(如血 β-HCG 处于高水平,附件区大包块等);④随诊不可靠者;⑤药物治疗禁忌证者或无效者。

1.保守手术

此适用于有生育要求的年轻妇女,特别是对侧输卵管已切除或有明显病变者。

2.根治手术

此适用于无生育要求的输卵管妊娠内出血并发休克的急症患者。

3.腹腔镜手术

这是近年治疗异位妊娠的主要方法。

五、护理

(一)护理评估

1.病史

应仔细询问月经史,以准确推断停经时间。注意不要将不规则阴道流血误认为末次月经,或由于月经仅过期几天,不认为是停经。此外,对不孕、放置宫内节育器、绝育术、输卵管复通术、盆腔炎等与发病相关的高危因素应予高度重视。

2.身心状况

输卵管妊娠发生流产或破裂前,症状及体征不明显。当患者腹腔内出血较多时呈贫血貌,严重者可出现面色苍白,四肢湿冷,脉快、弱、细,血压下降等休克症状。体温一般正常,出现休克时体温略低,腹腔内血液吸收时体温略升高,但不超过 38 ℃。下腹有明显压痛、反跳痛,尤以患侧为重,肌紧张不明显,叩诊有移动性浊音。血凝后下腹可触及包块。

由于输卵管妊娠流产或破裂后,腹腔内急性大量出血及剧烈腹痛,以及妊娠终止的现实都将使孕妇出现较为激烈的情绪反应。可表现为哭泣、自责、无助、抑郁和恐惧等行为。

3.诊断检查

(1)腹部检查:输卵管妊娠流产或破裂者,下腹部有明显压痛或反跳痛,尤以患侧为甚,轻度腹肌紧张;出血多时,叩诊有移动性浊音;如出血时间较长,形成血凝块,在下腹可触及软性肿块。

(2)盆腔检查:输卵管妊娠未发生流产或破裂者,除子宫略大较软外,仔细检查可能触及胀大的输卵管并有轻度压痛。输卵管妊娠流产或破裂者,阴道后穹隆饱满,有触痛。将宫颈轻轻上抬或左右摇动时引起剧烈疼痛,称为宫颈抬举痛或摇摆痛,是输卵管妊娠的主要体征之一。子宫稍大而软,腹腔内出血多时子宫检查呈漂浮感。

(3)阴道后穹隆穿刺:是一种简单、可靠的诊断方法,适用于疑有腹腔内出血的患者。由于腹腔内血液易积聚于子宫直肠陷凹,抽出暗红色不凝血为阳性,说明存在血腹症。无内出血、内出血量少、血肿位置较高或子宫直肠陷凹有粘连者,可能抽不出血液,因而穿刺阴性不能排除输卵管妊娠存在。如有移动性浊音,可做腹腔穿刺。

(4)妊娠试验:放射免疫法测血中 HCG,尤其是 β-HCG 阳性有助诊断。虽然此方法灵敏度高,异位妊娠的阳性率一般可达 $80\%\sim90\%$,但 β-HCG 阴性者仍不能完全排除异位妊娠。

(5)血清孕酮测定:对判断正常妊娠胚胎的发育情况有帮助,血清孕酮值 <5 ng/mL 应考虑宫内妊娠流产或异位妊娠。

(6)超声检查:B超显像有助于诊断异位妊娠。阴道B超检查较腹部B超检查准确性高。诊断早期异位妊娠。单凭B超现象有时可能会误诊。若能结合临床表现及β-HCG测定等,对诊断的帮助很大。

(7)腹腔镜检查:适用于输卵管妊娠尚未流产或破裂的早期患者和诊断有困难的患者,腹腔内有大量出血或伴有休克者,禁做腹腔镜检查。在早期异位妊娠患者,腹腔镜可见一侧输卵管肿大,表面紫蓝色,腹腔内无出血或有少量出血。

(8)子宫内膜病理检查:诊刮仅适用于阴道流血量较多的患者,目的在于排除宫内妊娠流产。将宫腔排出物或刮出物做病理检查,切片中见到绒毛,可诊断为宫内妊娠,仅见蜕膜未见绒毛者有助于诊断异位妊娠。现已经很少依靠诊断性刮宫协助诊断。

(二)护理诊断

1.潜在并发症

出血性休克。

2.恐惧

恐惧与担心手术失败有关。

(三)预期目标

(1)患者休克症状得以及时发现并缓解。

(2)患者能以正常心态接受此次妊娠失败的事实。

(四)护理措施

1.接受手术治疗患者的护理

(1)护士在严密监测患者生命体征的同时,配合医师积极纠正患者休克症状,做好术前准备。手术治疗是输卵管异位妊娠的主要处理原则。对于严重内出血并发休克的患者,护士应立即开放静脉,交叉配血,做好输血输液的准备。以便配合医师积极纠正休克,补充血容量,并按急症手术要求迅速做好手术准备。

（2）加强心理护理：护士于术前简洁明了地向患者及家属讲明手术的必要性，并以亲切的态度和切实的行动赢得患者及家属的信任，保持周围环境的安静、有序，减少和消除患者的紧张、恐惧心理，协助患者接受手术治疗方案。术后，护士应帮助患者以正常的心态接受此次妊娠失败的现实，向她们讲述异位妊娠的有关知识，一方面可以减少因害怕再次发生移位妊娠而抵触妊娠的不良情绪，另一方面也可以增加和提高患者的自我保健意识。

2.接受非手术治疗患者的护理

对于接受非手术治疗方案的患者，护士应从以下几方面加强护理。

（1）护士需密切观察患者的一般情况、生命体征，并重视患者的主诉，尤应注意阴道流血量与腹腔内出血量不成比例，当阴道流血量不多时，不要误认为腹腔内出血量亦很少。

（2）护士应告诉患者病情发展的一些指征，如出血增多、腹痛加剧、肛门坠胀感明显等，以便当患者病情发展时，医患均能及时发现，给予相应处理。

（3）患者应卧床休息，避免腹部压力增大，从而减少异位妊娠破裂的机会。在患者卧床期间，护士需提供相应的生活护理。

（4）护士应协助正确留取血标本，以检测治疗效果。

（5）护士应指导患者摄取足够的营养物质，尤其是富含铁蛋白的食物，如动物肝脏、肉类、豆类、绿叶蔬菜及黑木耳等，以促进血红蛋白的增加，增强患者的抵抗力。

3.出院指导

输卵管妊娠的预后在于防治输卵管的损伤和感染，因此护士应做好妇女的健康保健工作，防止发生盆腔感染。教育患者保持良好的卫生习惯，勤洗浴、勤换衣，性伴侣稳定。发生盆腔炎后须立即彻底治疗，以免延误病情。另外，由于输卵管妊娠者中约有 10% 的再发生率和 50%～60% 的不孕率。因此，护士需告诫患者，下次妊娠时要及时就医，并且不宜轻易终止妊娠。

（五）护理评价

（1）患者的休克症状得以及时发现并纠正。

（2）患者消除了恐惧心理愿意接受手术治疗。

（蒋文婷）

第十二节　胎 儿 窘 迫

胎儿窘迫是指孕妇、胎儿、胎盘等各种原因引起的胎儿宫内缺氧，影响胎儿健康甚至危及生命。胎儿窘迫是一种综合征，主要发生在临产过程。也可发生在妊娠后期。发生在临产过程者，可以是妊娠后期的延续和加重。

一、病因

胎儿窘迫的病因涉及多方面，可归纳为 3 类。

（一）母体因素

妊娠妇女患有高血压疾病、慢性肾炎、妊娠高血压综合征、重度贫血、心脏病、肺源性心脏病、高热、吸烟、产前出血性疾病和创伤、急产或子宫不协调性收缩、缩宫素使用不当、产程延长、子宫过度膨胀、胎膜早破等;或者产妇长期仰卧位,镇静药、麻醉药使用不当等。

(二)胎儿因素

胎儿心血管系统功能障碍、胎儿畸形,如严重的先天性心血管疾病、母婴血型不合引起的胎儿溶血、胎儿贫血、胎儿宫内感染等。

(三)脐带、胎盘因素

脐带因素有长度异常、缠绕、打结、扭转、狭窄、血肿、帆状附着;胎盘因素有植入异常、形状异常、发育障碍、循环障碍等。

二、病理生理

胎儿窘迫的基本病理生理变化是缺血、缺氧引起的一系列变化。缺氧早期或者一过性缺氧时。机体主要通过减少胎盘和自身耗氧量代偿,胎儿则通过减少对肾与下肢血供等方式来保证心脑血流量,不产生严重的代偿障碍及器官损害。缺氧严重则可引起严重的并发症。缺氧初期通过自主神经反射兴奋交感神经,使肾上腺儿茶酚胺及皮质醇分泌增多,引起血压上升及心率加快。此时胎儿的大脑、肾上腺、心脏及胎盘血流增加,而肾、肺、消化系统等血流减少,出现羊水减少、胎儿发育迟缓等。若缺氧继续加重,则转为兴奋迷走神经,血管扩张,有效循环血量减少,主要器官的功能由于血流不能保证而受损,于是胎心率减慢。缺氧继续发展下去可引起严重的器官功能损害,尤其可以引起缺血缺氧性脑病甚至胎死宫内。此过程基本是低氧血症至缺氧,然后至代谢性酸中毒,主要表现为胎动减少、羊水少、胎心监护基线变异差、出现晚期减速甚至呼吸抑制。由于缺氧时肠蠕动加快,肛门括约肌松弛引起胎粪排出。此过程可以形成恶性循环,更加重母体及胎儿的危险。不同原因引起的胎儿窘迫表现过程可以不完全一致,所以应加强监护、积极评价、及时发现高危征象并积极处理。

三、临床表现

胎儿窘迫的主要表现为胎心音改变、胎动异常及羊水胎粪污染或羊水过少,严重者胎动消失。根据其临床表现,胎儿窘迫可以分为急性胎儿窘迫和慢性胎儿窘迫。急性胎儿窘迫多发生在分娩期,主要表现为胎心率加快或减慢;宫缩应激试验或者缩宫素激惹试验等出现频繁的晚期减速或变异减速;羊水胎粪污染和胎儿头皮血 pH 下降,出现酸中毒。羊水胎粪污染可以分为三度:Ⅰ度羊水呈浅绿色;Ⅱ度羊水呈黄绿色、浑浊;Ⅲ度羊水呈棕黄色,稠厚。慢性胎儿窘迫发生在妊娠末期,常延续至临产并加重,主要表现为胎动减少或消失、应激试验基线平直、胎儿发育受限、胎盘功能减退、羊水胎粪污染等。

四、处理原则

急性胎儿窘迫者,应积极寻找原因并给予及时纠正。若宫颈未完全扩张、胎儿窘迫情况不严重者,给予吸氧,嘱产妇左侧卧位,若胎心率变为正常,可继续观察;若宫口开全、胎先露部已达坐骨棘平面以下3 cm者,应尽快助产经阴道娩出胎儿;若因缩宫素使宫缩过强造成胎心率减慢者。应立即停止使用,继续观察,病情紧迫或经上述处理无效者立即剖宫产结束分娩。慢性胎儿窘迫者,应根据妊娠周、胎儿成熟度和窘迫程度决定处理方案。首先应指导妊娠妇女采取左侧卧位,间断吸氧,积极治疗各种并发症或并发症,密切监护病情变化。若无法改善,则应在促使胎儿成熟后迅速终止妊娠。

五、护理评估

(一)健康史

了解妊娠妇女的年龄、生育史、内科疾病史如高血压疾病、慢性肾炎、心脏病等;本次妊娠经过,如妊娠高血压综合征、胎膜早破、子宫过度膨胀(如羊水过多和多胎妊娠);分娩经过,如产程延长(特别是第二产程延长)、缩宫素使用不当。了解有无胎儿畸形、胎盘功能的情况。

(二)身心状况

胎儿窘迫时,妊娠妇女自感胎动增加或停止。在窘迫的早期可表现为胎动过频(每 24 h 大于20 次);若缺氧未纠正或加重,则胎动转弱且次数减少,进而消失。胎儿轻微或慢性缺氧时,胎心率加快(>160 次/分钟);若长时间或严重缺氧。则会使胎心率减慢。若胎心率<100 次/分钟则提示胎儿危险。胎儿窘迫时主要评估羊水量和性状。

孕产妇夫妇因为胎儿的生命遭遇危险而产生焦虑,对需要手术结束分娩产生犹豫、无助感。对于胎儿不幸死亡的孕产妇夫妇,其感情上受到强烈的创伤,通常会经历否认、愤怒、抑郁、接受的过程。

(三)辅助检查

1.胎盘功能检查

出现胎儿窘迫的妊娠妇女一般 24 h 尿 E_3 值急骤减少 30%～40%,或于妊娠末期连续多次测定在每 24 h 10 mg 以下。

2.胎心监测

胎动时胎心率加速不明显,基线变异率<3 次/分钟,出现晚期减速、变异减速等。

3.胎儿头皮血气分析

pH<7.20。

六、护理诊断/诊断问题

(一)气体交换受损(胎儿)

气体交换受损(胎儿)与胎盘子宫的血流改变、血流中断(脐带受压)或血流速度减慢(子宫-胎盘功能不良)有关。

(二)焦虑

焦虑与胎儿宫内窘迫有关。

(三)预期性悲哀

预期性悲哀与胎儿可能死亡有关。

七、预期目标

(1)胎儿情况改善,胎心率在 110～160 次/分钟。

(2)妊娠妇女能运用有效的应对机制控制焦虑。

(3)产妇能够接受胎儿死亡的现实。

八、护理措施

(1)妊娠妇女左侧卧位,间断吸氧。严密监测胎心变化,一般每 15 min 听 1 次胎心或进行胎心监护,注意胎心变化。

（2）为手术者做好术前准备,如宫口开全、胎先露部已达坐骨棘平面以下 3 cm 者,应尽快阴道助产娩出胎儿。

（3）做好新生儿抢救和复苏的准备。

（4）心理护理:①向孕产妇提供相关信息,包括医疗措施的目的、操作过程、预期结果及孕产妇需做的配合;将真实情况告知孕产妇,有助于其减轻焦虑,也可帮助产妇面对现实。必要时陪伴产妇,对产妇的疑虑给予适当的解释。②对于胎儿不幸死亡的父母亲,护理人员可安排一个远离其他婴儿和产妇的单人房间,陪伴他们或安排家人陪伴他们,勿让其独处;鼓励其诉说悲伤,接纳其哭泣及抑郁的情绪,陪伴在旁提供支持及关怀;若他们愿意,护理人员可让他们看看死婴并同意他们为死产婴儿做一些事情,包括沐浴、更衣、命名、拍照或举行丧礼,但事先应向他们描述死婴的情况,使之有心理准备。解除"否认"的态度而进入下一个阶段,提供足印卡、床头卡等作为纪念,帮助他们使用适合自己的压力应对技巧和方法。

九、结果评价

（1）胎儿情况改善,胎心率在 110～160 次/分钟。

（2）妊娠妇女能运用有效的应对机制来控制焦虑,叙述心理和生理上的感受。

（3）产妇能够接受胎儿死亡的现实。

（赵腾飞）

第十三节 羊水栓塞

羊水栓塞是指在分娩过程中,羊水突然进入母体血液循环而引起的急性肺栓塞、休克和弥散性血管内凝血、肾衰竭和猝死的严重分娩并发症。其起病急、病情凶险,是造成孕产妇死亡的重要原因之一,发生于足月分娩者死亡率高达 70％～80％。也可发生在妊娠早、中期的流产,但病情较轻,死亡率较低。

一、病因

羊水栓塞是由污染羊水中的有形物质(胎儿毳毛、角化上皮、胎脂、胎粪)进入母体血液循环引起。通常有以下几个原因。

（1）羊膜腔内压力增高(子宫收缩过强),胎膜与宫颈壁分离或宫颈口扩张引起宫颈黏膜损伤时,静脉血窦开放,羊水进入母体血液循环。

（2）宫颈裂伤、子宫破裂、前置胎盘、胎盘早剥或剖宫产术中羊水通过病理性开放的子宫血窦进入母体血液循环。

（3）羊膜腔穿刺或钳刮术时子宫壁损伤处静脉窦也可以成为羊水进入母体通道。

二、病理生理

近年来研究认为,羊水栓塞主要是变态反应。羊水进入母体循环后,通过阻塞肺小血管,引起变态反应而导致凝血机制异常,使机体发生一系列的病理生理变化。

(一)肺动脉高压

羊水内的有形物质如胎儿毳毛、胎脂、胎粪、角化上皮细胞等直接形成栓子。一方面,羊水的有形物质激活凝血系统,使小血管内形成广泛的血栓而阻塞肺小血管,反射性引起迷走神经兴奋,使肺小血管痉挛加重。另一方面,羊水内有形物质经肺动脉进入肺循环,阻塞小血管,引起肺内小支气管痉挛,支气管内分泌物增加,使肺通气、换气量减少,反射性地引起肺小血管痉挛,肺小管阻塞而引起肺动脉压增高,导致急性右心衰竭,继而发生呼吸和循环功能衰竭、休克,甚至死亡。

(二)过敏性休克

羊水中有形物质成为致敏原,作用于母体,引起变态反应所导致的过敏性休克,多在羊水栓塞后立即出现血压骤降甚至消失,甚至心、肺功能衰竭的表现。

(三)弥散性血管内凝血

妊娠时母体血液呈高凝状态。羊水中含有大量促凝物质可激活母体凝血系统,进入母体血液循环后,在血管内产生大量的微血栓,消耗大量的凝血因子和纤维蛋白原,从而导致弥散性血管内凝血。同时纤维蛋白原下降时,可激活纤溶系统,由于大量凝血物质的消耗和纤溶系统的激活,产妇血液系统由高凝状态转变为纤溶亢进,血液不凝固,极易发生严重的产后出血及失血性休克。

(四)急性肾衰竭

由于休克和弥散性血管内凝血,导致肾脏急剧缺血,进一步发生肾衰竭。

三、临床表现

(一)症状

羊水栓塞起病急骤、来势凶险,多发生于分娩过程中,尤其发生在胎儿娩出前后的短时间内。临床经过可分为以下 3 个阶段。

1.急性休克期

在分娩过程中。尤其是刚破膜不久,产妇突感寒战、烦躁不安、气急、恶心、呕吐等先兆症状,继而出现呛咳、呼吸困难、发绀、抽搐、昏迷,迅速出现循环衰竭,进入休克或昏迷状态。病情严重者仅在数分钟内死亡。

2.出血期

患者渡过呼吸、循环衰竭和休克而进入凝血功能障碍阶段,表现为难以控制的大量出血,血液不凝,身体其他部位出血如切口渗血、全身皮肤黏膜出血、血尿、消化道大出血或肾脏出血,产妇可死于出血性休克。

3.急性肾衰竭

后期存活的患者出现少尿、无尿和尿毒症的症状。主要为循环功能衰竭引起的肾脏缺血,弥散性血管内凝血早期形成的血栓堵塞肾内小血管,引起肾脏缺血、缺氧,导致肾脏器质性损害。

(二)体征

心率增快,血压骤降,肺部听诊可闻及湿啰音。全身皮肤黏膜有出血点及瘀斑,阴道流血不止,切口渗血不凝。

四、处理原则

及时处理,立即抢救,抗过敏,纠正呼吸、循环系统衰竭和改善低氧血症,抗休克,防止弥散性血管内凝血和肾衰竭的发生。

五、护理

(一)护理评估

1.病史

评估发生羊水栓塞临床表现的各种诱因,有无胎膜早破或人工破膜,前置胎盘或胎盘早剥,宫缩过强或强直性宫缩,中期妊娠引产或钳刮术,羊膜腔穿刺术等病史。

2.身心状况

胎膜破裂后,胎儿娩出后或手术中产妇突然出现寒战、呛咳、气急、烦躁不安、尖叫、呼吸困难、发绀、抽搐、出血不凝、不明原因休克等症状和体征,血压下降或消失,应考虑为羊水栓塞,立即进行抢救。

3.辅助检查

(1)血涂片查找羊水有形物质:采集下腔静脉血,镜检见到羊水有形成分可确诊。

(2)床旁胸部 X 线摄片:可见肺部双侧弥漫性点状、片状浸润影,沿肺门分布,伴轻度肺不张和右心扩大。

(3)床旁心电图或心脏彩色多普勒超声检查:提示有心房、有心室扩大,ST 段下降。

(4)若患者死亡,行尸检时,可见肺水肿、肺泡出血。心内血液查到有羊水有形物质,肺小动脉或毛细血管有羊水有形成分栓塞,子宫或阔韧带血管内查到羊水有形物质。

(二)护理诊断

(1)气体交换受损:与肺血管阻力增加、肺动脉高压、肺水肿有关。

(2)组织灌注无效:与弥散性血管内凝血及失血有关。

(3)有胎儿窘迫的危险:与羊水栓塞、母体血液循环受阻有关。

(三)护理目标

(1)实施抢救后,患者胸闷、气急、呼吸困难等症状有所改善。

(2)患者心率、血压恢复正常,出血量减少,肾功能恢复正常。

(3)新生儿无生命危险。

(四)护理措施

1.羊水栓塞的预防

加强产前检查,及时注意有无诱发因素,及时发现前置胎盘、胎盘早剥等并发症并予以积极处理。严密观察产程进展情况,正确掌握缩宫素的使用方法,防止宫缩过强。严格掌握人工破膜的指征和时间,宜在宫缩间歇期行人工破膜术,破口要小,并注意控制羊水流出的速度。

2.配合医师,并积极抢救患者

(1)吸氧:最初阶段是纠正缺氧。给予患者半卧位,加压给氧,必要时给予气管插管或者气管切开,减轻肺水肿,改善脑缺氧。

(2)抗过敏:根据医嘱,尽快给予大剂量肾上腺糖皮质激素抗过敏、解除痉挛,保护细胞。可予地塞米松 20~40 mg 静脉推注,以后根据病情可静脉滴注维持。氢化可的松 100~200 mg 加入 5%～10%葡萄糖注射液 50～100 mL 快速静脉滴注,后予 300～800 mg 加入 5%葡萄糖注射液 250～500 mL 静脉滴注,日用上限可达 500～1 000 mg。

(3)缓解肺动脉高压:解痉药物能改善肺血流灌注,预防右心衰竭所致的呼吸循环衰竭。首选盐酸罂粟碱,30～90 mg 加入 25%葡萄糖注射液 20 mL 缓慢推注,能松弛平滑肌,扩张冠状动脉、肺和脑动脉,降低小血管阻力。与阿托品合用扩张小动脉效果更佳。其次使用阿托品,阿托品能阻断迷走神经反射所导致的肺血管和支气管痉挛。1 mg 阿托品加入 10%～25%葡萄糖注射液 10 mL,每 15～30 min 静脉推注1次。直至症状缓解,微循环改善为止。第三,使用氨茶碱。氨茶碱具有松弛支气管平滑肌、解除肺血管痉挛的作用,250 mg 氨茶碱加入 25%葡萄糖注射液 20 mL 缓慢推注。第四,酚妥拉明为 α 肾上腺素能抑制剂,能解除肺血管痉挛,降低肺动脉阻力,消除肺动脉高压。可用 5～10 mg 加入 10%葡萄糖注射液100 mL 静脉滴注。

(4)抗休克:①补充血容量、使用升压药物:扩容常使用右旋糖酐-40 静脉滴注,并且补充新鲜的血液和血浆。在抢救过程中,监测中心静脉压,了解心脏负荷情况,并据此调节输液量和输液速度。升压药物可用多巴胺 20 mg 加入 5%葡萄糖溶液 250 mL 静脉滴注,随时根据血压调节滴速。②纠正酸中毒:根据血氧分析和血清电解质结果,判断是否存在酸中毒。一旦发现,5%碳酸氢钠 250 mL 静脉滴注。及时应用可纠正休克和代谢失调,并根据血清电解质,及时纠正电解质紊乱。③纠正心力衰竭消除肺水肿:使用毛花苷 C 或毒毛花苷 K 静脉滴注。同时使用呋塞米静脉推注,有利于消除肺水肿,防止急性肾衰竭。

(5)防治弥散性血管内凝血:弥散性血管内凝血阶段应早期抗凝,补充凝血因子,及时输注新鲜血液和血浆、纤维蛋白原等;应用肝素,尤其在羊水栓塞时其血液呈高凝状态时短期内使用。用药过程中监测凝血时间,如使用肝素过量(凝血时间＞30 min),则出现出血倾向,如伤口渗血、血肿、阴道流血不止等,可用鱼精蛋白对抗。

弥散性血管内凝血晚期纤溶时期,抗纤溶可使用氨基己酸、氨甲苯酸、氨甲环酸抑制纤溶激活酶,使纤溶酶原不被激活,从而抑制纤维蛋白溶解。抗纤溶的同时补充纤维蛋白原和凝血因子,防止大出血。

(6)预防肾衰竭:抢救的同时注意尿量,如补足血容量后仍然少尿或无尿,需要及时使用呋塞米等利尿剂,预防与治疗肾衰竭。

(7)预防感染:使用肾毒性较小的抗生素防止感染。

(8)产科处理:第一产程发病的产妇应立即考虑行剖宫产终止妊娠,去除病因。第二产程发病者,及时行阴道助产结束分娩,并且密切观察出血量、出凝血时间等,如果发生产后出血不止,应及时配合医师,做好子宫切除术的准备。

3.提供心理支持

如果在发病抢救过程中,产妇神志清醒,应给予产妇鼓励,安抚其紧张和恐惧的心理,使其配合医师抢救;对于家属要表示理解和抚慰,向家属解释产妇的病情,争取家属的支持和配合。在产妇病情稳定的情况下,可允许家属探视并且陪伴产妇,同时,病情稳定的康复期,可与产妇和家属一起制订康复计划,适时地给予相应的健康教育。

(赵腾飞)

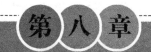

儿 科 护 理

第一节 小儿常用护理技术

一、静脉输液

小儿与成人的根本差别在于小儿处在一个不断生长发育的过程,在解剖、生理、病理、免疫、疾病诊治、社会心理等方面均与成人不同,且各年龄期小儿也存在个体差异。因此,儿科护士不仅要具备高超的静脉穿刺技术和静脉输液治疗的医学知识,而且应掌握儿童生长发育的生理、心理等多方面的知识,根据儿童的特点为儿科患者实施静脉输液治疗。

(一)小儿静脉输液生理特点

1.小儿体液平衡的特点

(1)体液总量与分布特点:体液分为细胞内液和细胞外液,细胞外液分为血浆及间质液两部分。各区间可互相交换,但又保持各自的相对平衡。新生儿体液占体重的 80% ,婴儿占 70% ,2~14 岁占 65% 。如果婴幼儿失液脱水,则体重下降明显。

(2)体液的电解质成分特点:小儿体液电解质成分与成年人相似。细胞外液的电解质以 Na^+ 、Cl^- 、HCO_3^- 等为主,其中 Na^+ 占阳离子总量 90% 以上,对维持细胞外液的渗透压起主导作用。细胞内液以 K^+ 、Mg^{2+} 和蛋白质等离子为主,K^+ 是维持细胞内渗透压的主要离子。新生儿出生后数天血钾、氯和磷偏高,血钠、钙和碳酸氢盐偏低。

(3)水的交换特点:小儿水代谢旺盛,婴儿每天水交换量约为细胞外液的 1/2,而成年人仅为 1/7,婴幼儿水交换率比成年人快 3~4 倍,所以,小儿较成年人对水的耐受力差,容易发生脱水。临床上以等渗性脱水最常见,其次是低渗性脱水,高渗性脱水少见。①等渗性脱水:水和电解质成比例丢失,血清钠浓度为 135~150 mmol/L,丢失的体液主要是循环血容量和细胞外液,而细胞内液的量无改变,常由于呕吐、腹泻、胃肠紊乱、进食不足、感染等所引起。②低渗性脱水:电解质的丢失多于水的丢失,血清钠小于 135 mmol/L。多见于营养不良伴较长时间腹泻者,或腹泻时口服大量清水、静脉滴注大量非电解质溶液及大量使用利尿剂后等。③高渗性脱水:水的丢失多于电解质的丢失,血清钠＞150 mmol/L,多见于腹泻伴高热、饮水不足或输入电解质过多等。

（4）小儿消化液的分泌与再吸收：正常成人每天分泌大量消化液，其中绝大部分被再吸收，仅有少量由粪便排出。年龄越小，消化液的分泌与再吸收越快，一旦出现消化功能障碍，极易出现水和电解质平衡紊乱。

（5）小儿肾调节体液平衡的特点：年龄越小，肾调节能力越差，其浓缩、稀释功能、酸化尿液和保留碱基的能力均较低，易发生水、电解质、酸碱平衡紊乱，出现高血钠、低血钾、代谢性酸中毒等。因此婴儿补液时更应注意补液量和速度，并根据病情的变化、尿量、尿比重等调整输液方案。

2.小儿静脉输液血管特点

（1）小儿头皮静脉的特点：小儿头皮静脉极为丰富，分支多，互相沟通，交错成网，无静脉瓣，血—脑屏障的通透性大，如全身感染，易随着血液循环引起颅内感染。头皮静脉血管壁薄弹性纤维少，静脉腔内压力低，在脱水时血管外形呈扁缩状态。在行静脉穿刺时回血慢，易造成穿刺失败血肿形成或误入动脉、损伤神经。因此儿科患者静脉输液具有挑战性。

（2）小儿头皮静脉与动脉的鉴别：静脉外观呈微蓝色，无搏动，管壁薄，易被压瘪，易固定，不易滑动，血液多呈向心方向流动；动脉外观呈正常肤色或淡红色，有搏动，管壁厚，不易被压瘪，血管易滑动，血液呈离心方向流动。

（3）小儿四肢静脉的特点：3岁以上的小儿一般选用四肢静脉进行静脉输液，常用的四肢静脉为：手背静脉、足背静脉、贵要静脉、肘正中静脉、头静脉、大隐静脉、小隐静脉。小儿四肢静脉弹性好，血管壁薄，固定，暴露长度较短，进针不宜多，以防穿破血管。在某些病理情况下，如腹泻脱水、高热出汗、呕吐等可致体液丢失，血液浓缩，易到小儿血管不充盈，呈扁缩状态而增加穿刺难度。因为小儿好动，所以四肢静脉穿刺成功后，固定很重要。

3.小儿静脉输液治疗的护理特点

（1）输液工具的选择：选择原则是在满足治疗需要的情况下，尽量选择最细、最短的导管，选择与静脉大小相适应的针头，根据静脉大小及深浅部位而定，同时考虑患儿的年龄、静脉的条件、输液目的。输液时根据患儿的活动需要，选择静脉穿刺工具及型号。头皮针及留置针：新生儿用4.5号，婴幼儿用4.5～5.5号，学龄前及学龄儿童用5.5～6.5号；新生儿及早产儿留置针用24G，新生儿及早产儿使用经外周静脉置入中心静脉导管1.9Fr，小儿使用3Fr导管。

（2）影响小儿穿刺部位选择的因素：①年龄。小儿从出生至3岁这一时期，头部皮下脂肪少，静脉清晰表浅，这个时期的小儿宜选用头皮静脉穿刺。3岁以上患儿宜选择四肢静脉，一般选用手背静脉、足背静脉、贵要静脉、肘正中静脉、头静脉、大隐静脉、小隐静脉等。对3岁以上肥胖或肾脏疾病致全身水肿者，由于四肢血管不易看清楚，也应首选头皮静脉。②治疗疗程：5～7 d 输液治疗宜选头皮静脉和四肢浅静脉，选择血管应从远端到近端，从小静脉到大静脉，避免在同一根血管上反复多次穿刺。长期输液治疗，输入高刺激性、高浓度药物的患儿宜选大静脉或中心静脉。③药物性质：对严重脱水、血容量不足或需快速输液以及注入钙剂、50%葡萄糖、甘露醇等高浓度的药液时宜选用四肢大静脉，营养液、血管刺激性较强的药物及化疗药物时，选择较粗而直的血管穿刺，交替使用血管，切忌连续多次使用同一血管，特别是进行化疗时，应每次更换血管，以保证血管有进行自我修复的时间。

（3）小儿静脉穿刺方法特点：①穿刺前要"一看二摸"，"一看"就是仔细观察血管是否明显，看血管的深浅度。瘦的患儿多半血管较浅，肥胖的患儿多半血管较深，不易看见。凸出皮肤平面的血管较浅，平或略凹于皮肤平面的血管较深。要选走向较直的血管，静脉大多呈蓝色，动脉和皮肤颜色一样或呈浅红色，因此要注意鉴别。"二摸"就是凭手感摸清血管的走向和血管弹性，弹性好的血管,触摸感觉软,易被压瘪,触之无疼痛感。弹性差的血管,感觉硬如条索状,不易被压瘪,触之有疼痛感,动脉可以摸到搏动。②小儿静脉输液固定特点:儿童活动频繁,缺乏保护意识,固定的针头容易脱落或穿破血管,导致药液外渗,局部肿胀,严重者可能出现局部坏死。因此,儿童输液固定成为输液过程中的重要环节,常采用以下方法。

小儿静脉输液过程中的头部固定:在穿刺时,小儿头部固定正确与否决定穿刺成功率,固定时助手或家属双手抱住小儿颧骨、颊部及下颌部,双肘为支撑点,小儿双手位于助手双手下,固定住小儿头部,不要压住小儿躯体及四肢,以免增加抵抗力而不易固定。

头皮静脉输液绕耳后、头部固定法:额静脉或颞浅静脉穿刺成功后,先固定针头、针柄、交叉,后用一长胶布盖过穿刺部位的针柄,把胶布余段绕耳后将输液延长管固定于耳垂后。

固定输液管远端于耳廓上法:第1条胶布横贴固定针柄;第2条胶布绕过针柄下交叉固定;第3条胶布固定盘曲的头皮针软管;第4条胶布固定覆盖穿刺部位的无菌纱布或敷贴;第5条胶布固定输液管远端于前额处。改进法第1条、第4条胶布的固定方法同传统法;第5条胶布固定输液管远端于耳廓上。胶布不受患儿出汗的影响而失去黏性,因此粘贴牢固,即使输液管远端受到轻微牵拉也不会影响针头的牢固性。

(4)易见回血的方法:①用10 mL空针吸生理盐水,取下针头,接头皮针后排气。穿刺时另一护士外拉空针活塞,使头皮针内保持轻度负压状态,一旦针头入血管,即可见回血,再进针少许。固定后,将头皮针与输液管连接输液,此法用于血液循环不良、血管不充盈的患儿。②调节器高调法:调节器置于紧贴墨菲滴管下端,一般情况适用。③调节器高调输液瓶低位法:调节器如上法调高,但输液瓶低于穿刺点。这样,头皮针斜面一进入血管,血液很容易回到针管内,见到回血。

(二)小儿发展心理特点

1.皮亚杰认知发展理论

瑞士著名的心理学家皮亚杰在对儿童长期的观察和大量实验研究的基础上形成了儿童的认知发展理论。皮亚杰把使得个体能够理解世界的心理结构叫作图式。图式是发展变化的基础单元。

婴儿的最初图式为感觉运动,如吮吸、观看、抓握和推的心理结构,经过练习,基本的图式可以组合、整合和分化为更复杂、更多样的行为模式。如婴儿推开不想要的物体,或可以找到身后想要的物体时所表现出来的模式。

皮亚杰认为:同化和顺应是两个基本的过程,协同工作,以达到认知的发展。同化是对新的环境信息加以修改,使之更为适合已有的知识结构,就是使用已有的图式来对新感觉到的数据加以组织。顺应就是对儿童已有的图式进行修改或重新构建。例如,婴儿从吮吸母亲的乳房(或奶嘴)用吸管喝饮料或直接拿杯子喝饮料,这个过程的变化中,同化与顺应相互穿插,相互作用,促进了儿童的认知发展。

皮亚杰把儿童的认知发展过程分为四个有序的、但不连续的阶段,他认为所有的儿童都以同样的顺序经历这些阶段。

(1)认知发展过程四个阶段:①感知运动阶段。从出生到2岁。在最初的几个月中,婴儿的大部分行为都是以天生的有限图式为基础,例如吮吸、观看、抓握和推。在第一年中,感觉运动序列得到了改善、组合、协调和整合(如吮吸和抓握、观看和操作)。随着他们发现自己的行为对外界有影响,他们的行为变得更为丰富多彩。在这个时期最重要的认知发展,就是客体恒常性,是指儿童理解了物体可以独立于他们的行为和知觉而存在或运动。在生命的最初几个月中,儿童用眼光追随物体,但当物体消失在视野之内时,他们移开目光,就好像物体从他们的心灵中消失了一样。但在 3 个月大时,他们开始盯着物体消失的地方看。在 8～12 个月大时,儿童开始搜索消失的物体。到 2 岁时,儿童已经肯定,"消失"物体继续存在着,即形成了客体恒常性。获得了对抽象物体形成心理表征的能力。②前运算阶段:为 2～7 岁。最大进步就是对不在眼前的物体有了更好的心理表征。儿童前运算思维的特点是自我中心,即他们不能从别人的角度来思考。如果你听到一个两岁的孩子与其他孩子的对话,这个年龄的儿童经常似乎是在与自己说话,而不是与他人交流,即自我中心。另外,他们的注意力很容易被物体鲜明的知觉特征所吸引。如将同样多的柠檬汁倒进两个相同的杯中,5～7 岁的儿童认为杯中有同样多的柠檬汁。但当把其中一个杯中的柠檬汁倒进一个细长的杯中时,5 岁的儿童知道高杯中的柠檬汁还是原来的柠檬汁,但他们认为现在的柠檬汁多了,即被杯子的高度这个鲜明、单一的特征所吸引。7 岁的儿童会肯定它们的量并没有变化。在皮亚杰的演示中,年幼儿童的注意力固着于单一的、知觉上突出的维度。年长一点的儿童既考虑到高度,也考虑到宽度。③具体运算阶段:具体运算阶段是 7～11 岁。儿童开始了心理运算,即在心灵中产生逻辑思维的活动。具体运算使得儿童可以用心理活动代替物理活动。例如,如果一个儿童看见亚当比扎拉高,后来又看见扎拉比坦尼亚高,这个儿童就会推理说,亚当是三人中最高的,而他并不需要实际操纵比较这三个人。7 岁大的儿童已经学会了皮亚杰所谓的守恒。即使物体的外表发生了变化,但如果不增加或拿去什么,物体的物理性质仍然不会改变。儿童最新获得的与守恒有关的运算之一就是可逆性。到了 7～8 岁,儿童具有了测量、判断和排序(按一定的顺序准确排放物件)的能力。④形式运算阶段:11～14 岁,在认知发展的这个最后阶段,思维变得抽象了。所处的现实只是多个可以想象到的现实中的一个,他们开始思考真理、公平和存在等诸如此类深刻的问题。

(2)皮亚杰认知理论在患儿疼痛认知中的运用:①感知运动阶段(从出生到 2 岁)。较小婴儿对疼痛的来源无法明确地辨别,经常当刺激发生时才警觉到疼痛的发生。例如,针刺下去以后才开始身体挣扎、拒绝,出现哭声、尖叫声。稍大的婴儿会将疼痛与有关事物联想:如医护人员白色的制服或特殊的房间(如输液治疗室)。只要看见穿白色制服的医护人员,进入输液治疗室,甚至听见其他孩子哭,就会有身体挣扎反应和哭声,而实际上穿刺针还没有真正刺入患儿的体内。此期的患儿是靠感觉来认识周围的环境,并作出相应的反应。②前运算阶段(2～7 岁):个体开始运用简单的语言符号从事思考,具有表象思维能力,但缺乏可逆性;儿童通常不能理解疼痛的原因,而常将疼痛视为对现实或想象中自己所犯错误的惩罚。他们往往赋予疼痛以魔幻色彩和特殊意义。对这一年龄阶段儿童的疼痛评估比较困难,因为年幼的儿童不会对持续的感觉进行量化,而往往选择量表中的最高分。此期的患儿身体、心理的发展仍不是很清楚,心理特点是对身体界面的确定仍发展不足,因此对许多常规的检查,即使无痛,也会被患儿视为侵入。例如,用压舌板检查口腔,用体温计量腋温,特别是留置针第二天输液时,头皮针即使由肝素帽插入而非由皮肤穿刺,仍可能遭致幼儿强烈的反抗,因为幼儿可能已将留置针视为身体的一部分,而深感侵入与疼痛。学龄前期:已能意识到自己是一个独立的个体,会留意身体的完整性,害怕身体破相,在意身体上的切口、针眼处,护士需注意针眼、切口处粘上敷贴或无菌纱布覆盖,以保持身体的完整性。此期的患儿对抽象事物的理解能力差,因此对眼睛所不能看到的细菌,对疾病住院治疗的因果关系不能理解,因此护理人员向患儿说明各种治疗措施时,须用游戏、绘画等形式。通过绘画,患儿可以由图画中述说所经历的经验,表达情绪需求。③具体运算阶段(7 至 11、12 岁):出现了逻辑思维和零散的可逆运算,但一般只能对具体事物或形象进行运算;这时儿童能够量化躯体疼痛的程度,继而能分辨与疼痛相关的情感成分。尽管儿童仍会把疼痛视为惩罚,但逻辑思维能力的增强使他们对疼痛的解释趋于合理,对疼痛的定位也逐渐清晰,且运用自发应对策略如转移注意力或引导想象的能力增强。在无疼痛方面的侵入性治疗措施,如听诊、耳鼻喉方面的检查,学龄期患儿通常都可以合作接受,然而对于疼痛的侵入性治疗,如静脉穿刺仍可能出现轻微或明显的反抗,会提出"我不打针、输液"的要求,或以咬紧牙关、僵硬不动方式表现勇气;有些患儿因长期打针输液而对打针非常害怕,会表现出过度反抗的现象,如跑开、哭泣、踢咬护士等。这是由于疼痛令患儿难以忍受。④形式运算阶段(11~14 岁):儿童进入了形式运算阶段,这一年龄段青少年的抽象思维和自省力得到了最大发展,并且对疼痛的心理因素和其保护功能有了更强的认识。他们能更好地区分疼痛的情绪成分,因而能利用行为干预减轻疼痛状态。对疼痛表现出更多的自我控制,也较少出现身体上的反抗与攻击,对疼痛也可以较具体的用语言描述。然而,随着青少年对未来关注的增多,使他们产生了对疼痛和疾病复发以及致残的担心。

2.艾瑞克森发展理论

艾瑞克森将自己的理论称为心理社会阶段论。按照人在一生中所处的特定时期经历的生理成熟和社会要求,他将人的一生分为八个阶段,每个阶段都有其独特的发展任务,亦面临相应的发展危机,只有将危机化解,才能顺利地进入下一个阶段,发展健康的人格,否则将产生适应困难。

(1)艾瑞克森心理社会八阶段理论:①婴儿前期(0~2 岁)。主要发展任务是获得信任感和克服怀疑感。在艾里克森提出的第一个发展阶段,儿童需要通过与看护者之间的交往建立对环境的基本信任感。信任是对父母的强烈依恋关系的自然伴随物,因为父母为儿童提供了食物、温暖和由身体接触带来的安慰。但是,如果儿童的基本需要没有得到满足,经历不一致的回应,缺乏身体的接近和温暖的情感,以及看护者经常不出现,儿童就可能发展出一种强烈的不信任感、不安全感和焦虑感。②婴儿后期(2~4 岁):主要发展任务为获得自主感,克服羞耻感。安全的自主感和成为有能力和有价值的人的感受。过分的约束和批评可能导致自我怀疑。同时,要求过高(如过早或过严格的"上厕所训练")可能阻碍儿童征服新任务的坚韧性。③幼儿期(4~6 岁):主要发展任务为获得主动感,克服内疚感。在学前期结束前,养成了基本信任感的儿童能够主动产生智力或运动行为。父母对儿童自己主动发起活动的反应方式要么促进了自主感和自信感,要么导致儿童产生内疚感,使他们感到没有能力进入成人的世界。④童年期(7~12 岁):主要发展任务为获得勤奋感,克服自卑感。到了小学阶段,准备系统地发展各项能力。学校活动和体育活动为儿童学习知识技能和运动技能提供了场所。努力追求这些技能使儿童感到自己有能力。⑤青少年期(12~18 岁):主要发展任务是自我认同感,防止角色混乱。青春期阶段的基本危机是要面对不同人扮演不同角色,并在这种混乱中发现自己的正确身份。解决这个危机使个体培养出对自我的一致感觉;如果失败则导致缺乏稳定核心的自我形象。

(2)艾瑞克森心理社会发展理论在患儿依恋关系中的运用:婴儿引发亲近的信号(比如笑、哭和叫)是告诉他人来关注他们的行为,激发父母来满足婴儿的各项需求,如饥饿、排泄、身体的不舒服等。成功依恋不仅依赖于婴儿发出信号的能力,而且依赖于成人对信号反应的倾向。婴儿会与那些对他的信号进行持续和适当反应的人形成依恋。这种强烈的、持久的社会情感关系,进一步加强成人与儿童之间的联系。

婴儿期:当婴儿生病到医院,环境的改变、身体的不适、疼痛的治疗措施增强了婴儿对父母的需要程度,因此鼓励父母陪伴或照顾患儿可以满足患儿对父母的依恋,发展婴儿的信任感。

幼儿期:这阶段任务是发展自主性。幼儿进入医院,潜意识知觉到生命或身体完整性受到威胁、痛苦的检查治疗、失去独立的活动,以及将生病住院误解为父母拒绝他的一种方式,这些都会引发幼儿的焦虑。此期幼儿依恋类型可分为:①安全依恋型。儿童在母亲离开房间时显得忧伤;在母亲回来后要寻求亲近、安慰和接触;然后慢慢地又去游戏。②不安全依恋-回避型:儿童显得冷淡,可能在母亲返回后主动躲开或忽视她。③不安全依恋-矛盾型:儿童在母亲离开后变得极为不安和焦虑;在母亲返回后也不能安静下来,对母亲表现出生气和抵制,但同时又表现出接触的需要。医护人员在照顾此时期的患儿时,必须针对幼儿的特性,保留孩子的安全感及在容许的范围内可自主的选择,例如打针部位的选择,固定人员来照顾幼儿,让其对护理人员产生熟识感,有助于产生信赖及安全感。鼓励父母或兄弟姊妹的探视、相片或是心爱玩具的陪伴,以减轻分离焦虑。实施疼痛性的操作前,要进行充分的准备,并需父母扮演教练的角色积极参与。良好的准备可使患儿放松,缩短操作时间。

学龄前期:在疾病与住院的压力下,学龄前期儿童仍显示出许多与幼儿期相同的需要。住院最大的恐惧仍是来自与父母的分离和失去爱和安全,如果在住院期间必须与父母分开,小孩会感到怨恨、愤怒和被遗弃,并以行动发泄出来,例如敲打、踢人、不愿乖乖躺着等方式来减轻焦虑,若约束限制身体的活动,则会引起更大的焦虑。为了满足患儿发展上的需要,护理人员应提供患儿自我选择的机会,例如让患儿决定注射部位、服药方式等,另外,对输液程序应做适当解释,以避免患儿错误的曲解,将输液治疗想象得很可怕。

学龄期:学龄期患儿对父母依赖较少,正努力学习独立,可能有意识表现成熟行为,无法坦然表达自己的感受,为表现勇敢独立,可能不会向医护人员寻求帮助与支持,他们的反应较不明显,没有出现攻击性行为,畏缩无反应,可能会隐瞒或否认症状。因此,在照顾此阶段患儿时,必须敏感观察其行为,评估情绪需要及生理、病理的变化。

(三)小儿静脉输液的心理特点

儿童进入医院环境,由于认知能力有限,许多医院的常规及各种侵入性的医疗措施随时会降临身上,使患儿难以适应,产生不安、焦虑和害怕,甚至是惊吓等心理反应。如果患儿不能得到身体和心理上的良好照顾,将会对外界缺乏信任感和安全感,进而影响人格的发展。

1.儿科患者的心理特点

(1)儿科患者常见的压力源主要包括:①静脉输液引起的疼痛。②静脉输液限制了患儿的日常活动:在静脉输液过程中,输液时间少则几个小时,多则一整天,往往限制了患儿的日常活动。不同的输液部位,对身体有不同的限制,如头皮静脉输液,患者睡觉时输液部位不能受压迫;如输液部位在手背上,影响患儿进食、玩玩具等活动;如输液部位在脚背上,患儿则不能自由自在的行走;学龄儿童则因输液影响学习。③输液环境使患儿缺乏安全感:患儿在输液环境中,满眼是悬挂的输液瓶、输液管;充斥着其他小孩的哭声、人来人往的嘈杂与不安定;刺鼻的药味、消毒味;灯光甚至 24 h 不灭等,这与家中熟悉的环境都产生巨大的反差,缺乏安全感,产生心理压力。④与陌生人接触:患儿来到医院,除了陌生的环境,每天还必须面对许多陌生的面孔,在家里可以从父母等熟悉的面孔去辨认互动线索与行为模式,而在医院他们不能预测陌生人的反应,加上疼痛的治疗措施,增加了对父母的需要程度,如果父母暂时离开,较小的患儿不能理解父母不能陪伴的理由,会有哭泣、尖叫、抗议、拒绝或退缩等行为表现。

(2)儿科患者常见应激反应:①直接表达情绪。例如哭泣、生气、焦虑。由于孩童的语言表达能力有限,8岁左右的孩童才有类似成人的说话方式出现,因此当年龄较小的孩童受到挫折时,大多以非语言的方式来表达。如害怕的表情、躲避。语言的反应,包括尖声叫喊、哭泣等是很普遍的现象。②出现攻击性行为:是对失去控制及所承受的种种压力情境所表达的一种抗议行为。如踢、打、吐唾沫等,以发泄心中的愤怒。③退行性行为:孩童出现过去发展阶段的行为,如尿床、吸奶嘴及过度依赖等,是儿童逃避压力情境常用的一种行为方式。④出现身体的症状:例如头痛、肚子痛等症状。

(3)患儿实施静脉输液操作的心理护理特点:①为父母和患儿提供信息和准备。提供有关操作的各个步骤信息。告诉患儿将有什么样的感觉,包括将会看到、听到和感到什么;运用患儿听得懂的语言方式,避免使用医学术语;避免可能引起高度焦虑的词语,如痛苦、伤害、切开、注射;不要暗示操作将会很痛;关注患儿关心的问题(如患儿说"抽走了我所有的血液")等。②父母参与:教育父母不要恐吓孩子(如打一针),教育父母使用积极的应对行为(如转移注意力)和避免加重痛苦的行为(如保证),指导父母扮演好教练的角色。③医护人员的行为:沉着,自信,有控制力,避免保证、道歉、批评。避免在患儿面前和其他保健人员或父母交谈,那样可能使患儿紧张(如谈论可能的不良后果),尽量不要在病房内执行操作,尽量不在患儿面前讨论病情。④医疗环境:保持一个安静的环境,避免紧张性刺激,比如突然手机响,在通知操作和执行操作之间避免长时间的间隔,避免患儿看到或听到其他患儿的操作过程。⑤操作过程中:允许带一些令人舒适的物品,如患儿喜欢的毛绒玩具或毛毯;对一些喜欢吸吮手指的患儿做静脉穿刺或静脉留置针的时候,尽量避免在孩子惯用的一只手操作;如果患儿不喜欢平躺,而且也不是一定需要的时候,不要强迫;可以考虑给患儿一个"任务"(如拿着纱布);给患儿更多的选择权以增加患儿的控制感(如用左手还是右手);允许患儿在时间较短的操作之前倒计时从10数到1。⑥操作后:患儿完成操作后,要倾听他们的感受,并赞美任何一种成功的应对方式,即使整个操作过程并不是很好。与患儿讨论在操作中有成就感可以更容易地改善后续的操作表现。讨论哪种应对更好,可以帮助患儿增加经验,提高他们的应对技巧。

2.静脉输液中患儿家长的心理特点

(1)患儿家长常见的应激源:①疾病对家庭生活的改变。如治疗要求增加、娱乐活动减少、患儿依赖性增强、家庭矛盾激化等。由于家长需在医院陪伴照顾孩子,家长的一些基本需要不能满足,如饮食、睡眠、休息等。进食不定时,食物质量差等因素,令家长食欲下降,进食量少,医院环境影响家长的休息、睡眠,造成睡眠不足,精神差等。②疾病对夫妻关系的影响:与疾病相关的矛盾激化(如事务分工、对治疗的分歧、责备配偶)。③职业功能的影响:为孩子的就诊、住院或其他治疗而导致工作缺勤,从而影响家长在单位的工作业绩,经济收入等,可能会造成晋升受阻、经济收入下降,使家长的压力增大。④经济问题:治疗的负担增加(如丧失收入、交通、儿童照料、特殊住宿需要和医疗花费等)。

(2)患儿家长常见的应激反应:儿童生病住院打破了一个家庭日常生活模式。家长面对患儿由于疾病所致的种种不适,医院各种侵入性检查,治疗带给患儿的痛苦,深感焦虑担忧,特别是有的家长平时工作忙,疏于对患儿的关心照顾,此时变为自责、内疚。对这个生活事件,家长在儿童生病期间,可出现以下反应。

生理反应:失眠、食欲下降、血压升高、免疫功能下降等。

情绪反应:常见的应激情绪反应包括焦虑、恐惧、愤怒、抑郁等,受挫感、力不从心、内疚、负性情绪反应还可与其他心理行为活动产生相互影响,使自我意识变狭窄、注意力下降,判断能力和社会适应能力下降等。

认知反应:轻度应激时唤起注意和认知过程,以适应和应对应激,应激强度较大时,认知能力下降是非常普遍的现象,表现如视野狭窄,思维偏激,容易"钻牛角尖""灾难化"等常见的认知性应激反应。

行为反应:①敌对与攻击。特别是静脉穿刺中,对护士穿刺要求"一针见血",如护士达不到,则成为患儿家长攻击的诱因,出现争吵、毁物、冲动伤人。影响护患关系,造成纠纷。②物质滥用:吸烟、酗酒等方式缓解焦虑。③逃避与回避:家长面对重大决策如患儿病危、手术时,有的家长推托,甚至拖延,以逃避应激。

(3)小儿家长的心理调适:①针对应激事件的管理。儿童生病是一系列的生活事件之一,不仅影响患儿身心健康,而且对患儿家长生活、工作等各方面均有影响。所以要正确评估应激的强度、程度,需要对患儿家长的生活现状有系统的了解和全面的理解。②改变家长的认知策略:一个有效适应压力的方法是改变对应激源的评价。指导家长换一种方式来考虑目前的处境、在家庭中的角色。通过医护人员实施健康教育,使家长正确理解、认识患儿生病的机制,与医师护士讨论患儿疾病的特点。儿童免疫功能不健全,易生病,身体各系统功能不完善,生病后进展快,易致生命危险,但只要及时、有效救治,见效也快,治疗效果好,医护人员指导家长关注患儿疾病进展的积极方面,防止钻牛角尖、灾难化。③社会支持:是他人提供的一种资源,告知某人他是被爱、被关心、被尊重的,他生活在一个彼此联系且相互帮助的社会网络当中。除了社会情感支持的形式外,他人还可以提供有形的支持(金钱、运输、住房)和信息支持(建议、个人反馈、资讯)。当人们有他人可以去依靠时,他们能够更好地处理儿童生病带来的各方面的影响。如父母的陪伴对患儿是非常重要的社会支持,能使患儿更有效适应,应对生病所带来的压力,亲朋好友的支持对患儿的父母是很好的支持,如经济、情感支持等,医护人员提供的患儿健康信息的支持能减少家长的焦虑,避免家长认知的灾难化。

二、静脉穿刺

(一)小儿颈外静脉穿刺

小儿颈外静脉穿刺是指通过颈外静脉穿刺抽取适量血液做化验检查,协助诊断的一种方法。

1.适应范围

适用于2岁以内的婴幼儿和肥胖儿。有严重的心肺疾病、新生儿、危重及反应低下体弱患儿,不宜采用此法抽血。

2.操作准备

(1)患者准备:向患儿家长做好解释工作,说明抽血的目的和必要性,使其更好的配合。

(2)物品准备:治疗盘,内放75%乙醇、0.75%碘酊、无菌棉棒、一次性注射器、清洁试管,需做特殊化验时,应备好相应的特殊试管。如做血培养,另备火柴、酒精灯、血培养基等。

3.操作护理

患儿仰卧于治疗台上,解开衣领,肩下略垫高,头稍向下垂,脸转向一侧,固定其头部,使颈外静脉充分暴露,适当约束四肢。操作者立于患儿头端。常规消毒皮肤,以左手拇指固定进针处皮肤,右手持注射器,沿颈外静脉的走行方向,在远心端呈45°刺入皮下,当患儿啼哭,颈外静脉怒张时,将针头迅速刺入血管。待有回血后,右手固定针头,左手轻轻抽动针栓,根据需要抽取适量血液。抽血后迅速拔出针头,用无菌干棉球压迫局部2～3 min,并同时将患儿扶起,以免头部继续充血。帮助患儿整理好衣领。

4.注意事项

(1)严格无菌操作技术,防止感染。

(2)穿刺时应密切观察患儿面色与呼吸情况。抽血后按压时间不宜过长,用力不宜过大,以免发生意外。

(3)有出血倾向的患儿应慎重,拔针后应适当延长按压时间,以免局部渗血。

(4)穿刺技术要熟练,避免反复穿刺造成局部血肿。

(5)患儿头部下垂时间不宜过长,以免影响头部血液回流。

(二)小儿头皮静脉穿刺

小儿头皮静脉穿刺,是儿科最常用的静脉穿刺方法之一,是新生儿及婴幼儿期患儿补充营养、输注药物、抽取静脉血液标本等的重要途径。

1.适应范围

适用于新生儿、婴幼儿及四肢静脉穿刺困难小儿的补血、补液、静脉营养、静脉用药,以达到保证营养,维持水电解质平衡及治疗的目的。

2.操作准备

(1)患儿准备:向患儿家属及年长儿做好解释工作,说明头皮静脉穿刺优于四肢静脉穿刺的诸多优点并给予心理安慰,使其解除恐惧心理,更好地配合操作。

(2)物品准备:备清洁治疗盘1个,内放75%乙醇和2%碘酊、无菌棉棒、一次性头皮针1~2个、5 mL注射器1个,胶布、备皮刀等。

3.操作护理

(1)正确选择穿刺部位:通常选择前额正中静脉、颞浅静脉、耳后静脉等。穿刺时要认真鉴别动、静脉,以防误穿。静脉一般外观呈蓝色,管壁薄,无搏动,不滑动较易固定,血液呈离心方向流动;而动脉外观与头皮肤色相似或呈淡红色,管壁较厚,且有搏动,血液呈向心方向流动。

(2)置于患儿正确姿势,助手适当约束头部与肢体,必要时局部备皮。操作者位于患儿头侧位,常规消毒局部皮肤,左手拇、示指绷紧穿刺部位头皮,以固定静脉,右手持头皮针(头皮针型号大小可根据病情、用药量及性质选择),针头斜面向上,在距离静脉最清晰约1 cm处,以10~15°的角度进针,先将针尖刺入皮下,再沿静脉走行方向平行进针至静脉之上,再使针头与静脉成10°以内角度,用均匀力量进针,刺入自静脉内,见有回血后,接输液管,确认无误后再行固定。然后根据年龄与病情调节输液的速度。如穿刺无回血,可将头皮针轻轻退至皮下,重新判断静脉的深浅度与走行方向,再行穿刺。③穿刺成功后,一般用四条胶布固定,第一要固定于进针处,第二从针柄向上做交叉固定,第三将头皮针胶管按自然方向向前固定于针柄左或右侧,第四条固定于一侧耳郭上,因耳郭上汗腺少,易固定,又不影响头部活动。

4.注意事项

(1)严格查对制度与无菌技术操作。操作必须熟练掌握头皮静脉的解剖位置、左右行走方向,以提高穿刺成功率,防止误穿,减少患儿痛苦。新生儿一般不用碘酊消毒,因其可损伤皮肤并能影响静脉的清晰度,造成穿刺失败。固定针头时要注意切勿按压针柄,以防针尖翘起,损伤血管壁,增加患儿痛苦。还要观察输液速度,根据病情、年龄随时调节输液速度,切勿输注过快,以防引起急性肺水肿。

(2)注意保护静脉,选择穿刺部位尽量自远端血管开始,输液完毕拔针后局部要按压2~

3 min,以防皮下出血。

(三)股静脉穿刺

股静脉穿刺是儿科抽取静脉血液的重要方法。

1.适应范围

适用于新生儿、婴幼儿或外周静脉穿刺困难的患儿,采集血液标本做各项化验检查,亦可通过股静脉插入导管行右心导管检查,以协助诊断心血管疾病。

2.操作准备

(1)患儿准备:向患儿或家长说明行股静脉穿刺采血的目的及重要性,以取得配合。

(2)物品准备:备清洁治疗盘1个,内放消毒液(75%乙醇、0.75%碘酊)、无菌棉棒、一次性注射器、清洁试管,如需做血培养,应另备火柴、酒精灯、血培养皿等,需做特殊化验检查时,应备所需的特殊试验用物,做右心导管检查时,应另备心导管及其他用物。

3.操作护理

(1)置患儿仰卧于治疗台上,穿刺侧大腿外旋外展,小腿屈曲,与大腿成直角,臀部稍垫高,以便暴露和固定股静脉。

(2)操作者位于患儿穿刺侧,用食指摸清股动脉搏动处,若搏动不明显,则以耻骨联合与髂前上棘连线中点为股动脉搏动点。消毒局部皮肤及术者左手食指,以左手食指按压住股动脉搏动点,右手持注射器,在股动脉的内侧0.5 cm处垂直刺入或在腹股沟下方1～2 cm处呈45°斜行刺入,右手固定针头,左手抽动针栓,若无回血,可边退针边抽吸,直到见有回血时,固定针头,抽取所需血量。③抽血后迅速拔出针头,用无菌干棉球压迫穿刺点2～3 min,以防局部出血。

4.注意事项

(1)操作者要熟练掌握股静脉的解剖位置,股静脉位于股动脉内侧,而外侧是股神经,严防误穿。

(2)观察血液颜色,若穿刺抽出血液为鲜红色且压力大,表示误入股动脉,需立即拔出针头,用无菌干棉球压迫穿刺点5～10 min,放松后观察片刻。必要时加压包扎,以防局部血肿。若穿刺失败,不宜在同侧多次反复穿刺,以防皮下血肿形成。

(3)如行右心导管检查术,术后应加压包扎,并用沙袋压迫4～6 h,以防活动后局部渗血。有凝血机制障碍或有出血倾向的患者,不宜用此法采血。

三、肌内注射

(一)目的

(1)需迅速发挥药效和不能或不宜口服给药的药物。

(2)要求在较短时间内发生疗效而不适于或不需要采取静脉注射的药物。

(3)注射刺激性较强或药量较大的药物时。

(二)操作前准备

(1)护士准备:着装整洁、洗手、戴口罩。

(2)评估:①患儿年龄、用药史、过敏史及配合程度。②注射部位皮肤有无硬结、瘢痕等。

(3)用物准备:治疗盘内盛:皮肤消毒液、棉签、注射器、治疗单、砂轮、无菌盘。

(4)环境准备:安全、安静、清洁。必要时屏风遮挡,请无关人员回避等。

(5)核对医嘱。

（6）辨识患儿，向患儿及家属解释肌内注射的目的及过程，取得配合。

（三）操作步骤

（1）携用物至患儿床旁，协助患儿取适当体位，确定注射部位（臀大肌：十字法、连线法定位）。

（2）以穿刺点为中心螺旋形由内向外消毒皮肤，直径＞5 cm，排净注射器内空气，再次核对。

（3）左手拇指和示指绷紧局部皮肤，右手持注射器，90°进针，深度为针柄的 2/3 或 1/2，右手固定针栓，左手回抽无回血，缓慢推药并观察反应。

（4）局部按压、迅速拔针。

（5）再次核对，协助患儿取舒适体位整理床单位。

（6）整理用物。

（四）评价

（1）注射部位皮肤无红肿及硬结。

（2）用药后无全身反应。

（五）健康教育

（1）告知患儿注射过程中勿移动身体，防止针头打折。

（2）指导需要长期肌注的患儿，注射部位要经常更换，若出现硬结，则可采取热水袋或热湿敷、理疗等处理。

（六）注意事项

（1）需要两种药液同时注射时，应注意配伍禁忌。

（2）回抽无回血时，方可注入药物。

（3）2 岁以下婴幼儿不宜选用臀大肌注射，应选用臀中肌、臀小肌注射。

（4）定位准确，尤其是臀大肌注射应避免损伤坐骨神经。

（5）切勿将针头全部刺入，以防针头从衔接处折断。

（6）注射少于 1 mL 剂量时，尽量选用小的注射器，以保证剂量准确。

（吴明洁）

第二节　小儿多器官功能障碍综合征

20 世纪 60 年代以前，危重病单器官衰竭（single organ failure，SOF）作为主要致死原因，促进了各器官支持治疗的研究。20 世纪 70 年代初，人们注意到全身或某一器官遭受严重损伤应激打击后能导致其他器官功能的相继序贯性损害，于 1973 年 Tilney 首先提出了多器官功能衰竭（multipleorgan failure，MOF）的新综合征。由于器官衰竭本身不是一个独立的事件，只是一连串病理过程的终末阶段，没有反映病情变化发展的动态过程，因此于 1991 年芝加哥会议倡议并确定为多器官功能障碍综合征（multiple organ dysfunction syndrom，MODS），更加准确地反映了此综合征的进行性和可逆性特点，从而有效地指导早期诊断和防治。

一、危险因素

MODS 是多因素诱发的临床综合征，基本诱因为严重感染与创伤，在此过程中出现的低血容量性休克、再灌注损伤、脓毒症、过度炎症、蛋白-热量缺乏等成为 MODS 更直接的诱发因素，与 MODS 的发病具有更高的相关性。

主要高危因素包括：复苏不充分或延迟复苏、持续存在的感染和炎症病灶、基础脏器功能失常（如肾衰竭）、肠道失血性损伤、严重创伤（创伤严重程度评分≥25 分）；慢性疾病（如糖尿病、恶性肿瘤、营养不良）、医源因素（如应用糖皮质激素、抑制胃酸药物、滥用抗生素、大量输血、外科手术意外事故、有创监测）及高乳酸血症等。

其发生率呈不断上升趋势，还可能与下列因素有关：①各种生命支持措施延长了危重患儿的存活时间，有更多机会暴露在更复杂的致病因素下（如感染）；②由于抗生素滥用不断造成新耐药菌株并损害了人类自身免疫功能，使人类抵御感染的能力衰弱；③疾病谱的变化，肿瘤患儿增加并普遍接受放疗与化疗使其免疫力降低；④早产儿、低出生体重儿增加及人口老龄化，而这类患儿器官储备和代偿功能均较差；⑤侵入性操作日益增多，加大了患儿感染的风险。

二、发病机制

许多 MODS 发病过程中经历了较长时间的低血容量性休克和恢复灌流的过程，不充分的延迟复苏是导致 MODS 发生的重要因素，各种损伤导致休克和复苏引起的生命器官微循环缺血和再灌流过程是 MODS 发生的基本环节。持续低灌流导致微循环障碍和内皮细胞损伤造成细胞缺氧和代谢障碍，细胞的氧自由基损伤，局部屏障和全身防御功能削弱诱发感染而发展成为脓毒症，改变免疫神经内分泌功能造成应激反应和炎症递质释放，提高组织细胞对细菌和毒素再次打击的敏感性。

(一)组织氧代谢障碍

休克时心排血量减少、血红蛋白降低，导致全身组织的氧输送减少，临床上出现低血压、少尿、高乳酸血症、血流动力学异常等典型表现者称为显性失代偿性休克，而不具备典型表现而在休克早期或复苏后期确实存在内脏器官缺血和缺氧的状态，称为隐性代偿性休克。正常情况下，细胞所需的氧等于实际氧耗量(VO_2，动脉、混合静脉血氧含量之差与心排血量的乘积），当氧运送进行性下降超出细胞自身摄取氧的代偿能力时，VO_2 降低使细胞处于缺氧状态；左心向全身输送氧的总量 [DO_2，心排血量与动脉氧含量的乘积，$DO_2(mL/min)=1.34\times Hb\times SaO_2\times CO\times 10$]，低于一定值时，不能满足组织细胞的需求，使 VO_2 也随之下降呈 DO_2 依赖性，一般心源性休克和低血容量性休克有 DO_2 降低，感染性休克则正常或增高。临床研究表明，仅靠改善循环氧供并不能纠正所有患儿的休克和缺氧，表现出循环恢复后血乳酸增高，胃肠 pH 降低，提示存在氧摄取和氧利用障碍，可能与血流分布异常、动静脉短路开放和线粒体功能不全等因素有关。

(二)氧自由基损伤

恢复组织灌流是救治休克和改善存活必不可少的过程，也是氧自由基大量产生和释放的过程，故缺血再灌流后氧自由基损伤在 MODS 发病过程中起重要作用。在缺血再灌注条件下，黄嘌呤氧化酶途径和白细胞呼吸暴发是氧自由基产生的两个主要途径。黄嘌呤脱氢酶转化成黄嘌呤氧化酶在肠道组织中仅需 10 s，在心肌需 8 min，在肝肾肺脾中则需 30 min，说明各器官对缺血再灌流损伤的敏感程度不同，氧自由基反应具有连锁性，使缺血再灌流损伤成为持续不断的过程，破坏生物膜的通透性，酶系统受损，改变细胞的遗传信息，导致细胞结构、代谢和功能全面紊乱或死亡。通过清除氧自由基防治缺血—再灌注损伤，在动物试验和临床取得了一定效果，对于 MODS 患儿其有效性还待进一步证明。

(三)白细胞和内皮细胞相互作用

内皮细胞具有主动调节微循环血流,调节血管张力和血管通透性,促凝血及抗凝血的平衡,通过多种凝血因子和炎症递质,在原发损伤因素(如细菌、内毒素、细胞因子和缺血等)的作用下与多形核白细胞(PMN)相互作用导致细胞损伤,是 MODS 的共同通路。同时,内皮细胞具有抗 PMN 在内皮细胞的黏附作用,使 PMN 在血管中自由流动,近年来研究发现黏附的基础是黏附分子在各种因素刺激时被激活,造成间质和实质细胞水肿、出血和炎症反应,称之为黏附连锁反应。白细胞和内皮细胞的黏附分子包括整合素超家族、选择素超家族、免疫球蛋白、钙依赖黏附分子超家族和 H-细胞黏附分子超家族。在黏附分子的调节中,肿瘤坏死因子,白细胞介素-1、6、8,γ-干扰素、克隆刺激因子等细胞因子、血小板活化因子、白三烯、凝血酶、C_5、中性粒细胞激活因子等脂质介质,内毒素、化学趋向因子、乙醇、内源性阿片等均可增强白细胞与内皮细胞的黏附;而抗炎素、糖皮质激素、己酮可可碱、血浆铜蓝蛋白等则抑制黏附;细胞黏附和黏附因子通过白细胞与血管内皮细胞的相互作用,白细胞通过内皮细胞间跨膜游出,趋向炎症灶,黏附因子单抗的临床应用也显示出治疗前景,可以减轻炎症和水肿,降低缺血再灌注损伤。

(四)炎症递质失控性释放

机体受到创伤和感染刺激而产生的炎症反应过于强烈以至失控,从而损伤自身细胞导致 MODS,这种炎症失控反应过程的基本因素分为刺激物、炎症细胞、递质、靶细胞和效应等几部分。从 MODS 的发病过程可分为三个阶段,即局部炎症反应、有限的全身炎症反应(应激反应和炎症反应对机体有害刺激作出的防御反应)和失控的全身炎症反应。再次打击和双相预激学说是机体炎症递质陷入失控状态的合理解释。

三、临床特点

原发性 MODS 是由某种明确的生理损伤直接作用造成,早期即出现,发展过程中全身炎症反应较轻。继发性 MODS 并非由原始损伤本身直接引起,而由机体异常反应产生过度全身性炎症反应,造成远距离多个器官功能障碍,容易并发感染。MODS 的主要临床特点:①发病前大多器官功能良好,休克和感染是其主要病因,大多经历严重应激反应或伴有 SIRS 或免疫功能低下;②从最初打击到远隔器官功能障碍需有数天或数周间隔;③病理变化缺乏特异性,主要为广泛的炎性细胞浸润、组织水肿等炎症反应,而慢性器官功能衰竭失代偿时则以组织细胞的坏死增生伴器官的萎缩和纤维化为主;④病情发展迅速,一般抗休克、抗感染及支持治疗难以奏效,病死率高;⑤除终末期以外,一般是可以逆转的,一旦治愈不留后遗症和不会复发,也不转入慢性病程。

四、治疗

(一)快速和充分复苏

不但要纠正显性型失代偿性休克,而且要纠正隐性代偿性休克。目前指导隐性代偿性休克复苏的唯一监测方法是使用黏膜张力计推算 PHi(宜>7.32)。对于休克复苏应把握两点(一早二足),早期最大限度地减轻总损伤(特别是缺血性损伤),避免持续性低灌注,最大限度缩短缺血再灌流损伤时相。

(二)控制脓毒症

(1)清除坏死组织:需及早彻底清除。

（2）寻找感染灶：ICU 患儿应注意并发鼻窦炎、肛周感染，皮肤、肺、尿路等部位隐匿性感染、肠源性感染、导管相关性感染等。应尽量减少侵入性诊疗操作，加强 ICU 病房管理，改善患儿免疫功能，选择性消化道去污染（SDD），必要时进行清创、引流等外科处理。

（3）合理应用抗生素：经验治疗的原则是应能有效覆盖常见的感染病原菌，宜用杀菌剂，剂量要足够，尽量选用不良反应少的药物。一旦选定一种或一组药物，应于 72 h 后判定疗效避免频繁更换抗生素，待病原明确后进行调整。用药时应对肠道厌氧菌注意保护，除非有明确指征，一般不宜随便使用抗厌氧菌抗生素，尤其是经胆道排泄者。超高浓度并不能明显提高杀菌效力，宜延长最小抑菌浓度的时间，就需增加给药次数，对重症感染每 6 h 给药一次是必要的，每次给药为达到较高峰浓度，应在 30 min 内静脉滴注（红霉素、万古霉素等除外）。用药 4～5 d 病情恶化时应加大抗菌治疗力度，用药后始终未能证实感染，体温正常 3 d 以上者可以停药，已证实细菌感染抗菌治疗不应少于 7 d，伴粒细胞减少者应使粒细胞＞$0.5×10^9$/L 几天后停药才较安全。严重感染抗生素治疗一周以上症状不减轻时，应考虑是否合并真菌感染，尤其在免疫功能低下、使用皮质激素或免疫抑制剂者，长时间静脉营养和进展性肝肾肺功能不全不好用其他原因解释者。

（三）器官功能支持

1.循环支持

维持有效血容量，保持心脏有效泵血功能和调整血管紧张度是支持的重点，需要使用升压药维持可接受的最低血压（平均压＞8.0 kPa）和维持足够的氧供以满足高代谢和外周氧需求，尽可能使氧耗脱离对氧输送的依赖，使动脉血乳酸接近正常，故需大力纠正心功能不全、低血容量性休克、贫血和呼吸功能不全等。

2.呼吸支持

保持气道通畅，氧疗和机械通气是呼吸支持的重点，但机械通气对循环产生负性影响和气压伤，故通气时不追求最高氧分压（PaO_2＞8.0 kPa）而是最满意的氧输送（以取得最高 DO_2 时的最佳 PEEP），吸氧浓度尽可能控制在 0.5 以内，常规通气模式不好时可尝试特殊方法。

3.其他支持

肾功能支持重点是针对病因进行治疗，保证内环境稳定，必要时连续动-静脉血液滤过。肝衰竭支持的目的在于赢得时间，使受损肝细胞恢复和再生。应激性溃疡的治疗在于控制脓毒血症、矫正酸碱平衡、补充营养和胃肠减压，不一定需要抗酸治疗。中枢神经系统支持以降低颅内压、去病因和复苏治疗为重点。

（四）代谢支持

SIRS/MODS 和脓毒症患儿独特的高代谢模式，决定了其对营养有特殊要求，即代谢支持和代谢干预。总的原则是增加能量总供给（达普通患儿的 1.5 倍），提高氮与非氮能量的摄入比（由通常的 1∶150 提高到 1∶200），降低非氮能量中糖的比例，增加脂肪摄入，使蛋白、脂肪和糖的比例大致为 3∶3∶4，最好使用中长链脂肪酸混合制剂，尽可能通过胃肠道摄入营养，尤其是经口摄食，添加胃肠特殊的营养物质谷氨酰胺可使胃肠黏膜受损减轻，细菌和内毒素移位率降低。代谢干预时可试用降低蛋白分解和促进合成的生长激素，以改善负氮平衡；另外，纤维素、谷氨酰胺、乳酸杆菌、亚油酸等有助于提高黏膜屏障和全身免疫功能。

（五）免疫调理和抗炎症递质治疗

尽管 MODS 采取的早期复苏、抗生素、代谢与重要器官支持治疗取得了显著进展，但近

20 年死亡率并未明显改变,MODS 的病死率仍高达 70% 左右,因此免疫调理治疗也赋予了极大的热情和希望,虽然近年来对各种炎性介质的释放采取了多种治疗对策,但临床应用尚不成熟,可能与炎症反应的防御与损伤、炎症递质的数量与效应、靶细胞状态、SIRS/CARS 失衡等多方面因素有关。

五、护理要点

(一)密切观察病情变化

1.呼吸、心率加快

SIRS 早期因炎症反应、高代谢与高动力循环、代谢率与耗氧增加,呼吸与心率均加快。护理时应:①随时吸出口腔、鼻咽以及上呼吸道的分泌物与痰液,保持呼吸道通畅减少呼吸功;②根据呼吸功能状况,可经鼻导管、氧气头罩吸氧,严重者经口气管插管或经鼻插管,予机械通气正压给氧提高血氧浓度;③因心功能不全引起的心率加快,应遵医嘱给予强心剂。

2.体温与白细胞异常

(1)体温增高>38 ℃的患儿应注意防止体温继续增高,引起代谢率和耗氧增加,有的患儿可因体温增高引起高热惊厥,故应采取物理降温或药物降温。

(2)体温<36 ℃的患儿,尤其小婴儿为防止低体温与冷伤的发生,应提高室内温度,注意保温,增加衣被,有条件者应置于温箱内,调节好箱内温度。

(3)白细胞异常增高者常表明细菌感染,应按医嘱经静脉定时给予敏感的抗生素;白细胞降低者可能为病情危重,机体免疫功能低下,病毒感染等,应分析具体原因,医护密切配合,给予免疫增强剂或抗病毒药物。

3.定时记录无创监测结果

定时记录无创监测结果包括血压、心率、心电图、氧饱和度、呼吸频率、体温等,在观察表上做好 24 h 出入液量记录。并结合血气分析,判定有无脏器低灌注,其标准为低氧血症、急性神志改变(兴奋、烦躁、嗜睡)、尿少<1 mL/(kg·h)、高乳酸血症>2 mmol/L。

(二)静脉通道的建立与管理

(1)MODS/MSOF 均为急重症患儿,应及时补充液体,改善循环,纠正脏器的低氧血症与低灌注,因此迅速建立静脉通道至关重要。可根据患儿年龄大小、病程长短、病情严重程度、头皮与四肢浅表静脉充盈度及穿刺难易程度采取:①皮肤浅表静脉穿刺-静脉头皮针输液;②静脉留置套管针,可保留 3～5 d,输液结束后应用 0.01% 肝素 3～5 mL 注入肝素帽内,以防血凝堵塞针管;③留置导管,可经中心静脉(锁骨下静脉、股静脉、颈外静脉)或外周静脉(肘正中静脉、贵要静脉)。保留时间可长达 1～3 周。适于静脉穿刺困难,经静脉供给营养及长期抢救者。无论选择哪一种静脉途径都要做好穿刺部位的清洁与消毒,并注意观察局部有无红肿、渗出等静脉炎症,并给予防治。

(2)应用输液泵做好输液速度调节与控制:SIRS 患儿常需用输液泵调节输液速度,护理人员应熟悉并掌握其应用,以随时根据需要调节与控制。如常用多巴胺改善循环,应按以下公式决定 mL/h。计算 mL/h＝[患儿体重 kg×所需 μg/(kg·min)×60]÷所含 μg/mL(药浓度)。当血压下降且扩容后反应不佳时,有条件单位应监测中心静脉压(CVP),以决定输液量及输液速度。

(三)重要脏器功能的监测与护理

护理时要注意皮肤、口腔黏膜、注射针眼部位是否有出血、瘀斑或穿刺抽血时针尖部位、注射器内有立即凝血现象时,应做 DIC 筛查以监测是否有凝血功能障碍,及早发现 DIC。同时观察并记录每次尿量,每天观察球结膜有无水肿。根据病情变化,采血监测尿素氮与肌酐,肝脏功能,心肌酶谱改变,早期发现各脏器功能损害。

(周慧慧)

第三节　小儿颅内高压综合征

颅内压为颅腔内容物所产生的压力。颅腔内容物包括脑、脑膜、颅内血管(占 7%)、脑脊液(占 10%)以及病损物,如血肿、肿瘤等。当颅内容物任何一部分增加时,颅内压将会增高,若颅内压的增高超过颅腔代偿能力(全颅腔代偿空间仅 8%～15%)时,即出现颅内压增高的临床表现,称为颅内高压综合征。颅内感染、严重全身感染、脑缺氧缺血、中毒、代谢紊乱等导致的急性脑水肿是小儿颅内高压综合征的常见病因。该综合征为小儿常见危重症之一,严重颅内高压常危及生命,在抢救治疗过程中,需要严密监护与护理。

一、临床表现

小儿脑水肿的临床表现与病因、发展速度、有无占位性病变及其所在部位有密切关系。儿科最多见的是感染所致的急性脑水肿,临床主要表现为急性颅内高压综合征。归纳起来可有以下临床表现。

(一)剧烈头痛

头痛特点为弥散性和持续性,清晨较重,用力、咳嗽、身体前屈或颠簸、大量输液可使之加剧。婴幼儿则表现为烦躁不安、尖声哭叫,有时拍打或撞击头部。

(二)喷射性呕吐

呕吐与饮食无关,不伴恶心,常频繁出现,有时可表现为非喷射性。婴幼儿出现无其他诱因的频繁呕吐,往往提示第四脑室或后颅凹占位性病变。

(三)精神症状及意识改变

一般情况下,细胞毒性脑水肿因神经元受累,较早出现神经精神症状,可有性格改变,如烦躁不安、不认识家人、哭闹、精神萎靡或嗜睡等;大脑皮质广泛损害及脑干上行网状结构受累时,患儿不能维持觉醒状态,出现程度不等的意识障碍,并有迅速加深倾向,可于短期内昏迷;而血管源性脑水肿累及神经元较晚,出现症状亦较晚,常在颅内高压明显时方出现症状。

(四)肌张力改变及惊厥

脑干、基底节、大脑皮质和小脑某些部位的锥体外系受压迫,表现为肌张力显著增高,可出现去大脑强直(伸性强直、伸性痉挛、角弓反张)和去皮层强直(病变在中脑以上,患儿一侧和双侧上肢痉挛,呈半屈曲状,伴下肢伸性痉挛)。新生儿常见肌张力减低。脑疝时肌张力减低。惊厥也是脑水肿常见症状,甚至可出现癫痫样发作或癫痫持续状态。

(五)眼部改变

眼部改变多提示中脑受压。可有眼球突出、球结膜充血、水肿、眼外肌麻痹、眼内斜(展神经麻痹)、眼睑下垂(提上睑肌麻痹)、落日眼(颅前凹压力增高)、视野缺损、瞳孔改变(双侧不等大、扩大、忽大忽小、形态不规则、对光反应迟钝或消失)。其中瞳孔改变具有重要临床意义。眼底检查,视盘水肿在急性脑水肿时很少见,尤其在婴幼儿更为罕见,有时仅见视网膜反光增强,眼底小静脉淤张,小动脉变细。慢性颅内高压时易出现典型视盘水肿。

(六)呼吸不规则

严重颅内高压时,脑干受压可引起呼吸节律不规则,如呼吸暂停、潮式呼吸、下颌呼吸、抽泣样呼吸,多为脑疝前驱症状。新生儿常见呼吸减慢。

(七)血压升高

颅内高压时,交感神经兴奋性增强或脑干缺血、受压、移位,可使延髓血管运动中枢发生代偿性加压反应,引起血压升高,收缩压常升高 2.7 kPa(20 mmHg)以上,可有脉压增宽,血压音调增强,也可伴缓脉。

(八)头部体征

婴儿可出现前囟膨隆、张力增高,有明显脱水的婴儿前囟不凹陷,往往提示颅内高压的存在。在亚急性或慢性颅高压婴幼儿常出现颅缝裂开(<10 岁的儿童也可出现,常使早期颅内高压症状不典型)、头围增大、头面部浅表静脉怒张、破壶音等体征。

(九)体温调节障碍

下丘脑体温调节中枢受累,惊厥或肌张力增高致产热增加,交感神经麻痹致汗腺分泌减弱、散热减少等原因,可引起高热或超高热。

(十)脑疝

脑疝是因颅内压明显增高,迫使较易移位的脑组织在颅腔内的位置发生改变,导致一系列临床病理状态。若发生嵌顿,则压迫邻近脑组织及脑神经,引起相应症状和体征,属颅内高压危象。典型的先兆表现为意识障碍、瞳孔扩大及血压增高伴缓脉,称 Cushing 三联症。小脑幕切迹疝(又称钩回疝、天幕疝或颞叶疝)和枕骨大孔疝(又称小脑扁桃体疝)为常见的脑疝类型。前者临床主要表现为双侧瞳孔不等大,病侧瞳孔先缩小后扩大,对光反应迟钝或消失,伴昏迷加深或呼吸不规则等。后者主要表现为昏迷迅速加深,双侧瞳孔散大,对光反应消失,眼球固定,常伴呼吸心搏骤停。

与成人颅内高压综合征以头痛、呕吐、视盘水肿为三大主征不同,小儿急性颅内高压综合征以呼吸不规则、意识障碍、惊厥、瞳孔改变、血压升高、呕吐等临床表现更为常见。因小儿不能自述头痛,似乎出现较少。在婴幼儿急性颅内高压视盘水肿亦很少见。

二、诊断

(1)存在导致脑水肿或颅内高压的病因。

(2)有颅内高压的症状和体征:虞佩兰提出的小儿急性脑水肿诊断标准已在国内外推广,包括 5 项主要指标和 5 项次要指标,具备 1 项主要指标及 2 项次要指标,即可诊断。

主要指标:①呼吸不规则;②瞳孔不等大或扩大;③视盘水肿;④前囟隆起或紧张;⑤无其他原因的高血压(血压>年龄×2+100)。

次要指标:①昏睡或昏迷;②惊厥和/或四肢肌张力明显增高;③呕吐;④头痛;⑤给予甘露醇 1 g/kg 静脉注射 4 h 后,血压明显下降,症状、体征随之好转。

(3)辅助检查:颅压测定与头颅 CT 或 MRI 可提供颅内高压或脑水肿的证据。

颅内压测定:临床常用的颅内压测定方法为脑脊液压力直接测定法,可采用腰椎或脑室穿刺测压法。脑脊液循环正常情况下,侧卧位脑室液与脊髓腔终池脑脊液压力相等,故可用腰穿所测脑脊液压力代表颅内压,因而腰椎穿刺测压在临床最常用。具有简便、易于操作之优点。但在脑脊液循环梗阻时,所测压力不能代表颅内压力。且颅内压增高时,引流脑脊液过快可导致脑疝。临床应用时应慎重掌握指征和方法,术前 30 min 静脉推注甘露醇,可防止脑疝的发生。脑室穿刺测压具有安全、准确,并可行控制性脑脊液引流,控制颅压增高之优点。但弥散性脑水肿时,脑室被挤压变窄,穿刺不易成功,临床应用受到一定限制。其他测颅压方法还有在硬膜外植入传感器或前囟非损伤性测压方法。

直接测压法颅内压正常值:目前尚无统一标准,大致范围为:新生儿低于 1.4 kPa(14 mmH$_2$O),婴儿低于 7.8 kPa(80 mmH$_2$O),儿童低于 9.8 kPa(100 mmH$_2$O)。颅内高压诊断标准:国内多采用虞佩兰制定的标准,即新生儿高于 7.8 kPa(80 mmH$_2$O)、婴幼儿高于 9.8 kPa(100 mmH$_2$O)、3 岁以上高于 19.6 kPa(200 mmH$_2$O),可诊断为颅内高压。

CT 与 MRI:计算机断层扫描(CT)与磁共振(MRI)是目前临床早期诊断脑水肿最可靠的方法。

B 超:在前囟未闭的婴儿,经前囟行头颅 B 超扫描,可诊断较重的脑水肿,并可测到侧脑室及第三脑室的大小。

TCD:经颅多普勒超声(TCD)可床边、无创、连续观察患儿脑血流频谱变化,间接判断脑水肿的存在。

三、治疗

(1)治疗原发病。

(2)抗脑水肿:儿科常用抗脑水肿药物有甘露醇、呋塞米及地塞米松,也可根据病情选择甘油、清蛋白、高渗盐水或过度通气方法。目前对过度通气疗效的评价尚有争议,一般不主张过度通气。

(3)液体疗法:应边脱边补,使患儿处于轻度脱水状态,但需维持正常皮肤弹性、血压、尿量及血清电解质。应将平均动脉压维持在正常高限水平,以保证有效脑灌注压。

(4)对症支持治疗。

四、监护

(一)生命体征监护

在生命体征监护过程中,重点应明确:①生命体征的变化属于正常反应还是异常变化;②生命体征的变化与颅高压有无直接关系;③是否属于危重信号。

1.体温

高热可引起脑组织代谢增加,加重脑缺氧,使已损伤的脑组织损害进一步加重,需持续监护、及时处理。中枢性发热:体温升高幅度较大,常为高热或超高热,不易控制,处理以物理降温为主,必要时行冬眠疗法。周围性发热:体温升高幅度较小,多由于合并感染所致,有效控制感染则容易控制。降温措施多采取物理、药物相结合。

2.心率

心血管调节中枢受压,可引起心率波动,出现心动过速或过缓。严重颅内高压时,常出现心率缓慢。

3.呼吸

应注意呼吸幅度和节律改变,呼吸表浅、不规则,预示颅高压严重。

4.血压

颅内高压时血压过高、过低均对病情不利,应使血压维持在保证有效脑血流灌注的最佳范围。对颅内高压引起的血压增高,不可盲目用降压药。应以降颅压、利尿治疗为主。

(二)神经系统临床监护

1.意识监护

意识是指患儿对语言或疼痛刺激所产生的反应程度,意识状态和意识改变是判断病情轻重的重要标志之一。可直接反映中枢神经系统受损及颅内压增高的程度。可利用声、光、语言、疼痛刺激对小儿的意识状态进行判断。Glasgow 评分有利于对昏迷程度进行动态观察,总分数为15 分,分数越低意识障碍程度越重,8 分以下即为重度。但应用镇静剂、气管插管或气管切开等情况时,可使一些项目无法完成。临床上意识状态分类如下。

(1)清醒:意识存在,对外界刺激能做出正确的应答。

(2)嗜睡:意识存在,对刺激有反应,唤醒后可做出正确应答,但刺激停止很快入睡。

(3)昏睡:呈深度睡眠,难以唤醒,给予强刺激能唤醒,回答问题简单,常不正确,反应迟钝,维持时间短。

(4)浅昏迷:意识基本丧失,不能唤醒,对疼痛刺激有防御性运动,深浅反射存在。

(5)昏迷:意识丧失,对疼痛刺激反应迟钝,对强刺激可有反应。浅反射消失,深反射减弱或亢进,常有大小便失禁。

(6)深昏迷:对任何刺激无反应,各种反射完全消失。

在意识监护过程中应重点观察三方面的问题:①有无意识障碍。②意识障碍的程度如何。③意识障碍的变化趋势。意识障碍逐渐加重,Glasgow 评分逐渐下降,常提示病情加重或恶化。

2.瞳孔监护

对瞳孔进行动态观察,有助于判断病情、治疗效果和及早发现脑疝。在病情危重的患儿或瞳孔已出现异常时,应在短时间内反复观察瞳孔大小及对光反应。

3.症状、体征监护

观察有无头痛、呕吐、惊厥、肢体肌力、肌张力、病理征等与神经系统病变有关的症状和体征,并记录其形式、发作次数、持续时间以及程度等情况。

(三)颅内压监护

颅内压监护的方法主要有脑室内测压、硬膜外测压及硬膜下测压三种方法,其中硬膜外测压法由于硬脑膜保持完整,感染机会较少,比较安全,监测时间可较长。但三种方法均为有创性,儿科应用受到一定限制。应根据患儿病情,权衡利弊,而决定是否监护及采取的方法。近年来,对无创性颅内压监护仪的研究取得一定进展,对前囟未闭的婴幼儿,可进行无创性前囟测压。还有根据颅内压升高时视觉诱发电位的间接反映颅内压的方法。但其准确性尚待临床总结和验证。在颅内压监测过程中,如颅内压>2.0 kPa(15 mmHg),持续 30 min 以上时需作降颅内压处理。脑灌注压(CCP)=平均动脉压(MAP)-颅内压(ICP),治疗过程中应需维持 CCP 5.3~6.7 kPa(40~50 mmHg)。

(四)脑血流监护

可利用经颅多普勒超声(TCD)仪探测脑内动脉收缩、舒张及平均血流速度,间接推算出脑血流情况。脑血流持续处于低流速状态,提示颅内高压。当颅内压增高致脑灌注压为零时,TCD可表现为3种形式:①收缩或舒张期的交替血流;②尖小收缩波;③信号消失。交替血流和尖小收缩波频谱为脑死亡患儿最常见 TCD 改变。

(五)脑电活动监护

1.床旁脑电图监护

利用便携式笔记本电脑脑电图,可进行床旁脑电监护。临床转归与脑电图变化的严重程度有密切关系,有文献报道,轻度脑电图异常者均可治愈,中度异常者多数可完全或基本恢复,后遗症和死亡率较低(10%左右),高度异常者,预后愈差,后遗症和死亡率均高(57%)。脑电图出现平坦波(高增益下<2 μV)提示脑死亡。

2.录像脑电图(Video-EEG)监护

录像脑电图不仅能连续监测脑电活动变化,还可同时观察到患儿惊厥发作的形式,在排除非痉挛性发作,确定癫痫性发作类型,评价脑电与临床的关系,可提供准确而可靠的证据。

(六)局部脑氧监测

使用专门设备可经皮进行脑局部脑氧合监测,为无创监测手段,可评估监测局部脑灌注及氧储备,比全身参数或实验室检查更早提供脑缺氧预警,目前尚处于应用初始阶段。

五、护理措施

(1)患儿卧床时将床头抬高 15°~30°,以利颅内血液回流。但当有脑疝前驱症状时,则以平卧位为宜。

(2)用冰枕或冰帽保持头部低温,对体温高者及时给予降温处理。

(3)维持液体匀速输入,避免快速大量输液。

(4)按时按要求应用脱水剂。发生脑疝时快速滴注或注射 20%甘露醇 2 g/kg,并做好气管插管、侧脑室穿刺减压引流的准备。

(5)防止颅内压骤然增高,如及时吸痰、注意舌后坠,保持呼吸道通畅。避免患儿用力、咳嗽,避免用力压迫患儿腹部等。当患儿有尿潴留时给予导尿,出现便秘时可行低压小量灌肠。

(6)对于昏迷患儿注意眼、口、鼻及皮肤护理,防止暴露性角膜炎、中耳炎、口腔炎、吸入性肺炎及压疮。

(7)及时止惊,在应用止惊药过程中,注意发生呼吸及心血管功能抑制。

(周慧慧)

第四节 小儿重症病毒性脑炎

病毒性脑炎是指各种病毒感染引起的颅内急性炎症,是儿科比较常见的中枢神经系统感染性疾病。重症病毒性脑炎又称急性坏死性脑炎,大多是由病毒感染引起,常选择性损害脑的额叶、颞叶,部分为枕叶,引起脑组织水肿、出血和坏死。病情凶险,病死率高。

一、病因与发病机制

病毒性脑炎多由肠道病毒、虫媒病毒及单纯疱疹病毒等引起。病毒自呼吸道、胃肠道或经由昆虫叮咬侵入人体后,在淋巴系统繁殖,通过血循环感染。病毒迅速繁殖,直接破坏神经组织或神经组织对病毒抗原的剧烈反应导致脱髓鞘病变、血管和血管周围损伤及供血不足。

二、临床表现

小儿重症病毒性脑炎急性期,一般常有发热,其后迅速出现头痛、脑膜刺激征、嗜睡、神志改变、定向力障碍、昏迷、震颤、惊厥、腹壁反射消失、脑神经麻痹、偏瘫、单肢瘫痪、吞咽困难等。在急性期后常有肢体、语言障碍、继发性癫痫、智力发育迟缓甚至减退。

三、急救护理

(一)护理目标

(1)保持呼吸道通畅,降低颅内压,挽救生命。

(2)防止惊厥时受伤和其他意外。

(3)保障营养和水分的补充。

(4)维护患儿舒适。

(5)促进功能恢复,提高生存质量。

(6)提高自护能力。

(二)护理措施

(1)保持呼吸道通畅:患儿由于吞咽反射减弱或消失及意识丧失,极易形成口腔及呼吸道分泌物潴留,堵塞气道,导致呼吸困难并易诱发惊厥。①密切观察呼吸情况,注意有无血氧饱和度下降、发绀、缺氧或痰液潴留,随时吸痰,保持呼吸道通畅,吸痰后听诊肺部痰鸣音情况。吸痰尽量避开餐后半小时以内,以防刺激咽喉引起患儿呕吐。②给予叩背促进排痰。叩击时帮助患儿取侧卧位,护士两手手指并拢,手背隆起,指关节微屈,由下向上,由外向内叩击背部,震动气道。每侧反复叩击1～3 min,促进痰液排出。可配合雾化吸入,稀释痰液,以利排出。

(2)惊厥的紧急护理:惊厥时头偏向一侧,用裹以纱布的压舌板置于上、下齿之间,勿使其咬伤舌头,清除口腔、气道分泌物。注意观察抽搐的次数、部位、持续时间,注意神志及呼吸变化。避免强光、声音及不必要的刺激。遵医嘱给予止惊药物,严密观察用药反应和病情变化。

(3)密切观察患儿的生命体征,观察意识状态及肌力、肌张力的改变,如从嗜睡或意识模糊转为昏迷,提示病情加重,立即报告医师;观察有无颅内压增高及脑疝形成,如双侧瞳孔不等大或忽大忽小,同时有烦躁、喷射性呕吐、血压升高,提示有颅内压增高或脑疝形成的可能。早期发现病情变化,及时报告医师,给予甘露醇、利尿剂等降低颅内压,随时做好抢救准备。

(4)高热的护理:高热可使机体代谢和应激性增高,导致频繁抽搐,加重脑组织缺氧。采用头部冷敷、头枕冰袋或在颈部、腹股沟、腋下放置冰袋,温水或酒精擦浴,冷盐水灌肠,同时降低室温。冰袋降温时注意用薄棉垫间隔保护患儿皮肤,定时检查局部,防止冻伤。在物理降温不理想的情况下遵医嘱给予药物降温。

(5)保持静脉输液畅通:采用留置针输液,以备随时抢救用药及定时用脱水剂以减轻或预防脑水肿。尽量用输液泵准确控制输液速度。无法进行留置针输液的重症患儿采用深部静脉置管输液,以保证及时用药。在输液、用药过程中要观察穿刺局部有无红肿、疼痛,定时消毒换药。

(6)做好基础护理,维护患儿身体舒适度,减少并发症。①预防褥疮及肺部感染:昏迷或肢体瘫痪的患儿定时翻身、拍背,每2h1次,记录在翻身卡上。床上用气垫或气圈置于骨的隆突处,每天用50%乙醇或滑石粉涂擦、按摩受压部位。保护床褥和被单干燥、平整、清洁,保持皮肤清洁,有大小便失禁者及时更换衣褥,局部清洗。做好眼睛护理,眼睑不能闭合者,每天用眼药水滴眼1～2次,并盖上湿纱布;口腔护理,每天2次;留置尿管者,每天2次用消毒液擦洗尿道口。②保持瘫痪肢体于功能位置,进行肢体被动运动。

(7)饮食护理:昏迷、吞咽困难患儿可插鼻饲管,必要时配合静脉高营养,以保证热量和营养供应。给予高热量、清淡易消化的流质或半流质饮食,少量多餐,减少胃饱胀,防止发生呕吐、吸入窒息。进食时观察有无呛咳及吞咽困难,避免吸入性肺炎。

(8)心理护理:病毒性脑炎患儿病情急、重,严重者可导致后遗症或死亡,家属精神紧张、心理恐惧、担心,应加强对患儿及家属的心理疏导,多与家属交流,针对患儿的病情轻重告之其预后,并提供保护性看护和日常生活的护理常识。对年龄稍大的患儿介绍其与同室的患儿认识、交流,并适时给予表扬、鼓励,使患儿保持良好的心境,增强信心,促进康复。

(9)恢复期的护理及康复指导:急性期后,部分患儿遗留有肢体瘫痪、语言障碍、癫痫、智力发育迟缓等后遗症。需经数月至半年的康复治疗及护理,才能好转。①肢体功能的训练:在整个康复过程,唤起、强化患儿的自我康复意识,使其主动参与体育疗法和功能训练,配合进行按摩、针灸、理疗和高压氧等康复治疗。②语言的训练:对语言障碍的患儿,在家长的配合下进行语言训练,使其逐步恢复语言的功能。从患儿所熟悉的事物、简单的发音或词汇、患儿所喜爱的儿歌开始锻炼其听力、记忆力及说话能力,要反复启发及诱导,并予以鼓励。③智力恢复的训练:采用运动处方训练。运动训练是中枢神经最有效的刺激形式,所有运动都可向中枢神经提供感觉运动和反射性传入。多次重复训练使大脑皮质建立暂时性的联系和条件反射。④继发性癫痫:对于脑炎引起的继发性癫痫主要采用抗癫痫药物治疗及与心理康复护理手段相结合,指导患儿和家长保证遵照医嘱正确服药,指导发生癫痫时的应急处理方法。⑤心理康复治疗:根据每个患儿的情况,采用不同的心理干预手段。可采用支持疗法、认知治疗、行为矫正和家庭疗法等心理治疗方法,使家长及患儿树立战胜疾病的信心,能主动配合康复治疗,达到身心全面康复的目的。

(周慧慧)

第五节　小儿惊厥持续状态

一、概述

惊厥也称抽搐,表现为阵发性四肢和面部肌肉抽动,多伴有两侧眼球上翻、凝视或斜视,神志不清。有时伴有口吐白沫或嘴角牵动,呼吸暂停,面色青紫。惊厥可以是癫痫的一种表现,也可以是非癫痫的一些其他急性病的症状表现;是小儿常见的急症,尤以婴幼儿多见。6岁以下儿童期惊厥的发生率为4%～6%,较成人高10～15倍,年龄愈小发生率愈高。

惊厥发作时间多在3～5 min,有时反复发作,甚至呈持续状态。现阶段大部分教科书将严重持续惊厥或频繁惊厥中间无清醒期持续超过 30 min,称为惊厥持续状态,有时还伴有暂时性瘫痪(Todd 瘫痪)。这一时间界定是基于惊厥持续 30 min 后会出现神经元损伤,但无临床资料支持30 分钟的时间界定。

由于惊厥的频繁发作或持续状态可危及患儿生命或可使患儿遗留严重的后遗症,影响小儿的智力发育和健康,因此无论对于惊厥持续时间的定义怎么界定,临床一致认为惊厥持续状态需要紧急处理,采取以尽快终止惊厥发作为目的的积极快速治疗。

二、病因

惊厥原因复杂,包括高热,颅内感染,中毒性脑病,婴儿痉挛症,低血糖症,低镁血症,中毒,低钙血症等。

三、造成危害

由于惊厥发病的突然性,疾病本身会造成损害,也会使得患儿在当前监护环境下发生意外伤如从床上跌伤;患儿两侧硬物撞伤;舌、唇咬伤;气管压迫导致窒息,唾液吸入导致吸入性肺炎等。

四、处理

由于惊厥持续状态可因高热、循环衰竭或神经元兴奋性损伤等导致不可逆的多器官损伤,致残率、致死率都很高,对惊厥持续状态必须分秒必争地进行抢救,尽快终止临床发作。其治疗主要包括 4 个方面:终止发作、防止复发、处理促发因素及治疗并发症。

(一)立即控制惊厥

一般临床上惊厥持续 5 min 以上,就要考虑静脉给药。选择强有力的控制惊厥的药物,经静脉注射途径给予。不断增多的基础和临床研究支持发现惊厥最好在 20 min 以内控制发作,因为随着惊厥持续状态时间的延长,惊厥越难以控制。首选地西泮,常规剂量每次 0.3~0.5 mg/kg,最大不超过 10 mg;也可应用咪达唑仑或负荷量托吡酯等;必要时也可在气管插管下全身麻醉治疗。尽可能早期使用足量,起效快,作用时间长,不良反应少的药物。最适给药途径为静脉注射。肌内注射吸收慢而不可靠,故不提倡。

(二)维持生命体征

患儿应在重症监护病房(ICU)内监护呼吸循环功能,纠正各种代谢紊乱。注意保持气道通畅、吸痰、给氧、监测血氧饱和度;静脉输入右旋糖酐或生理盐水;预防和控制并发症;监测血糖、尿素、电解质、血钙、血镁、抗癫痫药血浓度;特别注意纠正脑水肿、酸中毒、高热、低血糖、呼吸循环衰竭等。反复惊厥发作者或发作呈惊厥持续状态者,常有继发性脑水肿,应加用 20% 甘露醇减轻脑水肿。

(三)积极寻找病因及诱因

针对病因治疗。如热性惊厥应做退热处理;感染是小儿惊厥的常见原因,只要不能排除细菌感染,即应早期应用抗生素;对于中枢神经系统感染者,宜选用易透过血-脑屏障的抗生素。代谢原因所致惊厥(如低血糖、低血钙等),应及时予以纠正方可使惊厥缓解。此外,如破伤风、狂犬病等,前者应尽快中和病灶内和血液中游离的破伤风毒素,应给予破伤风抗毒素(TAT)1 万~2 万 U,肌内注射、静脉滴注各半;后者应及时应用抗狂犬病疫苗,可浸润注射于伤口周围和伤口底部;毒物中毒时则应尽快去除毒物,如催吐、导泻或促进毒物在体内的排泄等,以减少毒物的继续损害。

五、护理诊断

(1)清理呼吸道无效:与喉痉挛、呼吸道分泌物增多有关。

(2)低效型呼吸形态:与癫痫发作呼吸暂停有关。

(3)气体交换受损:与呼吸道分泌物增多有关。

(4)急性意识障碍:与癫痫发作有关。

(5)有窒息的危险:与喉痉挛、呼吸道分泌物增多有关。

(6)有外伤的危险:与癫痫发作时跌倒有关。

(7)有误吸的危险:与癫痫发作时喉痉挛有关。

(8)有皮肤完整性受损的危险:与癫痫发作时喉痉挛有关。

(9)家庭执行治疗方案无效:与家属对疾病了解程度不足有关。

(10)恐惧:与家属疾病相关知识不足有关。

六、监护措施

(一)发作时

(1)立即通知医师,给予止惊药物,记录抽搐部位、形式及持续时间。由于地西泮肌内注射吸收缓慢且不规则,如在临床中急需发挥其疗效时应静脉给药。地西泮注射过快会抑制呼吸、降低血压、减慢心率。遵医嘱执行静脉注射时,应特别注意推注的速度,严格执行 1 mg/min 的速度缓慢注射,注射过程中观察药液有无外渗,同时观察抽搐情况,如抽搐在推注过程中得到有效控制,应停止使用地西泮。推注地西泮时还应密切观察患儿呼吸的频率、节律,如发现异常及时采取相应措施。此外由于地西泮属于脂溶性药物,推注时阻力大,尽量选择大血管,推注前抽回血,防止地西泮渗漏的发生。

(2)防止意外伤拉起床挡,约束患儿,但发作时不可强行按压患儿肢体,防止发生骨折和脱臼,可穿上手腕带及腰部约束带,置软枕于患儿两侧保护,放置口咽通气管或压舌板。需要注意的是牙关紧闭情况下不要强行张开牙齿,在不伤害口腔组织的情况下采取使用开口器等方式打开口腔,防止坠床、撞伤、舌及唇咬伤等意外伤的发生。避免经口测量体温。

(3)保持呼吸道通畅惊厥持续状态的患儿通常口鼻分泌物较多,甚至有呕吐物阻塞气道的现象发生,所以床边应备齐吸引器和气管切开包。在用药前护士应及时清除分泌物和呕吐物,除去紧身衣物。患儿取平卧位、头偏向一侧,以防止呕吐物引起窒息的发生。吸氧时婴幼儿采用鼻导管吸氧 0.5 L/min,避免高流量吸氧,以防刺激患儿。若呼吸困难及氧饱和度不能维持时,可协助医师进行气管插管,呼吸机辅助呼吸监护。

(二)发作后

(1)严密观察病情监测呼吸、心率、血压、血氧饱和度的变化。建立静脉通道,维持液体量及血压,根据血压调整地西泮用量,若血压下降幅度超过患儿基础血压的 20%,及时通知医师并遵医嘱使用升压药。在监测生命体征的同时,应密切观察并记录神志、瞳孔、面色、肌张力、尿量及肢体反应和活动度等病情变化。持续抽搐患儿如有头痛、呕吐、瞳孔忽大忽小或双侧不等大、对光反射迟钝及呼吸节律不整,应考虑可能发生脑水肿、脑疝,应立即通知医师,遵医嘱使用利尿脱水剂,以降低颅内压。如有呼吸浅表、屏气、不规则或抽泣样呼吸时,常提示有中枢性呼吸衰竭,要做好抢救准备,采取人工或呼吸机辅助呼吸。

(2)根据原发病采取相应护理措施如高热患儿在进行物理降温的同时给予药物降温,30 min后复测体温 1 次;颅内感染患儿遵医嘱使用能透过血-脑屏障的抗生素;低血糖、低血钙、低血镁患儿遵医嘱及时补充高糖液体、钙剂和镁剂,补充钙剂时尽量选择大血管,避免发生渗漏。

(3)发作后患儿可能昏睡,应继续采取防护性措施,及时清除分泌物,选择合适体位,加强翻身及皮肤完整性的检查工作;患儿也可能出现大小便失禁,应及时更换床单、衣服。

(4)避免诱发因素如频繁操作刺激,操作尽量集中,必要时操作前遵医嘱给予止惊药物。

(三)健康教育

1.疾病知识教育

告知患儿家属此次惊厥发作的原因,帮助家属正确认识原发病,告知其不要盲目迷信。

2.日常饮食起居教育

保证足够的休息与睡眠,适当的体育活动增强抗病能力,家人如有感冒,居室可用食醋熏蒸消毒。随季节变化增减衣服,防止受凉感冒。饮食方面要加强患儿的营养。

3.惊厥发作的急救处理

立即解松患儿的衣领口、按压人中、保持安静、去枕平卧、头偏向一侧、清除口鼻腔分泌物,保持呼吸道通畅,防止分泌物吸入窒息。必要时用筷子缠上布垫放在上下牙齿之间,以防舌咬伤。若患儿高热,可使用退烧药后立即送至医院抢救。告知家属小儿发热时切忌不做任何处理而直接用衣被包裹严实送往医院,这样热不易散出而导致高热惊厥。

(四)心理护理

(1)由于惊厥持续状态的抢救必须分秒必争,会给家属带来心理压力,加上对疾病知识的缺乏会让家属产生焦虑情绪,因此在抢救过程中保持稳重、镇定、熟练、轻柔和敏捷,会给家属以极大的安慰。

(2)作为医护人员应该体谅他们的心情,用温和的态度、婉转的言语来缓和家长急躁的心情,而不能因为抢救紧迫而流露出厌烦的情绪,减少医患矛盾的产生。

(3)鼓励患儿及家属以积极态度面对疾病和治疗。

(4)帮助患儿家长进行心理调适,向他们讲解惊厥的有关知识,尤其是保持安静的重要性,介绍患儿的病情、预后估计及影响因素,根据不同病因,说明家长应采取的正确处理方法,对他们的一点点进步给予及时的肯定和鼓励,给他们心理支持,提高应对能力,使之更好地与医护人员配合;对年长患儿,在发作后尽量将其安置在单人房间,醒来时会感觉到隐私被保留,避免失控感及自卑心理的产生。

(周慧慧)

第六节　小儿癫痫持续状态

一、基本概念

癫痫是一种发作性疾病,是由于大脑异常过度或同步化的活动引起的一过性的体征和/或症状,是神经系统常见的疾病之一。小儿癫痫患病率为 3‰～6‰,根据病因大致可分为特发性(原发性)、症状性(继发性)及隐源性 3 种。

癫痫综合征指具有多样性致癫痫因素,表现为一组相似的临床－EEG 特征,预后与病因学有很大关系。2001 年国际抗癫痫联盟将癫痫综合征分为 7 组:①婴儿和儿童特发性局灶性癫痫;②家族性(常染色体显性遗传)局灶性癫痫;③症状性(可能为症状性)局灶性癫痫;④特发性全面性癫痫;⑤反射性癫痫;⑥癫痫性脑病;⑦进行性肌阵挛性癫痫(可不诊断为癫痫的发作)。

癫痫持续状态(status epilepticus,SE)指一次惊厥发作持续 30 min 以上,或连续多次发作,发作间期意识不恢复者。如不及时控制,可因生命功能的衰竭而危及生命,或造成持续性脑损害后遗症。各种类型的癫痫只要频繁持续发作,均可形成癫痫持续状态。

二、癫痫病因及诱因

(一)遗传因素

指对癫痫的易感性,大量的研究证明,癫痫和遗传因素有关。遗传可以影响细胞膜离子通道的功能,降低惊厥阈值,引起神经元放电。如儿童及少年失神性癫痫,少年肌阵挛性癫痫,儿童良性癫痫伴中央颞区棘波等。

(二)获得性因素

由获得性因素引起脑的结构异常或代谢异常可产生致痫灶或降低惊厥阈值。病变可以是局限性或弥散性,静止性或进行性。这类癫痫成为症状性(或继发性)癫痫。根据致病因素可分为脑部病变、缺氧性病变、代谢及内分泌紊乱、中毒等。

(三)诱发因素

癫痫发作多系突然发作,无明显诱因。但也有一些发作有诱发因素存在。这种诱发因素可能周期性出现,可能不规则发生。

1.非感觉性诱因

发热、情感和精神紊乱、睡眠、饥饿或过饱。

2.感觉性刺激

视觉刺激、听觉刺激、味觉刺激等。

(四)年龄因素

不同年龄阶段引起癫痫的主要原因有所不同。年龄或脑成熟度不仅影响发作的倾向,也影响发作的类型。小儿癫痫的病因及年龄分布特点对癫痫的诊断与防治有指导意义,对于围产期、新生儿期、婴幼儿期的脑发育、遗传、代谢、助产技术等问题必须给予足够的重视。

三、癫痫发病机制

癫痫患儿惊厥阈值低于正常人,以致对健康人无害的刺激,或在感觉阈下的刺激,引起一大组神经元同步化异常放电而导致疾病发作。

四、癫痫临床表现及发作类型

(一)癫痫临床表现

过度放电的神经元群的部位和传导范围的不同,脑功能障碍的性质也不同,其临床表现也随之不同,癫痫的临床表现可呈现不同形式,最常见的是意识的改变或丧失,局限性或全身肌肉的强直性或阵挛性抽搐及感觉异常,也可表现为行为异常、情感和知觉异常、记忆改变或自主神经功能紊乱等。

(二)癫痫发作类型

1.自限性发作类型

(1)全面性发作:发作开始即有双侧大脑半球受累,意识损伤,运动症状是双侧的,脑电图(EEG)有双侧半球广泛性放电。

(2)局灶性发作:临床和脑电图改变提示异常放电活动起源于一侧大脑半球的局部区域,如局部感觉性发作、局部运动性发作、痴笑发作、偏侧阵挛发作、局部继发全身性发作等。

2.持续性发作类型

(1)全面性癫痫持续状态:全面性癫痫发作持续 30 min 以上,或连续多次发作,发作间期意识不恢复。

(2)局灶性癫痫持续状态:局灶性癫痫发作持续 30 min 以上,或连续、多次发作,发作间期意识不恢复。

(三)癫痫持续状态所带来的伤害

癫痫持续状态若未得到恰当干预,可导致以下伤害,如跌伤、摔伤、撞伤、溺水、咬伤(舌、唇)、窒息、吸入性肺炎、持久性脑损害、生命功能衰竭、死亡。

五、癫痫治疗

(一)建立正常的心理状态

家庭(患儿)、学校、社会正确认识癫痫,克服对癫痫患儿的歧视,多鼓励患儿,树立战胜疾病信心。

(二)合理安排患儿生活

养成规律的生活习惯,避免疲劳、暴饮暴食、危险运动和感冒。

(三)药物治疗

药物治疗是目前最主要的治疗手段。

(1)首次发作需使用药物治疗的指征:发病年龄起于婴儿期,尤其是伴有神经系统残疾者。有先天性遗传代谢性疾病或神经系统退行性疾病。首次发作呈现惊觉持续状态或成簇状发作。某些癫痫综合征。首次发作后发生 Todd 麻痹。头颅 CT 或 MRI 有明显异常。脑电图(EEG)明显异常。其他小儿虽第一次发作,若害怕意外伤害,也可尽早治疗。

(2)抗癫痫药物选用根据患儿发作类型、年龄、药物特点、智能缺陷的严重程度、脑电图特征进行选药。首选单药治疗,约 70% 患儿可获得理想控制效果,单药治疗无效或有多种发作类型的患儿可选用两种以上的药物联合治疗药;药物剂量要个体化、长期规律服用,定期监测肝肾功能和血药浓度。

(四)生酮饮食治疗

难治性癫痫综合征可考虑应用生酮饮食治疗,治疗期间要监测血糖、尿酮及不良反应,生酮饮食计算原则如下。

(1)每天总热量是同龄同体重小儿的 75%,251~335 kJ/kg。

(2)饮食比例为酮源:抗酮源为 4:1,即 4 g 脂肪加 1 g 蛋白质或碳水化合物作为一个单位。

(3)按此比例计算所需"单位"数,再从"单位"数中计算出脂肪、蛋白质、糖的克数。

(4)生酮饮食中蛋白质的量为每天 1 g/kg;每天液体量为 60～65 mL/kg。

(5)将上述能量分为三餐服用。

(五)外科手术治疗

严重癫痫,经 2～3 种最适合的抗癫痫药物仍无法控制临床发作,更换其他药物控制癫痫发作的可能性非常小可考虑外科手术治疗,在大脑达到最大可塑性之前进行手术是较好的选择。

六、癫痫持续状态的预防及救治

(一)癫痫持续状态的预防

(1)患儿有发作性疾病时家属及时带患儿就诊,明确诊断,遵医嘱治疗。

(2)治疗期间按时、定量服药,不可擅自增减药物剂量、停药、换药。

(3)患儿治疗期间癫痫发作控制不理想及时就诊。

(4)观察患儿癫痫发作时的诱因和先兆,避免诱发因素,有先兆时及时就地躺下做深呼吸运动。

(5)养成良好的生活习惯,避免疲劳、惊吓、看恐怖片、长时间玩游戏等。

(6)根据天气变化,适当增减衣裤,避免感冒诱发癫痫发作。

(7)给予患儿清洁卫生、易消化食物,避免腹泻影响药物吸收。

(8)患儿家中癫痫发作经紧急处理后不缓解,持续 5 min 以上应到就近医院就诊或拨打 120 电话求救。

(二)癫痫持续状态的救治

(1)立即将患儿平卧头偏向一侧,解开衣襟裤带。

(2)氧气吸入。

(3)牙关紧闭舌被咬者,立即从白齿放入压舌板或开口器、牙垫、口咽通道等。

(4)呼吸道分泌物多影响通气功能时,立即吸痰。

(5)根据医院备置药物,遵医嘱使用止惊剂:①劳拉西泮静脉注射,0.05～0.1 mg/kg,最大量不超过 4 mg,15 min 后仍有发作可再用 1 次。②氯硝西泮静脉或肌内注射,0.02～0.06 mg/kg,1 次剂量为 1～4 mg,最大剂量不超过 10 mg,静脉推注速度不超过 0.1 mg/s,避免产生呼吸抑制等不良反应。③地西泮(安定)静脉注射,0.3～0.5 mg/kg,推注宜缓慢,推注速度 0.1 mg/min;症状不缓解,30 min 后再次注射;24 h 可重复 2～4 次。④苯妥英钠静脉注射,首次用量 10 mg/kg,15 min 后可重复使用 1 次 5 mg/kg,必要时 15 min 后再重复使用 5 mg/kg,推注速度为每分钟 1 mg/kg;24 h 后维持量 5 mg/kg。⑤苯巴比妥静脉注射,首次用量 10～15 mg/kg,15 min 后可重复使用 1 次 5 mg/kg,24 h 后维持量 3～5 mg/kg。⑥丙戊酸钠注射液静脉注射,首次用量 15 mg/kg 静脉推注,以后按每小时 1 mg/kg 的速度静脉滴注,达到总量每天 20～30 mg/kg;2 岁以上的小儿使用,配置后的丙戊酸钠(德巴金注射液)放置时间 <24 小时。

(6)静脉滴注、推注止惊剂的注意事项:选择粗大、皮下脂肪厚的部位做静脉穿刺用药(药物偏酸性,刺激性大,渗漏后容易导致局部组织坏死)。推注或滴注止惊剂时定时检查针头是否在血管内,尽可能避免使用一次性钢针。严格遵照药物说明控制推注或滴注速度,有条件使用微量泵控制速度。推注或滴注止惊剂时,进行心电监护,密切观察生命体征变化,必要时转 ICU 气管插管下进行。

七、癫痫持续状态的护理

(一)护理评估内容

(1)患儿家族史、疾病起病原因、时间及治疗经过。

(2)疾病发作诱因、先兆、表现、频率、持续时间及发作时段。

(3)患儿治疗的依从性。

(4)患儿智力、运动、语言发育情况。

(5)家属对疾病认知程度,对疾病期望的转归。

(6)家属心理状态。

(二)护理诊断及措施

1.呼吸道畅通失效

与喉肌痉挛有关。

(1)护理目标:呼吸道通畅,无缺氧症。

(2)护理措施:床旁备压舌板或牙垫、口咽通道和吸引器、氧气装置。癫痫发作时立即将患儿平卧,抬高头部,头偏向一侧,从臼齿置入压舌板或牙垫、口咽通道。氧气吸入。分泌物增多影响通气时给予吸痰。遵医嘱给予止惊。密切观察生命体征、血氧饱和度、四肢肌力和肌张力,发现异常,及时报告医师处理。

2.家属恐惧

担心患儿疾病再次发作及预后有关。

(1)护理目标:家属冷静应对疾病发作,正确的给予应急处理;家属(患儿)积极配合治疗护理。

(2)护理措施:向家属示范疾病发作时的应急处理措施,直至家属掌握为止。告知家属疾病发作时的紧急求助办法。将癫痫发作频繁的患儿置于医护人员视野范围内或办公区域附近的床位。多巡视、观察患儿病情。适时告知患儿疾病诊断、治疗、护理、预后,指导家属观察药物不良反应。介绍同类疾病治疗效果好的患儿与其相互交流沟通,树立治疗信心。鼓励家属(患儿)讲述内心感受及想法,及时给予解答和帮助。指导家属正确服药,控制疾病发作①按时、定量服药、不擅自增减药物剂量。②抗癫痫药物单独服用,不可加入食物中。③缓释片不可嚼碎服下。④糖浆类药物将黏附在杯壁的药物用温开水涮洗后服下。⑤提前备好患儿药物,不可突然停药。生酮饮食治疗的患儿,教会家属监测血糖尿酮、饮食计算及制作饮食的方法。观察患儿疾病发作的先兆和诱因,尽可能避免诱发因素,有先兆时患儿立即平卧做深呼吸。告知家属(患儿)疾病规律满疗程治疗的重要性,让家属自觉遵守医嘱,积极配合治疗。指导家属(患儿)适当放松如听音乐、阅读、看报等。根据运动、语言、智力评估情况,指导患儿康复,必要时康复师会诊。预防接种:癫痫发作完全控制后半年进行,尽量选用无细胞疫苗。

3.有窒息危险

与喉肌痉挛和镇静剂使用分泌物增多有关。

(1)护理目标:患儿无窒息发生。

(2)护理措施:①床旁备吸引、氧气装置。②呼吸道分泌物增多影响通气功能时给予吸痰。癫痫持续状态的患儿有不同程度的颅内高压,吸痰时需注意:患儿生理指标不稳定时经医师判断为需要再行吸痰;动作轻柔、不带负压插管;整个吸痰时限<15 s,负压吸痰时间<10 s;痰多黏稠

遵医嘱进行雾化吸入,选择合适(儿童小于气管内径 50％～66％,婴儿小于气管内径 70％)吸痰管按需吸痰;患儿血氧饱和度不稳定者,吸痰前后各给予纯氧 2 min 以降低低氧血症发生;慎重选择深部吸痰,以免引起癫痫发作和刺激迷走神经出现剧烈咳嗽,呼吸心跳突然停止;深部吸痰时尽量一次插管到位,遇阻力后后退 1 cm。③评估患儿吞咽功能,指导家属喂养,中重度吞咽困难时给予鼻饲(鼻饲注意事项:鼻饲前若闻及痰鸣音,应先吸痰后鼻饲;需变换体位者,先变换体位再鼻饲;鼻饲应少量多次进行;鼻饲前回抽胃液,若胃储留量婴儿＞50 mL,幼儿＞100 mL,学龄儿＞150 m,年长儿＞200 mL 暂停鼻饲)。④指导家属观察患儿肌张力变化、眼球运动,若出现肌张力增高、眼球固定等症状即刻停止进食,若口腔内有食物,立即用手抠出。⑤协助患儿翻身叩背。⑥患儿床头抬高 30°,头偏向一侧。⑦癫痫发作时遵医嘱及时使用止惊剂。

4.有受伤危险

与癫痫持续发作有关。

(1)护理目标:患儿无意外伤害。

(2)护理措施:专人看护,加用床栏。避免诱发因素刺激患儿,有发作先兆时将患儿就地平卧、平抱。避免危险运动(骑车、踩滑板、快跑等)。癫痫发作时勿强按肢体,立即从臼牙齿放入牙垫或压舌板、口咽通道,除去紧身衣物,遵医嘱使用止惊。有持续性脑损害患儿出现躁动不安时,遵医嘱适当使用镇静剂和约束,并在床周围加软垫。避免经口测量体温。床头不可放置热水瓶、热水杯或重物。

(三)护理注意事项

(1)护士对待家属(患儿)要耐心、细心、有责任心、爱心。

(2)帮助家属(患儿)树立治疗信心。

(3)向家属(患儿)强调规范、满疗程治疗的重要性。

(周慧慧)

第七节　小儿暴发性心肌炎

暴发性心肌炎起病急骤呈暴发性,进展快,病死率高,而且临床症状不典型,极易误诊、漏诊,成为儿科相关领域关注的热点之一。

一、临床表现

绝大多数的心肌炎是由病毒感染引起,肠道病毒和呼吸道病毒感染为常见,轮状病毒除经常侵犯胃肠道、呼吸道外也可引起心肌损害和病毒性心肌炎,甚至导致心源性休克或猝死。

心肌炎的临床表现轻重差别很大,轻者可无症状,或亚临床经过;早期的暴发性心肌炎所致的心功能不全可仅表现为窦性心动过速,临床上常被忽视而易漏诊;重者则暴发心源性休克或急性充血性心力衰竭,于数小时或数天内死亡或猝死。

典型病例在心脏症状出现前数天或 2 周内有呼吸道或肠道感染,可伴有中度发热、咽痛、腹泻、皮疹等症状,继而出现心脏症状。主要包括疲乏无力、食欲缺乏、恶心、呕吐、呼吸困难、面色苍白、发热,年长儿可诉心前区不适、心悸、头晕、腹痛、肌痛,检查多有心尖区第一心音低钝,可有奔马律,心动过速或过缓,或有心律失常,因合并心包炎可听到心包摩擦音,心界正常或扩大,血压下降,脉压缩小。

重症病例多有充血性心力衰竭,起病多较急骤。患儿可诉心前区疼痛、头晕、心悸,部分患儿以严重腹痛或肌痛起病,病情进展急剧,呼吸困难、端坐呼吸、烦躁不安、面色发绀,心音低钝、奔马律或严重心律失常,双肺出现湿啰音,肝大有压痛,皮肤湿冷、多汗,脉搏细弱、血压下降或不能测出。

新生儿时期柯萨奇B组病毒感染引起的心肌炎,病情严重,常同时出现其他器官的炎症,如脑膜炎、胰腺炎、肝炎等,一般在生后 10 d 内发病,起病突然,出现发热、拒食、呕吐、腹泻及嗜睡,有明显的呼吸困难和心动过速,迅速发生急性心力衰竭。

二、诊断

(一)心肌炎临床诊断依据

(1)心功能不全、心源性休克或心脑综合征。

(2)心脏扩大(X 线、超声心动图检查具有表现之一)。

(3)心电图改变:以 R 波为主的 2 个或 2 个以上主要导联(Ⅰ、Ⅱ、aVF、V_5)的 ST-T 改变持续 4 d 以上伴动态变化,窦房传导阻滞、房室传导阻滞,完全性右或左束支传导阻滞,成联律、多形、多源、成对或并行期前收缩,非房室结及房室折返引起的异位性心动过速,低电压(新生儿除外)及异常 Q 波。

(4)CK-MB 升高或心肌肌钙蛋白(CTnI 或 CTnT)阳性。

(二)暴发性心肌炎的临床特点

(1)起病均为非特异性流感样表现。

(2)病情迅速恶化,短时间内出现严重的血流动力学改变,临床表现为严重心功能不全等心脏受累征象。

(3)心肌活检显示广泛的急性炎症细胞浸润和多发型心肌坏死灶。

(4)1 个月内完全康复或死亡(少数)。

(5)免疫抑制剂治疗只能减轻症状而不能改变疾病的自然病程。

三、治疗

(1)抗病毒治疗:①利巴韦林 10～15 mg/(kg·d)分 2 次静脉滴注;②干扰素 5～10 万 U/(kg·d),肌内注射,7～10 d。

(2)心肌能量代谢赋活剂:用于改善心肌能量代谢,常用 1,6-二磷酸果糖(FDP)100～200 mg/(kg·d),每天 1 次,7～10 d;辅酶 Q_{10} 10 mg,每天 2 次;磷酸肌酸 1～2 g/(kg·d)静脉滴注;维生素 C 100～200 mg/(kg·d)分次给予;心肌极化液静脉滴注等。

(3)肾上腺皮质激素应用:皮质激素具有抗炎、解毒、抗休克作用,可改善心肌功能和机体一般状况,但也可抑制干扰素合成,尤其在病程早期,有利于病毒繁殖,加重病情,应用有一定的争议。多用于重症患儿,特别是心源性休克和严重心律失常。可静脉滴注甲泼尼龙 10 mg/(kg·d)(可分 2 次给予)或氢化可的松 5～10 mg/(kg·d),连用 3 d,以后逐渐减量,改为口服泼尼松或甲泼尼龙,至 3～4 周停用。

(4)免疫调节剂应用:①静脉注射丙种球蛋白可降低心肌的各种炎症反应,还可以直接清除病毒,阻止病毒入侵心肌细胞,抑制病毒感染后的免疫损伤,近年来国内外文献均有报道应用大剂量丙种球蛋白治疗暴发性心肌炎的成功案例,2 g/kg,单剂 24 h 静脉滴注,或 400 mg/(kg·d)共 3~5 d 静脉滴注;②应用胸腺素:有增加细胞免疫功能和抗病毒作用;③其他如聚肌胞、转移因子等可增强免疫功能,防止反复感染。

(5)纠正严重心律失常:本病心律失常产生的基础是心肌病变,其消除取决于病变的吸收和电生理改变的恢复,抗心律失常药物并不能解决根本问题;应积极治疗原发病,对心功能无明显影响的心律失常一般不需要药物控制,如出现威胁生命的心律失常需及时纠正。室性期前收缩或部分室上性期前收缩可用胺碘酮等治疗,严重房室传导阻滞应用异丙肾上腺素时注意血压的变化,有阿斯发作者可安装心脏临时起搏器,必要时可用电复律控制室颤、室速。

(6)急性心力衰竭:镇静供氧。适当利尿以减轻容量负荷(前负荷),常用静脉注射呋塞米(每次 1~2 mg/kg,每 6~12 h 1 次)或布美他尼(每次 0.01~0.1 mg/kg,每 8~12 h 1 次),以小剂量开始,病情稳定后改口服维持。同时加用保钾利尿剂(如螺内酯或氨苯蝶啶)以避免造成低钾血症。应用血管活性药物以增强心肌收缩力,血压正常时宜应用磷酸二酯酶抑制剂,其通过减少 cAMP 降解,提高细胞内 cAMP 浓度,增加 Ca^{2+} 内流产生正性肌力作用,使心排量及每搏量增加,心室充盈压及体肺循环阻力降低,但并不增加心肌氧耗量和心率。常用药物氨力农负荷量 0.75~1.0 mg/kg,维持量 5~10 μg/(kg·min);米力农负荷量 50 μg/kg,维持量 0.25~0.75 μg/(kg·min)。负荷量在 30~60 min 间均匀静脉输入。短期静脉应用为宜,一般不超过 1 周。或应用 β-肾上腺素受体激动剂(儿茶酚胺类),其主要与心肌细胞膜 $β_1$ 受体结合,增强心肌收缩力和心排血量。常用药物多巴酚丁胺 5~20 μg/(kg·min),或多巴胺 5~10 μg/(kg·min),由小剂量开始,微量输液泵调控速度。多巴酚丁胺对血压、外周血管阻力影响小,而多巴胺大剂量[10~20 μg/(kg·min)]则有 α 肾上腺素能作用,升高血压。当出现心源性休克时则予以输液维持有效血容量(每次 10 mL/kg),可与多巴酚丁胺、多巴胺联合应用,或给予肾上腺素维持输注。

新一代抗心力衰竭药物左西孟旦可用于暴发性心肌炎伴急性心力衰竭及心源性休克患者。其为钙增敏剂,通过与心肌肌钙蛋白 C 结合增加心脏钙蛋白 C 对钙离子的敏感性,增强心肌收缩力、心排血量,扩张血管,降低前后负荷。在改善心泵功能时不增加心肌氧耗和心率。治疗剂量为负荷量 12 μg/kg 静脉注射(>10 min),以后 0.05~0.2 μg/(kg·min),一般应用 6~24 h。

(7)人工机械辅助装置:如支持性药物不能有效救治患儿的严重血流动力学障碍,则可应用心室辅助装置(VAD)或体外膜肺氧合(ECMO)。VAD 仅能提供心脏的支持而不能提供肺脏的支持,ECMO 不仅能提供双心室支持而且还可以支持肺脏功能,以保证全身其他脏器功能的稳定。应用这些体外心肺支持的辅助装置抢救危重心肌炎患儿是提高救治成功率的一项重要措施。

(8)监测和保护全身其他各个脏器功能。

四、护理

(1)卧床休息:一般应休息至症状消除后 3~4 周,有心力衰竭者休息应不少于 6 个月。

(2)氧疗:暴发性心肌炎伴急性心力衰竭时体循环动脉氧分压通常降低,导致组织无法得到足够的氧供,所以须供氧以满足组织代谢的需要。一般可采用面罩或头罩吸氧,若缺氧无法改善则使用呼吸机辅助通气供氧,维持动脉 $PO_2 \geq 9.3$ kPa(70 mmHg),经皮氧饱和度 ≥90%。

（3）减少心脏做功：烦躁、过度刺激、过冷或过热的环境均可造成患儿能量消耗增加和心脏做功增加,使心力衰竭症状加剧。所以,适当的镇静、调节好环境温度、治疗或护理尽量集中以避免不必要的干扰或刺激等是十分重要的。镇静可选用常规剂量地西泮或苯巴比妥钠,若严重烦躁可用吗啡,每次 0.1～0.2 mg/kg 静脉注射。

（4）维持水、电解质、酸碱平衡的稳定：一方面限制水和盐的摄取以避免加重心脏负担,每天液体 50～60 mL/kg,钠 2～3 mEq/kg。另一方面需要监测出入量和血电解质以避免利尿剂应用出现水电解质失衡,根据监测结果及时调整和纠正。

（5）予以心肺监护、动脉血压、中心静脉压、经皮氧饱和度监测和床旁心电图动态监测。

（周慧慧）

第八节　小儿急性肝衰竭

急性肝衰竭（acute hepatic failure,ALF）是指原本"健康"的肝脏突然发生大量肝细胞坏死或肝细胞功能严重受损,肝脏的合成、分泌、排泄和解毒等功能严重减弱引起的一种临床综合征,常伴发肝性脑病。主要由肝炎病毒、非肝炎病毒感染以及药物及肝毒性物质中毒引起,进展快,病死率高,预后差。在小儿,由于肝脏再生能力强,能生存数天至数十天就可能有肝细胞再生,故急性肝衰竭预后较成人略好。

一、病因

儿童肝衰竭病因与年龄关系较大,婴儿主要是由 CMV 感染、遗传代谢病和胆道疾病等引起,年长儿以 HBV 和 HAV 感染为主,注意肝豆状核变性的存在。药物/毒物性肝衰竭越来越得到重视,尤其是对乙酰氨基酚的广泛应用所致的 ALF 逐年上升,在英美国家,药物引起急性肝衰竭占首位。危重患儿因循环衰竭、肝血管闭塞、严重心律失常、休克等造成肝脏的缺血缺氧可发生急性肝衰竭,需常规监测肝功能。

二、发病机制

涉及致病因子与宿主易感性之间的关系,许多问题尚不清楚。肝细胞的大量坏死,可以是病毒、毒素、药物等的直接毒性作用,也可以是免疫损伤。对乙酰氨基酚、异烟肼等药物进入机体内形成肝细胞毒性代谢产物引起肝细胞损伤,这种损伤可能与特异性体质有关；某些因素如肝细胞再生能力减弱、肝血流灌注减少、内毒素血症、严重感染、电解质紊乱、手术、单核-吞噬细胞系统功能受损等可促发肝衰竭。病毒株的毒力、机体的免疫系统参与起重要作用,近年来注意到内毒素血症和细胞因子（如 TNF）在发病中的作用。ALF 时肝清除内毒素功能降低,内毒素血症发生率可高达 70% 以上,能加重肝衰竭及诱发多脏器功能障碍。细胞因子中研究较多的是 TNF,其在 ALF 中的作用主要有介导内毒素的多种生物学作用；诱导肝脏发生非特异性超敏反应,引起局部微循环障碍；可激活磷脂酶 A,诱导血小板活化因子、白三烯、IL-1 和 IL-6 等参与肝脏的炎症反应和组织损伤；诱发细胞内自由基产生,导致细胞膜脂质过氧化和杀细胞效应；引起肝窦内皮细胞损伤而诱发 DIC,与肝衰竭关系密切、互为因果。严重肝脏损伤时,物质代谢障碍和肝脏解毒功能障碍,毒性物质侵入神经系统导致脑细胞的代谢和功能发生障碍,导致肝性脑病。肝性脑病的发生与高血氨、假性神经递质水平升高、氨基酸比例失衡、γ-氨基丁酸受体活性增高等有关。

三、诊断

(一)临床诊断依据

迅速发生的肝细胞功能衰竭,即在短期内出现黄疸或黄疸进行性加深,消化道症状,出血倾向等;伴肝性脑病或肝臭;过去无肝病史;实验室检查提示肝功能异常,如至少在早期发现丙氨酸氨基转移酶值升高和凝血酶原时间明显延长,且后者难以被维生素 K 纠正。如肝病患儿,经治疗症状无改善,而肝脏出现缩小趋势,需特别警惕。

根据中华医学会感染病学分会和肝病学分会 2006 年制订的"肝衰竭诊疗指南",将肝衰竭分为 ALF、亚急性肝衰竭(SALF)、慢加急性(亚急性)肝衰竭(ACLF)和慢性肝衰竭(CLF)。其中 ALF 是指急性起病,2 周以内出现Ⅱ度以上肝性脑病为特征的肝衰竭,可有以下表现:①极度乏力,并有明显厌食、腹胀、恶心和呕吐等严重消化道症状;②短期内黄疸进行性加深;③出血倾向明显,凝血酶原活动度(PTA)≤40%,且排除其他原因;④肝脏进行性缩小。病理主要表现为肝细胞呈一次性坏死,坏死面积≥肝实质的 2/3,或亚大块坏死,或桥接坏死,伴存活肝细胞严重变性,肝窦网状支架不塌陷或非完全性塌陷。SALF 指起病较急,15 d 至 26 周出现肝衰竭的临床表现;ACLF 在慢性肝病基础上,短期内发生急性肝功能失代偿;CLF 是指在肝硬化基础上肝功能进行性减退和失代偿。

(二)相关检查

1.肝功能检查

血清总胆红素明显升高,常在 171 μmol/L 以上,与肝衰竭程度成正比,如进行性升高提示预后不佳;丙氨酸氨基转移酶值早期升高,后期肝细胞大量坏死时反而下降,出现酶胆分离。监测丙氨酸氨基转移酶/天门冬氨酸氨基转移酶比值对诊断肝细胞损伤有意义,比值减小预示肝细胞坏死,预后不良。

2.凝血功能检查

凝血酶原时间(PT)延长。如伴血小板减少,应考虑弥散性血管内凝血,应做相关检测,如发现纤维蛋白降解产物(FDP)增高,优球蛋白溶解时间缩短,则考虑纤溶亢进。

3.血浆蛋白检查

血浆清蛋白及前清蛋白降低。检测甲胎蛋白,如为阳性,提示有肝细胞再生。若有肝细胞进行性坏死时为阴性,而浓度逐渐升高,提示有肝细胞新生,预后良好。

4.血清胆固醇与胆固醇脂

胆固醇与胆固醇脂主要在肝细胞内合成,血清胆固醇浓度低于 2.6 mmol/L 提示预后不良。

5.病原检测

检测血清肝炎病毒相关抗原及抗体,对并发感染患儿多次查血培养及真菌培养等。

6.脑电图和影像学检查

脑电图检查有助于肝性脑病的诊断,表现为节律变慢,呈 Q 波、三项波或高波幅δ波;B超检查有助于检测肝、脾、胆囊大小及有无腹水等。

7.肝活体组织检查

对肝炎、遗传代谢性肝病等弥散性肝病变能协助诊断,或有助于判断预后。

8.其他

血常规、血糖、血尿素氮、肌酐、电解质、血气分析等。

四、治疗

ALF 是一病死率高、进展迅速而多变的疾病,故患儿必须处于强化监护之下,尽可能地确定病因,并对 ALF 的严重度作出估价和追踪,随时根据病情的变化调整治疗方案。肝脏的功能极丰富,当其功能衰竭时可产生众多的并发症,特别是多脏器功能衰竭综合征,造成许多的治疗矛盾,故对 ALF 患儿必须全面评估,抓住主要矛盾。目前强调采取综合性治疗措施,早期诊断,强化基础支持,针对病因治疗,预防和治疗各种并发症,阻止肝脏进一步坏死,支持患儿度过数天,以利肝脏得以修复和再生。

(一)一般支持治疗

密切监护生命指征、肝功能变化,注意凝血功能异常和肝性脑病的早期表现;注意肺部、口腔和腹腔等感染的发生;高糖、低脂、适当蛋白饮食,酌情补充清蛋白、新鲜血浆或凝血因子、维生素;维持水电解质及酸碱平衡,纠正低血糖、低钠和低钾等;维持循环稳定,纠正低血压或休克;绝对卧床休息。

(二)抗病毒治疗

对病毒性肝炎所致肝衰竭是否应用抗病毒药物治疗,目前还存在争议。有学者认为如患儿确定或疑似为单纯疱疹病毒或巨细胞病毒引起的用阿昔洛韦治疗有一定的作用。对于甲型、丙型、丁型和戊型肝炎所致肝衰竭目前多不推荐抗病毒治疗。对于 HBV 复制活跃的病毒性肝炎肝衰竭患儿及时采用有效的抗病毒治疗,如拉米夫定、阿德福韦酯、恩替卡韦和替比夫定等,可阻止肝炎病毒的复制,继而阻止免疫病理损伤,但是在选择抗病毒药物种类时应谨慎,仔细权衡四个药物的起效速度、抑制 HBV 复制的强度、费用、耐药发生率以及潜在不良反应如肾毒性等。干扰素在肝衰竭时一般不使用。

(三)药物性肝衰竭治疗

对于药物性肝衰竭,应首先停用可能导致肝损害的药物。对乙酰氨基酚中毒所致者,可给予 N 乙酰半胱氨酸(NAC)治疗,口服给药首剂 140 mg/kg,以后 4 h 70 mg/kg 维持;静脉给药首剂 150 mg/kg 快速输注,以后 4 h 50 mg/kg 维持,或 16 h 100 mg/kg 维持。为快速降低血药浓度,改善肝功能,对过量摄入 3~4 h 以内的患儿给予口服活性炭减少胃肠道吸收,有条件可尽快进行血液净化和血浆置换。

(四)抗内毒素治疗

肝衰竭除免疫病理损伤外,内毒素血症继发肝内微循环障碍也是一个重要环节,肠源性内毒素的释放激活肝内外单核-巨噬细胞释放大量的炎性介质,如:肿瘤坏死因子 α(TNF-α)、白细胞介素-1、白三烯、转化生长因子 β、血小板活化因子(APF)等,导致肝内皮细胞损伤,血栓形成,肝内微循环障碍,造成肝细胞缺血缺氧,肝细胞大量坏死。因此,抗内毒素治疗也是肝衰竭治疗的重要环节。但目前尚缺乏疗效满意的药物。间歇应用广谱抗生素以抑制肠道菌内毒素释放,口服乳果糖或拉克替醇以促进肠道内毒素排泄。还可以用生大黄 10~20 g 泡饮,达到缓泻排毒作用。抗内毒素单克隆抗体和抗 TNF-α 单克隆抗体理论上可有效阻断内毒素和 TNF-α 的有害作用,有开发前景。此外,细胞因子在机体的炎症防御反应中起着一定的保护作用,但细胞因子也可能对某些患儿不利。由于 CD14 是 LPS 的膜受体,因此阻断两者的结合是抗内毒素治疗的重要手段,细胞外的可溶性 CD14 和内毒素的结合蛋白是内源性 LPS 清除剂,针对可溶性 CD14 和 LPS 结合位点的单克隆抗体目前已在研究中。

(五)保肝护肝及促进肝细胞再生

目前已知能够促进肝细胞生长的因子多达二十余种,如表皮生长因子、血小板生长因子,其中主要的是促肝细胞生长因子(HGF),是由胎肝、再生肝和乳幼动物肝脏中提取的混合物,它能改变其细胞膜离子转运机制调节细胞内 cAMP 的水平,促进肝细胞 DNA 合成,抑制 TNF 活性。HGF 还能使肝摄取氨基酸的量增加,为修复肝细胞提供能源和原料,保护肝细胞。应强调 HGF 在肝衰竭治疗时越早使用效果越好。前列腺素 E_1(PGE_1)作为一种改善肝脏血流的药物,对肝细胞膜具有"稳定"和"加固"作用,国内外文献报道在综合治疗的基础上,加用 PGE1,可以降低病死率,但该药不良反应大,易出现高热、头痛及消化道症状,限制了它在临床上的应用。其他如甘草酸等可保肝、降酶和缓解炎症,还原型谷胱甘肽、必需磷脂(易复善)具有抗氧化作用,有报道 NAC 能稳定 ALF 患儿的循环功能,输注氨基酸、肌苷、水飞蓟素、维生素和门冬氨酸钾镁等保肝退黄。

(六)防治并发症

1.预防感染和抗感染

继发感染是肝衰竭仅次于脑水肿的死亡原因之一。肠道内毒素吸收和细菌移位促进内源性感染、自发性腹膜炎、肺炎、脓毒症和泌尿道感染的发生,常见金黄色葡萄球菌、大肠埃希菌、肠球菌、厌氧菌和白色念珠菌等感染。口服乳果糖、生大黄和庆大霉素/新霉素等以清理肠道,加服微生态调节剂调节肠道菌群,并促进神经毒性代谢物质排出。一旦存在感染,应根据细菌培养和药物敏感试验选用抗生素。而抗生素预防感染的疗效和抗内毒素治疗尚未得到证实。加强无菌操作,无菌管理各类管道,减少院内感染。

2.肝性脑病

肝性脑病的治疗包括积极去除诱因,限制蛋白摄入,调节肠道菌群,促进肠道氨类物质等排出,酌情使用精氨酸、谷氨酸、鸟氨酸-门冬氨酸等降氨药物,补充支链氨基酸以调节血浆支链/芳香族氨基酸比例。脑水肿是肝衰竭最严重的并发症,在控制液体摄入量,应用甘露醇、袢利尿剂等降颅压的同时,要注意维持足够的血容量,重症病例可用亚低温辅助治疗。如有惊厥发生,可应用小剂量止惊剂。

3.出血

由于凝血因子及其抑制物合成不足(如维生素 K 依赖性因子)、消耗增加,血小板异常,几乎所有病例都有凝血功能障碍,应定期补充新鲜血浆、凝血酶原复合物及维生素 K。对门脉高压性出血患儿,首选生长抑素及其类似物,亦可使用垂体后叶素,可用三腔管压迫止血,或行内镜下硬化剂注射或套扎治疗止血,内科保守治疗无效时,可急诊手术治疗。如发生 DIC,可补充新鲜血浆、凝血酶原复合物和肝素,血小板显著减少者可输注血小板,对有纤溶亢进证据者可应用氨甲环酸或氨甲苯酸等抗纤溶药物。

4.肝肾综合征(HRS)

ALF 的患儿常合并肾衰竭,表现为急性肾小管坏死。肝肾综合征治疗的关键在于预防。原则为合理补液,少尿者适当应用利尿剂,肾灌注压不足者可用清蛋白扩容或加用多巴胺等血管活性药物,一旦发生尿毒症、容量超负荷和其他代谢紊乱(酸中毒、高钾血症)的肾衰竭,血管活性药物的疗效并不理想,使用人工肾疗法,如连续血液透析,可能效果更好。

(七)其他治疗

人工肝支持治疗及肝移植是目前 ALF 的重要治疗措施,肝干细胞移植技术处于研究阶段。

1.人工肝支持治疗

ALF 需要肝移植时需要等待肝源,人工肝可暂时替代衰竭肝脏部分功能,辅助肝功能的恢复,甚至可能会部分取代肝脏整体器官移植。连续性血液滤过透析与分子吸附再循环系统是近年先后用于 ALF 治疗的新型血液净化技术,均能全面清除蛋白结合毒素及水溶性毒素、降低颅内压、改善肾功能。成人已经提供了不少经验,但人工肝技术在儿科应用的经验不多,疗效也尚不确定。

2.肝移植

肝脏移植是目前唯一对各种暴发性肝衰竭均有效的治疗手段,特别对患儿效果佳,其总体生存率高于其他疗法。需要紧急肝移植的指征:①凝血酶原时间>50 s;②血清胆红素>300 μmol/L;③年龄<10或>40 岁;④出现黄疸与肝性脑病间隔时间>7 d;⑤动脉血酮体比(乙酰乙酸盐/β-羟丁酸盐)<0.4;⑥血清 hHGF 水平>10 ng/L。肝移植的绝对禁忌证包括不能控制的颅内高压、难治性低血压、脓毒症和成人呼吸窘迫综合征。目前国内外肝移植已成为治疗 ALF 切实有效的措施。

3.其他药物

毒蕈中毒所致者可应用解毒剂青霉素 G 和水飞蓟素;免疫调节药物胸腺素 α_1(Tα_1)可应用于 ALF 早期;肾上腺糖皮质激素在肝衰竭治疗中的应用尚存在争议,对于非病毒感染的 ALF,如自身免疫性肝病、药物导致的胆汁淤积性肝炎、严重酒精性肝炎等,可酌情应用肾上腺糖皮质激素,但应个体化,根据具体情况对其疗效和可能的不良后果做出评估,一般以短期应用为宜;IVIG 可预防和控制各类感染发生及减少炎症反应,推荐使用。

五、急性肝衰竭监测项目

(一)肝功能监测

1.血清胆红素测定

血清胆红素测定用于黄疸性疾病的诊断由来已久。胆红素分为间接胆红素、直接胆红素两种。间接胆红素不溶于水,而溶于脂类或有机溶剂中,并与血浆蛋白结合,因此不能被肾脏排出。直接胆红素是间接胆红素经肝细胞处理后,与葡萄糖醛酸结合而成的水溶性胆红素,可通过肾脏自尿中排出,故正常血清中绝大部分为间接胆红素,直接胆红素含量极微。

2.酶学检查

酶蛋白含量占肝脏总蛋白含量的 2/3。在肝脏受到实质性损害时,某些酶从受损的肝细胞内溢出到血液中,使其在血清中的活性增高;有些酶在肝细胞病变时产生减少或病理性生成亢进。

3.蛋白代谢异常的检验

(1)血清清蛋白:体内大部分蛋白质的合成与分解代谢主要在肝脏内进行,因此通过检测血清清蛋白,可以了解肝细胞损害的程度。但血清清蛋白变化在肝病时表现不敏感,难以鉴别肝病的类型,而且除肝病外,其他疾病亦可引起血清清蛋白变化。

（2）还常监测血清球蛋白。

4.血清总胆汁酸

血清总胆汁酸是在肝脏内合成，与甘氨酸或牛磺酸结合成为结合型胆汁酸，然后被肝细胞分泌入胆汁，随胆汁至肠道后，在肠道内细菌作用下被水解成游离型胆汁酸，有97%被肠道重新吸收后回到肝脏。如此循环不息。这样能使总胆汁酸发挥最大生理效应。更可防止总胆汁酸大量进入循环中对其他组织细胞的毒害。健康人的周围血液中血清胆汁酸含量极微，当肝细胞损害或肝内、外阻塞时，胆汁酸代谢就会出现异常，总胆汁酸就会升高。因此，总胆汁酸测定是一项比较敏感和有效的肝功能试验之一。

（二）凝血功能监测

肝脏在凝血机制中占有极其重要的地位。急性肝衰竭时，肝细胞严重损害和坏死，导致凝血障碍和出血。肝功能不全引起的脂肪泻，可发生脂溶性维生素吸收不良，导致维生素 K 依赖因子（Ⅱ、Ⅶ、Ⅸ、Ⅹ）减少或缺乏。肝脏严重损害引起的 DIC 和纤溶亢进，使凝血因子进一步被消耗，加重了凝血障碍。血小板量及质的异常，异常凝血因子产生等原因都可能是凝血障碍发生的原因。肝脏疾病，可发生复杂的、变化不定的止血机制异常，这除了由于肝合成的凝血因子减少或其异常外，还可能与肝病时并发的 DIC、原发性纤溶有关。因此，肝脏疾病进行有关凝血实验测定，不仅可判断肝功能，还能明确出血原因，指导治疗。

（三）血氨监测

在生理情况下，体内氨主要在肝内经鸟氨酸循环合成尿素，再由尿液排出体外。肝功能不全时，鸟氨酸-瓜氨酸-精氨酸循环障碍，尿素形成减少，氨被清除减少；或由于门脉高压，门-体静脉短路存在，门静脉内氨逃脱肝的解毒，直接进入体循环，从而引起血氨增高。

六、护理

（一）一般护理

（1）患儿绝对卧床休息。

（2）注意安全，防止意外，谵妄、烦躁不安者应加床栏，适当约束，剪短指甲，以防外伤。

（3）禁食高蛋白饮食，鼻饲流质。

（4）保持大便通畅：服用乳果糖或乳酸菌冲剂，每晚保留灌肠，可用乳果糖或 1% 米醋灌肠，以减少肠道氨的吸收。

（5）保持呼吸道通畅：平卧，头偏向一侧，定时翻身、叩背、吸痰。

（6）有腹水者取半卧位休息。

（二）临床观察内容

（1）记录和观察 24 h 出入液量，保持肠道通畅，及时准确地留取标本送检，维持水电解质及酸碱平衡。

（2）严密观察患儿病情变化：注意意识、瞳孔、呼吸、脉搏、血压、体温以及精神神经症状。有无人格、行为改变、抽搐、扑翼样震颤的发生以及昏迷的程度。

（3）观察黄疸的程度，有无逐渐加深。

（三）预见性观察

1.出血

（1）严密监测凝血时间、凝血酶原时间。

（2）输液输血完毕后需长时间压迫穿刺点，以防瘀斑形成。

2.感染

有条件的患儿住单人房间，注意保暖和病室的清洁消毒，严格无菌操作，密切观察患儿的体温变化，减少探视。选用合适的抗生素，加强呼吸道管理。

3.肝性脑病

注意患儿的精神神经变化，如记忆力或定向力失调、睡眠节律倒置、谵妄、狂躁不安、嗜睡加深、昏迷。

（周慧慧）

第九节 小儿急性肾衰竭

一、基本概念

急性肾衰竭（acute renal failure，ARF）是由多种病因引起的急性肾损害，肾脏调节水、电解质及酸碱平衡的功能在数小时或数天时间内急剧减退以致内环境失衡，以血清肌酐进行性升高、少尿甚至无尿为主要表现。

事实上，肾功能损害早期并无明显临床表现，但血肌酐水平已有升高，为了早诊断和早干预，减少 ARF 发病率、病死率，国际肾脏病、急救和重症医学界提出用急性肾损伤（acute kidney injury，AKI）来取代传统 ARF 的概念。

AKI 涵盖了从无症状血清肌酐水平轻微升高到急进性无尿性肾衰竭的整个过程，将已发生不同程度急性肾功能异常但还未进入功能衰竭阶段的患者归入范畴。2002 年急性透析质量指导组（the Acute Dialysis Quality Initiative，ADQI）制定的 RIFLE 诊断分级标准，根据肌酐、肾小球滤过率（glomerular filtration rate，GFR）和尿量的变化将 AKI 按临床严重程度及预后分为 5 期：风险期（risk of renal dysfunction，R），损伤期（injury to the kidney，I），衰竭期（failure of kidney function，F），功能丧失期（loss of kidney function，L），终末期肾脏病期（end stage renal disease，ESRD）。2005 年急性肾损伤网络（acute kidney injury network，AKIN）对 RIFLE 标准进行了修订，将 AKI 定义为时限不超过 3 个月的肾脏功能或结构方面的异常（包括血、尿、组织检测或影像学方面的肾损伤标志物异常），肾功能突然下降（48 h 内），表现为肌酐上升 26.5 μmol/L（0.3 mg/dL）或较原先水平增高 50%（达到基础值的 1.5 倍）和/或尿量减少 <0.5 mL/(kg·h)持续 6 h 以上，并把 AKI 分为 1、2、3 期，分别对应 RIFLE 标准的 risk、injury、failure。2012 年改善全球肾脏病预后组织（the kidney disease：improving global outcomes，KDIGO）整合原有的 RIFLE 标准及 AKIN 共识，发布了 AKI 临床指南，对 AKI 的定义、分期及诊治提出了一系列新的推荐和建议。该指南仍推荐肌酐和尿量作为 AKI 的标志物，提出尽可能判断 AKI 的病因，强调了 AKI 病因的重要性。符合以下情况之一即可诊断为 AKI：①48 h 内肌酐升高超过 26.5 μmol/L；②肌酐增高超过基础值的 1.5 倍，且明确或经推断发生在 7 d 之内；③尿量 <0.5 mL/(kg·h)持续 6 h，单用尿量作为诊断标准时需除外尿路梗阻及其他原因所致尿量减少的情况。

以上诊断标准大多基于成人研究结果,而儿童 AKI 相关资料较少,迄今尚无专门的诊断指标,考虑到儿童肾脏疾病的病因、临床表现与成人有所差异,其尿量受活动量、饮水量等因素的影响较大,血清肌酐基线值低于成人,其诊断参考上述标准之外,改良儿童 RIFLE 标准(pRIFLE)亦可作为诊断依据,该标准按肌酐清除率(estimated creatinine clearance rate,Eccl)和尿量指标分级诊断儿童 AKI。Eccl＝K×身高(cm)/血清肌酐(μmol/L),女性及<13 岁男性 K＝48.6,>13 岁男性 K＝61.9。

二、病因及发病机制

(一)病因

传统 ARF 病因可分为 3 类:肾前性、肾性及肾后性。

1.肾前性

任何原因引起有效血容量明显减少,导致肾血流灌注不足,如休克、心搏骤停、严重腹泻、呕吐、大出血、大面积烧伤、严重感染等。

2.肾性

由肾实质损伤、病变所致,如急性肾小球肾炎,溶血尿毒症性综合征,缺血再灌注损伤,重金属、三氯甲烷等有毒化学物质、肾毒性药物所致的急性肾小管坏死,血红蛋白尿或肌红蛋白尿引起的严重肾小管阻塞,肾移植排斥,肾肿瘤等。

3.肾后性

尿路梗阻为常见原因,大多为慢性经过,少数呈急性过程,如先天性肾脏畸形、尿路狭窄、肿瘤、炎症、血肿、结石等。

近年来,在发达国家,单纯肾脏疾病引起的 AKI 比例逐渐减少,而 AKI 作为其他系统疾病并发症的比例逐渐上升。先天性心脏病术后、脓毒症、溶血尿毒综合征和急性肾小球肾炎是 AKI 的主要病因。而在发展中国家,肾脏疾病仍是引起 AKI 的主要原因,如肾病综合征、肾炎、结石,其次为感染炎症性疾病如脓毒症和疟疾等。

危重患儿中 AKI 发生的原因经常是复杂和多因素的。在 PICU 中约半数的 AKI 患儿病因是脓毒症,其次是肾毒性药物中毒(氨基糖苷类抗生素、万古霉素、非激素类抗感染药和某些免疫抑制剂等),此外,AKI 还见于体外循环后缺血再灌注损伤、实体器官移植、缺血缺氧性损伤、肿瘤组织溶解以及某些综合征如溶血尿毒综合征、造影剂应用等。

(二)发病机制

AKI 发病机制尚不十分清楚,不同病因其发病机制不甚相同,且常为多种因素综合作用的结果。

1.循环障碍

有效循环血量的减少导致肾血流量锐减,GFR 显著降低,肾小管发生急性缺血坏死。血容量减少时,肾脏通过增加水钠的重吸收维持血容量的稳定,使得尿量减少。血压降低激活交感神经-肾素-血管紧张素系统,肾小球入球小动脉收缩以维持肾小球灌注压也导致肾血流量及 GFR 减少。

2.炎症及免疫反应

儿童常见的急性肾小球肾炎由于免疫反应所致广泛的肾小球毛细血管损害导致 GFR 减少。脓毒症休克引起肾前性灌注不足,或虽然肾灌注正常但皮髓质血流重新分布、肾脏代谢加快造成的"相对缺血"，缺血缺氧造成急性肾小管坏死。脓毒症时 TNF、IL-6、IL-10 等多种细胞因子表达上调，不仅直接损伤肾实质细胞还能促进活性氧、血栓烷等炎症介质释放引起血管收缩、微血栓形成加重 AKI。

3.中毒

肾毒性药物、重金属及某些野生植物等化学毒物可直接或通过免疫或炎症反应损害肾实质，同时，可能抑制缓激肽和前列腺素等内源性扩血管物质的分泌，肾血管收缩导致血压升高，尿量减少。

4.其他

尿路梗阻、各种原因所致的肾小管阻塞均可使肾小管腔内压力增高、肾小球滤过减少。

三、临床表现

AKI 时，肾脏调节水、电解质、酸碱平衡的能力受损，GFR 减少导致少尿或无尿，出现高钾血症、代谢性酸中毒、低钙血症/高磷血症、严重高血压，还可因水钠潴留、循环超负荷引起的心力衰竭和肺水肿，需及早干预及治疗。

（一）高钾血症

正常血清钾为 $3.5\sim5.5$ mmol/L，血钾 $\geqslant5.5$ mmol/L 即为高钾血症，是 AKI 时最危险的电解质紊乱。人体内 90% 以上的钾由肾脏排出，少尿时肾脏排钾减少，血钾升高。此外，由于细胞内钾浓度远远高于细胞外液，严重组织创伤如挤压综合征、肿瘤溶解综合征、溶血等合并 AKI 情况下，血钾可急剧升高，常为死亡的首要原因。高钾时患儿可出现恶心、呕吐、胸闷、烦躁、嗜睡等表现，细胞外钾离子浓度升高，致使心肌细胞膜静息电位降低，心肌收缩减弱，心脏传导系统受累出现一系列心电活动异常，P-R 间期延长、P 波低平、QRS 波增宽、T 波高尖、ST 段抬高、房室传导阻滞、心室纤颤甚至心室停搏。

（二）高血压

水钠潴留、血容量增加以及肾血流量减少，肾素血管紧张素分泌增多所致。严重者可出现高血压脑病，头痛、头晕、恶心、呕吐、烦躁不安、甚至惊厥和意识障碍。

（三）心力衰竭及肺水肿

血容量的急剧增多可导致急性肺水肿、充血性心力衰竭，表现为呼吸急促、口周发绀、双肺底细湿啰音、心动过速甚至奔马律、下肢水肿。

（四）严重代谢性酸中毒

肾小管分泌 H^+ 及合成碳酸氢盐障碍引起酸中毒，组织灌注减少，无氧代谢产生大量乳酸以及机体高代谢状态有机酸产生增加加重酸中毒。患儿出现精神萎靡、乏力、呼吸深快、面色苍白或发灰、口唇樱红等表现。

（五）低钠血症

主要是由于水潴留造成的稀释性低血钠。当血钠 $\leqslant130$ mmol/L 时可出现恶心、呕吐、乏力等症状，血钠 $\leqslant120$ mmol/L 时可出现头痛、嗜睡甚至惊厥。

（六）低钙血症/高磷血症

肾损害及组织坏死使得体内磷蓄积，血磷升高。钙在肠道内与磷结合从肠道排出引起低血钙，但因常有酸中毒，游离钙不低，很少发生低钙抽搐。

(七)感染

AKI 患儿大多合并感染,以呼吸道及泌尿道感染最为常见。

四、治疗措施

AKI 治疗原则在于快速识别和纠正其可逆因素,积极寻找消除诱因,早期诊断合理治疗,防止并发症,保持有效的肾脏灌注,避免肾脏进一步受损,维持水电解质酸碱平衡及内环境的稳定。

(一)积极寻找并消除诱因

明确 AKI 的发生是由于肾脏有效灌注不足还是肾实质病变所致,甚或是存在尿路的梗阻,从而采取相应的治疗。感染是 AKI 重要的诱因,而某些抗生素如氨基糖苷类、磺胺类、抗真菌药、抗病毒药及抗肿瘤药、造影剂均有一定的肾毒性,因此在对患儿诊治过程中要兼顾药物毒性,以防加重肾损害。

(二)保持有效肾脏灌注

这是预防 AKI 的重要环节也是促进肾脏恢复的关键。血容量下降造成的肾灌注不足要补充血容量,考虑到胶体液可能导致肾脏损伤的潜在不良影响,非失血性休克患儿建议使用等张晶体液作为扩充血容量的起始治疗,在补液的同时可联合应用去甲肾上腺素、血管升压素等升压药物。由于多巴胺作为升压药物时,心律失常等不良事件发生率较高,因此不推荐使用多巴胺升压。同时,无证据表明小剂量[$1\sim3\ \mu g/(kg \cdot min)$]的多巴胺对于 AKI 患儿有扩张肾血管、利钠及增加 GFR 的肾保护作用,故现不建议使用多巴胺防治 AKI。

(三)营养支持

推荐肠道营养,可采用经口或管饲的方式,给予充足的热量,危重患儿热量供给约为基础能量消耗的 $100\%\sim130\%$,可按下列公式计算:基础能量消耗[$kcal/(kg \cdot d)$]$=22+31.05\times$体重(kg)$+1.16\times$年龄(岁)。不需血液净化治疗、非高分解状态患儿蛋白质摄入量 $0.8\sim1.0\ g/(kg \cdot d)$。血液净化患儿蛋白质摄入量 $1.0\sim1.5\ g/(kg \cdot d)$。需持续性肾脏替代治疗或高分解状态患儿蛋白质摄入量可高达 $1.7\ g/(kg \cdot d)$。脂肪摄入量 $0.8\sim1.0\ g/(kg \cdot d)$。葡萄糖摄入量 $3\sim5\ g/(kg \cdot d)$,对高血糖患儿建议应用胰岛素控制血糖水平在 $6.1\sim8.3\ mmol/L$。

(四)利尿剂

由于容量超负荷是 AKI 的主要症状之一,因此 AKI 患儿或高危患儿常接受利尿剂治疗。呋塞米是儿科常用的利尿剂,既往认为它可通过抑制钠离子转运降低髓袢氧耗,从而减轻缺血性损伤,并可抑制髓袢升支粗段管腔膜面的 Na-K-2Cl 共同转运体,导致渗透压梯度降低、水重吸收能力下降,降低肾小管耗氧减轻外髓小管缺血性损伤,但最近流行病学资料显示使用利尿剂可能会增加重症患儿和 AKI 患儿的死亡率,且没有证据表明利尿剂能够降低 AKI 发病率或严重程度,因此不推荐使用利尿剂预防 AKI。并且除容量超负荷外,不建议使用利尿剂治疗 AKI。

(五)治疗原发病、防治并发症

明确 AKI 原发疾病并积极治疗是促进肾功能恢复的关键,同时应纠正水电解质酸碱平衡紊乱。

1.液体控制

严格量出为入,控制水、钠摄入。每天液体量=尿量+显性失水(呕吐、大便和引流量等)+不显性失水-内生水。不显性失水按 $400\ mL/(m^2 \cdot d)$ 或婴儿 $20\ mL/(kg \cdot d)$、幼儿 $15\ mL/(kg \cdot d)$、儿童 $10\ mL/(kg \cdot d)$。体温每升高 $1\ ℃$ 增加 $75\ mL/(m^2 \cdot d)$。内生水按 $100\ mL/(m^2 \cdot d)$。补充

不显性失水不用含钠液体,显性失水用 1/4～1/2 张液体补充。每天体重减轻 5％～10％ 提示液体控制满意,体重不减甚或反而增加提示液体潴留。

2.高钾血症

血钾＞6.5 mmol/L 为危险界限,需积极处理:①5％碳酸氢钠:2 mL/kg 静脉注射,15 min 后可重复 1 次,可促进钾由细胞外转移至细胞内,作用迅速,但维持时间短仅 30～90 min;②10％葡萄糖酸钙:0.5 mL/kg 静脉滴注,拮抗高钾对心肌的毒性,5 min 开始起效,持续 1～2 h,每天可用 2～3 次;③高渗葡萄糖和胰岛素:促进钾进入细胞,按每 3～4 g 葡萄糖配 1 U 胰岛素,1.5 g/kg 葡萄糖可暂时使血钾降低 1～2 mmol/L,15 min 起作用,可持续 12 h 以上。以上 3 种方法可单独或联合应用,但由于并未将多余的钾离子从体内清除,其效果都是暂时的,因此在上述治疗的同时应准备肾脏替代治疗。

3.低钠血症

轻度低钠时控制水分入量多可纠正,当血钠＜120 mmol/L 时可予 3％氯化钠提高血钠,一般 6 mL/kg 3％氯化钠可提高血钠 5 mmol/L。

4.代谢性酸中毒

当 pH≤7.2 或碳酸氢盐浓度≤12 mmol/L 时可予碳酸氢钠纠正酸中毒,所需 5％碳酸氢钠(mL)＝BE 值×体重×0.5。但少尿无尿时由于补液空间有限,因此临床上很难依靠药物来纠正严重的代谢性酸中毒,理想的治疗应是肾脏替代治疗。

(六)AKI 的肾脏替代治疗

由于药物治疗效果有限,肾脏替代治疗(renal replacement therapy,RRT)是 AKI 主要治疗措施,通过 RRT 维持水电解质酸碱平衡及内环境的稳定,促进肾功能恢复。但目前对于 AKI 进行 RRT 的最佳时机尚无统一标准,当出现危及生命的容量超负荷、电解质紊乱及严重酸中毒时应紧急行 RRT。而重症患儿更容易进展为多器官功能障碍(MODS),更易出现代谢紊乱、电解质及酸碱失衡等,故倾向于早期开始 RRT。有人提出少尿 12 h 就可考虑给予 RRT,早期或预防性 RRT 能更好地控制水、电解质和酸碱平衡,为原发病的治疗创造条件,促进肾功能恢复,改善预后。但是部分患儿可能不需要肾脏替代治疗肾功能就能恢复,过度的肾脏替代治疗可能增加肾脏损害,增加风险。

1.RRT 方式的选择

AKI 常用的 RRT 方式包括间歇性血液透析(intermittent hemodialysis,IHD)、连续肾脏替代治疗(continuous renal replacement therapy,CRRT)和腹膜透析(peritoneal dialysis,PD)。IHD 能够迅速清除小分子溶质和超滤水分,纠正水电解质酸碱平衡紊乱,但容易导致低血压及透析失衡综合征,不适用于血流动力学不稳定的患儿。CRRT 能稳定地清除水和血液中的有毒物质,能够更好地维持血流动力学稳定,对饮食限制较少,利于营养支持及血制品输入,更适合血容量小、血流动力学不稳定、并发多脏器功能不全、不能耐受 IHD 的危重患儿,并且对于减轻液体超负荷优于 IHD。PD 方法简单、安全、经济,不需要建立血管通道、无须抗凝、无血流动力学影响,儿童腹膜面积按体质量比值算约为成年人的 2 倍,PD 效果较成年人好。但 PD 不能提供足量的溶质和毒素清除率,特别是对于肿瘤溶解综合征和遗传代谢缺陷病等重症患儿,且不适用于腹腔内有病变或近期有腹部大手术史的 AKI 患儿,以及有急性肺损伤或急性呼吸窘迫综合征者。

2.治疗量的选择

临床上 CRRT 治疗剂量的设定应依据治疗目的、患儿的代谢状态、营养支持的需求、患儿残存肾功能、心血管状态以及血管通路和血流量状况、有效治疗时间等综合考虑。一般而言,单纯 AKI 患儿的 CRRT 置换剂量 20～35 mL/(kg·d)能够满足治疗需求。而对于合并炎症反应综合征的重症 AKI 患儿,以清除炎症介质为治疗目的而实施 CRRT,则应增加置换剂量,>35 mL/(kg·d),可能有助于改善危重患儿的预后。而对于合并脓毒血症的患儿推荐 35～45 mL/(kg·d)的置换剂量。

五、护理

(一)一般护理及病情观察

保证患儿充分休息从而减轻肾脏负担。每天记录体重变化及出入量。加强尿的监测包括尿量、颜色、性状、比重和渗透压监测。观察患儿有无意识障碍,尤其使用镇静镇痛疗法时注意评估意识状态。监测血压、心率及心律,观察患儿呼吸情况,有无酸中毒时的呼吸深快,有无呼吸困难、粉红色泡沫痰等心力衰竭、肺水肿表现。注意血电解质、酸碱平衡情况。

(二)加强营养支持

ARF 患儿机体大多处于高分解状态,加之水和蛋白质摄入受限,因此需要足够能量。胃肠功能正常的患儿应尽早开始肠内营养支持,可通过口服或鼻饲的方式摄入高热量、高维生素、低蛋白、易消化的食物。胃肠功能障碍者可采用肠外营养。

(三)防治感染

周围环境要进行每天消毒,每天早晚进行口腔和会阴护理,勤翻身和皮肤按摩以免发生压疮和皮肤感染,多叩背协助排痰避免呼吸道感染,尽量避免不必要的侵入性操作,留置尿管的患儿应加强消毒、定期更换尿管。合理应用抗生素。

(四)RRT 时的护理

注意无菌操作,建立血管通路并妥善固定。股静脉放置导管者注意测大腿围,观察穿刺侧肢体有无肿胀及其温度、颜色。治疗过程中检查导管有无脱落、扭曲。密切观察透析器、血滤器纤维颜色变化,有无凝血,若有凝血需更换滤器。注意患儿有无皮肤黏膜出血点、穿刺处周围有无血肿或出血,每4～6 h行 PT、APTT 测定,若 PT、APTT 延长或有出血表现及时调整抗凝剂剂量,给予鱼精蛋白中和肝素。严密观察动脉压、静脉压及跨膜压的变化,动脉压报警提示血流不足需调整导管位置,静脉压增高提示导管扭曲折叠、静脉凝血、导管阻塞等,跨膜压升高提示血滤器凝血需更换滤器。做好记录,每小时记录动脉压、静脉压、跨膜压、脱水量、超滤量,调整出入速度,保持输入和滤出平衡。注意定时监测肾功能及血电解质水平,并根据检测结果调整置换液配方。

(周慧慧)

第十节　小儿重症腹泻

小儿腹泻是由多病原、多因素引起的大便次数增多和大便性状改变为特点的儿科常见病。目前本病的病死率已明显下降。但是,重症患儿或治疗不当仍可造成机体多种功能的严重损伤,甚至危及生命。发病年龄多在 2 岁以下,1 岁以内者约占半数。

一、病因

根据病因腹泻分为感染性腹泻和非感染性腹泻。重型腹泻多由肠道内感染所致。肠道内感染性腹泻，根据感染的病原体分为病毒性腹泻、细菌性腹泻等，以病毒性腹泻多见，常由人类轮状病毒、Norwalk 病毒、肠腺病毒、星状病毒、杯状病毒、冠状病毒等引起。引起细菌性肠炎的常见菌种有致腹泻大肠埃希菌、耶尔森菌、空肠弯曲菌、沙门菌及金黄色葡萄球菌、难辨梭状芽孢杆菌等。

二、临床表现

常急性起病，也可由轻型逐渐加重转变而来。较重的除食欲缺乏，溢乳或呕吐，大便次数增多，每天可达 10 余次等胃肠道症状外，还有较明显的脱水、电解质和酸碱平衡紊乱及发热等全身中毒症状，一般状况较差，极重者烦躁不安、精神萎靡、意识模糊甚至昏迷。还可导致较严重的心、肾、肝损害及肠套叠等并发症。

三、治疗

根据患儿腹泻次数、性质，脱水表现等综合判断，分析腹泻的原因、及时补液，纠正水、电解质平衡紊乱，抗病毒治疗及其他对症和营养支持治疗。液体疗法包括：①口服补液，使用世界卫生组织推荐的口服液盐配方，中度及重度脱水 100 mL/kg，通用于小儿腹泻脱水阶段的纠正。②静脉输液疗法。对严重脱水，尤其是休克的患儿，应静脉补液。补充水分和电解质，尤其是钾离子，纠正酸中毒。

四、急救护理

（一）护理目标

（1）保障及时正确实施液体疗法，维护患儿生命体征稳定。

（2）预防并发症。

（3）维护患儿舒适。

（二）护理措施

（1）观察生命体征、意识、尿量、一般情况，观察脱水表现，判断脱水程度。①小儿年龄越小，体液量占体重的比例越大，加之肾脏的功能还不健全，对机体的水、电解质平衡调节能力较差，腹泻时易出现脱水症状和出现休克。重度脱水因血容量明显减少，可出现休克症状，如血压下降、脉细弱、四肢厥冷、尿极少或无尿。发现患儿出现病情变化，及时报告医师处理，避免严重的临床后果。②轻度脱水患儿精神稍差，随脱水程度的加重，患儿精神萎靡或烦躁不安，严重者精神极度萎靡、表情淡漠、昏睡甚至昏迷。③根据皮肤干燥程度、前囟及眼窝凹陷程度判断脱水情况。轻度脱水皮肤稍干燥，弹性尚可，前囟和眼窝稍凹陷，哭时有泪，口唇黏膜略干；中度脱水皮肤苍白、干燥、弹性较差，前囟和眼窝明显凹陷，哭时泪少，口唇黏膜干燥，四肢稍凉；重度脱水皮肤发灰或有花纹、干燥、弹性极差，前囟和眼窝深陷，眼不能闭合，哭时无泪，口唇黏膜极干燥。④观察尿量并做好记录。尿量可以直接判断患儿脱水的程度及脱水的性质。如尿量明显减少、甚至无尿，说明脱水较重；如果皮肤弹性尚好，患儿烦渴、尿少，则为高渗脱水。观察婴幼儿尿量时，使用尿布前后称重计算尿量。

(2)观察大便的性质及次数:黄色或白色水样便多为病毒所致,也可由肠道外感染引起。大便是草绿色,泡沫多,则为肠道蠕动过强,说明糖类的消化不良;观察大便的次数及量并记录,了解继续丢失量,有助于判断脱水的程度。

(3)静脉补液的护理:重度小儿腹泻静脉补液是最重要的治疗措施,护士应保障补液治疗的正确实施,达到最佳疗效。①保障静脉输液通道的顺畅,重者需要2～3条通道,连接三通,便于补液和特殊用药。必要时中心静脉置管输液和监护中心静脉压。②掌握好输液速度和顺序,确保在单位时间内完成补液治疗计划。补液治疗分为3个阶段,第一阶段为扩容阶段,对重度或中度脱水有明显周围循环障碍者,用2:1等张含钠液(2份生理盐水加1份1.4%碳酸氢钠)20 mL/kg,于30～60 min内静脉推注或快速滴注,以迅速增加血容量,改善循环和肾脏功能,对无明显周围循环障碍者不需要扩容;第二阶段是以补充累积损失阶段,即在扩容后根据脱水性质选用不同溶液继续静脉滴注,本阶段(8～12 h)滴速宜稍快,一般为8～10 mL/(kg·h);第三阶段为维持补液阶段,此时脱水已基本纠正,只需补充生理需要量和继续丢失量,一般约5 mL/(kg·h),于12～16 h滴完。第一天补液包括累积丢失量、生理需要量和继续丢失量,一般重度脱水约需150～180 mL/kg。第二天及以后的补液,可根据具体情况补充生理需要量及继续丢失量,继续补钾,补充热量。护士应准确记录24 h的出入量和单位时间的尿量,以便医师及时修正补液计划。补液过程中严密观察生命体征是否稳定,脱水症状和体征有无改善,有无心功能不全的表现。③补钾时需注意肾功能是否良好,应掌握见尿补钾的原则,通常在治疗前6 h曾有尿或输液后有尿时即可开始补钾。

(4)饮食护理:首先强调继续喂养,早期进食者食欲、体力恢复早,体重增长快,可缩短腹泻后的康复时间,对小儿有极大好处。目前认为小儿处于禁食饥饿状态,会引起肠蠕动增加和肠壁消化液分泌过多而加重腹泻,因此腹泻时不必禁食,应多补充水分。但应根据疾病的特殊病理生理情况以及个体情况进行合理调整,乳糖酶缺乏时,可暂停乳类喂养,改为豆制代乳品或酸奶,或去乳糖配方奶粉。①对腹泻较重伴呕吐患儿,可暂停饮食6～8 h,待呕吐减轻,尽早恢复饮食。母乳喂养儿,可暂停辅食,增加哺乳次数。患儿只要有食欲就可鼓励其进食。②我国使用米粉或面粉口服液盐液,不仅味香适口,而且因腹泻早期增加了淀粉,可促进肠道水分吸收,有利于减轻腹泻。口服补液的方法可根据年龄而异:小于2岁的患儿可每1～2 min喂一小勺;大于2岁的患儿可用杯子勤喂,如果有呕吐,可以适当延长间隔时间,应告诉家长要耐心。对于精神差、不愿喝水而呕吐又不很严重者(每小时1次以下),可插入胃管滴入口服液盐液。对新生儿可加入冷开水按2:1的比例喂入,对脱水纠正后的小儿可给予1份口服液盐液与2份冷开水,以补充继续丢失量和生理需要量。

(5)注意臀部皮肤护理:腹泻患儿臀部受大便的刺激后可以引起皮炎、臀部皮肤破溃。腹泻次数较多的婴幼儿要勤换尿布,尿布应柔软。每次大便后,用温开水轻轻洗净拭干,不要用肥皂洗臀部,然后涂抹消炎油膏。换尿布前后要洗手,以防致病菌再次经口进入。

(6)眼部护理:脱水程度较重时,特别是有意识障碍的患儿,双眼睑闭合不严,常易发生角膜炎。应用生理盐水浸润角膜,并使用氯霉素眼药或红霉素眼膏,防止角膜干燥和感染。昏迷患儿用湿润的盐水纱布遮盖双眼。

(7)口腔护理:脱水使口腔黏膜干燥,加之呕吐物存留口腔,婴幼儿口腔黏膜娇嫩,细菌容易繁殖。特别在机体抵抗力低下及大量应用抗生素后,常发生鹅口疮。要保持口腔清洁,每天用消毒棉签蘸 5% 碳酸氢钠擦洗口腔 2 次。唇部干裂时应局部涂抹油膏。

(8)护士进行各项操作前后要洗手。对腹泻患儿和带菌者应做好隔离,以免引起流行。对呕吐物和大便正确消毒处理。

(9)健康指导:向家长介绍小儿腹泻的特点。指导家长科学喂养及日常护理常识,注意饮食卫生,预防本病发生。照看人和小儿饭前便后要用流动水洗手,做好食品、食具、尿布、玩具、便器等日常性清洁、消毒工作。平时应用抗生素要在医师指导下进行,避免滥用,以免肠道菌群失调。

(周慧慧)

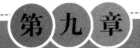

中医科护理

第一节 眩　晕

一、概述

眩是指眼花或眼前发黑,晕是指头晕或感觉自身或外界景物旋转,二者常同时并见,故统称为"眩晕"。眩晕的发生多与情志、饮食、体虚年高、跌仆外伤等因素有关。内耳性眩晕、颈椎病、高血压病、脑动脉硬化等可参考本病护理。

二、辨证论治

(一)肝阳上亢

眩晕耳鸣,头痛且胀,每因烦劳或恼怒而加重,面色潮红,性情急躁易怒,胁痛,口苦。舌红苔黄,脉数。治以平肝潜阳。

(二)肾精不足

神疲健忘,腰膝酸软,遗精耳鸣,失眠多梦。偏于肾阳虚者四肢不温,阳痿,阴冷,舌淡苔白,脉沉细;偏于肾阴虚者,五心烦热,舌红少苔,脉弦细。治以补益肝肾。

(三)气血亏虚

头晕眼花,病程长而反复发作,面色苍白,唇甲不华,头发干枯不荣,心悸少寐。舌淡苔白,脉细弱。治以益气养血。

(四)痰浊中阻

眩晕耳鸣,头昏如裹,甚至视物旋转欲倒,胸脘痞闷,呕恶痰涎,身重懒动。舌淡胖苔白腻,脉濡滑。治以燥湿化痰。

三、病情观察要点

(一)眩晕

眩晕的发作时间、程度、诱发因素、伴随症状等。

(1)实证眩晕:多眩晕重,视物旋转,自身亦转,伴有呕恶痰涎,体质偏于壮实者。

(2)虚证眩晕:多头目昏晕但无旋转感,体质偏于虚弱者。

(3)眩晕发作终止后,观察患者有无步态不稳,行动不便等症状。

(二)头痛

观察发作的时间、性质、部位、程度与体位的关系,以及头痛时伴随的症状。

1.血管性头痛

多搏动性或跳动性头痛,平卧时加重,直立时稍轻。

2.椎-基底动脉供血不足

多表现头痛伴眩晕。

3.颅内压增高

多表现头痛伴恶心、呕吐。

(三)全身症状

观察血压、睡眠、舌苔脉象、二便等情况的变化。

(四)突发症状

如有突发血压急剧升高、剧烈头痛、恶心、呕吐、视力减退、惊厥或昏迷等,立即通知医师并做好抢救准备。

四、症状护理要点

(一)眩晕

(1)眩晕发作时应立即平卧,头部稍抬高,座椅和床单位应固定,减少搬动,床挡保护。体位改变时动作宜缓慢。

(2)眩晕伴血压增高的患者,应定时监测血压、观察用药后反应,做好记录。

(3)眩晕伴呕吐时,可指压合谷、内关等穴。

(4)实证眩晕:肝阳上亢者可予耳穴埋籽,取肝、胆、目1、目2高血压点等穴,也可耳尖放血5~6滴;痰浊中阻者行耳穴埋籽,取脾、胃、肺、耳尖等穴。

(5)虚证眩晕:肾精不足者可予耳穴埋籽,取交感、神门、降压点、肾等穴;气血亏虚者耳穴埋籽,取脾、胃、内分泌、皮质下、心、额等穴。

(6)颈椎病眩晕的患者,睡眠时应选择低枕,避免深低头动作。

(7)重症眩晕患者应卧床休息,呕吐时宜取半坐卧位,意识不清的患者可将其头偏向一侧,防止呕吐引起窒息。

(8)遵医嘱给予氧气吸入。

(二)头痛

1.耳穴埋籽

主穴:枕、神门、额;配穴:心、肝、肾、皮质下。

2.饮水

颅内压增高性头痛,限制水分摄入;颅内压降低性头痛,鼓励患者多饮水。

五、饮食护理要点

宜低盐、低脂清淡,易消化饮食,饮食有节不宜过饱,忌辛辣刺激、肥甘厚味,肥胖患者应适当控制饮食。

(一)肝阳上亢

宜食海带、紫菜、萝卜、苋菜、芥菜、芹菜等;也可用野菊花、山楂、枸杞子、益母草、桑枝等代茶饮。

食疗方:菊花粥、芹菜凉拌海带。

(二)肾精不足

1.偏阴虚

宜食甲鱼、淡菜、黑木耳、银耳等滋养补品。

食疗方:黑芝麻捣碎煮粥,或桑椹、枸杞煮粥食用。

2.偏阳虚

宜食胡萝卜、胡桃、芋头、扁豆、山药、无花果、白术、芒果、榴莲、羊肉、鹿肉、狗肉等温补之品。

食疗方:核桃仁炒韭菜、参茸鸡肉汤(高丽参、鹿茸、鸡肉)。

(三)气血亏虚

宜食山药、莲子、大枣、胡桃等益气补血之品,忌食生冷。

食疗方:莲子红枣粥、黄芪粥、茯苓粥。

(四)痰浊中阻

宜食薏苡仁、茯苓、赤小豆、山楂、黄瓜、西红柿等燥湿化痰之品,饮食有节,少食肥甘厚味及刺激性食物,可用陈皮泡水代茶饮。

食疗方:薏苡仁冬瓜粥。

六、中药使用护理要点

(一)口服中药

口服中药时,应与西药间隔 30 min 左右。

(1)中药汤剂:肝阳上亢者宜稍凉服;痰浊中阻者宜热服;气血亏虚与精不足者宜饭前温服。

(2)脑立清胶囊(丸):不宜与四环素类抗生素、异烟肼、多巴胺及含有鞣质的中成药合用,以免发生络合或螯合反应降低药效;不宜与洋地黄类西药合用,以免增强洋地黄的作用和毒性。

(3)牛黄降压片(丸):因其清降力强,虚寒证者不宜使用,腹泻者忌用。

(4)杞菊地黄丸(口服液、胶囊、浓缩丸、片):糖尿病患者不宜服用,服药期间忌酸冷食物。

(5)夏枯草膏(口服液):脾胃虚热者慎用,服药期间忌食辛辣、油腻及刺激性食物,感冒期间暂停服用。

(6)眩晕伴呕吐者中药可凉服,或姜汁滴舌后服用,亦可采用少量多次的服药方法。

(二)中药注射剂

中药注射剂应单独使用,与西药注射剂合用时须前后用生理盐水做间隔液。

(1)川芎嗪注射液:输注过程中与碱性西药注射液配伍析出沉淀。忌与氨苄西林钠、青霉素钠、葡萄糖酸钙、乳酸钠、碳酸氢钠、维生素 B_6、头孢哌酮钠、盐酸普萘洛尔、氨茶碱、右旋糖酐-40、双黄连、穿琥宁、诺氟沙星葡萄糖、丹参、复方丹参等配伍。

(2)天麻素注射液:冻干粉仅可肌内注射,严禁用于静脉。不宜与中枢兴奋药和抗组胺药同用。

(3)静脉使用扩血管药物时,注意监测用药后血压。

（三）外用中药

观察局部皮肤有无不良反应。

1.药枕

芳香气味中草药的药枕之上放置一层薄棉枕或多放几层枕巾；夏季经常晾晒药枕，以免发霉；每 3 个月或半年更换 1 次。

2.贴敷药

每晚贴敷双足涌泉穴，每天更换 1 次。

七、情志护理要点

（1）对肝阳上亢、情绪易激动的患者，应讲明激动对情绪的不良影响，使之能自我调控。也可选择音乐疗法：听一些舒缓悠扬的轻音乐。

（2）对眩晕较重，易心烦、焦虑的患者，介绍有关疾病知识及治疗成功的经验，使其增强信心。

（3）病室环境宜安静，减少探视，避免不良情绪刺激。

八、健康宣教

（一）用药

遵医嘱服药，不可随意增减药量或停药。

（二）饮食

饮食宜低盐低脂、清淡易消化，肥胖者及高血压患者注意控制体重。

（三）运动

避免过劳，适量进行体育运动，如慢步走、打太极拳、练气功等；运动时间不宜选择清晨 6～9 时，不宜从事高空作业，并应避免游泳、乘船及各种旋转幅度大的动作。

（四）生活起居

戒烟限酒；保持大便通畅，养成定时排便的习惯；避免头部剧烈运动，行动宜缓慢，不可突然改变体位；定期监测血压。

（五）情志

指导患者选择听音乐、散步、聊天等方式舒缓情志。

（六）眩晕自救

眩晕发作时可闭目就地坐下或立刻卧床休息，避免跌伤，并随身携带自救卡。

（七）定期复诊

遵医嘱定时复诊，若出现剧烈头痛、恶心、呕吐、血压升高时及时就医。

（周延英）

第二节 不 寐

一、概述

不寐是指外邪扰动，或正虚失养，导致神不守舍，临床以经常性不能获得正常睡眠为特征的一种病证。多由于饮食不节,情志失常,劳倦、思虑过度及病后、年迈体虚所致。西医学的神经症、更年期综合征、贫血、脑动脉硬化等以不寐为主要临床表现时,可参照本病护理。

二、辨证论治

(一)心胆气虚

虚烦不寐,触事易惊,终日惕惕,胆怯心悸,伴气短自汗,倦怠乏力。舌淡,脉弦细。治以益气镇惊,安神定志。

(二)心脾两虚

不易入睡,多梦易醒,心悸健忘,神疲食少,伴头晕目眩,四肢倦怠,腹胀便溏,面色少华。舌淡苔薄,脉细无力。治以补益心脾,养血安神。

(三)心肾不交

心烦不寐,入睡困难,心悸多梦,伴头晕耳鸣,腰膝酸软,潮热盗汗,五心烦热,咽干少津,男子遗精,女子月经不调。舌红少苔,脉细数。治以滋阴降火,交通心肾。

(四)肝火扰心

不寐多梦,甚则彻夜不眠,急躁易怒,伴头晕头胀,目赤耳鸣,口干而苦,不思饮食,便秘溲赤。舌红苔黄,脉弦而数。治以疏肝泻火,镇心安神。

(五)痰热扰心

心烦不寐,胸闷脘痞,泛恶嗳气,伴口苦,头重,目眩。舌偏红,苔黄腻,脉滑数。治以清化痰热,和中安神。

三、病情观察要点

(1)睡眠总时数、睡眠习惯。

(2)了解睡前是否因饮用刺激性饮料,如浓茶、咖啡、可乐等。

(3)观察体温、脉搏、呼吸、血压。

(4)注意饮食、情志、二便情况。

(5)观察有无引起不寐的诱发因素,如夜尿频、咳嗽、疼痛等。

四、症状护理要点

(一)病室环境

避免噪声,光线柔和,患者入睡时用深色窗帘遮挡。

(二)关注患者心理活动

消除忧虑、焦急紧张等不良情绪。

(三)穴位按摩

睡前对劳宫、涌泉搓揉各100下。

(1)心烦不寐伴头重,头晕目眩,目赤耳鸣的患者,可做头部按摩,如太阳、印堂、风池、百会等穴。睡前按压每个穴位30~50次。

(2)心脾两虚的患者,睡前按摩背部夹脊穴。

(3)肝火扰心者取涌泉穴。

(4)痰热扰心与心脾两虚者取合谷、足三里。

（5）心肾不交者取肾俞、涌泉穴。

（四）多汗护理

不寐伴潮热盗汗,五心烦热的患者,衣被不宜过暖,汗后及时更换湿衣被。

（五）卧位与吸氧

胆怯心悸,伴气短,倦怠乏力的患者,可给予半坐卧位,吸氧。

（六）耳穴埋籽

主穴:神门、交感、心、脑点等;配穴:肾、脾。

（七）适当使用诱导睡眠的方法

如睡前散步、睡前做放松气功、热水泡脚、静听单调的声音、默念数字、聆听音乐或催眠曲等。

（八）中药泡洗

睡前温水泡洗双足。

（九）拔火罐

取心俞、膈俞、肾俞及胸至骶段脊柱两侧膀胱经循行线。如失眠严重、多汗加涌泉、劳宫穴;头痛、头晕甚者,加太阳穴。

（十）音乐疗法

音乐对本病有显著的疗效。选择平稳、抒情、优美的音乐,如贝多芬的《月光奏鸣曲》、圣·桑的《天鹅》、中国古曲《关山月》、蒙古民歌《牧歌》,或选用《催眠曲》。

（十一）去除其他因素

去除可能会引起不寐的因素,如夜尿频、咳嗽、疼痛等。

五、饮食护理要点

宜进清淡易消化的饮食,晚餐不宜过饱,临睡前不宜进食,饮浓茶、咖啡等兴奋性饮料,忌食辛辣、油腻之品。

（一）心胆气虚

宜食龙眼肉、莲子、大枣等益气补血之品。

食疗方:当归羊肉汤、黄芪粥。

（二）惊惕不安

宜食酸枣仁、温牛奶等镇静安神之品。

食疗方:牡蛎汤。

（三）心肾不交

宜食桑椹蜜、甲鱼等养心益肾之品。

食疗方:百合粥、莲子银耳羹。

（四）心脾两虚

宜食红枣、龙眼肉、茯苓、山药等补心健脾之品。

食疗方:百合粥、柏子仁粥等。

（五）肝火扰心

宜食柑橘、金橘等理气化解郁之品。

食疗方:芹菜萝卜汤。

(六)痰热扰心

宜食山楂、萝卜、杏子等消食导滞化痰之品,可予焦三仙煎水每天代茶饮。

食疗方:枇杷羹。

六、中药使用护理要点

(一)口服中药

口服中药时,应与西药间隔 30 min 左右。

(1)中药汤剂实证宜偏凉服,虚证宜热服,观察服药后效果及反应。

(2)安神定志类药物宜在睡前 30 min 至 1 h 服用。

(3)枣仁安神液(胶囊):孕妇慎用,消化不良所致的睡眠差者忌用。

(4)五味子糖浆(颗粒、胶囊):过敏体质者禁用;五味子性酸,胃酸过多者慎用;糖浆剂,糖尿病患者忌用。

(5)天王补心丸:因朱砂有毒,不宜大量服用或久服。

(二)中药注射剂

中药注射剂应单独使用,与西药注射剂合用时须前后用生理盐水做间隔液。

刺五加注射液:以 40～50 滴/分钟为宜,不宜与维生素 C、双嘧达莫、维拉帕米配伍。

(三)外用药

观察局部皮肤有无不良反应。

药枕:一般选用透气性良好的棉布或纱布做成枕套,药物不可潮湿,否则失效,每天枕之,镇静安神。

七、情志护理要点

(1)创造一个安静、舒适的病室环境,护士态度和蔼、举止大方,使患者产生安全感和舒适感。严禁在患者面前讲刺激性言语,避免不良情绪刺激。指导患者自我调节的方法,避开不愉快的事情及环境;将思维集中到轻松、愉快的事情上;向信任的朋友发牢骚,坦然诉说心声,发泄不满。

(2)指导患者养成定时就寝的习惯,避免白天黑夜的生物钟颠倒而影响睡眠,睡前避免情绪激动或剧烈活动。

八、健康宣教

(一)用药

遵医嘱服药,不随意增减药量或停药。

(二)饮食

养成良好的饮食习惯,勿暴饮暴食,痰热扰心者睡前不宜进食。

(三)运动

每天适当锻炼身体,增强体质。肝火扰心者就寝前到庭院散步,顺畅气机,有利安眠。

(四)生活起居

按时作息,尽量保持规律生活。心肾不交者勿过劳,节房事。养成良好的睡眠习惯,如按时就寝,睡前不看惊险刺激的小说、影视剧等。

（五）情志

指导患者自我调节,避开不愉快的事情及环境,切忌焦虑于"不寐"事上。睡前可用诱导法,听音乐、催眠曲等方法舒缓情志。

（六）定期复诊

遵医嘱定期复查,当患者出现入睡困难、多梦、睡眠时间缩短等症状加重时,及时就医。

（周延英）

第三节 中 风

一、概述

中风是以猝然昏仆,不省人事,半身不遂,口眼㖞斜,语言不利为主的一种病证。多是在内伤积损的基础上,复因劳逸过度、情志不遂、饮食不节或外邪侵袭所致。急性脑血管病,局限性脑梗死、原发性脑出血、蛛网膜下腔出血可参照本病护理。

中风的证治分类包括中经络,中脏腑,中风恢复期。

二、中经络的辨证论治

中风中经络主要表现为突然发生口眼㖞斜,语言不利,舌强语塞,甚则半身不遂。

（一）风痰入络

肌肤不仁,手足麻木,口角流涎,手足拘挛,关节酸痛等症。舌苔薄白,脉浮数。治以祛风化痰通络。

（二）风阳上扰

平素头晕头痛,耳鸣目眩,或手足重滞。舌红苔黄,脉弦。治以平肝潜阳,活血通络。

（三）阴虚风动

平素头晕耳鸣,腰酸,言语不利,手指瞤动。舌红苔腻,脉弦细数。治以滋阴潜阳,息风通络。

三、中脏腑的辨证论治

（一）闭证

1.痰热腑实

素有头痛眩晕,心烦易怒,突然发病,半身不遂,口舌㖞斜,舌强语謇涩或不语,神志欠清或昏糊,肢体强急,痰多而黏,伴腹胀,便秘。舌黯红,或有瘀点、瘀斑,苔黄腻,脉弦滑或弦涩。治以通腑泄热,息风化痰。

2.痰火瘀闭

突然昏仆,不省人事,口噤不开,两手握固,大小便闭,肢体强痉拘急,面赤身热,气粗口臭,躁扰不宁。苔黄,脉弦滑而数。治以息风清火,豁痰开窍。

3.痰浊瘀闭

突然昏仆,不省人事,半身不遂,肢体松解,面白唇黯,静卧不烦,四肢不温,痰涎壅盛。苔白腻,脉沉滑缓。治以化痰息风,宣郁开窍。

(二)脱证

突然昏仆,不省人事,目合口张,鼻鼾息微,手撒肢冷,汗多,大小便自遗,肢体软瘫。舌萎,脉细弱或脉微欲绝。治以回阳救阴,益气固脱。

四、恢复期的辨证论治

(一)风痰瘀阻

口眼㖞斜,舌强语謇或失语,半身不遂,肢体麻木。舌黯紫,苔滑腻,脉弦滑。治以祛风化痰,行瘀通络。

(二)气虚络瘀

肢体偏枯不用,肢软无力,面色萎黄。舌淡紫或有瘀斑,苔薄白,脉细涩或细弱。治以益气养血,化瘀通络。

(三)肝肾亏虚

半身不遂,患肢僵硬,拘挛变形,舌强不语,或偏瘫,肢体肌肉萎缩。舌红脉细,或舌淡红,脉沉细。治以滋养肝肾。

五、病情观察要点

(一)神志、瞳孔的观察

(1)若起病即见神志障碍,则病位深,病情重。

(2)如患者渐至神昏,瞳孔变化,为正气渐衰,邪气日盛,病情加重。

(3)如神志逐渐转清,则中脏腑向中经络转化,病势为顺,预后好。

(4)若瞳孔大小不等,不对称,对光反射、压眶反射迟钝或消失,均为病势逆转,预后差。

(二)生命体征

观察患者的血压、心率、呼吸、血氧饱和度等生命体征的变化,如出现双侧瞳孔不等大、血压急剧上升,心率减慢,呼吸加深等,多为脑疝的早期症状。

(三)观察肢体功能障碍的变化

半身不遂加重,病势转逆;半身不遂不再加重或好转,则病势为顺,预后好。

(四)呼吸道分泌物

丘脑下部和上脑干受损者,早期呼吸道分泌物较多,应注意观察,防止误吸。

(五)吞咽功能障碍

观察中风患者饮水、进食是否有呛咳,防止发生误吸。

(六)皮肤

大小便失禁、半身不遂的中风患者,应注意观察皮肤情况,防止压疮的发生。

(七)二便的观察

(1)中风患者长时间卧床,气血功能障碍,易引起大便秘结,应及时采取改善措施,防止排便努责,加重病情。

(2)观察患者是否发生尿潴留及尿失禁,及时通知医师。

(八)语言功能的观察

观察中风患者语言功能障碍的变化,关注患者的需求。

六、症状护理要点

(一)病室环境
(1)阳闭患者的病室需要安静、凉爽、光线偏暗、温度不宜过高。
(2)脱证患者的病室应温暖、安静、光线柔和、必要时控制探视。

(二)生命体征
注意神志、瞳孔及其他生命体征的变化,定期测量血压,判断患者意识障碍的程度,病情变化时通知医师,及时对症处理。

(三)呼吸道通畅
保持呼吸道通畅,及时清除口腔内分泌物。呼吸道分泌物较多时,可将患者头部偏向一侧,以利痰液、呕吐物排出。

(四)急性期患者
急性期患者宜卧床或床上被动活动,保持肢体功能位置,防止患侧肢体受压、畸形、垂足等情况发生。

(五)吞咽功能障碍的患者
吞咽功能障碍的患者,进食不宜过快,防止呛咳。伴意识障碍者,可选用鼻饲法进食流质、半流质饮食。

(六)清洁护理
1.口腔的护理
神昏者,每天2次口腔护理,用生理盐水或中药液清洗口腔;张口呼吸者可用湿纱布盖于口鼻部,以保持口鼻腔湿润;口唇干裂者,应涂抹护唇油。

2.眼睑的护理
眼睑不能闭合者,覆盖生理盐水湿纱布。

(七)皮肤的护理
(1)保持皮肤清洁干燥、床单位清洁平整,及时更换衣被。
(2)肢体功能障碍不能自行翻身的患者,应定时翻身,协助取舒适体位。
(3)受压部位、骨隆突处软垫减压或给予增强型透明贴保护。

(八)二便护理
1.便秘
(1)腹部按摩,可按揉关元、大肠俞、脾俞、气海、足三里等穴区。
(2)行耳穴埋籽。主穴:直肠下段、大肠;配穴:肺、便秘点。
(3)每天清晨饮蜂蜜水。
(4)便秘严重者可用番泻叶泡水代茶饮。

2.二便失禁
注意皮肤护理清洁,便后擦洗会阴及肛周皮肤。发生肛周皮肤红肿的患者可用紫草油外涂,保护皮肤。

3.尿潴留
可按摩中极、关元、气海穴等,虚者加艾灸,必要时留置导尿管。

（九）沟通训练

在与伴有语言功能障碍的中风患者交流时，可通过手势、图片、文字等辅助方法进行沟通，并对其早期进行语言训练。

七、饮食护理要点

（一）总则

（1）饮食以清淡，少油腻、低糖、低胆固醇，易消化的新鲜米面、蔬菜水果为主。

（2）忌肥甘、辛辣等刺激之品，禁烟酒。

（3）少食多餐，进食不宜过快、防止误吸。

（二）中经络

饮食宜清淡，宜食香菇、木耳、冬瓜、梨、桃、山楂等活血化瘀之品，忌食动风之品，如公鸡肉、猪头肉。

食疗方：百合玉竹粳米粥。

（三）中脏腑

昏迷和吞咽困难者，可给予鼻饲饮食，如混合奶、米汤、果汁、豆浆、菜汤、藕粉等。

食疗方：南瓜粥、茯苓粥。

（四）中风恢复期

宜食蛋类、肝类、海参、山楂、木耳、萝卜、玉米、百合、花生、大枣等补养气血、滋补肝肾之品。

食疗方：黄芪桂枝粥（用黄芪、桂枝、白芍、生姜与大米、大枣共煮）；山药葛粉羹（用山药、葛根粉、小米煮粥服用）。

八、中药使用护理要点

中药汤剂宜温服，服中药后避免受风寒，汗出后用干毛巾擦干。吞咽困难者可将丸药、片剂研碎后加水服用，神志不清者可选择鼻饲给药法。

（一）口服中药

口服中药时，应与西药间隔 30 min 左右。

1.华佗再造丸

本品药性偏温，对属肝肾阴虚，火热壅盛者慎用；服药期间如感燥热，可减量或用淡盐水送服。

2.牛黄清心丸

不宜与四环素类抗生素、异烟肼、多巴胺等西药合用，因与之易发生络合和螯合反应；不宜与洋地黄类药物联用，因钙离子为应激性离子，增强心肌收缩力，从而增强洋地黄的作用和毒性。

3.脑心通胶囊

胃病患者宜饭后服；有溃疡出血史者慎用。

4.消栓通络片（胶囊）

服用期间忌生冷、辛辣、动物油脂食物。

（二）中药注射剂

中药注射剂应单独使用，与西药注射剂合用时须前后用生理盐水做间隔液。

1.灯盏细辛注射液

不宜与5％葡萄糖、10％葡萄糖、5％果糖、10％果糖、黄芪、盐酸普萘洛尔、川芎嗪、氨茶碱、依诺沙星、盐酸莫西沙星、乳酸左氧氟沙星等配伍。

2.血塞通注射液

易发生变态反应,过敏体质者慎用。不宜与黄芪、异丙肾上腺素配伍;与其他酸性较强的药物配伍易发生浑浊、沉淀,应谨慎选择稀释溶液。

九、情志护理要点

(1)中风患者多心火暴盛,急躁易怒,可采用释放、宣泄法,使患者心中的焦躁、痛苦释放出来,待患者平静后再用说理、开导法说明情绪剧烈波动对病情的影响,让患者学会"制怒",可采取听音乐、练气功等方式舒缓情绪。

(2)对于情绪低落或悲观失望的患者,要给予鼓励和帮助,安排多样化生活,如看电视、听广播、做保健操等。

十、健康宣教

(一)用药

遵医嘱服药,不随意增减药量或停药。

(二)饮食

以低盐、低脂肪、低胆固醇食物为宜,多吃新鲜水果、蔬菜,忌甜腻、辛辣刺激等助火生痰之品;肥胖者控制体重。

(三)运动

选择适宜的锻炼方法,遗留肢体活动障碍者,坚持功能锻炼,锻炼时应有人陪伴,注意安全。

(四)生活起居

起居有常,避寒邪,保持大便通畅,避免过劳,节制房事,定期监测血压。

(五)情志

保持心气平和,多与人交流,可通过听音乐、练书法陶冶情操。

(六)定期复诊

积极治疗原发病,遵医嘱定期复诊,如出现头痛、眩晕、呕吐、血压升高、喉中痰鸣、咳吐不易、肌肉异常跳动、肢体麻木加重等症,应及时就医。

(周延英)

第四节　癫　病

一、概述

癫病是以精神抑郁,表情淡漠,沉默痴呆,语无伦次,静而多喜为特征。多由禀赋不足、七情内伤、饮食失节等因素导致脏腑功能失调,气滞痰结血瘀,蒙塞心神,神明失用而成。精神分裂症的精神抑郁型、躁狂抑郁症的抑郁型可参照本病护理。

二、辨证论治

(一)肝郁气滞

情绪不宁,沉默不语,善怒易哭,时时太息,胸胁胀闷。舌淡,薄白,脉弦。治以疏肝解郁,行气导滞。

(二)痰气郁结

表情淡漠,沉默痴呆,时时太息,言语无序,或喃喃自语,多疑多虑,喜怒无常,秽洁不分,不思饮食。舌红苔腻而白,脉弦滑。治以理气解郁,化痰醒神。

(三)心脾两虚

心思恍惚,梦魂颠倒,心悸易惊,善悲欲哭,肢体困乏,饮食锐减。舌淡苔腻,脉沉细无力。治以健脾养心。

(四)气阴两虚

久治不愈,神志恍惚,多言善惊,心烦易怒,躁扰不寐,面红形瘦,口干舌燥。舌红少苔或无苔,脉沉细而数。治以益气养阴。

三、病情观察要点

(一)精神症状

观察患者有无精神异常的先兆症状,发作的诱发因素、程度及特点。

(二)饮食

观察患者食欲、进食量。

(三)体重

观察体重有无下降情况。

(四)睡眠

是否入睡困难、早醒、睡眠过度及晨醒时有心境恶劣倾向。

(五)思维、活动

观察其思维是否活跃,记忆力有否明显下降,情绪是否低落,有无乏力懒言,是否对各种事情提不起兴趣。

(六)生命体征

注意患者神志、呼吸、体温、血压、心率的变化。

(七)药物

(1)观察抗癫病药物的疗效及毒性作用。

(2)长期服用此类药物,可引起运动障碍、药物性性功能障碍、药物性闭经、药物性肝损害、药物性白细胞减少、药物性皮炎、药物性震颤等,发生此类情况应及时报告医师。

四、症状护理要点

(一)病室安全保护措施

门窗不要安装玻璃,室内用具简单,对躁狂神志不清,妄想逃走、有自杀念头或打人毁物者限制自由,加强巡视,以免发生意外。

(二)生活护理

(1)癫病患者生活自理能力差,护士应协助患者理发、剪指甲、洗脸、刷牙、洗澡、更换衣被等。

(2)夜间加强巡视,防止坠床或不盖衣被着凉。

(三)不寐护理

(1)患者晚间不饮浓茶、咖啡,少看内容刺激的电视、报纸、书刊。

(2)睡前温水泡足 20 min,并按摩涌泉(双)、三阴交等穴。

(3)耳穴埋籽。主穴:心、肾、神门、交感;配穴:脑干、皮质下。

(四)食欲缺乏护理

(1)宜进食新鲜清淡少油腻饮食,多食凉拌菜,少食甜食。

(2)饮食多样化,做一些患者平素喜欢吃的食物,尽量做到色、香、味俱佳。

(3)可适当食用山楂、山杏等开胃食品。

(五)便秘护理

(1)患者宜多食富含纤维素的食物,多饮水。

(2)鼓励患者多运动,示范给患者腹部按摩的方法。

(3)耳穴埋籽,主穴:便秘点、交感、大肠、直肠下段穴。肝气郁结证可配穴肝、胆或交感、内分泌;痰气郁结证可配穴脾、肺或神门;心脾两虚证可配穴心、脾或神门、内分泌;气阴两虚证可配穴肺、脾或交感、内分泌。

(4)必要时遵医嘱予患者通便药物,如番泻叶等。

(六)按摩法

(1)急性发作期患者可用拇指、示指大力点按金钟、通海等穴。

(2)恢复期按摩百会、足三里、神门、血海、三阴交等,以得气为度。

(七)生命体征观察

加强患者生命体征的观察,每周定期测量体重,详细记录,躁狂日久者,要防止全身衰竭。

五、饮食护理要点

宜清淡易消化,无骨、刺、硬核,营养丰富的食物,忌食辛辣刺激、肥甘厚味,忌浓茶、咖啡,禁吸烟、饮酒。

(一)肝郁气滞

宜食行气解郁之品,如萝卜、玫瑰花、莲藕、山楂等。

食疗方:柴郁莲子粥(柴胡、郁金、莲子、粳米)。

(二)痰气郁结

宜食化痰解郁之品,如柑橘、枇杷、海带、柚子、金橘等。大便秘结者可多食新鲜水果、蔬菜。

食疗方:竹笋萝卜汤。

(三)心脾两虚

宜食健脾养心之品,如龙眼肉、山药、酸枣、薏苡仁、大枣等。

食疗方:党参琥珀炖猪心、黄芪粥、红枣黑木耳汤。

(四)气阴两虚

宜食益气养阴之品,如山药、栗子、蜂蜜、牛奶、莲藕、荸荠、百合、银耳、甲鱼等。

食疗方:黄芪天冬炖乌鸡。

(五)其他

(1)对于躁动、抢食或拒食患者应寻找原因,根据其特点进行诱导可喂食或鼻饲,以保持营养。

(2)轻症患者或恢复期患者,提倡集体进餐。

(3)餐具要清洁卫生,容易持握、进食方便,应坚固耐用,不易破损。注意餐前后清点数目,发现短缺要及时查找,以免发生意外。

六、中药使用护理要点

(一)口服中药

口服中药时,应与西药间隔 30 min 左右。

(1)中药汤剂宜温服,打破常规服用方法,合作时可一次服下,鼓励患者自己服下。

(2)补脑丸:宜在餐前或进食时服用;不宜与感冒类药同时服用;孕妇糖尿病患者或正在接受其他药物治疗的患者应在医师指导下服用。

(二)中药注射剂

中药注射剂应单独使用,与西药注射剂合用时须前后用生理盐水做间隔液。

生脉注射液:不宜与氯化钾、复方氯化钠注射液、20%甘露醇、硫酸依替米星、阿莫西林钠克拉维酸钾、盐酸普罗帕酮等配伍。

(三)外用中药

观察局部皮肤有无不良反应。

中药贴敷:使用时取适量药粉用水调成糊状,贴敷于脐。

七、情志护理要点

(1)创安全舒适的病室环境,病室安静整洁,护士举止大方,给患者以安全感和亲切感。严禁在患者面前讲刺激性语言,严禁态度粗暴;不要将过喜或过悲的事情告诉患者。

(2)经常接近患者,与其谈心,了解患者心态,给予其帮助鼓励,尽量满足患者的合理要求。

(3)对认知错觉者如怀疑食物中有人放毒时,可让患者共同进餐,或要求与他人调换食物者,则应设法恰当地满足其要求,以解除其疑虑,取得其信任。

(4)对有自杀自伤轻生念头患者,要做好安全防范工作,多加巡视,必要时日夜专人守护。耐心做好安慰解释工作,使其改变不良心境,树立乐观情绪;也可用转移注意法,引导其思维,从而转变其精神状态。

(5)迫害妄想者常恐惧不安,甚至有出逃的可能。要密切观察患者的行为表现,仔细研究其原因,耐心说服解释,必要时有人陪伴,以减轻其惊恐心绪。

(6)保持乐观、平静的心情,可采用喜胜忧的方法进行心理疏导。

八、健康宣教

(一)用药

长期服药者按时服药及复查,不宜自行停药或减量。家属应看护患者服药,服药后要观察片刻,以免患者用探吐法拒服药物。

（二）饮食

宜选择清热、祛痰、疏肝、安神作用的食品，一般给予普食即可。重视食物的花样品种，尽量注意色、香、味。

（三）运动

鼓励患者适当地参加体力和脑力活动，坚持治疗服药，配合气功及体育疗法，发作未完全控制前，不宜单独外出、游泳、登高、开车等。

（四）生活起居

注意休息，保证充足睡眠。外出时，随身带有注明姓名、诊断、住址及联系方式的联系卡。培养兴趣爱好，如练习书画、听音乐等，转移患者的注意力，消除、淡化不良情绪。

（五）情志

了解家庭及社会环境对患者疾病的影响，有针对性地做好相关人员的工作，取得配合，对患者要关心爱护，对患者的各种病态不可讥笑，不要议论。尽量减少诱发因素。

（六）定期复诊

遵医嘱定时复诊，如出现病情加重时应及时就医。

（周延英）

第五节 呕 吐

一、概述

凡由于胃失和降，气逆于上，迫使胃中之物从口中吐出的一种病证，称为呕吐。多由于外感六淫，内伤饮食，情志不调，禀赋不足等影响于胃，使胃失和降，胃气上逆所致。急性胃炎、胃黏膜脱垂症、神经性呕吐、幽门痉挛、不完全性幽门梗阻、胆囊炎、胰腺炎等出现呕吐时可参照本病护理。

二、辨证论治

（一）外邪犯胃

突然呕吐，胸脘满闷，发热恶寒，头身疼痛。舌苔白腻，脉濡缓。治以疏邪解表，化浊和中。

（二）饮食停滞

呕吐酸腐，脘腹胀满，嗳气厌食，大便或溏或结。舌苔厚腻，脉滑实。治以消食化滞，和胃降逆。

（三）痰饮内停

呕吐清水痰涎，脘闷不食，头眩心悸。舌苔白腻，脉滑。治以温中化饮，和胃降逆。

（四）肝气犯胃

呕吐吞酸，嗳气频作，胸胁胀痛。舌红苔薄腻，脉弦。治以疏肝理气，和胃降逆。

（五）脾胃虚寒

呕吐反复迁延不愈，劳累或饮食不慎即发，伴神疲倦怠，胃脘隐痛，喜暖喜按。舌淡或胖苔薄白,脉弱。治以温中散寒,和胃降逆。

(六)胃阴不足

时时干呕恶心,呕吐少量食物黏液,饥不欲食,咽干口燥,大便干结。舌红少津,脉细数。治以滋阴养胃,降逆止呕。

三、病情观察要点

(一)呕吐

观察呕吐的虚实,呕吐物的性状与气味,呕吐时间等。

1.呕吐的虚实

发病急骤,病程较短,呕吐量多,呕吐物酸腐臭秽,多为实证;起病缓慢,病程较长,呕而无力,呕吐量不多,呕吐物酸臭不甚,伴精神萎靡,倦怠乏力多为虚证。

2.呕吐物的性状

酸腐难闻,多为食积内腐;黄水味苦,多为胆热犯胃;酸水绿水,多为肝气犯胃;痰浊涎沫,多为痰饮中阻;泛吐清水,多为胃中虚寒。

3.呕吐的时间

大怒、紧张或忧郁后呕吐,多为肝气犯胃;暴饮暴食后发病,多为食滞内停;突然发生的呕吐伴有外感表证者,多为外邪犯胃;晨起呕吐在育龄女性,多为早孕;服药后呕吐,则要考虑药物反应。

(二)伴随症状

如出现下述症状,及时报告医师,配合抢救。

(1)呕吐剧烈,量多,伴见皮肤干燥,眼眶下陷,舌质光红。

(2)呕吐频繁,不断加重或呕吐物腥臭,伴腹胀痛、拒按、无大便及矢气。

(3)呕吐物中带有咖啡样物质或鲜血。

(4)呕吐频作,头昏头痛,烦躁不安,嗜睡、呼吸深大。

(5)呕吐呈喷射状,伴剧烈头痛、颈项强直,神志不清。

四、症状护理要点

(一)呕吐

(1)虚寒性呕吐:胃脘部要保暖,热敷或可遵医嘱隔姜灸中脘,或按摩胃脘部。

(2)寒邪犯胃呕吐时,可用鲜生姜煎汤加红糖适量热服。

(3)食滞欲吐者,可先饮温盐水,然后用压舌板探吐。

(4)呕吐后用温热水漱口,保持口腔清洁。

(5)呕吐频繁者可耳穴埋籽:取脾、胃、交感等穴;亦可指压内关、合谷、足三里等穴。

(6)穴位贴敷:取穴足三里、中脘、涌泉、内关、神阙等穴位。

(7)昏迷呕吐者,应予侧卧位,防止呕吐物进入呼吸道而引起窒息。

(二)胸胁胀痛

稳定患者情绪,可推拿按揉肝俞、脾俞、阳陵泉等穴。

(三)不思饮食

可自上而下按揉胃脘部,点按上脘、中脘、天枢、气海等穴。

(四)咽干口燥

可用麦冬、玉竹或西洋参代茶饮。

(五)恶寒发热

做好发热护理,根据医嘱采取退热之法,注意观察生命体征的变化。

五、饮食护理要点

饮食应清淡开胃易消化,禁食辛辣、煎炸、肥甘、生冷、油腻的食物。宜少食多餐。

(一)肝气犯胃

宜食陈皮、萝卜、山药、柑橘等理气降气之品,禁食柿子南瓜、马铃薯等产气的食物。

食疗方:香橙汤(香橙、姜、炙甘草)。

(二)饮食停滞

宜食山楂、米醋等消食化滞,和胃降逆之品。

食疗方:山楂麦芽饮,炒莱菔子粥,山楂粥等。

(三)阴虚呕吐

宜食木耳、鸡蛋、鲜藕、乳制品等益胃生津之品。

食疗方:雪梨汁、荸荠汁、藕汁、西洋参泡水、银耳粥等。

(四)脾胃虚寒

宜食鸡蛋、牛奶、姜、熟藕、山药、红糖等温中健脾之品。

食疗方:姜丝红糖水,紫菜鸡蛋汤。

(五)痰饮内停

宜食温化痰饮,和胃降逆之品,如姜、薏苡仁、山药、红豆等。

食疗方:山药红豆粥。

六、中药使用护理要点

(一)口服中药

口服中药时,应与西药间隔 30 min 左右。

1.中药汤剂

(1)取坐位服药,少量频服,每次 20～40 mL,忌大口多量服药。

(2)外邪犯胃、脾胃虚寒者宜饭后热服;饮食停滞、痰饮内停者宜饭后温服;肝气犯胃者宜饭前稍凉服。

2.中成药

(1)舒肝丸(片、颗粒):不应与西药甲氧氯普安合用。

(2)沉香化气丸:不宜与麦迪霉素合用。

(3)藿香正气散,保和丸,山楂丸:应在饭后服用。

(二)外用中药

观察局部皮肤有无不良反应。

遵医嘱选穴,穴位贴敷时注意按时更换。

七、情志护理要点

(1)护士应多与患者交谈,了解患者的心理状态,建立友好平等的护患关系。关怀、同情患者,减轻其紧张、烦躁及怕他人嫌弃的心理压力。

(2)教会患者进行自我舒缓情绪的方法,如音乐疗法、宣泄法、转移法等。

(3)鼓励患者多参与娱乐活动,如下棋、读报、看电视、听广播等。

(4)对精神性呕吐患者应消除一切不良因素刺激,必要时可用暗示方法解除患者不良的心理因素。

八、健康宣教

(一)用药

遵医嘱服药,中药汤剂应少量频服。

(二)饮食

饮食应清淡开胃易消化,禁食辛辣、煎炸、肥甘、生冷、油腻的食物。注意饮食卫生,规律进食,少食多餐,逐渐增加食量,不暴饮暴食。

(三)运动

加强身体锻炼,提高身体素质。每天饭前、饭后可用手掌顺时针方向按摩胃脘部 10 min。

(四)生活起居

养成良好的生活习惯,注意冷暖,特别注意胃部保暖,以减少或避免六淫之邪或秽浊之邪的侵袭。平日可于饭前饭后按摩内关、足三里等穴,每次 5~10 分钟。

(五)情志

调摄精神,保持心情舒畅,避免精神刺激,防止因情志因素引起呕吐。

(六)定期复查

遵医嘱定时复诊,若出现呕吐频繁,或伴腹胀腹痛无排便,或呕吐带血时需及时就医。

(周延英)

第六节 便 秘

一、概述

便秘是指粪便在肠内滞留过久,秘结不通,排便周期延长;或周期不长但粪质干结,排出艰难;或粪质不硬,虽有便意,但便而不畅的病证。多由于饮食不节、情志失调、外邪犯胃、禀赋不足所致。各种疾病引起的便秘均可参照本病护理。

二、辨证论治

便秘的证治分为实秘和虚秘两类,实秘辨证分为肠胃积热,气机郁滞 2 型。虚秘的辨证分为脾气虚弱、脾肾阳虚、阴虚肠燥 3 型。

(一)肠胃积热

大便干结,腹胀满,按之痛,口干口臭。舌红苔黄燥,脉滑实。治以清热润肠通便。

（二）气机郁滞

大便干结，欲便不出，或便而不爽，少腹作胀。苔白，脉弦细。治以理气导滞，降逆通便。

（三）脾虚气弱

便干如栗，临厕无力努挣，挣则汗出气短，面色无华。舌淡苔白，脉弱。治以补脾益气，润肠通便。

（四）脾肾阳虚

大便秘结，面色㿠白，时眩晕心悸，小便清长，畏寒肢冷。舌淡体胖大，苔白，脉沉迟。治以温补脾肾，润肠通便。

（五）阴虚肠燥

大便干结，努挣难下，口干少津，纳呆。舌红少苔，脉细数。治以滋阴生津，养血润燥。

三、病情观察要点

（一）排便情况

(1)排便间隔时间,大便性状,大便量,有无排便困难等情况。

(2)伴随症状:有无腹痛、腹胀、头晕、心悸、汗出,有无便后出血,腹部有无硬块,年老体弱伴有其他疾病的患者,要防止出现疝气、虚脱,甚至诱发中风、胸痹心痛等。

（二）便秘的诱发因素

(1)饮食中缺乏纤维素或饮水量不足。

(2)食欲下降或进食量少。

(3)长期卧床,腹部手术及妊娠。

(4)生活环境改变,精神紧张,滥用药物等。

(5)各种原因引起便秘的肠道疾病,如肠梗阻、肿瘤、痔疮等。

四、症状护理要点

（一）大便秘结

(1)实秘者,可推按中脘、天枢、大横、大肠俞等穴位;胃肠实热者可按揉足三里穴;气机郁滞者可按揉中府、云门、肝俞等穴。多日秘结不通,可遵医嘱给缓泻剂,如番泻叶沸水浸泡代茶饮,或用开塞露等通便,必要时遵医嘱给予药物灌肠。

(2)虚秘者,注意防寒保暖,可予热敷、热熨下腹部及腰骶部。或遵医嘱艾灸,取穴:大肠俞、天枢、支沟等。

(3)培养定时排便的习惯,即使无便意,也应坚持每天晨间或早餐后蹲厕。

(4)指导患者顺结肠方向按摩下腹部,每天 1～3 次,每次 10～20 min。根据病情增加运动量。

(5)采取最佳的排便姿势,气血虚弱或年老虚羸的患者,排便最好在床上或采用坐式为宜,勿临厕久蹲,用力努挣,防止虚脱。

(6)耳穴埋籽。主穴:脾、胃、大肠、直肠下段、便秘点;配穴:内分泌、交感、肺、肾等。

（二）皮肤护理

便后用软纸擦拭,温水清洗;肛肠疾病引起的便秘,便后可遵医嘱中药熏洗。

五、饮食护理要点

饮食宜清淡易消化,多食富含纤维的粗粮及绿色新鲜蔬菜、水果。禁食辛辣刺激,肥甘厚味,生冷煎炸之品,忌饮酒无度。可每天晨起用温开水冲服蜂蜜1杯。

(一)肠胃积热

宜食白菜、油菜、梨、藕、甘蔗、山楂、香蕉等清热通便之品。

食疗方:白萝卜蜂蜜汁。

(二)气机郁滞

宜食柑橘、萝卜、佛手、荔枝等调气之品,可饮蜂蜜柚子茶、玫瑰花茶。

食疗方:香槟粥(木香、槟榔、粳米、冰糖)。

(三)脾气虚弱

宜食山药、白薯、白扁豆粥等健脾益气之品。

食疗方:黄芪苏麻粥(黄芪、苏子、火麻仁、粳米)。

(四)阴虚肠燥

宜食黑芝麻、阿胶、核桃仁等滋阴润燥之品,可研粉以蜂蜜水调服。

食疗方:枸杞子粥、山药粥。

(五)脾肾阳虚

宜食牛肉、羊肉、狗肉、洋葱、韭菜等温性之品,忌生冷瓜果,烹调时加葱、姜等调味。

食疗方:杏仁当归炖猪肺。

六、中药使用护理要点

(一)口服中药

口服中药时,应与西药间隔30 min左右。

1.中药汤剂

(1)脾虚气弱,阴虚肠燥、脾肾阳虚者,汤药可温服,于清晨或睡前服用效果佳。

(2)肠道实热者,汤药宜偏凉服用,清晨空腹服用效果更佳。

2.中成药

(1)麻仁润肠丸:含鞣质,不宜与抗生素、生物碱、洋地黄类、亚铁盐、维生素B_1等同用,孕妇忌服,月经期慎用。

(2)牛黄解毒片(丸、胶囊、软胶囊):性质寒凉,不宜与强心苷类、磺胺类、氨基糖苷类、四环素类等多种药物合用。

(3)三黄片(胶囊):不宜与治疗贫血的铁剂、含金属离子的制剂、维生素B_1、多酶片等合用,孕妇忌服。

(二)外用中药

观察局部皮肤有无不良反应。

敷脐:外用中药装入布袋置于神阙穴,盖布后热熨,1~2次/天,每次30 min。

七、健康宣教

(一)用药
遵医嘱服药,切忌滥用泻药。

(二)饮食
清淡易消化,多食富含纤维的粗粮,及绿色新鲜蔬菜、水果。多饮水,不饮浓茶。禁食辛辣刺激,肥甘厚味,生冷煎炸之品,禁忌饮酒无度。

(三)运动
适当运动,避免少动、久坐、久卧。可根据具体情况选用太极拳、五禽戏、气功、八段锦、慢跑、快走等方法。其中腰腹部的锻炼对便秘患者更适合。

(四)生活起居
每天按揉腹部,养成良好的排便习惯,定时如厕,即使无便意,也应定时蹲厕,但勿久蹲,不应超过 3 min;勿如厕时看书报;排便时勿过度屏气。

(五)情志
调畅情志,戒忧思恼怒,保持情绪舒畅,克服排便困难的心理压力。

(六)定期复诊
遵医嘱定时复查,若出现腹胀、腹痛,或大便带血、肛门有物脱出时及时就医。

(周延英)

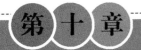

第十章

精神科护理

第一节 恐 惧 症

恐惧症是指患者对外界某些处境、物体或与人交往时,产生异乎寻常的恐惧与紧张不安,可致脸红、气促、出汗、心悸、血压变化、恶心、无力甚至昏厥等症状,因而出现回避反应。患者明知这种恐惧反应是过分的或不合理的,但仍反复出现,难以控制,于是极力避免导致恐惧的客观事物或情境,或是带着畏惧去忍受,因而影响其正常活动。

一、概述

(一)临床类型及表现

1.广场恐惧症

广场恐惧症又称场所恐惧症、旷野恐惧症、幽室恐惧症等,是恐惧症中最常见的一种,约占60%。多起病于 25 岁左右,35 岁左右是另一发病高峰,女性多于男性。主要表现为对某些特定环境的恐惧,如广场、密闭的环境和拥挤的公共场所等。患者害怕离家或独处,害怕进入剧场、车站或乘坐公共交通工具,因为患者担心在这些场所出现恐惧感,得不到帮助,无法逃避,因而回避这些环境,甚至根本不敢出门。焦虑和回避行为的程度可有很大差异。恐惧发作时,还常伴有抑郁、强迫、社交焦虑、人格解体等症状,若不进行有效治疗,症状虽可波动,但一般会转入慢性。

2.社交恐惧症

社交恐惧症主要表现为在社交场合中出现恐怖,患者害怕出现在众人面前,在大庭广众面前害怕被别人注意,害怕会当众出丑,因此当着他人的面不敢讲话、不敢写字、不敢进食,不敢与人面对面就座,甚至不敢如厕,严重者可出现面红耳赤、出汗、心跳、心慌、震颤、呕吐、眩晕等。患者可因恐怖而回避朋友,与社会隔绝而仅与家人保持接触,甚至失去工作能力。如果患者害怕与他人对视,或自认为眼睛的余光在窥视别人,因而惶恐不安者,则称为对视恐怖。如果患者害怕在与人相处时会面红或坚信自己有面红,则称为赤面恐怖。

3.特定恐惧

患者的恐惧局限于特定的情境,如害怕接近特定的动物,害怕高处、雷鸣、黑暗、飞行、封闭空间、在厕所大小便、进食某些东西、牙科治疗、目睹流血或创伤,害怕接触特定的疾病,促发惊恐的具体情境。特定恐惧一般在童年或成年早期就出现,如果不加以治疗,可以持续数十年。对恐惧情境的害怕一般不波动,导致功能残缺的程度取决于患者回避恐惧情境的难易程度。性传播疾病特别是艾滋病是疾病恐惧的常见对象。其中的血液-创伤恐惧与其他恐惧不同,会导致心跳缓慢,有时出现晕厥,而不是心跳过速。

(二)诊断

(1)符合神经症性障碍的共同特点:①一般没有明显或持续的精神病性症状;②症状没有明显的器质性病变为基础;③患者对疾病体验痛苦;④心理-社会因素、病前个性在神经症性障碍的发生发展中起一定作用。

(2)以恐惧症状为主要临床相,同时符合以下四种症状:①对某些客体或处境有强烈的恐惧,恐惧的程度与实际危险不相称;②发作时有焦虑和自主神经紊乱的症状;③出现反复或持续的回避行为;④明知恐惧是过分的、不合理的、不必要的,但仍无法控制。

(3)对恐惧的情景和事物的回避行为必须是或曾经是突出症状。

(4)病程持续 1 个月以上。

(5)导致个人痛苦及社会功能损害。

(6)排除广泛性焦虑障碍、疑病症、抑郁障碍、精神分裂症,排除躯体疾病如内分泌疾病。

二、治疗

恐惧症的治疗主要是心理治疗和药物治疗。

(一)心理治疗

心理治疗是恐惧症治疗的主要方法。常用的心理治疗主要有认知行为治疗、系统脱敏治疗、暴露或冲击疗法。基于认知-心理-生理模型的惊恐控制治疗技术和暴露疗法常用于场所恐惧症的治疗。认知行为团体治疗和系统脱敏治疗用于治疗社交恐惧症和特定恐惧症。目前的临床研究显示,认知行为治疗对于恐惧症具有明确疗效,认知行团体治疗对社交恐惧症效果更好。与药物治疗相比,认知行为治疗疗效保持的时间要比药物治疗的疗效更持久。

(二)药物治疗

严格来说,并无一种消除恐惧情绪的药物,对单纯恐惧一般没有效果,但可用苯二氮䓬类药物来暂时缓解单纯恐惧,例如飞行恐怖。合用普萘洛尔为代表的 β 受体阻滞剂对恐惧症的躯体症状效果很好,能减轻或者消除自主神经反应,如心悸、气促、出汗等,降低警醒水平。5-羟色胺选择性重摄取抑制剂类如帕罗西汀、舍曲林等治疗社交焦虑障碍有效,但药物的不良反应限制了应用。有文献报道,丙米嗪对恐惧发作有时具有戏剧性效果。

三、护理

(一)护理评估

1.主观资料评估

患者恐怖情绪的严重程度、好发及持续时间和范围,回避行为的表现,患者对问题行为的个人感受。

2.客观资料评估

患者的容貌、仪表、行为是否与患者的年龄、文化背景及职业相符。是否有相应的生理改变,如心悸、血压上升、呼吸急促、皮肤潮红或苍白、出汗、肌肉紧张、易疲劳、恶心和厌食等。

3.相关因素评估

导致患者恐惧症的原因,恐怖情绪形成的条件反射。

(二)护理诊断

(1)社交障碍:与社交恐惧有关。

(2)个人应对无效:与缺乏信心、无助感有关。

(3)精力困扰:与过度紧张有关。

(4)有孤立的危险:与社交恐惧有关。

(5)自尊紊乱:与因恐惧症状而自卑有关。

(6)情境性自我贬低:与感觉自己无法控制局面有关。

(三)护理目标

(1)患者对自身的生理、心理状况有客观的认识,能正确分辨、感受与表达自己的负性情绪,愿意与他人探讨内心冲突。

(2)患者的恐惧、焦虑等负性情绪减轻或消失。

(3)患者能认识心理-社会因素与疾病的关系。

(4)患者能采用恰当的应对方式。

(5)患者能参加社交活动。

(6)患者能确认可利用的资源或支持系统。

(四)护理措施

1.心理护理

护士应以非评判性态度,认真倾听,多鼓励患者,及时肯定其进步。帮助患者认识其性格特点,认清各种负面想法,培养良好的个性。鼓励患者接触自己恐惧的事物和情景,根据患者的不同特点选用不同的方法。有的只是想象恐惧对象,有的真实面对,有的采用系统性脱敏方法,有的直接面对最高刺激,采取暴露疗法等。应鼓励患者主动反复练习,直至适应。患者接触恐惧对象时注意陪同,给予支持性心理护理。教会患者放松的方法,指导在面对恐惧对象和场合时,用放松方法对抗。鼓励患者参加工娱治疗,降低自我专注倾向,转移注意力。还可采用团体方式,让患者彼此讨论社交焦虑发病时的情况及其带来的困扰,使患者知道自己的问题不是孤立的,并提供面对面与人交往的机会。

2.病情观察

观察患者恐惧的类型、恐惧对象、恐惧发生时间,给予记录;观察患者睡眠情况、情绪变化,有无严重自主神经功能紊乱等,观察用药治疗后的不良反应。

3.对症护理

患者出现恐惧情绪时,尽量安慰;欲晕厥时,可报告医师给予地西泮或普萘洛尔口服。对新入院患者,详细介绍住院环境和病友,消除其陌生感,尽快熟悉病房环境。患者产生焦虑时,应允许其来回走动,让其表达和倾诉。当患者为了避免紧张不安,产生回避行为时,护理人员要鼓励患者循序渐进接近恐惧对象,避免患者回避社会和社交而产生退缩行为。

(五)健康教育

1.患者

向患者介绍疾病的相关知识,教育患者认识自己错误的认识方式,改变不良性格特征。循序渐进地使自己暴露在恐惧的对象和环境中,正视恐惧的体验,不回避害怕的对象。遵医嘱使用药物辅助治疗。

2.家属

帮助家属认识恐惧症特点,明确患者恐惧的对象。帮助家属采取正确态度对待患者,鼓励及陪同患者接触恐惧的场合及对象。

(六)护理评价

患者对自己的疾病及相关恐惧原因有所了解,并能利用可能的资源或支持系统,恐惧逃避症状减轻;患者的夜间睡眠良好,晨起精神饱满;患者的社会交往情况改善,掌握了有效缓解情绪的方法。

(胡志强)

第二节　焦　虑　症

焦虑症是一组以焦虑症状为主要临床表现的精神障碍。当焦虑的严重程度与客观的事件或处境不相称或持续时间过长时,则为病理性焦虑,临床称为焦虑症状。

一、概述

(一)临床表现

1.惊恐障碍

惊恐障碍又称为急性焦虑障碍,主要临床表现如下。①惊恐发作:突如其来的惊恐体验,伴濒死感或失控感。患者常伴有严重的自主神经功能紊乱,伴胸闷、心动过速、呼吸困难或过度换气、头痛、头昏、眩晕、四肢麻木和感觉异常、出汗、全身发抖或全身无力等。发作间期始终意识清晰,高度警觉。通常起病急骤,终止也迅速,一般历时 5～20 min,很少超过 1 个小时。②预期焦虑:发作后的间歇期仍心悸,担心再发,惴惴不安,也可出现一些自主神经活动亢进症状。③求助和回避:60%的患者由于担心发病时得不到帮助而产生回避行为,如不敢单独出门,不敢到人多热闹的场所,发展为场所恐惧症。④惊恐障碍患者常伴有抑郁症状。⑤有的病例可在数周内完全缓解,病期超过 6 个月者进入慢性波动病程。不伴场所恐惧的患者治疗效果较好。继发场所恐惧症者复发率高且预后欠佳。约 7%的患者有自杀未遂史,半数以上的患者合并抑郁症。

2.广泛性焦虑障碍

广泛性焦虑障碍是一种以持续、全面、过度的焦虑为特征,并且焦虑不限于任何特定环境的精神障碍。患者往往认识到这些担忧是过度和不恰当的,但不能控制。患者焦虑的症状是多变的,并可出现一系列生理和心理症状,是一种常见的焦虑障碍。①担心和焦虑:广泛性焦虑障碍主要症状是担心和焦虑,这种担忧和担心是期待性的,与健康人的忧虑和担心相比,它不可控制,持续时间长,涉及范围广。②高警觉性:易激惹、烦躁不安、肌肉紧张、注意力不能集中、睡眠障碍。这些症状常结伴成群出现。③自主神经活动亢进和其他症状:坐立不安、颤抖、皮肤苍白出汗、口干、心动过速或心悸、恶心或腹部不适等。

(二)诊断

1.惊恐障碍

(1)符合神经症诊断标准。

(2)惊恐发作需符合以下 4 项:①发作无明显诱因、无相关的特定情境,发作不可预测;②在发作间歇期,除害怕再发作外,无明显症状;③发作时表现强烈的恐惧、焦虑,及明显的自主神经症状,并常有人格解体、现实解体、濒死恐惧或失控感等痛苦体验;④发作突然开始,迅速达到高峰,发作时意识清晰,事后能回忆。

2.广泛性焦虑障碍

(1)不能控制、无明确对象的过度焦虑和忧虑,病程至少 6 个月。

(2)伴自主神经症状,运动性不安,如坐立不安或精神性紧张、注意力难以集中、易疲劳、易激惹、睡眠障碍、肌肉紧张。

(3)患者难以忍受,感到痛苦,社会功能受损。

二、治疗

(一)心理治疗

1.放松疗法

不论是对广泛性焦虑障碍还是惊恐障碍均是有益的。当个体全身松弛时,生理警醒水平全面降低,心率、呼吸、脉搏、血压、肌电等生理指标出现与焦虑状态逆向的变化。许多研究证实,松弛不仅有如此生理效果,亦有相应的心理效果。生物反馈疗法、音乐疗法、瑜伽、静气功的原理都与之接近,疗效也相仿。

2.认知疗法

很多焦虑症患者病前曾经历过较多的生活事件,病后又常出现所谓"期待性焦虑",即总是担心结局不妙。在这种过分警觉的状态下,可产生对周围环境、人物的错误感知或错误评价,因而有草木皆兵或大祸临头之感。帮助患者解决这些问题可以试用认知疗法。在急性焦虑患者的治疗中,认知疗法可减轻对焦虑的躯体反应的害怕,向患者解释心悸或眩晕与惊恐发作有着相同的良性起源,由此可动摇患者的信念。

(二)药物治疗

1.苯二氮䓬类

目前苯二氮䓬是临床上广泛使用的抗焦虑药物,其中地西泮片剂的使用最为普遍;奥沙西泮抗焦虑作用最强;氟西泮有良好的镇静催眠作用;氯硝西泮不仅能抗焦虑、催眠,还有抗抽搐作用。惊恐障碍的持续时间都很短暂,常无须处理即已缓解平息。需即刻处理者,或伴于场所恐惧者,可以用劳拉西泮治疗,可快速控制发作症状。

但是,苯二氮䓬类药物可能会损害认知和运动两方面的功能。在老年人中间,它们可能与摔倒引起的髋骨骨折有关。此外,苯二氮䓬类药物还会产生心理和生理两方面的依赖性。所以对苯二氮䓬类药物最明智的使用方法就是短期应用,以缓解与一个暂时性的危机或带来很大压力的生活事件相关的焦虑。

2.抗抑郁药

某些三环抗抑郁药和单胺氧化酶抑制药也有抗焦虑作用。治疗时从小剂量开始,渐加到有效剂量。但这类药物的不良反应较多,而且起效也较慢。5-羟色胺选择性重摄取抑制剂和 5-羟色胺和去甲肾上腺素再摄取抑制剂治疗惊恐发作也有较好的效果,不良反应相对较少,但满意的疗效大多要在 12 周以后才出现。美国食品和药品监督管理局批准治疗广泛性焦虑症的药物为帕罗西汀和文拉法辛,批准治疗惊恐障碍的药物为帕罗西汀和艾司西肽普兰。

3.其他药物治疗

(1)β-肾上腺素阻断药,如普萘洛尔,不论对慢性焦虑症或惊恐发作均有疗效,治疗惊恐发作时通常配伍用药,如地西泮与普萘洛尔、丙米嗪与普萘洛尔均能取得满意效果。每天剂量从 10 mg 到 100 mg 不等。因个体之间的有效剂量和耐受量均差异很大,所以治疗时须严密观察,根据个体的不同情况及时调整药量。

(2)丁螺环酮、坦度螺酮不属于苯二氮䓬类的抗焦虑药物,没有抗痉挛、松弛肌肉和镇静的作用,不良反应较轻微。常用于焦虑症状较轻、较单纯、并不伴有明显躯体焦虑症状,睡眠影响也不突出的患者。用于混合性焦虑抑郁患者的疗效可能较单用好,与其他抗焦虑、抗抑郁药合用则具有增效作用。但丁螺环酮和坦度螺酮起效很慢,且对于苯二氮䓬类抗焦虑药物治疗无效的焦虑患者,改用上述药物反会加重其撤药反应。

三、护理

(一)护理评估

1.主观评估

患者焦虑及惊恐发作的频率、强度、持续时间和伴随症状;对焦虑及惊恐发作的担心,回避的程度;是否有自主神经功能症状,如胸闷、气促、窒息感、心悸、出汗等症状,症状的严重程度;是否出现焦虑的常见相关症状,如睡眠障碍、内感性不适的程度,有无诱发原因;因焦虑症状采取过何种应对措施,对治疗的态度及有何要求。

2.客观评估

(1)患者的一般状况,外表、思维、情感和行为有无改变,惊恐发作时的表现;躯体情况,如意识状态、生命体征、营养状态、睡眠及活动有无异常等;进食情况,有无特殊饮食习惯;排便规律有无改变,有无便秘、腹泻等症状。

(2)患者有无家族史、既往疾病史;以往治疗情况和效果,用药情况及有无药物不良反应;患者的常规化验以及特殊检查结果。

(3)近期有无重大生活事件发生,是否存在威胁性情境,不能适应或预感环境改变;有无身体的威胁(如手术、疾病等);以往生活经历等。

(4)患者的人格特点,有无胆小怕事、自卑多疑、犹豫不决、适应差等个性特征;患者的社会支持系统情况,对应激的应付方式;疾病对社交活动的影响;患者对疾病的客观感受和自我评价。

(二)护理诊断

(1)焦虑:与担心再次发作有关。

(2)恐惧:与惊恐发作有关。

(3)精力困扰:与精力状态改变有关。

(4)孤立的危险:与担心发作而采取回避方式有关。

(5)睡眠障碍:与焦虑有关。

(6)有营养失调的危险:与焦虑、食欲缺乏有关。

（三）护理目标

（1）患者能认识自己的症状，能认识相关心理及社会因素与疾病关系。

（2）焦虑及惊恐障碍症状减轻或消失，睡眠充足。

（3）患者能运用正确的支持系统，采用正确的应对方式。

（4）患者能建立正常的人际交往，社交关系恢复正常。

（5）惊恐发作期间保证患者安全。

（四）基础护理

1.生活护理

改善环境对住院患者的不良影响，保持病室安静、整洁、舒适，避免光线、噪声等不良刺激，尽量排除其他患者的不良干扰。关注睡眠环境，必要时根据医嘱使用催眠药物。观察用药的情况及不良反应，及时报告医师给予处理。饮食障碍患者，要合理安排饮食，鼓励进食。

2.对症护理

观察患者的面部表情、目光、语调、语气等，评估患者的焦虑程度、持续时间和躯体症状；观察用药后病情变化及睡眠情况。对伴自杀倾向的患者更要严密观察，防止意外；对焦虑患者应耐心倾听其痛苦和不安，可按医嘱给予抗焦虑药物；改善患者的焦虑情绪和睡眠，鼓励患者参加力所能及的工娱活动和体育锻炼。患者出现坐立不安、血压升高、心率增快、口干、头痛等症状时，要说明这些症状往往随着焦虑的控制而缓解，并配合生物反馈疗法减轻躯体不适。患者出现睡眠障碍时，注意保持生活规律，按时作息。避免导致患者情绪激惹的因素或话题，允许患者倾诉自己的情感，允许来回走动，发泄自己的情绪。

3.心理护理

建立良好的护患关系，在尊重、同情、关心患者的同时，又要保持沉着冷静的态度。帮助患者认识焦虑时的行为模式，护士要接受患者的病态行为，不进行限制和批评。鼓励患者用语言表达的方式疏泄情绪，表达焦虑感受。教会患者放松技巧，鼓励其多参加工娱治疗，转移注意力，减轻焦虑。

（五）康复护理

采取量表评估法，对患者的焦虑程度及躯体情况做全面细致的评估。适宜于中国城乡基层的常用量表为汉密尔顿焦虑量表，主要用于评定焦虑症及其他焦虑症状的严重度。帮助患者了解疾病，认识疾病的性质，消除疑虑。以支持和疏泄为主要的交流方法，患者焦虑症状发作时，可采用分散其注意力的方法缓解症状。教会患者一些自我心理治疗的方法，如学习放松、自我鼓励、自我催眠、转移注意力等。

（六）健康教育

向患者介绍焦虑症的有关知识，寻找产生焦虑症的原因并避免，使患者明确躯体症状的产生原因，学会控制焦虑的技巧。积极参加各种活动，转移注意力。自信缺乏的患者要充分发挥自己的积极因素，提高自信。向患者家属介绍疾病相关知识，协助患者分析产生焦虑的原因。学会对患者支持的方法，主动督促患者参加各种社交活动。在焦虑发作时注意保护患者安全，并给予安慰。

（七）护理评价

患者的焦虑及惊恐障碍的症状减轻，能认识焦虑及惊恐发作的表现，发作间歇期能自理生活；患者的睡眠时间充足，晨起精神饱满；患者惊恐发作时无意外发生；患者的社会支持情况良好，能采取正确的应对方式。

（胡志强）

第三节 强 迫 症

强迫症是以反复出现强迫观念和强迫动作为基本特征的一类神经症性障碍。其主要特点是反复或重复出现的想法或行为,明知不合理或是过分的但难以控制或摆脱,需要通过重复或反复确认来减轻痛苦。

一、概述

(一)临床表现

1.强迫思维

强迫思维指反复进入头脑中的不需要的或闯入性想法、怀疑、表象或冲动。它的出现令人痛苦、矛盾和自我失调。患者常认为这些闯入性思维是不可理喻或过分的,并试图抵制;但也有少部分患者的强迫思维达到超价观念或妄想程度。强迫思维一般包括:怕脏,怕给自己和他人带来伤害,需要对称、精确、有序,对宗教的关注或对道德的思考等。常见形式有强迫联想、强迫回忆、强迫疑虑、强迫性穷思竭虑、强迫对立思维等。但强迫思维并不涉及广泛性焦虑障碍中出现的日常烦恼和担忧、抑郁障碍中的消极观念、进食障碍中对体重与体型的恐惧体像障碍中的外貌感知缺陷,或者疾病焦虑障碍中疾病先占观念和对疾病的恐惧等。

2.强迫行为

强迫行为指重复的行为或者心理活动,一般继发于强迫思维或受其所驱使,多为非自愿的,但又很少被克制。强迫行为可表现为外显或可察觉到的,如反复检查或洗涤;也可表现为隐匿或不易察觉到的,如心里重复特定的数字、词或短语。强迫行为一般包括:强迫洗涤、强迫检查、强迫计数、强迫承认、强迫重复、强迫祈祷、强迫触摸、强迫敲打、强迫摩擦、强迫询问、强迫仪式动作、强迫性迟缓以及强迫性回避等。强迫症的强迫行为本身并不使人愉悦,甚至是令人苦恼的,这一点有别于与即时满足相关的冲动行为。"仪式"与强迫行为同义,但常指行为活动。强迫症患者有时存在无休止重复的心理活动,如患者以"兜圈子"来形容其无外显强迫行为但反复思考某一问题。

3.其他症状

(1)强迫情绪:强迫思维或行为可以引起明显的情绪反应,如焦虑、抑郁及恐惧,并且因为强迫的表现浪费大量时间,往往影响患者的日常功能,表现为效率降低、生活质量下降、疏于自我照顾、回避某些环境和情景,甚至强迫他人顺从自己的强迫表现而干扰他人生活。

(2)抽动症状:儿童青少年起病的强迫症患者中,常合并存在抽动等肌肉运动异常表现。一般而言,抽动之前会出现局部躯体不适感,且抽动后可缓解。运动抽动症状包括发声抽动、局部肌肉或肢体的抽动以及不自主重复行为。如果该行为被重复了某一确定的次数或按一定的顺序实施,或者发生在固定的时间,继发于强迫思维,以及患者试图减轻焦虑或防止危害,则该行为是强迫行为而非抽动。

(3)其他:长期病程的患者往往有人格和行为方式的改变。

(二)诊断

(1)符合神经症的诊断标准,并以强迫症状为主,至少有下列 1 项:①以强迫思想为主,包括强迫观念、回忆或表象,强迫性对立观念、穷思竭虑、害怕丧失自控能力等。②以强迫行为(动作)为主,包括反复洗涤、核对、检查或询问等。③上述的混合形式。

(2)患者称强迫症状起源于自己内心,不是被别人或外界影响强加的。

(3)强迫症状反复出现,患者认为没有意义,并感到不快,甚至痛苦,因此试图抵抗,但不能奏效。

(4)社会功能受损。

(5)符合症状标准至少已 3 个月。

(6)排除其他精神障碍的继发性强迫症状,排除脑器质性疾病特别是基底节病变的继发性强迫症状。

二、治疗

(一)药物治疗

1.三环类抗抑郁药

第一种用于强迫症治疗的药物为氯米帕明,它具有明确的抗强迫作用。丙米嗪及多塞平也有一定的疗效,但氯米帕明疗效仍为最好。氯米帕明在治疗强迫症时可能会需要较大剂量,应密切注意治疗过程中的不良反应。

2.5-羟色胺选择性重摄取抑制剂

已上市的 5-羟色胺选择性重摄取抑制剂均被批准用于强迫症的治疗,不良反应较三环类抗抑郁药少。5-羟色胺选择性重摄取抑制剂中的有些药物如氟伏沙明和舍曲林,由于能激动神经元内的 σ 受体,可能有利于对强迫症的治疗。在使用抗抑郁药对强迫症的治疗中需注意以下几点:①药物需采用高剂量,相对用于抑郁症治疗的剂量要高;②临床疗效出现较晚,不是 2 周左右,可在 4～5 周以后;③通常疗效不完善,大多只是不同程度的症状减轻,仅少部分病例或许可达缓解;④长程治疗,药物必须长期应用,也许维持治疗时可适当减低剂量,但停药后很易复发。

3.拟 5-羟色胺药物

对某些难治性强迫症,可合并应用拟 5-羟色胺药物提高疗效,如加用碳酸锂、曲唑酮等。有学者提出强迫症中可见 DA 功能增加,及 D_1、D_2 参与强迫行为的发生机制,从理论上阐明抗精神病药物对强迫症有利,故现常在单用 5-羟色胺选择性重摄取抑制剂无效或疗效不佳时,以低剂量非典型抗精神病药与之配伍,可提高部分病例的疗效。

(二)心理治疗

1.行为治疗

行为治疗适用于各种强迫动作和强迫性仪式行为,也可用于强迫观念。用系统脱敏疗法可逐渐减少患者重复行为的次数和时间,如在治疗一名强迫性洗手患者时,规定第 1 周每次洗手不超过 20 min,每天不超过 5 次;第 2 周每次不超过 15 min,每天不超过 3 次。以后依次递减。第 6 周时,患者已能正常洗涤了。每次递减洗手时间,起初患者均有焦虑不安表现,除了教会患者全身放松技术外,还可配用地西泮和普萘洛尔以减轻焦虑。

2.认知疗法

强迫症的认知治疗是建立在对强迫症认知模式基础上的,了解强迫症的认知模式是认知疗法的基础。所有的治疗性接触中,治疗师首先设置本次治疗的主题,证实和确定患者的认知歪曲,向患者解释认知、情绪与行为的关系,自我监测的意义,布置作业,向患者表明通过作业练习的重要性。其目的是增强患者自信以减轻其不确定感;强调务实态度以减轻其不完美感。

(三)改良电休克治疗

改良电休克治疗适合于强迫症并发严重抑郁和自杀念头,不能耐受药物治疗者可考虑改良电休克治疗。

(四)精神外科治疗

经上述治疗方法仍无改善,带来严重社会功能损害及严重的而持久的精神病者可考虑精神外科治疗。

三、护理

(一)护理评估

1.一般情况

(1)一般资料的评估:注意评估患者既往健康状况,有无重大疾病,有无家族史、过敏史等。

(2)人格特点的评估:评估患者的人格特点,如内向或外向,有无突出的人格特征;患者从小做事的习惯,有无过分的仔细、谨慎、刻板和固执;有无追求完美,不合理地要求他人按照自己的意愿办事。

2.生理功能

患者的躯体状况、意识状态、生命体征、营养状况、睡眠及活动有无异常。

3.精神状态

评估患者思维、情感和行为表现,评估发病时的症状特点、症状的轻重程度,强迫发作时有无相应的背景因素,强迫行为持续的时间,焦虑的情绪反应与强迫症状的关系以及有无自杀倾向等。

4.社会功能

评估患者社会支持系统是否良好,患者的人际关系是否良好;评估患者家庭教育的方式与患者成年后行为模式间的关系。评估患者幼年的生活环境、所受的教育;评估患者近期的工作环境、生活条件有无变化,近期有无重大生活事件的发生等。

(二)护理诊断

(1)焦虑:与强迫症状有关。

(2)睡眠障碍:与强迫观念有关。

(3)社交障碍:与强迫症状所致活动受限有关。

(4)保持健康能力改变:与强迫行为有关。

(5)生活自理能力下降:与强迫行为有关。

(6)有皮肤完整性受损的危险:与强迫行为有关。

(三)护理目标

(1)患者主诉强迫观念、强迫行为、动作减轻或消失。

(2)患者能描述正确的应对方法。

(3)患者能寻求适当的支持系统。

(4)患者无自杀行为的发生。

(5)患者能够配合治疗。

(四)护理措施

1.常规护理

密切观察患者情绪及睡眠情况。患者能意识到强迫观念是不正常的,但一时难以摆脱,易产生悲观情绪,要加强安全护理,防止出现意外。组织患者参加集体活动和工娱治疗,分散其注意力,使患者从强迫状态中逐渐解脱出来。密切观察患者用药后的反应。强迫症患者常使用抗强迫药物、抗抑郁药物如氯米帕明、丙米嗪、多塞平等药物,这些药物在较大剂量时可诱发癫痫、共济失调、震颤,还可以出现心悸、心律不齐、血压过低,促发或加重青光眼、黄疸、粒细胞减少,甚至出现意识障碍、意识模糊、谵妄以至昏迷。如果发现上述不良反应立即报告,及时处置、抢救、记录药物反应的速度,并重点交接班。此外,要密切观察患者有无情绪变化、睡眠改变,并预防消极行为的发生,准确地记录病情变化,加强巡视病房。

2.心理护理

(1)以支持疗法为主要内容。护理人员应给予患者以强有力的支持,与患者建立良好的护患关系;对患者和蔼可亲,操作认真细致,使患者获得安全感与责任感;与其他医护人员积极配合,参加心理治疗,为患者树立战胜疾病的信心。

(2)在护理过程中,护理人员可配合医师的心理治疗,通过解释、说理、逻辑论证,帮助患者追溯产生心理障碍的原因,帮助其分析和论证异常观念和行为的不合理性与不良后果,澄清对疾病错误及模糊的认识,从而使患者获得解脱,使患者以正确的观念与行为代替异常的观念与行为。

3.特殊护理

(1)自杀倾向患者的护理:强迫症患者表现为较多的强迫思维、强迫行为,这些一旦出现,患者便感到痛苦、苦闷,甚至产生悲观情绪和自杀行为,对此护理人员应加强巡视病房,要把有消极自杀行为可能的患者放在自己的视线之内,尤其是夜班护理人员要注意,应密切观察患者情绪的变化、睡眠情况,预防消极行为发生。

(2)强迫症状的护理:对于患者出现的强迫症状,在护理过程中,护理人员应注意对强迫症状加以控制,并给予行为治疗及护理。患者由于强迫行为时间过长而造成体力的过度消耗或局部皮肤的破损,如反复洗手造成患者的皮肤擦伤,护理人员在患者出现强迫行为时,可以转移其注意力,这样可以使患者的强迫行为得到有效的控制;不时地帮助患者不断纠正其不正确的或不适宜的态度和行为,并对患者正确的态度与行为进行鼓励,使其逐步地树立正确或适宜的态度与行为。还可以给予强化训练,对预期的正确行为在建立过程中用各种方法给予强化。对症状顽固者,必要时给予保护性约束或限制其活动范围,以保护其安全。

(五)健康教育

向患者介绍强迫症的有关知识。教导患者采取顺应自然的态度,学习应付各种压力的积极方法和技巧。进行自我控制训练和放松训练,学会用合理的行为模式代替原有的不良行为模式,减少强迫症状和焦虑情绪。转移注意力,多关注日常生活、学习和工作,多参加体育锻炼。帮助家属了解疾病知识和患者的心理状态,正确对待患者。教家属配合患者实施自我控制的强化技能,协助患者安排生活和工作。

(六)护理评价

患者的强迫观念、行为、动作减轻或消失,能描述正确的应对方法;患者能寻求适当的支持系统;患者能够配合治疗,无自杀行为的发生。

(胡志强)

第四节 躯体形式障碍

躯体形式障碍是一种以持久的担心或相信各种躯体症状的优势观念为特征的神经症。

一、概述

(一)临床分型及表现

1.躯体化障碍

临床表现为多种、反复出现、经常变化的躯体不适症状,症状可涉及身体的任何部分或器官,各种医学检查不能证实有任何器质性病变足以解释其躯体症状,常导致患者反复就医和明显的社会功能障碍,常伴有明显的焦虑、抑郁情绪。多在 30 岁以前起病,女性多见,病程至少 2 年。常见症状可归纳为以下几类:①疼痛为常见症状,部位涉及广泛,可以是头、颈、胸、腹、四肢等,部位不固定。疼痛性质一般不很强烈,与情绪状况有关,情绪好时可能不痛或减轻,可发生于月经期、性交或排尿时。②胃肠道症状为常见症状,可表现为嗳气、反酸、恶心、呕吐、腹胀、腹痛、便秘、腹泻等。有的患者可对某些食物感到特别不适。③泌尿生殖系统症状常见的有尿频、排尿困难、生殖器或其周围不适感、性冷淡、勃起或射精障碍、月经紊乱,经血过多、阴道分泌物异常等。④呼吸、循环系统症状,如气短、胸闷、心悸等。⑤假性神经系统症状常见的有共济失调、肢体瘫痪或无力、吞咽困难或咽部梗阻感、失明、失聪、皮肤感觉缺失、抽搐等。

2.未分化躯体形式障碍

躯体症状的主诉具有多样性、变异性的特点,其临床表现类似躯体化障碍,但典型性不够,其症状涉及的部位不如躯体化障碍广泛,也不那么丰富。病程在半年以上,但不足 2 年。

3.疑病症

疑病症又称疑病障碍,主要表现是担心或认为自己患有某种严重的躯体疾病,其关注程度与实际健康状况不相称。不同患者的症状表现不同,有的主要表现为疑病性不适感,常伴有明显焦虑抑郁情绪;有的则较单一或具体。不管何种情况,患者的疑病观念从未达到荒谬、妄想的程度。患者因为这种症状而反复就医,各种医学检查阴性的结论和医师的解释不能消除患者的顾虑。

4.躯体形式的自主神经功能紊乱

患者的临床症状主要涉及受自主神经支配的器官和系统,如心血管系统、胃肠道系统、呼吸系统和泌尿生殖系统。患者往往有自主神经功能紊乱的症状,如心悸、出汗、口干、脸发红或潮红、上腹部不适、震颤等;同时伴有部位不定、症状多样、描述不清的非特异性症状;而躯体检查和实验室检查都不能表明患者所述的器官和系统存在结构或功能的紊乱。

5.持续性躯体形式疼痛障碍

持续性躯体形式疼痛障碍是一种不能用生理过程或身体障碍予以合理解释的、持续严重的疼痛。患者常生动地描述其疼痛的部位和性质,如反复的头疼、持久的后背痛、盆腔痛或刀刺样的后背痛、腹部烧灼痛等。情绪冲突或心理社会问题直接导致了疼痛的发生。经过检查,未发现相应主诉的躯体病变,但患者往往认为自己疼痛严重,甚至不能工作或自理,常常要求治疗。尽管大量使用药物治疗,但疼痛仍然持续存在,患者甚至为此愿意接受手术治疗。病程迁延,常持续 6 个月以上。

(二)诊断

1.症状标准

(1)符合神经症的诊断标准。

(2)以躯体症状为主,至少有下列 1 项:①对躯体症状过分关心,但不是妄想;②对身体健康过分关心,如对通常出现的生理现象和异常感觉过分关心,但不是妄想。

(3)反复就医或要求医学检查,但检查的阴性结果和医师的合理解释均不能打消其顾虑。

2.严重标准

社会功能受损。

3.病程标准

符合症状标准至少已 3 个(躯体形式障碍要求至少 2 年、未分化的躯体形式障碍和躯体形式的疼痛障碍要求半年以上)。

4.排除标准

排除其他神经症性障碍、抑郁症、精神分裂症及偏执性精神障碍等。

二、治疗

躯体形式障碍的治疗较为困难,没有很好的治疗方法,多采用综合治疗。由于有躯体形式障碍的患者不认为自己的疾病归结于心理问题,往往辗转于基层医疗机构或大型综合医院,给有限的医疗卫生资源造成很大的浪费。如何减少患者过多使用医疗资源,也是在躯体形式障碍的治疗中应注意的问题。

(一)心理治疗

1.支持性心理治疗

给予患者解释、指导、疏通,令其了解疾病症状有关的知识,对于缓解情绪症状、增强治疗信心有效。

2.心理动力学心理治疗

帮助患者探究并领悟症状背后的内在心理冲突,对于症状的彻底缓解有效。

3.认知疗法

对于疑病观念明显且有疑病性格的患者,予以认识矫正治疗,有远期疗效。

4.森田疗法

使患者了解症状实质并非严重,采取接纳和忍受症状的态度,继续工作、学习和顺其自然地生活,对于缓解疾病症状、提高生活质量有效。

(二)药物治疗

患者对健康要求高,对躯体反应敏感,宜选用不良反应小的药物,且以小剂量治疗为宜。焦虑、抑郁症状明显者可予适量抗焦虑药物或抗抑郁药,往往用一种抗焦虑药(阿普唑仑、劳拉西泮、氯硝西泮等)小剂量治疗有效。另外,针对躯体症状表现可予对症处理,如适量服用普萘洛尔、甲氧氯普胺,应短程给药。

三、护理

（一）护理评估

1.主观评估

（1）对患者应激源的评估，焦虑程度如何，能否找到处理压力的方法。

（2）对患者躯体形式障碍后继发性获益的评估。

（3）对患者症状的评估，躯体形式障碍常见为疑病，会因症状的程度不同而对疾病的自身感受不同，相应的行为表现不同。评估疑病的轻、中、重，以便区别对待。

2.客观评估

（1）个性因素的评估：评估患者是否具有自恋倾向、多疑、羞涩、偏执等性格特点，以及家族史、药物过敏史、重大疾病史对患者影响程度的评估。

（2）躯体状况的评估：生命体征、意识状态、营养、睡眠情况。

（3）评估患者躯体是否有过度疲劳、感染或过敏、外伤等。

（4）对夫妻关系、家庭亲属之间关系的评估，是否有重要的亲人生病及丧生等。

（5）对患者的人际关系及社交环境的评估。

（6）对患者家庭经济状况的评估，如经济收入、居住条件等。

（7）对患者生活的外界环境的评估，如是否有噪声及不良气味等。

（8）对患者社会支持系统的评估。

3.相关因素评估

（1）病理生理因素：如病情和症状的严重性、基本的干扰因素、年龄因素等。

（2）心理社会因素：①心理因素，多表现为感到某事的威胁或感到愤怒却不敢表现出来，对亲人过分依赖，失去亲人的支持就感到不适应、无助或无力，由此导致烦恼；②社会因素，体现为家庭关系中的压力，如亲人亡故，与他人交往不愉快或无法与他人建立关系；③其他因素，如经济困难、不良环境的过度刺激，由于宗教信仰不同或国籍不同引起的心理压力。

（二）护理诊断

（1）有自杀的危险：与抑郁情绪有关。

（2）睡眠形态紊乱：与焦虑或抑郁情绪有关。

（3）营养失调（低于机体需要量）：与抑郁情绪、食欲缺乏有关。

（4）生活自理能力下降：与抑郁情绪、无力感、无兴趣有关。

（5）社交障碍：与情绪低落、无兴趣有关。

（6）角色紊乱：与无自知力、否认躯体疾病的现实有关。

（7）预感性悲哀：与自感将失去健康有关。

（三）护理目标

建立良好的治疗性人际关系，探讨情绪与生理症状之间的关系，引导患者认识情绪和压力对身体的影响；正确认识自己的人格特征，重新认识自己，肯定自己、改善人际关系；引导患者缓解心理压力，获得心理平衡，学会其他调适的方法，使躯体化症状不再出现；能在意识层面体会自己的感受，增进自我觉察，能与他人分享。

（四）基础护理

1.生活护理

由于躯体症状常常干扰患者的日常生活，护士应协助患者更衣、洗漱、如厕等，同时鼓励患者尽最大能力自行完成。有睡眠障碍者,安排安静的病室,制订合理的作息时间,采取促进睡眠的技巧,保证患者睡眠。

2.心理护理

护士应以温和友善、接纳的态度对待患者,鼓励患者表达自己的情绪和不愉快的感受,建立良好的护患关系。对患者的疾病及症状不应急于持否定态度,应当根据患者的不同情况,在综合治疗的基础上,采取系统的、循序渐进的方法,让患者了解疾病的病因、特点,进行耐心细致的指导,从而取得满意的效果。以积极和肯定的态度激励患者,充分调动患者的主观能动性。多给予正性评价。鼓励和督促患者多与外界交往,制订社会功能训练计划,在社交和工作学习中找到乐趣,增强战胜疾病的信心,并使其逐步适应社会和承担一定的社会家庭功能,为回归社会打下基础。

3.躯体不适的护理

躯体形式障碍患者多有明显的躯体不适,且主诉多变,多为非特异性。应注意医护人员之间态度保持一致,勿过分关注、迁就患者,避免做过多的检查和随便给药,以免增强其病理信念。尽量分散患者对躯体症状的注意力,督促患者参加工娱活动,让患者在团体中感受到被他人接纳。避免同类患者住同一病室,以免相互影响而强化症状。

(五)康复护理

(1)给予患者解释、指导、疏通,使其了解疾病的有关知识,从而对疾病有正确的认识,消除疑病观念,增强治疗的信心。

(2)症状严重者需及时住院治疗,药物治疗对本病的效果较好。因此,按时、按量地服药是治疗的关键,家属应督促患者服药。

(3)帮助患者探究并领悟症状背后的内在心理冲突,对于症状的彻底缓解有效。

(4)对于疑病观念明显且有疑病性格的患者,予以认识矫正治疗,有远期疗效。

(5)学习森田疗法的理论,使患者了解症状实质并非严重,接受症状生活学习,顺其自然地生活,对于缓解疾病症状,提高生活质量有效。

(6)参加体育锻炼、文体娱乐活动,转移注意力,减轻患者对身体健康的过分关注和担忧,松弛其紧张、焦虑的情绪。

(六)健康教育

让患者了解本身疾病的性质、诱因、临床症状、治疗和康复事项。引导患者建立正确的健康观念,鼓励患者积极配合治疗,纠正其不良行为,调整生活节奏,合理安排工作、生活与学习。解释药物治疗的重要性,提高服药的依从性。教会患者减轻生活事件压力的方法,调整不良的情绪,增强心理承受能力。向患者家属讲解疾病相关知识,使家属了解疾病与压力、情绪等的关系,理解患者,减少家庭内可能存在的各种应激源,主动配合医务人员,支持和督促患者完成药物治疗计划,帮助患者战胜疾病。

(七)护理评价

患者对重大心理压力与躯体症状之间关系有所理解,对疾病和自我能正确认识并正确表达自我感受;患者能正确应对疾病,有能力并愿意处理焦虑以避免躯体症状,独立完成自我照顾,积极参与治疗;患者的人格缺陷改善;患者能以适应性的方法调节压力并应用到生活中,主动寻求和利用支持系统。

(胡志强)

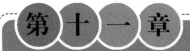

影像科护理

第一节　CT 检查常规护理

一、CT 普通检查护理

(一)检查前护理

1.信息确认

患者凭检查信息通过 PACS 系统进行预约、登记确认。留取联系电话,遇特殊情况便于通知患者。

2.检查分检

护士或登记员根据检查信息进行分检,指导患者到相应地点等待检查。

3.评估核对

护士仔细阅读检查申请单,核对患者信息(姓名、性别、年龄、检查部位、检查设备等)。详细询问病史,评估患者病情,核实患者信息、检查部位、检查方式,对检查目的要求不清的申请单,应与临床申请医师核准确认。

4.健康教育

护士进行分时段健康教育,特殊患者采取个性化健康教育。讲解检查整个过程、检查所需时间、交代检查注意事项,以及需要患者配合的相关事宜。健康教育形式:口头宣教、健康教育手册、视频宣教等。

5.去除金属异物

指导或协助患者去除被检部位的金属物件及高密度伪影的衣物,防止产生伪影。

6.呼吸训练

护士耐心指导胸、腹部检查患者进行呼吸训练。胸部检查应指导患者先吸一口气,再闭住气,保持胸、腹部不动,防止产生运动伪影;腹部检查可以直接屏气。

7.镇静

对小儿、昏迷、躁动、精神异常的患者,采取安全措施防止坠床,必要时遵医嘱使用镇静药。

8.PACS 系统呼叫

及时应用 PACS 系统呼叫患者到检。

(二)检查中护理

(1)再次核对患者信息,协助患者进检查室、上检查床,避免坠床或跌倒。有引流管者妥善放置,防止脱落。

(2)按检查部位要求设计体位,指导患者勿移动身体变换体位。

(3)检查时注意保暖,避免患者着凉。

(4)做好患者非照射部位的 X 线防护。

(5)检查结束后询问患者情况,协助下检查床。

(三)检查后护理

告知患者及家属取片与报告的时间、地点。

二、CT 增强检查护理

(一)检查前的护理

1.信息确认

患者凭检查信息通过 PACS 系统进行预约、登记确认;在申请单上准确记录患者身高、体重、联系电话。

2.评估核对

护士仔细阅读检查申请单,核对患者信息(姓名、性别、年龄、检查部位、检查设备等),详细询问病史(既往史、检查史、用药史、现病史、过敏史等),评估患者病情,筛选高危人群。核实患者信息、检查部位、检查方式。

3.心理护理和健康宣教

在常规宣教的基础上重点告知增强检查的目的及注意事项、合理水化的重要性,注射对比剂后可能出现的正常现象(口干、口苦、口腔金属味、全身发热、有尿意等)和不良反应(如恶心、呕吐、皮疹等),进行针对性护理,消除患者紧张、焦虑的不良情绪。

指导患者或家属签署碘对比剂使用知情同意书。认真评估血管,安置 $18\sim20G$ 静脉留置针;注意保护,防止留置针脱出。对比剂常规加温准备。

(二)检查中的护理

(1)高压通道的建立与确认:连接高压注射器管道。试注水,做到"一看二摸三感觉四询问",确保高压注射器、血管通畅。

(2)患者沟通:再次告知检查注意事项,以及推药时的身体感受,缓解患者紧张情绪。

(3)心理安慰:对高度紧张患者在检查过程中护士通过话筒给予安慰,鼓励患者配合完成检查。

(4)严密观察:注射对比剂时密切观察有无局部和全身症状。防止不良反应的发生,做到及时发现、及时处理。

(5)防止渗漏:动态观察增强图像对比剂进入情况,及时发现渗漏。

(6)检查结束后询问患者情况,评估有无不适,协助下检查床。

(7)指导患者在观察区休息 $15\sim30$ min,如有不适及时告知护士。

(三)检查后的护理

(1)定时巡视:准备护士定时巡视观察区,询问患者有无不适,及时发现不良反应。

(2)合理水化:指导患者进行水化(每小时不少于100 mL)以利于对比剂的排出,预防对比剂肾病。

(3)拔留置针:观察15~30 min,患者无不适后方可拔取留置针,指导正确按压穿刺点,无出血方可离开观察区。

(4)告知患者及家属取片与报告的时间、地点,以及回家后继续观察和水化,如有不适及时电话联系。

(姚 蓉)

第二节 常见部位 CT 检查护理

一、头颈部与五官 CT 检查护理

头颈部与五官 CT 包括颅脑、鞍区、眼眶、鼻和鼻窦、颞骨及内听道、鼻咽口咽、喉部、口腔颌面部等部位肿瘤、炎症、外伤等病变的检查和头部及颈部血管成像等。

(一)检查前的准备要点

(1)评估核对:核对患者信息,阅读检查单,确定检查方式(平扫、增强)。

(2)心理护理与健康教育:护士主动与患者沟通,组织患者观看健康教育视频和健康教育手册。

(3)患者适当进食、饮水。

(4)去除头颈部所有金属异物(包括活动性义齿)。

(5)女性患者检查前将发结打开,指导扫描时头部保持不动。

(6)鼻咽部及颈部检查时训练患者屏气,不能做吞咽动作。

(7)增强者指导患者或家属签署碘对比剂使用知情同意书,筛查高危因素、建立静脉留置针等。

(二)检查中的护理要点

(1)体位设计:患者仰卧于检查床,头先进。头部置于头架上,保持正中位,人体长轴与床面长轴一致,双手置于身体两旁或胸前。

(2)眼部扫描时要求闭眼,并保持眼球固定不动,因故不能闭眼者,可指导患者盯住一目标保持不动。小儿做眼部 CT 需要自然睡眠或遵医嘱口服水合氯醛,安睡后方可检查。

(3)鼻咽部及颈部检查时按技师口令进行屏气,不做吞咽动作。

(4)增强检查患者需观察注射对比剂后有无局部和全身的异常反应。

(三)检查后的护理要点

参照 CT 普通检查和增强检查后的护理。

二、胸部及食管纵隔 CT 检查护理

(一)检查前的准备要点

(1)评估核对:核对患者信息,阅读检查单,确定检查方式(平扫、增强)。

（2）心理护理与健康教育：主动与患者沟通，组织患者观看健康教育视频和健康教育手册。

（3）患者适当进食、饮水。

（4）去除胸部所有的金属异物（包括文胸、带有拉链的衣服）。

（5）指导训练患者屏气。

（6）婴幼儿或不配合者检查前采取药物镇静。

（7）增强者指导患者或家属签署碘对比剂使用知情同意书，筛查高危因素、建立静脉留置针等。

（8）食管纵隔 CT 检查前准备碘水，碘水配制：100 mL 温开水＋2 mL 碘对比剂，浓度 0.02%。

（9）其他参照普通或增强检查前的护理。

（二）检查中的护理要点

（1）体位设计：患者仰卧于检查床上，可以取头部先进或足先进，保持正中位，人体长轴与床面长轴一致，双手置于头上方。

（2）食管纵隔检查体位设计前需指导患者喝两口碘水，再含一口碘水在口腔内。检查时技师通过话筒指示患者将口腔里的碘水慢慢咽下即刻扫描。通过碘对比剂缓慢下咽的过程扫描查看检查部位的充盈缺损像，提高周围组织的分辨率和对比度。

（3）扫描时配合技师的口令进行屏气，叮嘱患者尽量避免咳嗽，并保持肢体不动。

（4）增强检查患者需观察注射对比剂后有无局部和全身的异常反应。

（5）其他参照普通或增强检查中的护理。

（三）检查后的护理要点

参照 CT 普通检查和增强检查后的护理。

三、冠状动脉 CTA 检查护理

多层螺旋 CT 冠状动脉造影（MSCTCA）作为一种无创、安全性高的新技术已广泛应用于临床。冠状动脉造影检查是评价冠状动脉变异和病变，以及各种介入治疗后复查随访的重要诊断方法，具有微创、简便、安全等优点。但是冠状动脉 CTA 检查受多种因素的影响，如心率、呼吸配合、心理、环境等因素的影响，检查前护理准备质量是决定检查是否成功的关键。

（一）检查前的准备要点

1.环境及物品的准备

为患者提供安静、清洁、舒适的环境，安排患者到专用心脏检查准备室或候诊区域；挂心脏检查识别牌。物品准备：脉搏血氧饱和度仪（Prince-100B）、心电监护仪、氧气、计时器或手表等。药品准备：美托洛尔（倍他乐克）药片。

2.评估核对

阅读申请单，核对患者信息。明确检查目的和要求，评估患者病情、配合能力、沟通能力（听力）、心理状态，详细询问病史（既往史、检查史、用药史、现病史、过敏史等）、筛查高危人群，必要时查阅心电图和超声心动图检查结果，重点掌握患者基础血压、心率和心电图情况，并记录在申请单上。

3.健康教育和心理护理

护士集中对患者进行健康宣教，讲解检查目的、心率准备和呼吸配合的重要性，以及检查中快速注射对比剂时全身发热的现象,让患者对检查过程和可能出现的问题有较全面的了解,尽量减少由于紧张、恐惧心理而导致的心率加快。告诉患者检查当天可适当进食、不禁水,避免空腹或饱餐状态下检查;空腹时间过久易导致低血糖,引起心率加快或心率不稳(特别是糖尿病患者);过饱出现不良反应时易发生呕吐。

4.心率准备

(1)患者到达检查室先静息 10～15 min 后测心率。

(2)测心率,按心率情况分组,60～80 次/分钟为 1 组;80～90 次/分钟为 2 组;90 次/分钟以上或心律波动＞3 次、心律失常、老年人、配合能力差、屏气后心率上升明显的为 3 组。64 排 CT 心率控制在 75 次/分钟以内,双源 CT 或其他高端 CT 可适当放宽。

(3)对静息心率＞90 次/分钟、心律波动＞3 次或心律失常,对 β 受体阻滞剂无禁忌证者,在医师指导下服用 β 受体阻滞剂,以降低心率和/或稳定心律;必要时服药后再面罩吸氧 5～10 min,采用指脉仪或心电监护仪持续心电监护,观察服药及吸氧前后心率或心律变化情况,训练吸气、屏气,心率稳定后可检查。对于心律失常的患者,了解心电图检查结果,通过心电监护观察心率或心律变化规律,与技师沟通、确认此患者是否进行检查;对于心率＞100 次/分钟或无规律的心律者可以放弃检查。

5.呼吸训练

重点强调如何吸气、屏气,什么时候出气的要领,训练方式分四种。

(1)用鼻子慢慢吸气后屏气。

(2)深吸气后屏气。

(3)直接屏气。

(4)直接捏鼻子辅助。根据患者不同情况采取不同训练方式,重点强调呼气幅度保持一致,防止呼吸过深或过浅,屏气时胸、腹部保持静止状态,避免产生呼吸运动伪影,屏气期间全身保持松弛状态,观察屏气期心率和心律变化;1 组患者心律相对平稳(波动在 1～3 次/分钟),训练吸气、屏气后,心率呈下降趋势且稳定可直接检查;2 组反复进行呼吸训练,必要时吸氧(浓度为 40％～50％)后继续训练,心率稳定可安排检查,检查时针对性选择吸氧。

选择 18G 静脉留置针进行肘前静脉穿刺。对旁路移植(搭桥)术后患者在对侧上肢建立静脉留置针。

(二)检查中的护理要点

(1)设计体位:仰卧位、足先进、身体置于检查床面中间,两臂上举,体位舒适。

(2)心电监测:安放电极片,将电极片、导线及双臂置于心脏扫描野外。连接心电门控,观察心电网情况,确认 R 波信号清晰,心率控制理想,心律正常,心电图波形不受呼吸运动和床板移动影响。

(3)呼吸训练:再次训练患者呼吸和屏气,观察患者可稳定大约 5 秒屏气的时间及屏气后心率和心律变化规律。

(4)必要时指导患者舌下含服硝酸甘油片。

(5)连接高压注射器管道,试注水,做到"一看二摸三感觉四询问";确保高压注射器、血管通畅。

(6)再次告知检查注意事项,以及推药时的身体感受,缓解患者紧张情绪,对高度紧张的患者在检查过程中护士通过话筒给予安慰,鼓励患者配合完成检查。

(7)动态观察增强图像对比剂进入情况,及时发现渗漏。

(8)其他参照普通或增强检查中的护理。

(三)检查后的护理要点

参照 CT 增强检查后的护理。

四、主动脉夹层患者 CT 检查护理

主动脉夹层是指动脉腔内的血液从主动脉内膜撕裂口进入主动脉壁内,使主动脉壁中层形成夹层血肿,并沿主动脉纵轴扩张的一种较少见的心血管系统的急性致命性疾病,早期正确诊断是取得良好治疗效果的关键。

(一)检查前的准备要点

(1)开设绿色通道:对怀疑有主动脉夹层的患者应提前电话预约,按"绿色通道"安排检查。告知家属检查相关事宜和注意事项,要求临床医师陪同检查,通知 CT 室医师和技师做好检查准备。

(2)护士准备好急救器材、药品、物品,随时启动急救程序。

(3)病情评估:包括意识、面色、血压、心率、呼吸、肢体活动、肾功能及发病时间与发病过程,快速查看检查申请单、核对信息、详细询问病史,筛查高危因素。

(4)呼吸训练:检查前指导患者正确呼吸及屏气,屏气一定要自我掌握强度,以能耐受为准,切忌过度屏气,以防引起强烈疼痛不适及夹层破裂。

(5)指导家属签署碘对比剂使用知情同意书,快速建立静脉通道。

(6)其他参照普通或增强检查前的护理。

(二)检查中的护理要点

(1)正确转运:搬运患者时动作要轻稳,避免大动作引发夹层破裂。

(2)体位设计:仰卧位、足先进、身体置于检查床面中间,两臂上举(无法上举的患者也可以放于身体的两侧)。

(3)注意保暖:避免受凉引起咳嗽而导致夹层破裂。

(4)技师扫描时注意控制注射对比剂的量和速度。

(5)患者监测:严密观察病情和监测生命体征,出现脉搏细速、呼吸困难、面色苍白、皮肤发冷、意识模糊等症状,提示可能因动脉瘤破裂出现失血性休克,应立即停止扫描,通知医师抢救,必要时行急症手术,做好记录。

(6)疼痛性质的观察:如突发前胸、后背、腹部剧烈疼痛,多为撕裂样或刀割样,呈持续性,患者烦躁不安、大汗淋漓,有濒死感,疼痛放射范围广泛,可向腰部或下腹部传导,甚至可达大腿部,提示动脉瘤破裂,应启动急救应急预案。

(7)其他参照普通或增强检查中的护理。

(三)检查后的护理要点

(1)扫描中发现有主动脉夹层应按放射科危急值处理,禁止患者自行离开检查室,并立即电话告之临床医师检查结果,由专人或在医师陪同下用平车将患者立即护送回病房或急诊科,勿在 CT 室停留过久。

(2)告知家属 30 min 内取片及报告。

(3)其他参照普通或增强检查后的护理。

五、肺栓塞 CT 检查护理

肺栓塞是指以各种栓子阻塞肺动脉系统为其发病原因的一组临床病理生理综合征,其发病率高、误诊率高和死亡率高。多层螺旋 CT 肺动脉造影是对急性肺动脉栓塞的一种无创、安全、有效的诊断方法。

(一)检查前的准备要点

(1)开设绿色通道:对怀疑有肺栓塞的患者应提前电话预约,对病情急、重、危者应立即按"绿色通道"安排检查。告知家属相关检查事宜和注意事项,要求临床医师陪同检查,通知 CT 室内医师和技师做好检查准备。

(2)护士准备好急救器材、药品、物品,随时启动急救程序。

(3)病情评估:查看检查申请单,核对信息,严密观察其有无口唇发绀、呼吸急促、胸闷、气短、胸痛、咯血等表现;心电监护,测量生命体征及血氧饱和度的变化;评估心、肺、肾功能情况。重点了解胸痛程度,必要时提前使用镇痛药。

(4)吸氧:给予高浓度氧气吸入,以改善缺氧症状,缓解患者恐惧心理。

(5)呼吸训练:检查前指导患者正确呼吸及屏气,屏气一定要自我掌握强度,以能耐受为准,切忌过度屏气,以防引起强烈疼痛、不适及栓子脱落。

(6)去掉胸部所有金属物品及高密度衣物,防止产生伪影,影响图像质量。

(7)其他参照普通或增强检查前的护理。

(二)检查中的护理要点

(1)正确转运:重点指导正确转运患者,摆好体位,避免大动作导致静脉血栓脱落,发生意外。

(2)体位设计:仰卧位、足先进、身体置于检查床面中间,两臂上举(无法上举的患者也可以放于身体的两侧)。

(3)注意保暖,避免受凉,防止咳嗽引起栓子的脱落。

(4)技师扫描时注意控制注射对比剂的量和速度。

(5)患者监测:严密观察病情和监测生命体征,重点观察呼吸频率和血氧饱和度的变化,并做好记录。

(6)其他参照普通或增强检查中的护理。

(三)检查后的护理要点

(1)扫描中发现有肺栓塞应按放射科危急值处理,禁止患者自行离开检查室,告诉患者及家属制动,并立即电话告之临床医师检查结果,由专人或在医师陪同下用平车将患者立即护送回病房或急诊科,勿在 CT 室停留过久。

(2)告知家属 30 min 内取片及报告。

(3)其他参照普通或增强检查后的护理。

(王华云)

参 考 文 献

[1] 刘爱杰,张芙蓉,景莉,等.实用常见疾病护理[M].青岛:中国海洋大学出版社,2021.

[2] 潘红丽,胡培磊,巩选芹,等.临床常见病护理评估与实践[M].哈尔滨:黑龙江科学技术出版社,2022.

[3] 万霞.现代专科护理及护理实践[M].开封:河南大学出版社,2020.

[4] 张红芹,石礼梅,解辉,等.临床护理技能与护理研究[M].哈尔滨:黑龙江科学技术出版社,2022.

[5] 蔡华娟,马小琴.护理基本技能[M].杭州:浙江大学出版社,2020.

[6] 张晓艳.临床护理技术与实践[M].成都:四川科学技术出版社,2022.

[7] 程娟.临床专科护理理论与实践[M].开封:河南大学出版社,2020.

[8] 张文华,韩瑞英,刘国才,等.护理学规范与临床实践[M].哈尔滨:黑龙江科学技术出版社,2022.

[9] 姜雪.基础护理技术操作[M].西安:西北大学出版社,2021.

[10] 王玉春,王焕云,吴江,等.临床专科护理与护理管理[M].哈尔滨:黑龙江科学技术出版社,2022.

[11] 于红,刘英,徐惠丽,等.临床护理技术与专科实践[M].成都:四川科学技术出版社,2021.

[12] 任潇勤.临床实用护理技术与常见病护理[M].昆明:云南科技出版社,2020.

[13] 姚飞.护理技术理论与实践[M].北京:中国人口出版社,2021.

[14] 尹玉梅.实用临床常见疾病护理常规[M].青岛:中国海洋大学出版社,2020.

[15] 张苹蓉,卢东英.护理基本技能[M].西安:陕西科学技术出版社,2020.

[16] 肖芳,程汝梅,黄海霞,等.护理学理论与护理技能[M].哈尔滨:黑龙江科学技术出版社,2022.

[17] 吴欣娟.临床护理常规[M].北京:中国医药科技出版社,2020.

[18] 赵安芝.新编临床护理理论与实践[M].北京:中国纺织出版社,2020.

[19] 贾爱芹,郭淑明.实用护理技术操作与考核标准[M].北京:北京名医世纪文化传媒有限公司,2021.

［20］任秀英.临床疾病护理技术与护理精要［M］.北京:中国纺织出版社,2022.

［21］郑进,蒋燕.基础护理技术［M］.武汉:华中科学技术大学出版社,2023.

［22］曾广会.临床疾病护理与护理管理［M］.北京:科学技术文献出版社,2020.

［23］李红芳,王晓芳,相云,等.护理学理论基础与护理实践［M］.哈尔滨:黑龙江科学技术出版社,2022.

［24］高正春.护理综合技术［M］.武汉:华中科学技术大学出版社,2021.

［25］于翠翠.实用护理学基础与各科护理实践［M］.北京:中国纺织出版社,2022.

［26］孙丽博.现代临床护理精要［M］.北京:中国纺织出版社,2020.

［27］翟丽丽,李虹,张晓琴.现代护理学理论与临床实践［M］.北京:中国纺织出版社,2022.

［28］李艳.临床常见病护理精要［M］.西安:陕西科学技术出版社,2022.

［29］安旭姝,曲晓菊,郑秋华.实用护理理论与实践［M］.北京:化学工业出版社,2022.

［30］王彩芹,刘桂芬,吕甜甜,等.循证护理理论与临床实践［M］.哈尔滨:黑龙江科学技术出版社,2021.

［31］任丽,孙守艳,薛丽.常见疾病护理技术与实践研究［M］.西安:陕西科学技术出版社有限责任公司,2022.

［32］王艳.常见病护理实践与操作常规［M］.长春:吉林科学技术出版社,2020.

［33］王红霞,张艳艳,武静,等.基础护理理论与专科实践［M］.成都:四川科学技术出版社,2022.

［34］张静,吴秀华,姜文文,等.内科常见疾病护理理论与实践［M］.北京:世界图书出版西安有限公司,2021.

［35］杨春,李侠,吕小花,等.临床常见护理技术与护理管理［M］.哈尔滨:黑龙江科学技术出版社,2022.

［36］宋桃桃.儿科护理现状及应对策略［J］.中文科技期刊数据库(全文版)医药卫生,2022,(2):184-186.

［37］李银鹏.外科护理的护理风险及护理措施［J］.中文科技期刊数据库(引文版)医药卫生2022,(6):221-224.

［38］周兰妹.护理学科发展现状与展望［J］.军事护理,2023,40(1):1-4.

［39］王雪枚,霍姿君,张凌云,等.护理学理论与实践在基础医学研究中的应用探索［J］.卫生职业教育,2022,40(15):12-14.

［40］胡保玲,李亚玲,王洁玉,等.我国护理领域中临床实践指南的相关研究情况［J］.中国医药导报,2022,19(5):188-191,196.